慢性萎缩性胃炎
中西医诊疗指南汇编

主 编 孙士江 支 政 杜艳茹

学苑出版社

图书在版编目（CIP）数据

慢性萎缩性胃炎中西医诊疗指南汇编 / 孙士江，支政，杜艳茹主编 . — 北京：学苑出版社，2024.3
ISBN 978-7-5077-6902-9

Ⅰ . ①慢… Ⅱ . ①孙… ②支… ③杜… Ⅲ . ①慢性病—萎缩性胃炎—中西医结合—诊疗—指南 Ⅳ . ① R573.3-62

中国国家版本馆 CIP 数据核字（2024）第 042065 号

出 版 人：洪文雄
责任编辑：黄小龙
出版发行：学苑出版社
社　　址：北京市丰台区南方庄 2 号院 1 号楼
邮政编码：100079
网　　址：www.book001.com
电子邮箱：xueyuanpress@163.com
联系电话：010-67601101（营销部）、010-67603091（总编室）
印 刷 厂：廊坊市海涛印刷有限公司
开本尺寸：787 mm×1092 mm　1/16
印　　张：21.25
字　　数：437 千字
版　　次：2024 年 3 月第 1 版
印　　次：2024 年 3 月第 1 次印刷
定　　价：179.00 元

刘晓雨　河北中医药大学

杜　姚　河北省中医院

杜　倩　河北众安医院

杜朋丽　河北省中医院

李京璠　河北中医药大学

李润泽　河北中医药大学

李媛媛　河北省中医院

杨　柳　河北中医药大学

张心千　河北中医药大学

范苏娟　河北省中医院

赵会丛　河北省中医院

徐伊昊　河北中医药大学

薛滨清　河北中医药大学

主编简介

孙士江，教授，博士生导师。河北中医药大学党委副书记，河北省中医院党委书记。河北省政协委员，河北省政协教科卫体委员会副主任，中国红十字会第十一次全国会员代表。

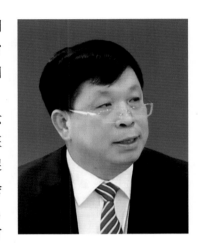

兼任中华中医药学会李时珍研究分会第五届、第六届主任委员，河北省中医药学会第七届副会长，河北省医学会第八届理事会副会长，中国卫生健康思想政治工作促进会中医药分会第一届理事会副会长，中华中医药学会科学技术奖励评审专家，河北省科学技术奖励评审专家，江苏省科学技术咨询专家，重庆市科技局科研项目评审专家等。

承担教育部、省科技厅、省教育厅等15项课题，主编学术著作14部，发表论文50余篇。其中"中医养生预防保健技术研究与传播"荣获河北省中医药学会科学技术一等奖，"中医医院现代化建设与战略管理"荣获河北省社会科学优秀成果二等奖，现代型中医医院高质量发展与管理模式重构应用荣获2023年度中华中医药学会政策研究奖。

2014年被河北省委教育工作委员会、河北省委组织部、河北省委宣传部授予"全省高等学校优秀党务工作者"荣誉称号；2018年荣获人民网"改善医疗服务创新管理者"称号；2020年被授予"推动行业前行的力量"十大思想力院管专家，"中华中医药学会科技奖励大会优秀管理人才奖"。2022年被授予"河北省政协年度优秀履职委员"。

主编简介

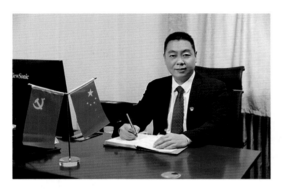

支政，医学硕士，副教授，硕士生导师，中国共产党员。河北省中医院党委副书记（正处级）。

兼任中华中医药学会医史文献分会第八届委员会委员，全国中医药高等教育学会创新创业教育研究会理事，河北省生命关怀协会第一届理事会副秘书长，《解放军医药杂志》《临床误诊误治》期刊编委等职务。

获得省级社会科学优秀成果三等奖1项、厅级科技进步二等奖2项，主持或参与厅级以上科研项目多项。作为第一或通信作者发表学术论文10余篇，主编著作1部、参编3部，参编《医古文》《中医各家学说》《中国医学史》等规划教材4部。

杜艳茹，博士，主任医师，教授，博士研究生导师。现任河北中医药大学浊毒理论研究中心副主任，河北省中医院脾胃病科副主任。全国优秀中医临床人才，全国名老中医药专家优秀学术继承人。兼任中华中医药学会李时珍分会常务委员，世界中医药联合浊毒专业委员会常务委员等。

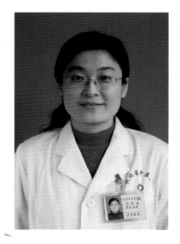

获河北省科技进步二等奖1项、三等奖2项，中华中医药学会科学技术二等奖1项，中华中医药学会科学技术三等奖1项，河北省中医药学会科学技术一等奖3项、二等奖3项，石家庄市科技进步二等奖1项；授权4项发明专利，承担省级科研课题10余项，出版医学著作15部，发表论文80余篇。

序

随着世界人口老龄化趋势的显著增加，慢性萎缩性胃炎成为全球范围内非常普遍的消化道疾病。慢性萎缩性胃炎被广泛认为是慢性炎症和黏膜退行性改变的结果，不仅对患者的生活质量产生严重影响，而且与胃癌等严重并发症的风险增加相关。

尽管慢性萎缩性胃炎已经成为临床实践中广泛关注的领域，但目前在其诊断、治疗和管理方面仍存在一些不一致和争议。为了提供全面且可靠的临床指导，本书汇编的指南由国内外胃肠学专家共同制定，结合了中西医学的共识意见。我们的目标是为临床医生、研究人员和决策者提供权威、可行的指引，以改善患者的诊断、治疗和预后。

本书的编撰过程是一个综合评估国内外研究文献、专家共识和临床实践的过程。我们整合、评估了大量的证据，尤其是那些具有重要临床意义的研究结果，并基于当前最佳的临床实践和专业意见，提出了一套全面的共识意见。

希望本书能够成为临床实践中的实用工具，并为临床医生提供决策支持。我们鼓励医生根据本指南的建议制定个体化的治疗方案，结合患者的特定情况和意愿，以改善患者的健康状况和生活质量。

最后，我们要感谢所有为本书制定做出贡献的专家和研究人员，以及所有参与评审和提供反馈的人员。他们的辛勤工作和专业知识使得这份指南成为可能。

衷心希望本书能够推动慢性萎缩性胃炎的诊断和治疗，为患者提供最佳的临床治疗。

2023 年 10 月

前　言

　　慢性萎缩性胃炎（chronic atrophic gastritis，CAG）是慢性胃炎的一种类型，是消化系统常见病之一，系指胃黏膜上皮遭受反复损害导致固有腺体的减少，伴或不伴肠腺化生和（或）假幽门腺化生的一种慢性胃部疾病。该病可归属中医"胃痞""痞满""胃痛""嘈杂"等病范畴。该病症状易反复发作，严重影响患者的生活质量。我国自开展纤维和电子胃镜检查以来，CAG检出率占胃镜受检患者总数的7.5%～13.8%；世界范围内均是老年人高发，随年龄增长，发病率也随之增高。国际卫生组织调查发现，20～50岁患病率仅10%左右，而51～65岁则高达50%以上。有报道CAG每年的癌变率为0.5%～1%，伴有异型增生（ATP）时癌变率更高。长期以来认为CAG的发生是多种因素综合作用的结果。有证据支持幽门螺杆菌（H.pylori，Hp）感染为CAG的发病原因，且与CAG活动性改变及反复难愈有关。此外，与环境因素、宿主对Hp感染反应性、胆汁反流、免疫、遗传、年龄、高盐及低维生素饮食等因素有关。

　　慢性萎缩性胃炎伴肠上皮化生、上皮内瘤变者发生胃癌的危险增加，在临床上越来越引起重视。因此，本书对慢性萎缩性胃炎相关领域新的临床证据进行梳理，汇中外精华、融百家智慧。本书在学术范围、涵盖内容、权威性、实用性等方面，都达到了较高水平。希望本指南能够成为临床实践的指导，为慢性萎缩性胃炎的诊断和治疗提供全面和可靠的支持。

　　本书中共识意见及指南主要包括慢性萎缩性胃炎的定义、分类、流行病学特征、诊断标准、治疗原则和管理策略等方面的内容。我们希望通过本书的推广和应用，能够减少患者的痛苦，提高诊断的准确性和治疗的效果，改善患者的生活质量。

　　本书系首次出版，其中缺点、不足在所难免。热切希望广大医务人员结合临床实践认真总结经验，提出意见，待再版时予以改进完善。

编　者

2023年10月

目　录

中医病证类

脾胃系病常用经典名方专家共识意见（2022）

脾胃学说肇始于秦汉，形成于金元，发展于明清，完善充实于当代，成为中医学的重大应用基础理论之一。随着医学科技的发展，以及一系列中医脾胃理论的深入挖掘和研究，脾胃系病的规范化诊疗、标准化教研以及国际化发展的要求越来越高，对常用于脾胃疾病经典方剂的筛选显得尤为必要。2019年11月中华中医药学会委托中华中医药学会脾胃病分会进行脾胃系病常用经典名方遴选工作。

2019年12月29日在北京召开了"脾胃系病常用经典名方"专家座谈会，与会专家初步通过了"脾胃系病经典方剂共识研究"方案。经查阅相关文献，初步筛选了136首方剂，经过三轮专家投票，最终遴选出100首脾胃系病常用经典名方。

一、"经典名方"基本内涵

中医方剂浩如烟海，所谓经典名方，必构思巧妙，配伍严谨，疗效显著，且能经受得住时间的考验和临床的反复验证。我们认为，对"经典名方"的界定，应该具有以下特点：①各类权威中医药教材、临床指南广为收录和推荐；②现代文献中有较多的临床及实验研究报道；③得到目前临床专家的广泛认可；④方剂出处的原典文献为清代（1911年）以前，且至今仍在临床广泛应用，疗效确切，具有明显特色与优势。

二、脾胃系病常用经典名方遴选原则

1. 处方来源明确　所遴选方剂，均需有明确源典文献，以便读者及临床工作者查询原著，了解原作者学术思想，加深对方剂的认识和理解。

2. 主治病证明确　所选方剂主治当为脾胃系疾病的病、证、症。涉及古代方剂，若无明确现代疾病名称，则须有与脾胃相关的证候依据。

3. 组方合理安全　所选方剂组方合理，药量明确，剂型明确，原方古剂量保留，加注现代折合量，折合量以中药煎剂用量为参考，要求不超过《中华人民共和国药典》剂量上限。对于方剂中含有十八反、十九畏的药物配伍，予以注明提示；含有毒性药物或国家限制使用的药材的方剂，予注明提示，并注明《中华人民共和国药典》限制用量，以供参考。

4. 中药来源充足且合法　所选方剂中若含有珍贵罕见、普通药房难以配齐的药物如硫黄、野山参、麝香等，暂不考虑列入；所选方剂中若含有何首乌、关木通等可致肝肾损害的药物，且无药物替代者，暂不考虑入选；所选方剂中若含有国家法规禁止或限制药物、国家保护动物成分，如虎骨、犀角、象牙、穿山甲等暂不考虑入选。

三、脾胃系病常用经典名方初步筛选

中华中医药学会脾胃病分会于2019年12月在北京召开专题会议，在经典名方遴选原则的基础上确定以近10年来在国内正式出版或发布的中医、中西医结合脾胃疾病权威书籍及指南为筛选范围。按此原则，选取由中华中医药学会脾胃病分会、中国中西医结合消化系统疾病委员会等各权威部门正式发布的中医、中西结合消化疾病治疗指南共计37篇（部），其中单篇指南35篇，指南合集（书籍）2部，共计方剂121首。考虑教材的权威性，统计近20年的不同出版社、不同版本中医院校《中医内科学》规划教材12部，其中中国中医药出版社4部，上海科技出版社5部，人民卫生出版社3部，共计方剂73首。统计近20年的不同出版社、不同版本的中医院校《方剂学》规划教材7部，选取主治疾病涉及消化系统疾病的方剂，共统计方剂69首。收集专业权威脾胃病专著三部，分别是《实用中医消化病学》《中西医结合消化病学》以及《现代中医消化病学》，共计238首方剂，其中三部专著中均含有的方剂有65首，两部同时含有的方剂计52首。

1. 横向文献筛选脾胃系病经典名方　中医、中西医结合脾胃系病指南方剂，《中医内科学》规划教材脾胃系病方剂，《方剂学》规划教材涉及脾胃系病方剂，三部脾胃系疾病专著四个维度所遴选方剂分别为121首、73首、69首、117首（三部脾胃系疾病专著，取其两部或三部共有的），共计380首方剂。除去重复者，共计192首。统计四个维度均有的方剂31首，三个维度均有的29首，两个维度均有的38首，四个维度系统中2到4个维度共同有的方剂共计98首。

2. 纵向频数筛选脾胃系病经典名方　将本研究所参考的各指南、《中医内科学》《方剂学》以及专著中所有列入统计的方剂进行频数统计，并按照频数由多到少，选取出现3次及以上方剂，共计103首。

3. 横向文献与纵向频数筛选相结合，确定脾胃系病经典名方　横向文献筛选涉及中医疾病指南、中医内科学、方剂学以及脾胃病临床专著，最大范围筛选了方剂，防止遗漏；而纵向频数统计则从每一首方剂的出现频次的角度，显示了每一首方剂在常见脾胃病中的地位及重要性。经过两者结合，除去重复，在指南、《中医内科学》《方剂学》、专著四个维度中2个及2个以上维度共有，同时在频数统计中在3次及3次以上的方剂，共计88首，其中含有类方18首。另外，再筛选四个维度文献中2个及2个以上共有，或在频数统计中在2次及2个以上方剂，共计48首，作为备选。

四、脾胃系病常用经典名方专家表决

表决专家委员会由唐旭东教授担任组长，中华中医药学会脾胃病分会全体常务委员为表决成员，共计96名专家。于2021年1月通过网络表决方式，对方剂的筛选进行了三轮投票。

首轮投票针对上述四个维度文献中两个及两个维度以上共有，同时在频数统计中在3次及3次以上70首非类方方剂，进行了反对投票，每首方剂超过总投票20%者剔除脾胃经典名方遴选。经专家投票结果：3首方剂淘汰（方剂后括号内标注专家表决率，下同），分别是涤痰汤（37.50%），驻车丸（27.08%），参附汤（21.88%），其他67首方剂入选。

二轮投票针对四个维度文献中两个及两个以上共有，同时在频数统计中在3次及3次以上的18首、共8类类方（理中类、建中类、承气类、六君子类、泻心汤类、逍遥散类、温胆汤类、六味地黄丸类）进行了同意投票，要求每一类方至少选择方一首，每首方剂投票数超过总投票60%者，入选脾胃经典名方。共计13首方剂入选，具体如下：半夏泻心汤（92.71%），逍遥散（84.38%），大承气汤（80.21%），六味地黄丸（75.00%），香砂六君子汤（73.96%），理中汤（70.83%），黄芪建中汤（72.92%），温胆汤（70.83%），小建中汤（62.50%），小承气汤（63.27%），附子理中汤（59.38%0），四君子汤（56.25%），黄连温胆汤（56.25%）。

三轮投票从四个维度文献中两个及两个以上共有，或在频数统计中在2次及2个以上的48首方剂中遴选出20首方剂，以专家投票频次排序入选，具体如下：藿朴夏苓汤（86.46%），蒿芩清胆汤（82.29%），实脾饮（81.25%），玉女煎（79.17%），厚朴温中汤（78.13%），丁香柿蒂汤（73.96%），大建中汤（70.83%），连理汤（69.79%），香苏散（67.71%），木香槟榔丸（65.63%），竹叶石膏汤（62.50%），甘露消毒丹（61.46%），养胃汤（61.46%），黄连解毒汤（57.29%），暖肝煎（57.29%），中满分消丸（54.17%），启膈散（51.04%），当归四逆汤（50.00%）地榆散（41.67%），新加香薷饮（44.79%）。

五、脾胃系病常用经典名方

经过横向四维文献遴选、纵向频数筛选共计获得136首方剂，经过全国脾胃病96名专家三轮投票，最终确定脾胃系病经典名方100首，包括：白头翁汤（《金匮要略》）、半夏厚朴汤（《金匮要略》）、保和丸（《丹溪心法》）、补中益气汤（《脾胃论》）、半夏泻心汤（《伤寒论》）、柴胡疏肝散（《证治准绳》）、大柴胡汤（《伤寒论》）、大黄附子汤（《金匮要略》）、大黄牡丹汤（《金匮要略》）、丹参饮（《时方歌括》）、大承气汤（《伤寒论》）、丁香柿蒂汤（《症因脉治》）、大建中汤（《金匮要略》）、当归四逆汤《伤寒论》、地榆散（《太平圣惠方》）、二陈汤（《太平惠民和剂局方》）、膈下逐瘀汤（《医林改错》）、葛根芩连汤

（《伤寒论》）、归脾汤（《校注妇人良方》）、甘露消毒丹（《医效秘传》）、化肝煎（《景岳全书》）、黄芪汤（《金匮翼》）、黄土汤（《金匮要略》）、藿香正气散（《普济方》）、黄芪建中汤（《金匮要略》）、黄连温胆汤（《六因条辨》）、黄连解毒汤（《外台秘要》）、附子理中汤（《太平惠民和剂局方》）、藿朴夏苓汤（《重订广温热论》）、蒿芩清胆汤（《通俗伤寒论》）、厚朴温中汤（《医学入门》）、济川煎（《景岳全书》）、健脾丸（《证治准绳》）、金铃子散（《太平圣惠方》）、橘皮竹茹汤（《金匮要略》）、连朴饮（《霍乱论》）、连理汤（《症因脉治》）、良附丸（《良方集腋》）、苓桂术甘汤（《伤寒论》）、六磨汤（《证治准绳》）、龙胆泻肝汤（《医方集解》）、六味地黄丸（《小儿药证直诀》）、理中汤（《伤寒论》）、麻子仁丸（《伤寒论》）、麦门冬汤（《金匮要略》）、木香顺气散（《景岳全书》引《医学统旨》）、木香槟榔丸（《儒门事亲》）、暖肝煎（《景岳全书》）、平胃散（《简要济众方》）、清胃散（《脾胃论》）、启膈散《医学心悟》、润肠丸（《脾胃论》）、参苓白术散（《太平惠民和剂局方》）、三仁汤（《温病条辨》）、沙参麦冬汤（《温病条辨》）、芍药汤（《素问病机气宜保命集》）、少腹逐瘀汤（《医林改错》）、生脉散（《医学启源》）、失笑散（《类证本草》引《近效方》）、四逆散（《伤寒论》）、四神丸（《内科摘要》）、四物汤（《太平惠民和剂局方》）、四逆汤（《伤寒论》）、四君子汤《太平惠民和剂局方》、实脾饮（《济生方》）、芍药甘草汤（《伤寒论》）、桃核承气汤（《伤寒论》）、痛泻要方（《景岳全书》）、胃苓汤（《丹溪心法》）、温脾汤（《备急千金要方》）、乌梅丸（《伤寒论》）、吴茱萸汤（《伤寒论》）、五苓散（《伤寒论》）、温胆汤（《三因极一病证方论》）、小半夏汤（《金匮要略》）、小陷胸汤（《伤寒论》）、泻黄散（《小儿药证直诀》）、旋覆代赭汤（《伤寒论》）、血府逐瘀汤（《医林改错》）、小柴胡汤（《伤寒论》）、逍遥散（《医贯》）、香砂六君子汤（《古今名医方论》）、小建中汤（《伤寒论》）、小承气汤（《伤寒论》）、香苏散（《医方考》）、新加香薷饮（《温病条辨》）、一贯煎（《续名医类案》）、益胃汤（《温病条辨》）、茵陈蒿汤（《伤寒论》）、越鞠丸（《丹溪心法》）、玉女煎（《温病条辨》）、养胃汤（《易简方》）、增液汤（《温病条辨》）、真人养脏汤（《太平惠民和剂局方》）、真武汤（《伤寒论》）、枳实导滞丸（《内外伤辨惑论》）、枳术丸《内外伤辨惑论》、左金丸（《丹溪心法》）、竹叶石膏汤（《伤寒论》）、中满分消丸（《兰室秘藏》）。

引自：中华中医药学会脾胃病分会.脾胃系病常用经典名方专家共识.中医杂志，2022，63（15）：1492-1496.

痞满中医临床实践指南（2018）

痞满表现为患者自觉胃脘部痞塞不通、胸膈满闷不舒，外无胀急之形、触之濡软、按之不痛。痞满的发生多数由胃肠本身的病变引起，部分可由其他系统的病变引起，在临床治疗方面具有一定的复杂性。常见引起痞满的疾病有功能性消化不良、慢性胃炎、胃下垂、慢性胆囊炎等。本指南主要适用于胃肠本身病变引起的痞满，慢性胆囊炎、糖尿病胃轻瘫、术后胃肠功能紊乱等引起的痞满可部分参照本指南论治，急性心血管疾病或其他病因明确的全身性疾病应用本指南时应当谨慎。

目前关于痞满单病种的中医药治疗指南相对较少，中华中医药学会内科分会于2008年出版了包括痞满在内的中医内科常见疾病的诊疗指南，其他涉及痞满的指导性文件多分布于各种具体的疾病之中，如中华中医药学会内科分会发布的《慢性胃炎中医诊疗指南》《胃下垂诊疗指南》，中国中医科学院与世界卫生组织西太区合作编制发布的《慢性胃炎中医临床实践指南》，中华中医药学会脾胃病分会发布的《消化不良中医诊疗共识意见》《慢性浅表性胃炎中医诊疗共识意见》《慢性萎缩性胃炎中医诊疗共识意见》，中国中西医结合学会消化系统疾病专业委员会发布的《慢性胃炎的中西医结合诊治方案》等。

目前国际上尚没有中医药治疗痞满的循证临床实践指南。指南开发小组遵循循证医学的理念，在系统分析国外指南制作方法和指南评价方法的基础上，将其与中医学的特点相结合，通过文献预调查、临床问题的分解与定义、文献检索、文献评价与证据形成、证据评价与推荐建议形成、指南草案书写、专家评审、草案修改等步骤，完成了本指南的开发工作，以期对近几十年来中医、中西医结合的研究成果加以总结，对中医药治疗痞满的临床操作方案进行规范，提高中医药治疗痞满的疗效。

一、目的与适用范围

本指南主要根据中华人民共和国境内痞满相关疾病的中医药临床研究成果并结合专家的经验制定，旨在对中医学治疗痞满的方法与措施加以总结并进行合理的评价，以期加以推广，为具有中医学执业资格的医生提供指导，同时也为社会医疗决策者及患者提供有益的参考。本指南的主要适应人群是由胃肠系统本身病变引起的痞满成人患者。

需要说明的是，本指南并不是医疗行为的标准或者规范，而仅仅是根据现有的研究证据依据特定方法制作出的一个文本。随着临床实践的发展，新证据的不断产生，指南所提供的建议亦会随之不断地修正。采用指南推荐的方法并不能保证所有人都能获得理想的临床结局。同时，就指南本身而言，并不能包括所有有效的疗法，也并不排斥其他有效的疗法。最终临床治疗措施的选择需要卫生从业者根据临床的具体情况，结合自身的经验及患者的意愿做出。

二、临床特点

（一）概述

痞满以患者自觉胃脘部痞塞不通、胸膈满闷不舒，外无胀急之形、触之濡软、按之不痛为主要临床表现，该病的发生率尚不明确，但为消化系统疾病门诊的常见病证。引起痞满的常见疾病有功能性消化不良、慢性胃炎、胃下垂、慢性胆囊炎等。尽管上述疾病易引起痞满症状，但痞满症状并不是上述疾病的必然表现，在上述疾病的诊断中也缺乏特异性。引起痞满常见的病因有外邪内陷、食滞难化、情志失调、痰气壅塞、脾胃虚弱等。从中医学角度而言，痞满的病机可归结为中焦气机壅滞，升降失常。属实者为实邪内阻，如外邪由表入里，食滞中阻，痰湿内郁，气机郁滞，影响中焦气机升降；属虚者为脾胃虚弱，气机不运，升降无力。该病病位在胃脘，与肝、脾密切相关。

（二）理化检查

对于痞满而言，明确原发病具有重要的意义。常见的检查包括：①内镜检查：是痞满最重要的检查之一，有助于鉴别功能性和器质性消化系统疾病；②X线钡餐造影：有助于明确胃下垂的诊断；③B超检查：有助于诊断肝、胆、胰、脾等器官疾病引起的痞满；④病理检查：有助于明确慢性胃炎的病理类型；⑤其他检查：^{13}C 或 ^{14}C 呼气试验有助于明确是否伴有幽门螺杆菌（Hp）感染；腹部CT或MRI检查有助于排查肝、胆、胰、脾疾病；胃排空功能测定、体表胃电图、胃腔内压力测定等有助于明确是否存在胃运动功能障碍；心电图有助于排除心血管疾病。

（三）临床诊断

1. 中医诊断

（1）中医病名诊断：痞满是患者自觉心下（胃脘部）痞塞不通、胸膈满闷不舒，外无胀急之形、触之濡软、按之不痛为主要临床表现的疾病。

（2）中医证候诊断

1）常见证候分型。总结临床实践经验，探索专病中医证候分布规律，是确定中医证型的有效途径。指南开发小组结合现有共识和标准，采用定量的文献统计方法，对临床常见的相对单一证候进行统计，确定常见证候为肝胃不和证、脾胃湿热证、痰湿内阻证、饮食积滞证、脾胃虚弱证、胃阴不足证、寒热错杂证。上述证候可单独出现，也可相兼出现，临床应在辨别单一证候的基础上辨别相兼证候。常见的相兼证候有脾虚气滞、水热互结、瘀阻胃络等，同时随着病情的发展变化证候也呈现动态变化，临床需认真甄别。

2）证候诊断标准。证候诊断参照相关文献研究、相关疾病的专业指南如《慢性胃炎诊疗指南》《功能性消化不良中医诊疗专家共识意见》《中药新药临床指导原则》及各层次中医学教材的标准等综合讨论拟订。

①肝胃不和证：胸脘痞满，胁腹作胀，郁郁寡欢或心烦易怒，时作太息，嗳气，纳差，舌质淡红、舌苔薄白，脉弦或弦数。

②脾胃湿热证：胃脘痞满，口干不欲饮，口苦，食少纳呆，恶心欲呕，身重困倦，大便黏滞不爽，小便短黄，舌质红、舌苔黄腻，脉滑数。

③痰湿内阻证：胸脘痞塞，满闷不舒，恶心欲吐，痰多或咯出不爽，口淡不渴或泛吐清涎，头重如裹，四肢倦怠，舌质淡红、苔浊厚腻，脉滑或弦滑。

④饮食积滞证：进食后胸脘满闷，痞塞不舒，嗳腐吞酸，不思饮食，或恶心呕吐，呕吐物为胃中宿食积滞，舌质淡红、舌苔厚腻，脉滑。

⑤脾胃虚弱证：胸脘痞满不舒，病情时重时轻，饥不欲食，喜热喜按，倦怠懒言，气短乏力，大便溏稀，舌质淡、舌体胖大或兼齿痕、舌苔薄白，脉沉细或虚大无力。

⑥胃阴不足证：胃脘痞满，灼热，嘈杂干呕，似饥不欲食，口燥咽干，手足心热，大便干结，舌质红、苔少或光红无苔少津，脉细数。

⑦寒热错杂证：心下痞满，按之柔软不痛，呕恶欲吐，口渴心烦，脘腹不适，肠鸣下利，舌质淡红、舌苔白或黄腻，脉沉弦。

3）辨证的问诊要素。问诊是中医四诊中的重要组成部分，对痞满的证型判别有重要的意义，下列问题可能会对证候的甄别起到一定的简化作用。

①主症的性质：胃脘痞满连及两胁者多属气滞；喜温喜按者多属虚证；胃中灼热者多属热证；伴嗳腐吞酸、呕吐宿食者多属食积；伴呕吐痰涎者多属湿阻。

②症状的诱发、加重和缓解因素：由情志因素引起的病位多在肝胃；拒按者多属实证；劳累诱发或加重者多属虚证；饮食后诱发，嗳腐吞酸者多属食滞。

③病程的长短：病程短，病势急迫者多属实证；病程较长者多为虚证或虚实夹杂证。

④整体精神状态与体力：平素精神倦怠，体力不足者多属虚证；畏寒，手足不温者多属寒证；肢体困倦感明显者多属湿困；五心烦热者多属阴虚。

⑤食欲、饮食喜好：食欲缺乏，口淡乏味者多属虚证、寒证；喜热食者多属寒证；喜冷食者多属热证。

⑥大便的质地、色泽、气味、频次：大便溏薄者多属虚证；完谷不化者多属虚寒证；大便干者多属实热或阴虚；大便不畅者多属气滞；大便有黏液且气味臭秽者多属湿热证。

通过询问上述问题，收集临床辨证信息，并结合其他诊疗方法，综合判断患者的证候类型。

2. 西医诊断 痞满需要明确原发病因。对于原发病的检查主要考虑功能性消化不良、慢性胃炎、胃下垂、胃癌、慢性胆囊炎及部分其他疾病等。在痞满的诊断过程中，可根据报警症状的有无来决定检查的缓急主次，尽量避免贻误重要器质性疾病的诊断。

（1）报警症状：痞满患者伴有长期发热、贫血、消瘦、大便发黑或便血、伴疼痛且疼痛性质突然发生改变等情况时，有必要尽快行内镜或其他相关检查，明确病因。

（2）常见疾病的诊断要点

1）功能性消化不良：功能性消化不良是指位于上腹部的一个或一组症状，主要包括餐后饱胀和早饱感、上腹部疼痛、上腹部烧灼感等，无生化异常，且不能用器质性、系统性或代谢性疾病等来解释。目前该病可分为两种类型，餐后不适综合征及上腹痛综合征。功能性消化不良的诊断采用罗马Ⅳ诊断标准：①符合以下标准中的一项或多项：餐后饱胀不适、早饱感、上腹痛、上腹部烧灼感；②无可以解释上述症状的结构性疾病的证据（包括胃镜检查等），必须满足餐后不适或上腹痛综合征的诊断标准。且诊断前症状出现至少6个月，近3个月符合诊断标准。

2）慢性胃炎：慢性胃炎是由多种原因引起的胃黏膜的慢性炎症。部分慢性胃炎患者可表现为非特异性消化不良，如上腹部不适、饱胀、疼痛、食欲缺乏、嗳气、反酸等，或同时伴有焦虑、抑郁等症状。慢性胃炎的确诊主要依赖于内镜与病理检查，尤以后者的价值更大（是否伴有Hp感染、活动性炎症、萎缩或肠化生）。对慢性胃炎的诊断应尽可能地明确病因，特殊类型胃炎的内镜诊断必须结合病因和病理。

3）胃下垂：胃下垂是指站立时胃的下缘达盆腔，胃小弯角切迹低于髂嵴连线的病证。轻度胃下垂患者多无明显症状，中度以上胃下垂患者则表现为不同程度的上腹部饱胀感，食后尤甚，伴嗳气、厌食、便秘、腹痛等症状。胃下垂的诊断主要依赖于X线钡餐造影检查，并根据站立位胃角切迹与两侧髂嵴连线的位置分为轻、中、重三度。

4）胃癌：胃癌是发生于胃黏膜上皮的恶性肿瘤。约半数的早期胃癌患者可无任何症状和体征，部分表现为早饱、纳差，上腹痛及消瘦等症。胃癌的诊断主要依赖于内镜检查加活组织检查。

5）其他疾病：其他可引起痞满的常见疾病有冠心病、糖尿病胃轻瘫、术后胃肠功能紊乱、慢性胆囊炎等，可根据病史、心电图、B超、腹部CT或MRI等做出诊断。尤其是冠心病心绞痛发作时部分患者仅以胃脘痞满为主要症状，临床治疗前一定要注意鉴别。

四、干预与管理

（一）干预

痞满的中医干预方法较多，由于专业的不同，可能所采用的方法各有侧重。一般而言，明确痞满的病因具有重要的意义，在诊断明确后行治疗有利于针对性的用药，并保障医疗安全。

痞满的治疗要点有两方面：一是痞满症状缓解；二是原发疾病的改善。对于偶然发作、病情较轻、有明确原因（如生气、饮食不节等）的痞满，可以采取药膳、按摩等简便方法缓解症状；对持续发作、病程较长的痞满，在明确病因的前提下，采取汤方、针刺、穴位埋线等方法治疗。对某些疾病如胃癌等引起的痞满，中医药可作为辅助治疗手段缓解其痞满的发作。

痞满的中医干预流程见图1。

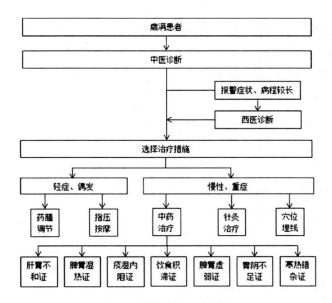

图1　痞满中医干预流程

（二）管理

1. 药物治疗

（1）辨证论治：药物治疗是中医治疗最重要的组成部分，而正确的辨证是处方的前提。辨证论治就是依据中医基本理论对患者所表现出来的各种症状、舌象、脉象进行综合分析判断，确定证候及其病机，选择相应的方药和给药方式。尽管痞满对应的西医诊断各不相同，但其基本治疗原则是一致的，采取的治疗方法都是辨证论治。文献分析可见，辨证治疗痞满，对改善患者的临床症状、提高患者的生存质量有较好的作用，部分方药还具有改善原发病的作用。各证候采用的方剂由临床证据决定，并参考了现有的共识或标准。由于现有中医证据级别较低，因此，推荐建议的级别普遍不高，但低级别的推荐建议并不意味着临床重要性的下降。另外，专家临床实践经验以及部分在临床上常用但缺乏临床对照研究或病例系列研究的方剂等将以专家共识意见的形式给出（用"※"注明，推荐强度为C级，证据级别Ⅳ级）。

1）肝胃不和证

病机：肝气郁结，横逆犯胃，中焦气机失畅。

治法：疏肝解郁，和胃降逆。

推荐方药：

①柴胡疏肝散加减（《证治准绳》）。柴胡，川芎，陈皮，香附，枳壳，芍药，甘草等。（推荐强度：B，证据级别：Ⅲb）。

②四逆散加减（《伤寒论》）。枳实，柴胡，白芍，甘草等。（推荐强度：B，证据级别：Ⅲb）。

③小柴胡汤加减（《伤寒论》）。柴胡，黄芩，人参，甘草，半夏，生姜，大枣等。（推荐强度：B，证据级别：Ⅲb）。

采用柴胡疏肝散为基础方治疗慢性胃炎引起的痞满，中医证候总有效率达88.33%，可有效改善痞满、胃脘痛、嗳气等症状，并有促进胃排空、改善内镜下胃黏膜充血、水肿、出血点及糜烂等情况的作用。对于慢性胆囊炎引起的痞满，以柴胡疏肝汤加减治疗后其影像学、综合疗效总有效率分别为96.67%、93.33%，治疗后中医症状积分明显下降，且效果均优于茴三硫片。

针对四逆散加减方治疗慢性胃炎的系统评价显示，四逆散及其加减方治疗慢性胃炎疗效优于西药组，尤其是对胆汁反流性胃炎。采用四逆散为基础方加减治疗慢性胃炎、功能性消化不良，总有效率达94.44%，其中医证候改善率、Hp清除和复发率、胃动素、促胃液素及胃排空试验等方面均优于多潘立酮，并有抗焦虑、抗抑郁作用。应用小柴胡汤化裁治疗痞满，疾病包括慢性浅表性胃炎、慢性胆囊炎，总有效率达90.00%，可有效缓解症状，且小柴胡汤加减方在改善患者精神健康（包括生命活力、社交功能、情感职能、心理健康）方面显著优于西药组。

2）脾胃湿热证

病机：湿热蕴胃，气机不利。

治法：清热化湿，理气和中。

推荐方药：①连朴饮加减（《霍乱论》）。制厚朴，川连，石菖蒲，制半夏，香豉，焦栀，芦根等。（推荐强度：B，证据级别：Ⅳ）；②三仁汤加减（《温病条辨》）。杏仁，半夏，飞滑石，生薏苡仁，白通草，白蔻仁，竹叶，厚朴等。（推荐强度：B，证据级别：Ⅳ）

连朴饮加减联合标准四联疗法治疗Hp相关性胃炎脾胃湿热证临床有效率为94.9%，优于单纯Hp根除治疗，可有效改善临床症状，提高Hp根除率。三仁汤化裁治疗脾胃湿热型功能性消化不良，可改善临床症状，提高胃动素和促胃液素的水平。

3）痰湿内阻证

病机：脾运失常，痰湿内生，壅塞中焦。

治法：化痰祛湿，理气和胃。

推荐方药：①二陈汤加减（《太平惠民和剂局方》）。半夏，橘红，茯苓，炙甘草，生姜，乌梅等。（推荐强度：B，证据级别：Ⅳ）；②平胃散加减（《简要济众方》）。苍术，

厚朴，陈皮，炙甘草，生姜，大枣等。（推荐强度：B，证据级别：Ⅲb\Ⅳ）

研究显示，分别以二陈汤、平胃散为基础方，随症加减，均可有效改善功能性消化不良症状，疗效优于多潘立酮。以二陈汤及平胃散合方加减联合西药治疗慢性胃炎，总有效率88.57%，且在改善症状、消除胃黏膜炎症及提高Hp清除率方面均优于西药组。多项研究表明，在两方基础上合用逍遥散、参苓白术散、清中汤等方剂，用治兼有肝郁、脾虚、湿热等多种证型的痞满，均有肯定疗效。

4）饮食积滞证

病机：食积伤中，胃失和降。

治法：消食导滞，和胃降逆。

推荐方药：①保和丸加减（《丹溪心法》）。神曲，山楂，茯苓，半夏，陈皮，连翘，莱菔子等。（推荐强度：B，证据级别：Ⅲb）；②枳术丸加减（《脾胃论》）。白术，枳实等。（推荐强度：B，证据级别：Ⅲb）

分别采用保和丸、枳术丸为基础方，与莫沙必利对照，随症加减治疗餐后不适综合征，总有效率分别为87.10%和98.33%，并可有效改善患者早饱、厌食、嗳气等症状，疗效优于西药组。此外，枳术汤加味联合针灸也可有效改善糖尿病性胃轻瘫患者餐后上腹饱胀、早饱感、嗳气等消渴胃痞症状，促进胃排空。

5）脾胃虚弱证

病机：脾胃虚弱，中焦失运。

治法：健脾益气，温中和胃。

推荐方药：①六君子汤加减（《太平惠民和剂局方》）。陈皮，半夏，茯苓，甘草，人参，白术，大枣，生姜等。（推荐强度：B，证据级别：Ⅳ）；②补中益气汤加减（《内外伤辨惑论》）。黄芪，炙甘草，人参，升麻，柴胡，橘皮，当归，白术等。（推荐强度：B，证据级别：Ⅳ）

采用香砂六君子汤联合辨证治疗慢性萎缩性胃炎，在改善临床症状、胃镜表现及病理组织学评价方面均有一定疗效。六君子汤在临床上应用广泛，在此基础上加减化裁而成的香砂六君子汤、柴芍六君子汤可用治各型慢性胃炎及功能性消化不良等多种消化系统疾病，症状改善均优于西药组。

补中益气汤在治疗老年性消化不良及危重症患者胃肠功能障碍等疾病有独特优势，疗效明显优于多潘立酮，也可配合穴位贴敷疗法。

6）胃阴不足证

病机：胃阴亏虚，气机不利。

治法：养阴益胃，疏利气机。

推荐方药：益胃汤加减（《温病条辨》）。沙参，麦冬，冰糖，细生地，玉竹等。（※推荐强度：C，证据等级：Ⅳ）

益胃汤加减治疗可改善胃阴不足型慢性萎缩性胃炎临床症状。报道显示，三联疗法基础上加用益胃汤治疗Hp相关胃炎有快速改善症状的作用。

7）寒热错杂证

病机：寒热互结，气机壅滞。

治法：辛开苦降，和中消痞。

推荐方药：半夏泻心汤加减（《伤寒论》）。半夏，黄芩，黄连，干姜，党参，炙甘草，大枣等。（※推荐强度：B，证据等级：Ⅲb）

多项临床研究及系统评价表明，采用半夏泻心汤加减化裁，用治慢性浅表性胃炎、慢性萎缩性胃炎、胆汁反流性胃炎、功能性消化不良、糖尿病性胃轻瘫等均有肯定疗效，在提高临床总有效率、改善胃动力、修复胃黏膜、减少胆汁反流、降低复发率等方面均优于西药。半夏泻心汤加减也可治疗Hp感染，提高Hp清除率，减少不良反应。

（2）辨病论治

1）功能性消化不良：功能性消化不良病位在胃，与肝、脾关系密切。脾虚气滞、胃失和降为基本病机，贯穿于疾病的始终。病理表现多为本虚标实，虚实夹杂，以脾虚为本，气滞、血瘀、食积、痰湿等邪实为标。

2）慢性胃炎：慢性胃炎病位在胃，与肝、脾两脏密切相关。慢性胃炎的病机可分为本虚和标实两个方面，本虚主要表现为脾气（阳）虚和胃阴虚，标实主要表现为气滞、湿热和血瘀，脾虚、气滞是疾病的基本病机。血瘀是久病的重要病机，在胃黏膜萎缩发生、发展乃至恶变的过程中起着重要作用。慢性胃炎的病机与具体临床类型有关，慢性浅表性胃炎以肝胃不和、脾胃虚弱证多见；慢性萎缩性胃炎虽仍以肝胃不和证最为多见，但脾胃虚寒、胃络瘀阻证所占比例也有所增加；慢性胃炎伴胆汁反流以肝胃不和证多见；伴Hp感染以脾胃湿热证多见；伴癌前病变者以气阴两虚、胃络瘀阻、脾胃湿热证多见。

3）胃下垂：胃下垂病位主要在脾胃，涉及肝、肾两脏。其病证表现以虚证为多，或虚实夹杂，以脾胃虚弱、中气下陷为本，可兼夹食滞、饮停、气滞和血瘀等。

4）Hp感染：伴Hp感染者以脾胃湿热证多见。

5）证候相兼：由于辨病论治的病机在证候表现上多相兼夹，临床治疗时可选择相应单一证候的主方组成合方，进行化裁。如慢性浅表性胃炎，其病机表现为肝胃不和、脾胃虚弱，故可用肝胃不和证的主方如四逆散与脾胃虚弱证的主方如六君子汤合方化裁。功能性消化不良、胃下垂等也可据此方法处方（各证候的推荐方剂见"辨证论治"一节）。（※推荐强度：C，证据级别：Ⅳ）

（3）对症治疗：痞满症状的发生可能同时伴有其他临床症状，可在辨证、辨病论治的基础上配合对症治疗，改善患者生活质量。

胃脘疼痛者可加白芍、乌药、延胡索等；恶心、嗳气者可加旋覆花、赭石等；胸闷、胸痛者可加瓜蒌、枳壳、丹参等；腹胀、便秘者可加枳实、大腹皮、大黄、麻子仁等；脾虚便溏者可加炒薏苡仁、炮姜炭、炒白术等；食少纳呆者可加佩兰、神曲、炒谷芽、炒麦芽等；饥嘈、反酸明显者可加左金丸、乌贼骨、煅瓦楞子、浙贝母等。（※推荐强度：C，证据级别：Ⅳ）

伴胆汁反流者可在方中酌加茵陈、金钱草、栀子、黄连等清利肝胆湿热；伴癌前病变者可在复方中加入白花蛇舌草、半枝莲、半边莲，或配合使用活血化瘀类中药丹参、三七、莪术等。（※推荐强度：C，证据级别：Ⅳ）

（4）名医经验：名医经验在中医药的学术传承中发挥了重要的作用，总结名医的临床实践经验有助于临床疗效的提高。以下列出部分近现代名医治疗胃痛的经验，供参考使用。（※推荐强度：C，证据级别：Ⅳ）

1）董建华

病因病机：在本病的认识上以"通降论"为主要指导思想，认为胃在生理上以降为顺、病理上因滞而病，胃气壅滞为基本病机。

治则治法：理气和胃为基本治法，以调理气血为中心，旨在恢复胃的通降功能。

基本处方：方用加味香苏饮，常用药物有紫苏梗、香附、陈皮、枳壳、大腹皮、香橼皮等。

随证加减：脾虚者加用党参、白术、茯苓、甘草等药物；湿盛者加用佩兰、厚朴、清半夏、茯苓、滑石等药物；肝郁者加用延胡索、川楝子、柴胡、青皮等药物；血瘀者加用五灵脂、生蒲黄等药物；胃阴虚者加用北沙参、麦冬、石斛等。

2）徐景藩

病因病机：基本病机为脾胃升降失常，认为慢性胃病可分为中虚气滞证、肝胃不和证、胃阴不足证三型，重视腹部切诊在脾胃病诊疗中的作用。

治则治法：中虚气滞证治以调中理气，肝胃不和治以疏肝和胃，胃阴不足证治以养胃理气。

基本处方：①调中理气汤，药用党参、白术、炙黄芪、山药、茯苓、鸡内金、三棱、当归、甘草、陈皮、木香等；②疏肝和胃汤，药用柴胡、白芍、枳壳、佛手、橘皮、香附、茜草、红花、鸡内金、炙甘草等；③养胃理气汤，药用北沙参、麦冬、石斛、百合、玉竹、乌梅、生地黄、山药、绿萼梅、佛手、丹参、牡丹皮、木香等。

随证加减：肝郁者可加用佛手、绿萼梅、木香等；阴虚者可加生地黄、山药、玉竹等；血瘀者加用红花、当归、牡丹皮、三棱等。

3）朱良春

病因病机：本病病机错综复杂，既有胃失和降、脾胃湿热、胃阴不足之征象，又有脾胃虚寒、脾失健运、或脾不升清、肝气郁滞的证候。大致可分为脾虚夹瘀、阳虚夹湿、阴虚木横三型。

治则治法：健脾助阳，滋阴平木。

基本处方：舒胃散：生黄芪120 g，莪术、党参、淮山药、鸡内金、刺猬皮、生蒲黄、五灵脂、徐长卿、三七各60 g，炮山甲、玉蝴蝶、凤凰衣各45 g，甘草30 g。共碾极细末，每服4 g，每日3次饭前服用。

随证加减：阴虚者加北沙参、麦冬、白芍，偏阳虚则加良姜、荜茇、炒苍术。

4）李佃贵

病因病机：基本病机为胃失通降，浊邪内停，日久脾失健运，水湿不化，郁而化热，热壅血瘀而成毒，形成"浊""毒"内壅之势，浊毒进一步影响脾胃气机升降，气机阻滞则发为痞满。

治则治法：主要有芳香化浊毒、苦寒解浊毒、畅气散浊毒及通下祛浊毒四种基本治法。

基本处方：浊重毒轻证采用芳香化浊毒法，以藿香、佩兰、砂仁、豆蔻四药合用以化湿醒脾、消胀除痞。浊轻毒重证采用苦寒解浊毒法，以茵陈、黄芩、黄连、苦参苦寒燥湿。畅气散浊毒法以香附、青皮、柴胡、姜黄"横行"肝气，枳实、厚朴、木香、槟榔、炒莱菔子"纵行"胃气。通下祛浊毒法常以当归、川芎、生蒲黄、五灵脂等活血化瘀，全蝎、蜈蚣、穿山甲等通络散结；大便干结难解、黏滞不爽者，常以芦荟、白芍润肠通便。

随证加减：阴虚者加当归、白芍、百合、玄参等滋阴养血；火毒重者加白花蛇舌草、蒲公英、青黛等清热解毒。

5）李振华

病因病机：肝郁脾虚，中阳不足，胃失和降。

治则治法：健脾益气，疏肝解郁，和胃降逆。

基本处方：香砂温中汤：党参、茯苓、炒白术、炙甘草、陈皮、半夏、枳壳、木香、砂仁、香附、川芎。全方集疏肝、健脾、和胃、消积、降气等药为一体，通中有补，补中寓行。对于胃黏膜萎缩或伴肠上皮化生者疗效甚佳。

随证加减：肝火犯胃者可加左金丸，黄连用量宜重；胃气壅滞者可加丁香、厚朴、乌药等。

（5）药对

苏梗、香附：具有疏肝和胃、行气消痞的功效，适用于肝胃不和之痞满、胃脘痛等。（董建华经验）

瓜蒌、薤白：具有通阳泄浊以消痞、散结、止痛之功，适用于痞满、胃脘痛、便秘等。（张泽生经验）

白术、鸡内金：具有益胃健脾、消食化积的功效，适用于慢性萎缩性胃炎伴肠上皮化生者。（朱良春经验）

秦艽、威灵仙：具有化湿通络、行气消痞的功效，适用于胃脘痞满伴见舌质暗、苔腻、关节疼痛等症。（田德禄经验）

白术、苍术：具有健脾益气、燥湿醒脾的功效，二药相须，一补一燥，适用于脾虚湿阻之痞满。（陈家礼经验）

（6）临证要点：对特定的患者来说，痞满的辨证论治与辨病论治所得出的证候类型并不一定完全一致，临床处方时宜相互参照，应将病、证、症三方面的情况综合考虑，合理处方。对于辨证分型较为复杂者，可考虑从相对简单的证候要素入手，如病位证素包括胃、脾、肝等，病性证素包括湿、热、气滞、血瘀等，可起到执简驭繁的作用。临床效果不明显时，应综合考虑虚实、寒热、气血、升降、病理产物等辨证要点之间的关系，或结合其他辨证手段如微观辨证，寻找可能的原因，调整处方；或依据辨证试用同类证候中推荐的其他处方。（※推荐强度：C，证据级别：Ⅳ）

专病专方治疗是临床常用的另一种处方形式。所用的处方一般药味较多，多个病机兼顾，其机制是在该病的基本病机的基础上，随证、症化裁。常用基本方大都为各证候的推荐方剂。

痞满用药宜平和，在理气、清热、燥湿、化瘀时不宜攻伐太过。使用行气类药物时不宜攻伐太过，以免耗伤正气；使用滋阴类药物时，注意补中兼通，以防滋腻碍胃；使用温补类药物时，避免温热太过，燥热伤阴。（※推荐强度：C，证据级别：Ⅳ）

药物在煎煮前宜用水浸泡20～30 min，用砂锅煎煮。每日1剂，每剂煎煮2次，两次药汁混合，分2～3次服用，服药时间宜根据病情及症状特点选择餐前或餐后服用。（※推荐强度：C，证据级别：Ⅳ）

2. 针灸治疗

（1）辨证论治：针灸辨证论治的处方根据采取针灸辨证论治方法干预痞满的临床文献及相关教材整理而来，推荐强度定为C，证据级别定为Ⅳ级。

1）肝胃不和证：理气解郁，和胃降逆。取穴：足三里（ST36）、中脘（CV12）、内关（PC6）、太冲（LR3）、肝俞（BL18）。

2）邪热内结证：泄热消痞，和胃开结。取穴：中脘（CV12）、内关（PC6）、期门（LR14）、内庭（ST44），针用泻法。

3）痰湿内阻证：除湿化痰，理气宽中。取穴：中脘（CV12）、脾俞（BL20）、丰隆（ST40）、阴陵泉（SP9）。

4）饮食积滞证：消食导滞，和胃降逆。取穴：足三里（ST36）、中脘（CV12）、天枢（ST25）、梁门（ST21），针用泻法。

5）脾胃虚弱证：益气健脾，调气运中。取穴：足三里（ST36）、中脘（CV12）、脾俞（BL20）、气海（CV6），加灸神阙（CV8）。

6）肝胃阴虚证：柔肝益胃，疏利气机。取穴：足三里（ST36）、脾俞（BL20）、三阴交（SP6）、肝俞（BL18）。

7）寒热错杂证：辛开苦降，和中消痞。取穴：足三里（ST36）、中脘（CV12）、内庭（ST44）、三阴交（SP6）。

（2）辨病论治：针灸辨病治疗的处方根据针灸治疗专病的临床文献整理而来，推荐强度定为C，证据级别定为Ⅳ级。

1）功能性消化不良：取穴：中脘（CV12）、足三里（ST36）、内关（PC6）、太冲（LR3）、胃俞（BL21）、天枢（ST25）、脾俞（BL20）、梁门（ST21）。

2）慢性胃炎：取穴：足三里（ST36）、中脘（CV12）、内关（PC6）、脾俞（BL20）、胃俞（BL21）、三阴交（SP6）、关元（CV4）、梁丘（ST34）。

3）胃下垂：取穴：足三里（ST36）、上脘（RN13）、中脘（CV12）、天枢（ST25）、气海（CV6）、胃俞（BL21），加灸百会（GV20）。

对症治疗：气滞血瘀者加血海（SP10）；气血不足者加脾俞（BL20）、胃俞（BL21）；肝郁脾虚加内关（PC6）、合谷（LI4）、太冲（LR3）；脾虚痰湿加巨阙（CV14）、丰隆（ST40）；寒热错杂加行间（LR2）、内庭（ST44）、三阴交（SP6）；肝郁化热证用泻法，加行间（LR2）、期门（LR14）。

胃酸过多加公孙（SP4）；痛甚加梁丘（ST34）；腹胀加天枢（ST25）；便溏加命门（GV4）；失眠、焦虑加印堂（EX-HN3）、百会（GV20）、神门（HT7）、太冲（LR3）。

4）名医经验：陈作霖针刺治疗胃痞：取穴以中脘（CV12）、梁门（ST21）、足三里（ST36）为主穴，平补平泻，疏通脾胃之经气，调整脾胃之功能，共奏健脾和胃、化湿消滞之功。灸法治疗胃痞：针刺中脘（RN12）、梁门（ST21）、足三里（ST36）等穴位后，加艾绒烧灼，温针1壮，使局部皮肤温热发红为宜。

5）临证要点：临证时可以辨病取穴、辨证取穴及对症取穴三者相互参照，拟订方案。以毫针为主，可单独应用，也可配合艾灸、电针、火针等使用。温针操作：器具为毫针、艾条（切成段）；操作方法（以足三里为例）：选定穴位，常规皮肤消毒，以毫针直刺足三里ST361～1.5寸，然后点燃艾条段，插在针柄上。针柄下端可垫一纸片，以防烫伤。疗程：7天为1个疗程，1～2个疗程。

3. 穴位埋线治疗　穴位埋线治疗的处方根据采取穴位埋线方法治疗胃脘痛的临床文献整理而来，推荐强度定为C，证据级别定为Ⅳ级。

（1）主穴：中脘（CV12）、胃俞（BL21）、足三里（ST36）、三阴交（SP6）、脾俞（BL20）、关元（CV4）、肝俞（BL18）、阿是穴等。

（2）配穴：脾胃虚弱证加阴陵泉（SP9）、气海（CV6）；肝胃不和证加肝俞（BL18）、期门（LR14）；痰湿内阻证加丰隆（ST40）、阴陵泉（SP9）；脾胃湿热证加丰隆（ST40）、三焦俞（BL22）；胃络瘀血证加脾俞（BL20）、膈俞（BL17）、血海（SP10）；胃阴不足证加三阴交（SP6）。

（3）器具：埋植用羊肠线：00号铬制羊肠线，存放于75%酒精内浸泡备用。其他器材：2.5%碘酒、75%酒精、2%利多卡因、5 ml一次性注射器、6号一次性注射针头、胶布、血管钳、剪刀、消毒纱布、腰盘、医用手套、无菌敷料等。

（4）操作：先将埋线针具备齐，并严格消毒，在埋线穴位做好标记，然后用2.5%的碘酒消毒，75%的酒精脱碘。医者洗手，消毒，在标记处用利多卡因做皮内麻醉，使成1 cm左右的局麻皮丘。镊取一段0.8 ~ 1.0 cm已消毒好的羊肠线，放置于腰椎穿刺针套管的前端，从针尾插入尖端已磨平的针芯。医者左手拇食指绷紧或捏起进针部位皮肤，右手持针，快速穿入皮肤，腰部及背部穴位在局部下方向上平刺，下肢穴位直刺，刺到所需深度，当出现针感后，边推针芯，边退针管，将羊肠线埋植于穴位皮下组织或肌层内，线头不得外露，消毒针孔，外敷无菌敷料，胶布固定24 h。

（5）疗程：每周治疗1次，共治疗10次。

4. 推拿治疗　推拿方案的制订根据相关临床文献整理而来，推荐强度定为C，证据级别定为Ⅳ级。

（1）指压法：取穴：足三里（ST36）、脾俞（BL20）、胃俞（BL21）、中脘（CV12）、内关（PC6）、章门（LR13），双侧同取。配穴：伴恶心者加内关（PC6）；伴腹胀配天枢（ST25）、腹结（SP14）。操作手法：嘱患者取平卧位，完全放松，调整呼吸。用大拇指指腹或肘尖点按穴位，并逐渐加压，以患者能忍受为度，并作均匀回旋揉动，每穴施术3分钟。

（2）按摩法：取穴：章门（LR13）、期门（LR14）、肝俞（BL18）、脾俞（BL20）、胃俞（BL21）、三焦俞（BL22）、大肠俞（BL25），若背部在压痛区，以按摩压痛区为主。操作手法：手法采取按揉为主，用大鱼际、掌根或前臂着力于穴位或痛区，以腕关节转动回旋来带动前臂进行操作。开始宜轻揉手法，待患者适应后逐渐加力，频率80 ~ 100次/分，每日1次，20次为1个疗程。

5. 调摄护理　饮食因素在痞满的发病过程中起重要作用，进食生冷辛辣食物是其发生的重要因素。痞满患者应养成良好的饮食习惯，每日定时、定量进餐，避免过食辛辣、热烫、油腻及坚硬难以消化的食物，戒烟戒酒，避免服用对胃黏膜有刺激的药物。人们对不同食物的敏感性存在个体差异，需要临床医生提醒患者注意观察适合自己的饮食谱。

心理因素为痞满的主要诱发因素之一，痞满患者应保持心情愉悦舒畅，避免受到负面情绪的影响，必要时可咨询心理医生，寻求专业治疗；加强对痞满患者的心理疏导对缓解症状、提高其生活质量有一定的帮助。

痞满患者应当避免长期过度劳累；在冬春季节尤需注意生活调摄；宜经常锻炼，但应避免餐后立刻运动，以免增加胃肠负担；传统的中医保健功法如八段锦、太极拳等对调整胃肠功能有一定的作用。

6. 随访　痞满在临床上多见于功能性消化不良和慢性胃炎等疾病，其症状可反复或间断发作，一般预后良好；若症状持续不缓解或出现报警症状，应定期复查电子胃镜，排除其他器质性疾病。《中国慢性胃炎共识意见》认为，不伴肠上皮化生和异型增生的慢性胃炎患者可1~2年行内镜和病理随访1次，有中重度萎缩或伴有肠上皮化生的萎缩性胃炎患者1年左右随访1次，伴轻度异型增生并排除取于癌旁或局部病灶者，根据内镜及临床情况缩短至6个月左右随访1次，重度异型增生需立即复查胃镜和病理，必要时可行手术治疗或内镜下局部治疗。

引自：世界中医药学会联合会消化病专业委员会.痞满中医临床实践指南（2018），中医杂志，2019，60（17）：1520-1530.

胃脘痛中医诊疗专家共识意见（2017）

胃脘痛是中医内科最常见的病证之一，临床中多种上消化道疾病均可见胃脘痛症状，如消化性溃疡、慢性胃炎、功能性消化不良等。1983年9月，中华全国中医学会内科学会召开全国脾胃病专题学术讨论会，制定了《胃脘痛诊断、疗效评定标准（草案）》。1993年中华人民共和国卫生部颁发中药新药治疗胃脘痛的临床研究指导原则，1994年、2012年国家中医药管理局制定的《中医病证诊断疗效标准》均包含了胃脘痛的诊断依据、证候分类、疗效评价标准。2011年中华中医药学会脾胃病分会发布了行业标准《胃脘痛诊疗指南》。但以上发布的标准及指南均未能把胃脘痛的疾病特点、诊治及临床评价全部涵括，或存在共识不足等问题。随着医药科学的不断发展以及对现代疾病研究的不断深入，病证分型及选方有了改变，因此有必要在延续相关标准的基础上进一步更新，以满足临床和科研的需要。

中华中医药学会脾胃病分会于2014年8月在合肥牵头成立了胃脘痛中医诊疗专家共识意见起草小组。小组成员依据循证医学的原理，广泛搜集循证资料，并先后组织国内脾胃病专家就胃脘痛的证候分类、辨证治疗、诊治流程、疗效标准等一系列关键问题进行总结讨论，形成本共识意见初稿，之后按照国际通行的德尔菲法进行了3轮投票。2015年9月在重庆进行了第一次投票，根据专家意见对本共识意见进行了修改。2015年12月在北京进行了第二次投票。2016年6月中华中医药学会脾胃病分会在厦门召开核心专家审稿会，来自全国各地的20余名脾胃病学知名专家对本共识意见（草案）进行了第三次投票，并进行了充分的讨论和修改。2016年7月在哈尔滨第28届全国脾胃病学术会议上专家再次进行了讨论、修改和审定，并于2016年9月在北京召开了本共识的最后专家定稿会议完成了本共识意见的制定。会上表决选择：①完全同意；②同意，但有一定保留；③同意，但有较大保留；④不同意，但有保留；⑤完全不同意。如果＞2/3的人数选择①，或＞85%的人数选择①+②，则作为条款通过。现将全文公布如下，供国内外同道参考，并希望在应用中不断完善。

一、概述

1. 胃脘痛是指以胃脘近心窝处疼痛为主症的病证　胃脘痛是临床常见病证，也是一个主要症状，常伴有上腹胀、纳呆、恶心、呕吐、嘈杂、反酸、嗳气等症状。

2. 胃脘痛论述始见于《黄帝内经》，尚有"当心而痛""心痛"等病名　《素问·六元正纪大论》曰："木郁之发，民病胃脘当心而痛，上支两胁，膈咽不通，食饮不下"，《素问·至真要大论》曰："厥阴司天，风淫所胜，民病胃脘当心而痛"，《黄帝内经》对胃脘痛病因病机的论述，为后世医家研究和治疗胃脘痛奠定了基础。汉代张仲景创大建中汤、附子粳米汤、芍药甘草汤、吴茱萸汤、小建中汤和黄芪建中汤等方，为后世治疗胃脘痛的常用方。唐代孙思邈的《备急千金要方·心腹痛》有九种心痛之说。宋代严用和的《济生方》进一步指出九种心痛。金元时期李杲在《兰室秘藏》卷二立"胃脘痛"一门，将胃脘痛与心痛相鉴别，拟草豆蔻丸、神圣复气汤、麻黄豆蔻丸三方。朱丹溪《丹溪心法》曰："脾病者，食则呕吐，腹胀喜噫，胃脘痛，心下急"，明确指出心痛实指胃脘痛，其病以中焦脾胃病变为主。

3. 胃脘痛多见于现代医学的上消化道疾病　引起胃脘痛的常见疾病有急（慢）性胃炎、消化性溃疡、功能性消化不良、胃下垂、胃黏膜脱垂等。因胃癌、肝炎、胆囊炎、胰腺炎、肺炎、心肌梗死等疾病引起的上腹部疼痛不在本病证范围，但可参照本共识意见进行辅助治疗。

二、病因病机

1. 外邪犯胃、饮食伤胃、情志失调和劳逸所伤，或因药物损伤，或素体脾虚是胃脘痛的主要病因。外感寒、热、湿等邪，客于胃，致胃脘气机阻滞。饮食不节，导致食物停积不化，损伤脾胃，胃气壅滞。忧思恼怒，则肝失疏泄，横逆犯胃，胃失和降，甚则气机郁滞而致气滞血瘀。脾胃虚弱，运化失职，气机不畅或中焦阳气虚弱，既易感寒受凉而见脾胃虚寒，又易积食停滞，郁而化热，致胃阴亏损。

2. "不通则痛"和"不荣则痛"是胃脘痛的基本病机。胃为阳土，喜润恶燥，为五脏六腑之大源，主受纳、腐熟水谷，其气以和降为顺，不宜郁滞。寒邪、饮食伤胃等皆可引起中焦气机阻滞，胃失和降而发生胃脘痛，则为"不通则痛"。或禀赋不足，加之后天失养，脾气虚弱；或脾阳不足，寒自内生；或胃燥太过，胃失濡养，则为"不荣则痛"。

3. 病位在胃，与肝、脾的关系最为密切。肝气横逆，木旺乘土，或中土壅滞，木郁不达；或肝火亢炽，迫灼胃阴；或肝血瘀阻，胃失滋荣，故胃病多关乎肝。脾与胃同居中焦，互为表里，共主升降，故脾病多涉于胃，胃病亦可及于脾。如劳倦内伤，饥饱无常者，每多脾胃同病。

4. 胃脘痛重者可见便血、呕血，甚则血脱；胃脘痛病久者入络致瘀血。胃脘痛初病多为实证，久病多为虚实夹杂或虚证，其中虚多为脾胃虚弱，实多为气滞、食积、血瘀，虚实夹杂多见脾胃虚弱夹湿、夹瘀等。胃脘痛的病理变化复杂，病机可以演变，产生变证。胃热炽盛，迫血妄行，或瘀血阻滞，血不循经，或脾气虚弱，不能统血，致便血、呕血。大量出血可致气随血脱，危及生命。若脾胃运化失职，湿浊内生，郁而化热，火热内结，可导致胃脘痛剧烈、拒按；或日久成瘀，气机壅塞，胃失和降，胃气上逆，致呕吐反胃。若胃脘痛日久，由气分深入血分，久痛入络致瘀，瘀结胃脘，可形成癥积。

三、辨证分型

1. 寒邪客胃证

主症：胃痛暴作；遇冷痛重。次症：畏寒；喜暖。舌脉：舌淡苔白；脉弦紧。

2. 饮食伤胃证

主症：胃胀痛拒按；嗳腐酸臭。次症：恶心欲吐；不思饮食；恶闻食嗅；大便或矢气酸臭。舌脉：舌苔厚腻；脉弦滑。

3. 肝胃不和证

主症：胃脘胀满或疼痛；两胁胀满。次症：每因情志不畅而发作或加重；心烦；嗳气频作；善叹息。舌脉：舌淡红，苔薄白；脉弦。

4. 脾胃湿热证

主症：脘腹痞满或疼痛；口干或口苦。次症：口干不欲饮；纳呆；恶心或呕吐；小便短黄。舌脉：舌红，苔黄厚腻；脉滑。

5. 寒热错杂证

主症：胃脘胀满疼痛，遇冷加重；口干或口苦。次症：纳呆；嘈杂；恶心或呕吐；肠鸣；便溏。舌脉：舌淡，苔黄；脉弦细滑。

6. 瘀血阻胃证

主症：胃脘刺痛，痛处不移。次症：胃痛入夜加重；面色黧黑。舌脉：舌质紫暗，舌体瘀斑；脉弦涩。

7. 胃阴亏虚证

主症：胃脘痛隐隐；饥而不欲食。次症：口干渴；消瘦；五心烦热。舌脉：舌红少津或舌裂纹无苔；脉细。

8. 脾胃虚寒证

主症：胃脘隐痛，喜温喜按；得食痛减。次症：四肢倦怠；畏寒肢冷；口淡流涎；

便溏；纳少。舌脉：舌淡或舌边齿痕，舌苔薄白；脉虚弱或迟缓。

证候诊断：主症必备，加次症2项，参考舌脉，即可诊断。

四、临床治疗

1. 胃脘痛以缓解症状，恢复脾胃功能，防止疾病进展为治疗目标。胃脘痛可见于多种消化系统疾病，包括功能性和器质性疾病。功能性疾病以缓解症状、改善患者生活质量为目标；器质性疾病如消化性溃疡、慢性胃炎等，以缓解症状、防止疾病进展及复发为治疗目标。

2. 胃脘痛以"通"为治疗原则，以"和胃止痛"为基本治法。胃脘痛发病病机为"不通则痛"，治疗上多用"通"法，使脾胃纳运升降复常，气血调畅，其痛自止。如寒凝者当散寒行气；食积者当消积导滞；气滞者当疏肝理气；血瘀者当活血化瘀；久病入络者当辛润通络。胃脘痛多兼气滞，常配伍辛香理气之品，以和胃止痛为基本治法。

3. 辨证施治

（1）寒邪客胃证治法：温胃散寒，理气止痛。主方：良附丸（《良方集腋》）合香苏散（《太平惠民和剂局方》）。药物：高良姜、香附、紫苏、陈皮、炙甘草。加减：恶寒、头痛者，加丁香、川芎；胃纳呆滞者，加神曲、鸡内金。

（2）饮食伤胃证治法：消食导滞，和胃止痛。主方：保和丸（《丹溪心法》）或枳实导滞丸（《内外伤辨惑论》）。药物：山楂、神曲、半夏、茯苓、陈皮、莱菔子、麦芽、枳实、大黄、黄芩、黄连、白术、泽泻。加减：脘腹胀甚者，加砂仁、槟榔；便闭者，加芒硝；胸满痞闷者，加紫苏叶、荆芥穗。

（3）肝胃不和证治法：理气解郁，和胃止痛。主方：柴胡疏肝散（《医学统旨》）。药物：陈皮、柴胡、川芎、香附、枳壳、芍药、甘草。加减：嗳气频频者，加沉香、旋覆花；反酸者，加海螵蛸、煅瓦楞子；脘胁胀满、便溏者，加党参、炒白术。

（4）脾胃湿热证治法：清热化湿，理气和胃。主方：连朴饮（《霍乱论》）。药物：制厚朴、黄连、石菖蒲、制半夏、香豉、焦栀子、芦根。加减：恶心呕吐者，加竹茹、陈皮；纳呆食少者，加神曲、谷芽、麦芽；肢体困倦、舌苔白腻者，加薏苡仁、佩兰。

（5）寒热错杂证治法：辛开苦降，和胃开痞。主方：半夏泻心汤（《伤寒论》）。药物：半夏、黄芩、干姜、人参、炙甘草、黄连、大枣。加减：湿重、口黏较甚者，加薏苡仁、佩兰；脘胁胀满者，加佛手、香橼。

（6）瘀血阻胃证治法：活血化瘀，理气和胃。主方：丹参饮（《时方歌括》）合失笑散（《太平惠民和剂局方》）。药物：丹参、蒲黄、五灵脂、檀香、三七、砂仁。加减：胃脘痛甚者，加延胡索、郁金；四肢不温、舌淡脉弱者，加黄芪、桂枝；口干咽燥、舌光无苔者，加生地黄、麦冬。

（7）胃阴亏虚证治法：养阴生津，益胃止痛。主方：益胃汤（《温病条辨》）合芍药甘草汤(《伤寒论》)。药物：沙参、麦冬、生地黄、玉竹、白芍、甘草。加减：嘈杂者，加黄连、吴茱萸；胃脘胀痛较剧者，加厚朴、玫瑰花；大便干燥难解者，加火麻仁、瓜蒌仁。

（8）脾胃虚寒证治法：益气健脾，温胃止痛。方药：黄芪建中汤(《金匮要略》)。药物：黄芪、桂枝、白芍、甘草、饴糖、大枣、生姜。加减：泛吐痰涎者，加白术、姜半夏；反酸者，加海螵蛸、煅瓦楞子；形寒肢冷、腰膝酸软者，加附子、蜀椒。

4. 中成药运用

（1）气滞胃痛颗粒：疏肝理气，和胃止痛。用于肝郁气滞，胸痞胀满，胃脘疼痛。

（2）达立通颗粒：清热解郁，和胃降逆，通利消滞。用于肝胃郁热所致痞满证，症见胃脘胀满、嗳气、纳差、胃中灼热、嘈杂泛酸、脘腹疼痛及动力障碍型功能性消化不良见上述症状者。

（3）胃苏颗粒：理气消胀，和胃止痛。用于气滞型胃脘痛，症见胃脘胀痛，窜及两胁，得嗳气或矢气则舒，情绪郁怒则加重，胸闷食少，排便不畅及慢性胃炎见上述证候者。

（4）摩罗丹：和胃降逆，健脾消胀，通络定痛。用于慢性萎缩性胃炎，症见胃痛、胀满、痞闷、纳呆、嗳气等。

（5）复方田七胃痛胶囊：制酸止痛，理气化瘀，温中健脾，收敛止血。用于胃酸过多、胃脘痛、胃溃疡、十二指肠球部溃疡及慢性胃炎。

（6）东方胃药胶囊：舒肝和胃，理气活血，清热止痛。用于肝胃不和、瘀热阻络所致的胃脘疼痛、嗳气、吞酸、嘈杂、饮食不振、躁烦易怒等，以及胃溃疡、慢性浅表性胃炎见上述证候者。

（7）金胃泰胶囊：行气活血，和胃止痛。用于肝胃气滞、湿热瘀阻所致的急慢性胃肠炎、胃及十二指肠溃疡等。

（8）荆花胃康胶丸：理气散寒，清热化瘀。用于寒热错杂症、气滞血瘀所致的胃脘胀闷疼痛、嗳气、反酸、嘈杂、口苦；十二指肠溃疡见上述证候者。

（9）延参健胃胶囊：健脾和胃，平调寒热，除痞止痛。用于本虚标实、寒热错杂之慢性萎缩性胃炎。症见胃脘痞满、疼痛、纳差、嗳气、嘈杂、体倦乏力等。

（10）三九胃泰颗粒：清热燥湿，行气活血，柔肝止痛。用于湿热内蕴、气滞血瘀所致的胃痛，症见脘腹隐痛、饱胀反酸、恶心呕吐、嘈杂纳减；浅表性胃炎、糜烂性胃炎、萎缩性胃炎见上述证候者。

（11）胃复春片：健脾益气，活血解毒。用于慢性萎缩性胃炎胃癌前病变及胃癌手术后辅助治疗、慢性浅表性胃炎属脾胃虚弱证。

（12）荜铃胃痛颗粒：行气活血，和胃止痛。用于气滞血瘀所致的胃脘痛；慢性胃炎见有上述症状者。

（13）胃康胶囊：行气健胃，化瘀止血，制酸止痛。用于气滞血瘀所致的胃脘疼痛、痛处固定、吞酸嘈杂、胃及十二指肠溃疡、慢性胃炎见上述症状者。

（14）香砂平胃颗粒：健脾燥湿。用于胃脘胀痛。

（15）补中益气颗粒（丸）：补中益气，升阳举陷。用于脾胃虚弱、中气下陷，症见体倦乏力，食少腹胀，久泻。

（16）甘海胃康胶囊：健脾和胃，收敛止痛。用于脾虚气滞所致的胃及十二指肠溃疡、慢性胃炎、反流性食管炎。

（17）安胃疡胶囊：补中益气，解毒生肌。用于胃、十二指肠球部溃疡及溃疡愈合后的维持治疗，对虚寒型和气滞型患者有较好的疗效。

（18）附子理中丸：温中健脾。用于脾胃虚寒，脘腹冷痛，呕吐泄泻，手足不温。

（19）温胃舒胶囊：温中养胃，行气止痛。用于中焦虚寒所致的胃痛，症见胃脘冷痛、腹胀嗳气、纳差食少、畏寒无力；慢性萎缩性胃炎、浅表性胃炎见上述证候者。

（20）虚寒胃痛颗粒：益气健脾，温胃止痛。用于脾胃虚弱所致的胃痛，症见胃脘隐痛、喜温喜按、遇冷或空腹加重；十二指肠球部溃疡、慢性萎缩性胃炎见上述证候者。

（21）小建中胶囊（颗粒）：温中补虚，缓急止痛。用于脾胃虚寒、脘腹疼痛、喜温喜按、嘈杂吞酸、食少、胃及十二指肠溃疡。

5. 针灸疗法

（1）针刺：取足阳明经、手厥阴经、足太阴经、任脉穴。处方：足三里、梁丘、公孙、内关、中脘。配穴：胃寒者加梁门；胃热者加内庭；肝郁者加期门、太冲；脾胃虚寒者加气海、脾俞；胃阴不足者加三阴交、太溪；血瘀者加血海、膈俞。操作：毫针刺，实证用泻法，虚证用补法，胃寒及脾胃虚寒宜艾灸。

（2）灸法：寒邪客胃和脾胃虚寒者，取中脘、气海、神阙、足三里、脾俞、胃俞穴施行艾条灸法或隔姜灸（中脘、气海、足三里穴还可施行温针灸）。

6. 外治疗法

（1）外敷法：对脾胃虚寒胃痛，可以采用外敷法治疗。将肉桂、丁香研为细末，用纱布包扎，外敷中脘穴，每次10～20 min。将吴茱萸用白酒适量拌匀，用绢布包成数包，蒸20 min左右，趁热以药包熨脘腹、脐下、足心，药包冷则更换，每日2次，每次30 min；或以疼痛缓解为度。除脾胃虚寒证外，其他胃痛用此法疗效欠佳。

（2）推拿疗法：采用行气止痛治法。用一指禅推、按、揉、摩、拿、搓、擦等法。取穴及部位：中脘、天枢、肝俞、脾俞、胃俞、三焦俞、肩中俞、手三里、内关、合谷、足三里、气海，胃脘部、背部、肩及胁部。

7. 诊疗流程图 具体见图2。

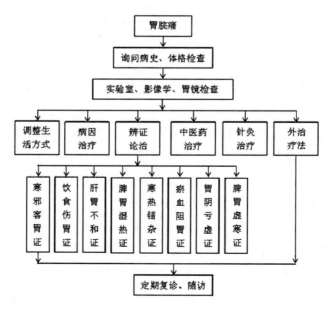

图2 胃脘痛诊疗流程图

五、疗效评定

1. 疼痛评分量表 胃脘痛可以对疼痛的程度和频率以及对生活的影响进行评估。疼痛程度采用视觉模拟评分法（VAS）；疼痛频率采用脾胃病医生报告结局症状量化标准。

（1）视觉模拟评分法：此方法用于疼痛的评估，在中国临床使用较为广泛。基本的方法是使用一条长约10 cm的游动标尺，一面标有10个刻度，两端分别为"0"分端和"10"分端，0分表示无痛，10分代表难以忍受的最剧烈的疼痛。临床使用时将有刻度的一面背向患者，让患者在直尺上标出能代表自己疼痛程度的相应位置，医师根据患者标出的位置为其评分，临床评定以0～2分为优，3～5分为良，6～8分为可，＞8分为差。

（2）胃脘痛–脾胃病医生报告结局症状量化标准：胃脘痛评价包括频率、持续时间、程度、工作生活影响、药物干预5个方面，总分0～15分：无计0分、轻度计1分、中度计2分、重度计3分。具体见表1。

2. 胃脘痛除胃痛外的单项症状疗效评价 胃脘痛主要症状除了胃痛外，还有上腹胀、纳呆、恶心、呕吐、嘈杂、反酸、嗳气等症状，这些单项症状可采用患者报告结局指标（PRO）进行评价，将患者不适症状分为0、Ⅰ、Ⅱ、Ⅲ共4级：①0级：无症状，计0分；②Ⅰ级：症状轻微，不影响日常生活和工作，计1分；③Ⅱ级：症状中等，部分影响日常生活和工作，计2分；④Ⅲ级：症状严重，影响到日常生活，难以坚持工作，计3分。

经过治疗后单项症状疗效评价分为4种情况：①临床痊愈：原有症状消失；②显效：原有症状改善2级；③有效：原有症状改善1级；④无效：原有症状无改善或原有症

状加重。

3. 胃脘痛证候疗效评价标准　采用尼莫地平法计算：疗效指数＝［（治疗前积分－治疗后积分）/治疗前积分］×100%。分为临床痊愈、显效、有效、无效共4级：①临床痊愈：主要症状、体征消失或基本消失，疗效指数≥95%；②显效：主要症状、体征明显改善，70%≤疗效指数<95%；③有效：主要症状、体征明显好转，30%≤疗效指数<70%；④无效：主要症状、体征无明显改善，甚或加重，疗效指数<30%。

表1　脾胃病医生报告结局症状量化标准

评价内容	无（0分）	轻度（1分）	中度（2分）	重度（3分）
频率		>3天发作1次，时作时止	2～3天发作1次，发作频繁	每天发作
持续时间		1小时内可缓解	1～3小时可缓解	>3小时缓解，甚至一整天不能缓解
程度		轻微疼痛	疼痛明显但可忍	疼痛剧烈难忍
工作生活影响		不影响工作及生活	影响工作及生活	严重影响工作及生活
药物干预		不需使用药物干预可自行缓解	需要使用药物干预才能缓解	常规用药后部分缓解甚至不能缓解

4. 生存质量评价　目前国内普遍采用汉化版SF-36等健康调查量表进行评价。

六、预防调摄

胃痛发作多与情志不遂、饮食不节、寒温不适、劳累过度有关，故在预防上要重视精神、饮食、寒温、劳逸等的调摄。胃痛持续不已者，应在一定时期内进流质或半流质饮食，少食多餐，饮食清淡易消化；忌粗糙多纤维饮食，避免食用浓茶、咖啡、烟酒和辛辣等诱发因素；慎用水杨酸、肾上腺皮质激素等西药。

引自：中华中医药学会脾胃病分会.胃脘痛中医诊疗专家共识意见（2017）.中医杂志，2017，58（13）：1166-1170.

脾胃湿热证中医诊疗专家共识意见（2017）

一、概述

脾胃湿热是中医脾胃理论的重要内容，脾胃湿热证是临床常见的脾胃实证。元代朱丹溪指出"六气之中，湿热为病，十居八九"，流行病学调查发现湿热证在普通人群中患病率为10.55%。脾胃湿热证涉及中医学7个系统的43种内科疾病，以脾胃病占首位；涉及西医学11个系统72种内科疾病，消化系统疾病占第一位。脾胃湿热证是指湿热内蕴，中焦气机升降失常，脾湿胃热互相郁蒸所致的一种病证。因湿热内蕴，脾胃失运，以脘腹痞胀，呕恶纳呆，肢体困重，便溏不爽，或面目发黄，或身热不扬，汗出热不解，渴不多饮，舌红苔黄腻，脉滑数等为常见症的证候。脾胃同居中焦，湿热外侵或湿热内生，首先阻滞中焦脾胃气机，故又称湿热中阻证或中焦湿热证。

1. 脾胃湿热证诊断标准的变迁　脾胃湿热证诊断标准基本采用病证结合的诊断模式，不同疾病的脾胃湿热证诊断标准其主要症状、次要症状和诊断判定形式不尽相同。1992年福建省脾胃学说研究会制订了脾胃湿热证的诊断标准，1993年原国家卫生部发布湿热蕴脾证的诊断标准，2002年广州中医药大学脾胃研究所建立了慢性浅表性胃炎脾胃湿热证诊断标准，2002年出版的《中药新药临床研究指导原则（试行）》中也有湿热蕴脾证诊断标准。

2. 脾胃湿热证的研究现状　中医学对脾胃湿热证有丰富的理论及诊疗经验，但仍局限在一法一方的应用及个人的经验，缺乏大样本、多中心、随机对照的临床研究，故循证医学的证据级别相对较低。病证结合模式的脾胃湿热证现代研究表明，脾胃湿热证与炎症，尤其与活动性炎症关系密切；胃黏膜局部炎症因子增强，保护因子减弱，胃泌素水平可能升高；脾胃湿热证存在组织细胞物质能量代谢的亢进状态及胃肠道、舌苔微生态失衡；脾胃湿热证还存在免疫异常、胃肠动力障碍。近年来，随着脾胃湿热证中医研究的进展，有必要对中医诊疗共识意见进行总结，以满足临床诊治和科研的需要。

中华中医药学会脾胃病分会于2014年8月在合肥牵头成立了《脾胃湿热证中医诊疗专家共识意见》起草小组。小组成员依据循证医学的原理，广泛搜集循证资料，并先后组织国内脾胃病专家就脾胃湿热证的证候分类、辨证治疗、诊治流程、疗效标准等一系列关键问题进行总结讨论，形成本共识意见初稿，之后按照国际通行的德尔菲法进行了3轮投票。2015年8月，在重庆进行了第一次投票，起草小组根据专家意见对本共识意见进行了修改。2015年12月，在北京进行了第二次投票。2016年6月，中华中医药学会脾胃病分会在厦门召开核心专家审稿会，来自全国各地的20余名脾胃病学知名专家对本共识意见（草案）进行了第三次投票，并进行了充分的讨论和修改。2016年7月在哈尔滨第28届全国脾胃病学术会议上专家再次进行了讨论、修改和审定，并于2016年9月在北京召开了专家定稿会议，完成了本共识意见（表决选择：①完全同意；②同意，但有一定保留；③同意，但有较大保留；④不同意，但有保留；⑤完全不同意。如果＞2/3的人数选择①，或＞85%的人数选择①＋②，则作为条款通过）。现将全文公布如下，供国内外同道参考，并希望在应用中不断完善。

二、病因病机

1. 病因　脾胃湿热证的病因包括内因和外因两个方面，外因为湿热邪气、气候变化、环境因素，内因为饮食不节、劳倦过度、情志不畅、脾胃虚弱、药物所伤。

2. 病机　内外合邪、脾失健运、水湿内停、湿聚化热、湿热中阻、运化失常、升降失司是脾胃湿热证的主要病机特点。湿热壅遏，最易滞塞气机，气机一旦受阻，气化失司则停痰留饮；气滞则血行不畅，瘀血内生；湿热困阻脾胃，脾胃功能呆钝，往往容易形成饮食积滞。湿热盘踞中焦脾胃，但可上蒸扰窍、蒙神、熏肺；旁达肝胆、筋节、肌肤；下注膀胱、前后阴、女子胞。脾胃湿热可因人体阳气旺而偏热重、阴气盛而湿偏重，还可热化、寒化，甚至耗气、伤阳、损阴、亏血。

三、诊断标准

（一）证候诊断标准

1. 湿热并重

主症：脘腹胀闷；食少纳呆；便溏不爽。

次症：①肢体困重；②身热不扬；③口渴少饮；④恶心欲呕。舌脉：舌质红，苔黄腻；脉濡数。

2. 湿重于热

主症：①脘腹胀闷；②头身重痛。

次症：①便溏不爽；②恶心欲呕；③身热不扬；④口黏不渴。舌脉：舌质淡红，苔白腻微黄；脉滑或濡略数。

3. 热重于湿

主症：①脘腹胀满；②口干，口苦；③大便干结或便溏臭秽。

次症：①心烦多梦；②恶心欲呕；③小便短赤。舌脉：舌质红，苔黄腻偏干；脉滑数。

证候诊断：主症2项，次症2项，舌象必备，即可诊断。

（二）主要症状、体征量化分级

见表2。

表2　脾胃湿热证症状、体征量化分级评分表

症状	轻度（1分）	中度（2分）	重度（3分）
脘腹胀满	>3天发作1次，时作时止；1小时内可缓解，轻微胀满，不影响工作及生活，不需要药物干预可自行缓解	2～3天发作1次，1～4小时可缓解，胀满较重，有难受感但可忍，影响工作及生活，需要药物干预才能缓解	每天发作，>4小时才能缓解，甚至一整天不能缓解，胀满极重，难以忍受，甚至无法弯腰，严重影响工作及生活，常规用药后部分缓解甚至不能缓解

续表

症状	轻度（1分）	中度（2分）	重度（3分）
口渴少饮	偶觉口渴，可不饮水	有时觉口渴，但不思饮水	整日口渴明显，但不思饮水
食少纳呆	食欲欠佳，但基本保持原食量	欲减退，食量减少1/3	不思饮食，食量减少1/2以上
便溏不爽	大便稀溏，每日1～2次，便下有涩滞感，排出欠爽，排便时间稍有延	大便稀溏，每日3～4次，便下涩滞，欲排难出，排便时间明显延长	大便溏泄，每日4次以上，便下涩滞，甚难排出，排便时间成倍延长
肢体困重	肢体发重，有困束感，活动乏力	肢体重滞，困束感明显，活动费力	肢体困重，活动极感费力
身热不扬	自觉发热，按之稍热	全身发热，按之较热	全身烘热，按之烫手
恶心欲呕	>3天发作1次，时作时止，1小时内可缓解	2～3天发作1次，发作频繁，1～3小时可缓解	每天发作，>3小时才缓解甚至一整天不能缓解
黄腻苔	薄黄腻或白腻微黄	全舌黄腻	全舌黄厚腻

（三）涉及西医疾病的诊断标准

脾胃湿热证临床多见于消化系统疾病，其西医疾病的诊断需按照该疾病国内外公认的相应西医诊断标准。

（四）辅助诊断参考指标

1. 与活动性炎症关系密切；胃黏膜局部炎症因子增强，保护因子减弱。

2. 存在组织细胞物质能量代谢的亢进状态。

3. 胃泌素水平可能升高。

4. 胃肠道、舌苔微生态失衡。此外，也有研究提示脾胃湿热证存在免疫异常、胃肠动力障碍，但研究结果不尽相同。

四、临床治疗

脾胃湿热证的治则是清热祛湿、调理脾胃。湿热内蕴，中焦气机升降失常，脾湿胃热互相郁蒸，单纯苦寒清热则湿不化，苦温燥湿则热易炽。因此，清热与祛湿合用，同时调理脾胃，以通达气机。

1. 辨证论治

（1）湿热并重

治法：化湿清热。

主方：①连朴饮（《霍乱论》）；②黄芩滑石汤（《温病条辨》）。

药物：①厚朴、黄连、石菖蒲、制半夏、淡豆豉、焦栀子、芦根；②黄芩、滑石、茯苓皮、大腹皮、白蔻仁、通草、猪苓。

（2）湿重于热

治法：宣气化湿。

主方：①三仁汤（《温病条辨》）；②藿朴夏苓汤（《医原》）。

药物：①杏仁、滑石、白通草、白蔻仁、竹叶、厚朴、薏苡仁、半夏；②藿香、半夏、赤茯苓、杏仁、薏苡仁、白蔻仁、猪苓、泽泻、淡豆豉、厚朴。

（3）热重于湿

治法：清热化湿。

主方：①清中汤（《古今医彻》）；②甘露消毒丹（《医效秘传》）。

药物：①黄连、山栀、陈皮、茯苓、半夏、草豆蔻、甘草；②滑石、黄芩、茵陈、石菖蒲、川贝母、木通、藿香、连翘、白豆蔻、薄荷、射干。

2. 常用中成药

（1）三九胃泰颗粒：清热燥湿，行气活血，柔肝止痛。用于湿热内蕴、气滞血瘀所致的胃痛。

（2）枫蓼肠胃康颗粒：清热除湿化滞。用于急性胃肠炎，属伤食泄泻型及湿热泄泻型者，亦可用于食滞胃痛。

（3）香连丸：清热燥湿，行气止痛。用于泄泻腹痛，便黄而黏。

（4）克痢痧胶囊：具有解毒辟秽，理气止泻功效。用于泄泻，痢疾和痧气（中暑）。不宜久服，中病即止。

五、疗效评定

1. 脾胃湿热证主要症状疗效评价　对脘腹胀满、口渴少饮、食少纳呆、便溏不爽等主要症状的记录和评价。

（1）主要症状单项记录：分为0、Ⅰ、Ⅱ、Ⅲ共4级。0级：没有症状，计0分。Ⅰ级：症状轻微，不影响日常生活和工作，计1分。Ⅱ级：症状中等，部分影响日常生活和工作，计2分。Ⅲ级：症状严重，影响到日常生活，难以坚持工作，计3分。

（2）主要症状单项评价：单项主要症状的评价分为临床痊愈、显效、有效、无效共4级。①临床痊愈：原有症状消失；②显效：原有症状改善2级；③有效：原有症状改善1级；④无效：原有症状无改善或原有症状加重。

2. 脾胃湿热证证候疗效评价标准　计算公式（尼莫地平法）：疗效指数＝［（治疗前积分－治疗后积分）/治疗前积分］×100%。

（1）临床痊愈：用药前、服药后，症状和体征明显改善，疗效指数≥95%。

（2）显效：服药后，症状和体征明显改善，70%≤疗效指数<95%。

（3）有效：服药后，症状和体征有改善，30%≤疗效指数<70%。

（4）无效：服药后，症状和体征无明显减轻或加重者，疗效指数<30%。

六、预防调摄

　　脾胃湿热证者饮食原则为饮食有节，应选择低脂清淡饮食。忌油腻、甜黏、冷硬、煎炸、辛辣、温补之食物，应戒除烟酒，以防损伤脾胃、助长湿热、加重病情。证情缓解，食欲渐增，仍应控制饮食，防止因为进食不当而导致食复。可辅以清热祛湿食物，如薏苡仁、黄瓜、冬瓜、丝瓜、苦瓜、西瓜、红豆、绿豆等，但清热利湿之品性多寒凉，应视体质食用，不可过量。

　　脾胃湿热证者应起居有常、劳逸结合，避免久居湿地、淋雨、涉水、熬夜及过度劳累。应坚持体育锻炼，如太极拳、八段锦、慢跑、散步等。应保持乐观心态，避免不良情绪。忧思属致病内因之一，《素问》曰："思伤脾"，"思则气结……思则心有所存，神有所归，正气留而不行，故气结矣。"

　　引自：中华中医药学会脾胃病分会.脾胃湿热证中医诊疗专家共识意见（2017）.中国医学杂志，2017，58（11）987-990.

脾虚证中医诊疗专家共识意见（2017）

一、概述

　　1. 中医对脾的认识　《素问·灵兰秘典论》曰"脾胃者，仓廪之官，五味出焉"，《素问·经脉别论》曰"饮入于胃，游溢精气，上输于脾，脾气散精"，均描述了脾主运化的作用；《灵枢·营卫生会》曰"中焦并胃中，出上焦之后，此所受气者，泌糟粕，蒸津液，化其精微，……乃化而为血"，指出气血生成由脾胃相互协调完成；《素问·痿论》曰"脾主身之肌肉"，《素问·玉机真脏论》曰"脾脉者，土也，孤脏以灌四傍者也"，说明脾主司肌肉和充养四肢百骸的属性；《金匮要略》曰"四季脾旺不受邪"，指出脾气健旺则外邪不易入侵；《养生四要》曰"受水谷之入而变化者，脾胃之阳也；散水谷之精气以成营卫者，脾胃之阴也"，表明脾也有阴阳之分。上述有关脾"主运化""主统血""主肌肉四肢""脾为之卫"以及脾为"气血生化之源"的功能，不仅涵盖了现代医学的消化系统，而且与神经、内分泌、血液、循环、免疫、生殖、运动系统功能也密切相关。正是由于脾在脏象理论中所处的特殊地位，使得对脾本质的研究历久不衰并取得了长足进步。

　　2. 脾虚证诊疗标准的变迁　脾虚证是证候研究的重要组成部分，也是国内开展研究最早的证候之一，对其诊疗标准的探索呈现不断扬弃和演变的过程。20世纪70年代中期，原广州中医学院脾胃研究组最早提出脾虚证诊断方案。1982年全国中西医结合虚证与老年病研究专业委员会制订脾虚证辨证诊断标准：①食欲减退；②食后或下午腹胀；③大便溏薄；④面色萎黄；⑤肌瘦无力。5项之中具备3项以上即可诊断，由此初步有了脾虚证全国性辨证诊断标准。1986年该专业委员会对1982年的辨证标准进行修改，将大便溏泄列为第1项，食后腹胀增加了喜按的条件，并推荐尿D-木糖排泄率（北京中医医院、北京中医研究所提出）和唾液淀粉酶酸负荷试验（原广州中医学院脾胃研究室提出）作为辅助实验室疗效参考指标。1987年原国家卫生部、1988年国家中医药管理局发布的相关标准都含有脾虚证的诊断和疗效标准。1993年原国家卫生部发布《中药新药临床研究指导原则（第一辑）》列有脾虚证诊断标准、主症轻重程度分级和疗效判定标准，是较为全面且具有代表性的脾虚证诊疗标准，得到较广泛运用。2002年《中药新药临床研究指导原则（试行）》进一步制订了脾气虚证诊断标准、症状量化分级和相应疗效判定标准。

3. 脾虚证的研究现状　临床脾虚证涉及多种中西医病种，症状复杂多样，研究过程难免产生较多定性为主的病理生理数据，且其间存在的非线性关系在一定程度上制约了脾虚证全貌的现代研究；同时，脾虚证研究多集中在一方一法或专家经验，尚缺乏大样本、多中心、随机对照循证医学研究，证据级别也相对较低。近年来，已有研究提出脾虚证亚型概念并进行了物质能量代谢基因研究的有益尝试，初步提示脾虚证消化吸收功能障碍亚型存在相关物质能量代谢障碍的基因背景；"证候组学"概念的提出，则拟通过系统生物学研究以求解释脾虚证复杂的病变机制。在此基础上，若能将脾虚证复杂临床表现分解为相对简单的如消化吸收障碍、胃肠运动障碍、免疫功能低下不同亚型，从基因、转录、蛋白及代谢等多组学、多层次对其进行系统探讨，应该更能集中反映脾虚证某一证候亚群病理改变的特点，使临床辨证用药更具针对性。

纵观脾虚证诊疗标准发展历程，因所选择研究对象和病种不同，或标准制定者经验认识存在一定差异等，使其尚未在全国范围内形成高度共识。因而有必要对既往脾虚证诊疗标准进行修订和细化，以满足临床诊疗和科研的需要。

中华中医药学会脾胃病分会于2014年8月在合肥牵头成立了《脾虚证中医诊疗专家共识意见》起草小组。起草小组成员在既往发布的脾虚证诊疗标准基础上，综合近年来脾虚证的研究成果，依据循证医学的原理，广泛搜集循证资料，并先后组织国内脾胃病专家就脾虚证证候分类、辨证治疗、诊治流程、疗效标准等一系列关键问题进行总结讨论，形成本共识意见初稿，之后按照国际通行的德尔斐法进行了3轮投票。2015年9月，在重庆进行了第一次投票，并根据专家意见，起草小组对本共识意见进行了修改。2015年12月，在北京进行了第二次投票。2016年6月，中华中医药学会脾胃病分会在厦门召开核心专家审稿会，来自全国各地的20余名脾胃病学知名专家对本共识意见（草案）进行了第三次投票，并进行了充分地讨论和修改。2016年7月，在哈尔滨第28届全国脾胃病学术会议上专家再次进行了讨论、修改和审定，并于2016年9月在北京召开了本共识的专家定稿会议，完成了本共识意见（表决选择：①完全同意；②同意，但有一定保留；③同意，但有较大保留；④不同意，但有保留；⑤完全不同意。如果＞2/3的人数选择①，或＞85%的人数选择①＋②，则作为条款通过）。现将全文公布如下，供国内外同道参考，并希望在应用中不断完善。

二、病因病机

1. 病因　依据《素问·痹论》"饮食自倍，肠胃乃伤"，《灵枢·本神》"脾藏营，营舍意，脾气虚则四肢不用，五藏不安"，《素问·至真要大论》"诸湿肿满，皆属于脾"，《素问·阴阳应象大论》"湿胜则濡泻"，《素问·异法方宜论》"脏寒生满病"，《脾胃论·脾胃胜衰论》："肠胃为市，无物不受，无物不入，若风寒暑湿燥一气偏盛，亦能伤害脾胃"，《丹溪心法》"脾土之阴受伤，转输之官失职"，《血证论》"以脾主思虑，故每因思虑而伤脾阴"及《小儿药证直诀》"脾胃虚衰，四肢不举，诸邪遂生"等中医经典理论，脾虚证多因饥饱失常或过食肥甘厚味生冷，或劳倦过度，或思虑过度、情志失调，或吐泻日久、损伤脾土，或湿邪侵袭、内困脾土，或禀赋不足、素体脾胃虚弱，或久病调养失慎，或他脏病变及脾，或过服苦寒及攻伐药物等致脾胃气、血、阳、阴受到损伤所致。

2. 病机　由《素问·脏气法时论》"脾病者，虚则腹满，肠鸣飧泄食不化"，《金匮翼》"脾统血，脾虚则不能摄血；脾化血，脾虚则不能运化，是皆血无所主，脱陷妄行"，《脾胃论·脾胃胜衰论》"夫饮食不节则胃病，……胃既病，则脾无所禀受，故亦从而病焉；形体劳役则脾病，脾病则怠惰嗜卧，四肢不收，大便溏泻；脾既病，则胃不能独行津液，故亦从而病焉"，《血证论》"脾阳不足水谷固不化，脾阴不足水谷仍不化也，譬如釜中煮饭，釜底无火固不熟，釜中无水亦不熟也"等中医经典理论可知，脾虚证发生与患者体质状态、致病邪气强弱密切相关。尽管临床脾虚证症状表现错综复杂，但其病机主要表现为脾失运化、脾不升清、脾失统摄、脾阳虚衰和脾阴不足致水谷精微运化失常，气血化生不足，形体失养；清阳不升，中气下陷，精微输布失常和血不循常道、溢于脉外等主要的病理变化。

三、诊断标准

1. 证候诊断标准　本共识意见脾虚证诊断标准，参考《中药新药临床研究指导原则（第一辑）》和《中药新药临床研究指导原则（试行）》，依据相关古代文献、临床实际及专家共识，分为脾气虚证（包括脾虚湿蕴、脾不统血、中气下陷3项兼证）、脾阳虚证和脾阴虚证3种证型，具体如下。

（1）脾气虚证主症：①倦怠乏力；②大便溏稀；③食欲减退。次症：①神疲懒言；

②食后腹胀；③脘腹隐痛，遇劳而发；④口淡不渴；⑤面色萎黄；⑥排便无力。舌脉：舌淡或伴齿痕、苔薄白；脉弱无力。诊断：舌脉象必备加主症、次症各2项，或舌脉象必备加主症1项、次症3项即可诊断。

兼证诊断：在脾气虚证诊断基础上，①大便溏滞，食已欲泄，口黏腻不渴，舌苔白厚腻者可判为脾虚湿蕴证；②兼见便血，或呕血，或月经量多，或牙龈出血等慢性出血症状之一者，可判为脾不统血证；③胃脘坠胀不适，食后、站立或劳累后加重；肛周或下腹或腰部坠胀不适，站立或劳累后加重；久泻或久痢；兼具上述症状中任1项即可诊断为中气下陷证。

（2）脾阳虚证主症：①大便清稀甚则完谷不化；②脘腹冷痛喜温喜按，遇寒或饥时痛剧；③畏寒肢冷。次症：①肠鸣辘辘；②口泛清涎；③面色㿠白；④带下清稀量多。舌脉：舌淡胖伴齿痕、苔白滑，脉沉缓。诊断：舌脉象必备加主症、次症各2项，或舌脉象必备加主症1项、次症3项即可诊断。

（3）脾阴虚证主症：①饥不欲食；②肌瘦肤热。次症：①唇干少饮；②脘腹痞胀、夜剧昼静；③大便偏干、排出无力；④手足烦热；⑤嘈杂不适。舌脉：舌质嫩偏润、苔少，脉细弱偏数。诊断：舌脉象必备加主症、次症各2项，或舌脉象必备加主症1项、次症3项即可诊断。

2. 主要症状、体征量化分级（表3、表4） 使用时根据各主要症状、体征在证候积分中的权重，赋予不同分值。本脾虚证主要症状、体征量化分级评分表参照《中药新药临床研究指导原则（第一辑）》《中药新药临床研究指导原则（试行）》和中国中西医结合学会消化系统疾病专业委员会制订的《胃肠疾病中医症状评分表》，结合临床实际具体制定如下。

3. 涉及西医疾病的诊断标准 临床不同脾虚证若涉及西医的疾病，其西医疾病的诊断则需按照该疾病国内外公认的相应诊断标准和轻重程度进行。

4. 辅助诊断参考指标 尿D-木糖排泄率低下；唾液淀粉酶负荷试验活性低下。

表3 脾虚证主要症状量化分级评分表

主要症状	0级（0分）	Ⅰ级（1分）	Ⅱ级（2分）	Ⅲ级（3分）
食欲减退	无	食欲稍差，饭量较病前减少达1/3	食欲差，饭量较病前减少达1/2	基本无食欲，饭量较病前减少2/3以上
倦怠乏力	无	精神不振，不耐劳力，尚可坚持日常轻体力活动	精神较为疲乏、倦怠思睡，只能勉强支持日常轻体力活动	精神极度疲乏，身体和四肢均感无力，已不能坚持日常轻体力活动
神疲懒言	无	不喜多言，不问不答，能坚持工作	懒言，多问少答，工作能力下降	倦卧而不喜言语，工作能力明显下降
面色萎黄	无	面色稍萎黄，唇色偏淡	面色萎黄少泽，唇色较淡	面色萎黄不泽，唇色苍白

续表

主要症状	0级（0分）	Ⅰ级（1分）	Ⅱ级（2分）	Ⅲ级（3分）
胃痛	无	胃脘隐痛＞3天发作1次，时作时止，得食则减；1小时内可缓解；不影响工作及生活	胃脘隐痛2～3天发作1次，喜温喜按，饥时痛剧；1～3小时可缓解；影响工作及生活	胃脘隐痛或冷痛每天发作，喜温喜按，＞3小时方可缓解，或绵绵腹痛不休，遇劳则发；严重影响工作及生活
脘腹痞胀	无	＞3天发作1次，食后明显，时作时止，1小时内缓解，不影响日常生活	2～3天发作1次，食后明显，发作频繁；1～4小时缓解，部分影响日常生活	每天发作；食后明显，＞4小时才缓解，甚至整天不能缓解；影响工作及生活
饥不欲食	无	偶觉饥饿感但不欲食	时有饥饿感而不欲食	常有饥饿感而不欲食
胃中嘈杂	无	＞3天发作1次，1小时内可缓解，胃中微嘈，生活作息不受影响	2～3天发作1次，1～3小时可缓解，嘈杂明显，生活作息受影响	每天发作，＞3小时才缓解，甚至终日不缓解，嘈杂甚，生活作息严重受影响
泄泻	无	大便稀溏或初硬后溏，2或3次/日，甚者反复2个月左右	大便稀溏或轻度完谷不化，3或4次/日，甚者持续2个月左右	大便完谷不化，每日＞4次；甚或飧泄不止，持续2个月以上
排便无力	无	排便费力，大便质软而不甚干结	排便比较费力，大便质软或溏滞，临厕努挣方出	排便相当费力，大便溏滞，临厕数次努挣皆难出
腹痛	无	腹部隐痛＞3天发作1次，时作时止；1小时内可缓解；不影响工作及生活	腹部隐痛2～3天发作1次，喜温喜按，遇寒痛剧；1～3小时内可缓解；影响工作及生活	腹部隐痛或冷痛每天发作，喜温喜按；＞3小时才缓解，或绵绵腹痛不休，遇劳则发；严重影响工作及生活
肠鸣	无	≤3次/天，肠鸣声响不大	4～9次/天，肠鸣连连，声响颇大	≥10次/天，肠鸣辘辘，声如雷鸣
口淡无味	无	偶觉口淡无味	时觉口淡无味	持续口淡无味
口黏不渴	无	偶觉口黏不渴	时觉口黏不渴	持续口黏不渴
唇干少饮	无	偶觉口干少饮	时觉口干少饮	持续口干少饮
口泛清涎	无	偶见口泛清涎，量不多	时口泛清涎，量较多	频频口泛清涎，量多
畏寒肢冷	无	轻微畏寒，怕进食生冷，喜暖；偶有四肢不温，无需添加衣被	畏寒，得温可减；进食生冷可能患病；四肢欠温，较常人稍多加衣被	显著畏寒，喜温喜按；进生冷易患病；四肢冰冷，较常人必需多加衣被
脏器下垂	无	轻度胃或子宫或肾下垂；进食偏多则脘痞或脐下坠胀；或劳累后下腹坠胀感，或腰部坠胀感	中度胃或子宫或肾下垂；稍进食后脘痞或脐下坠胀明显；或活动后感下腹坠胀不适，或腰部下坠感	重度胃或子宫或肾下垂；稍进食即脘痞或脐下坠胀明显；或稍活动即感下腹明显下坠不适，或腰部明显下坠感
脱肛	无	轻度肛门下坠，偶伴脱肛	肛门下坠，时见脱肛	肛门明显下坠，常见脱肛
便血	无	大便质软成形，色黯黑；1或2次/日	大便偏烂呈柏油样，肠鸣音亢进；2或3次/日	大便呈柏油样、质稀烂甚至暗红色水样，有油光；肠鸣音明显亢进；每日＞4次；可伴呕深咖啡色胃内容物
月经量多	无	月经量偏多，色偏淡	月经量较多，色淡	月经量多，色淡且淋漓不止

续表

主要症状	0级（0分）	Ⅰ级（1分）	Ⅱ级（2分）	Ⅲ级（3分）
呕血	无	呕吐浅咖啡色胃内容物		
牙龈出血	无	偶有牙龈出血，色偏淡，牙龈无明	显红肿，时有牙龈出血、色淡，局部牙龈稍萎缩	经常牙龈出血、色淡，局部牙龈萎缩

注：上述每项主要症状轻重程度，除进行症状评分半定量量化分级外，尚需结合临床所伴随相关症状、体征以及患者个体的体质状态，从总体上综合把握，不宜区别过细。

表4　脾虚证舌象体征量化分级评分表

舌象	Ⅰ级（1分）	Ⅱ级（2分）	Ⅲ级（3分）
脾气虚证	舌质轻度色淡，苔薄白	舌质淡或稍胖伴齿痕，苔薄白	舌质淡胖多伴齿痕，苔薄白
脾虚湿蕴证	舌质轻度色淡，苔薄腻或根部白腻	舌质淡，舌苔中、根部白腻	舌质淡胖伴齿痕，舌苔白厚腻
脾阳虚证	舌质轻度淡胖伴齿痕，苔微白滑	舌质淡胖伴齿痕，苔白滑	舌质淡胖伴明显齿痕，苔白滑
脾阴虚证	舌质嫩，苔偏少	舌质嫩偏润，苔较少舌	质嫩而润，明显苔少

注：舌象变化可作为疗效评定的重要体征，但临床中需结合伴随症状从总体改变把握，不宜区别过细；对于舌有齿痕者，应结合脾虚证相关症状综合判断，避免单凭舌有齿痕即判为脾虚证情况的出现。

四、临床治疗

1. 辨证论治

（1）脾气虚证

治法：健脾益气。

主方：四君子汤（《太平惠民和剂局方》）。

药物：人参、白术、茯苓、炙甘草。

兼证治疗：①脾虚湿蕴证：治宜益气健脾、渗湿止泻，方用参苓白术散（《太平惠民和剂局方》）；②脾不统血证：治以益气补血、健脾摄血，方用归脾汤（《济生方》）；③中气下陷证：补中益气、升阳举陷为治，方用补中益气汤（《脾胃论》）。

加减：脾气虚兼胸膈痞满者，加枳壳、陈皮行气宽胸；脾虚气滞致嗳气食少、胀满溏泄者，以香砂六君汤益气健脾、理气宽中；脾不统血者，根据出血部位、时间、程度及寒热，偏寒者酌加艾叶炭或炮姜炭温经止血，偏热者酌加生地炭或棕榈炭凉血止血；中气下陷兼腹痛者，酌加白芍柔肝止痛；兼气滞者，酌加枳壳理气消胀。

（2）脾阳虚证

治法：温中散寒，补气健脾。

主方：理中汤（《伤寒论》）。

药物：白术、人参、干姜、炙甘草。

加减：①虚寒甚者，加附子、肉桂助阳祛寒；②兼气滞饮停者，加枳实、茯苓理气化饮；③若胃脘隐痛，遇寒或饥时痛剧，进食可缓，喜温按者，用黄芪建中汤治疗。

（3）脾阴虚证

治法：甘淡扶脾。

主方：慎柔养真汤（《慎柔五书》）。

药物：党参、茯苓、白术、黄芪、山药、莲子、白芍、五味子、麦冬、炙甘草。

加减：①纳呆明显者，加炒麦芽醒脾开胃；②口干少饮明显者，去黄芪加健脾益气、不腻不燥之五爪龙；③脘腹痞胀、夜剧昼静者，加甘平之合欢花解郁安神、滋阴益脾。

2. 常用中成药

（1）四君子丸益气健脾。用于脾胃气虚，胃纳不佳，食少便溏。

（2）香砂六君丸益气健脾，和胃。用于脾虚气滞所致消化不良、嗳气食少、脘腹胀满、大便溏泄。

（3）参苓白术颗粒（丸）健脾、益气。用于体倦乏力、食少便溏。

（4）参苓健脾胃颗粒补脾健胃，利湿止泻。用于脾胃虚弱、饮食不消、或泻或吐、形瘦色萎、神疲乏力。

（5）补中益气颗粒（丸）补中益气，升阳举陷。用于脾胃虚弱、中气下陷所致体倦乏力、食少腹胀、便溏久泻、肛门下坠或脱肛、子宫脱垂。

（6）人参健脾丸健脾益气，和胃止泻。用于脾胃虚弱所致的饮食不化、脘闷嘈杂、恶心呕吐、腹痛便溏、不思饮食、体虚倦怠。

（7）补脾益肠丸益气养血，温阳行气，涩肠止泻。用于脾虚气滞所致的腹胀疼痛、肠鸣泄泻、黏液血便；慢性结肠炎、溃疡性结肠炎、过敏性肠炎见上述证候者。

（8）附子理中丸温中健脾。用于脾胃虚寒所致脘腹冷痛、呕吐泄泻、手足不温。

（9）人参归脾丸益气补血，健脾养心。用于心脾气虚所致之心悸、健忘、失眠多梦、面色萎黄、体倦食少，以及妇女月经量多色淡、淋漓不止。

3. 针灸疗法　对于虚证，本着"虚则补之""陷下则灸之"的治疗原则。阳气虚者，针灸并用，针用补法，重灸，以益气养血，鼓舞正气，强壮脏腑、经络的机能；阴虚者，一般多针少灸，平补平泻。脾气虚和脾阳虚者取穴以足太阴、足阳明经穴和相应背俞穴如太白、三阴交、足三里、丰隆、脾俞、胃俞等为主；气虚下陷者加气海、关元、百会，重用灸法；气不摄血者加隐白、血海、膈俞，重用灸法；阳虚甚者加关元、肾俞，重用灸法。脾阴虚者则以足太阴经、手足阳明经及脾胃的募穴等为主如中脘、章门、合谷、梁门、足三里、内关、公孙、廉泉、金津、玉液等。

4. 病证结合治疗　鉴于脾虚各证候临床涉及多种中西医疾病，治疗思路应兼顾病、证、症三者，以证为本、以症为标、以病为枢，制订相应治法，并兼顾其合并症状的改善与消除；应根据所见症状的轻重、缓急，分列君、臣、佐、使合理配伍组方，以充分发挥中药复方配伍灵活、病证兼治的特色。

五、疗效评定

以证候为主体的临床总结，应着重于主要症状单项和综合疗效评价，以及证候疗效评价。

1. 主要症状疗效评价标准

（1）主要症状单项评分标准：分为0、Ⅰ、Ⅱ、Ⅲ 4级。0级：无症状，计0分；Ⅰ级：症状轻微，不影响日常生活和工作，计1分；Ⅱ级：症状中等，部分影响日常生活和工作，计2分；Ⅲ级：症状严重，影响到日常生活，难以坚持工作，计3分。

（2）主要症状单项疗效评定标准：分为临床痊愈、显效、有效、无效共4级。脾气虚证：倦怠乏力；大便溏稀；食欲减退。脾阳虚证：大便清稀甚则完谷不化；脘腹冷痛喜温按，遇寒或饥时痛剧；畏寒肢冷。脾阴虚证：饥不欲食；肌瘦肤热。①临床痊愈：原有症状消失；②显效：原有症状改善2级；③有效：原有症状改善1级；④无效：原有症状无改善或原有症状加重。

（3）主要症状综合疗效评定标准：按尼莫地平法计算，症状改善百分率＝［（治疗前总积分－治疗后总积分）/治疗前总积分］×100%，分为临床痊愈、显效、有效、无效共4级；以临床痊愈和显效病例数计算总有效率。①临床痊愈：症状消失；②显效：症状改善百分率≥70%；③有效：30%≤症状改善百分率<70%；④无效：症状无明显改善，症状改善百分率<30%。

2. 证候疗效评定标准　采用尼莫地平法计算，疗效指数＝［（治疗前积分－治疗后积分）/治疗前积分］×100%，分为临床痊愈、显效、有效、无效共4级。①临床痊愈：主要症状、体征消失或基本消失，疗效指数≥95%；②显效：主要症状、体征明显改善，70%≤疗效指数<95%；③有效：主要症状、体征明显好转，30%≤疗效指数<70%；④无效：主要症状、体征无明显改善，甚或加重，疗效指数<30%。

3. 生存质量评价　目前国内普遍采用汉化版SF-36健康调查量表进行评价，患者报告结局指标（PRO）作为评价工具，在慢性病领域辅助评价中医临床疗效的作用逐渐被认可。鉴于慢性胃肠疾病PRO量表、脾胃系疾病PRO量表对于评价慢性胃肠疾病脾虚证候的相关症状、体征重叠以及临床疗效均具有一定借鉴意义，临床可参照其对相应的具体内容进行脾虚证生存质量的评价。

六、预防调摄

饮食有节，宜进食易消化之食物，并可适当进食山楂、鸡内金助消化，山药、莲子、扁豆、芡实、薏米等药食两用以健脾益气；避免生冷不洁、难消化之物损脾伤胃；忌食辛辣醇酒、荤腥油腻之品以防在脾气虚基础上蕴湿生热。

注意保持乐观向上及平缓心态，勿急躁易怒及忧思，移情易性，调畅情志，以最大限度减少情志失调对脾胃的影响。

起居有常以慎防寒湿等外邪的侵袭；劳逸结合，注意锻炼身体，坚持散步并适当练习如八段锦、太极拳养生术，增强正气以提高机体防御外邪的能力。

辨证用药基础上，适当配合益气健脾、疏导气机之推拿、穴位按摩或按压、捏脊、敷贴、艾灸、耳针、烫熨、热罨包等中医特色外治疗法，则临床效果更佳。

引自：中华中医药学会脾胃病分会.脾虚证中医诊疗专家共识意见（2017）.中医杂志，2017，58（17）：1525-1530.

脾胃病症状量化标准专家共识意见（2017）

医生对疾病临床结局的评价报告自中医学诞生起即占据重要地位，并在几千年的发展中日趋丰富，建立了初步的评价体系，极大影响疾病的辩证思维和治疗决策。随着现代医学模式转换，医生报告结局（ClinRO）被纳入临床结局综合评价体系并获得国际公认和较多国家支持。

在中医药现代化和国际化大发展背景下，构建适应现代社会和医学需求的ClinRO标准量化体系有重要意义。防治脾胃病是中医药的重要内容和优势所在，建立由医生报告的脾胃病症状量化标准对评价、验证、提高中医药疗效有较高的价值。

一、研究流程

项目组依据中医脾胃系统疾病和西医消化系统疾病诊疗共识指南及相关教材标准，参照《中医量化诊断》《中医病症诊断疗效标准》和《中药新药临床研究指导原则》等对症状条目进行分级量化，初步建立了23个胃系症状、14个肠系症状、57个全身症状条目。

然后，遵循国际标准的德尔菲方法流程邀请国内知名中医药脾胃病专家进行3轮调查，共有49位专家72人次参加，3轮调查专家积极系数为90%～100%；胃系、肠系、全身症状3个领域及症状条目得到超过70%专家的肯定，专家意见变异系数分别为0.000-0.304、0.000-0.269、0.000-0.187，协调系数分别为0.119、0.107、0.076；有75%的专家同意为每个症状不同方面的"无、轻度、中度、重度"分别赋分为"0分、1分、2分、3分"；全部专家同意部分症状条目等级划分标准按照"频率""持续时间""程度""对工作生活的影响""缓解快慢"的方面分开表述。基于以上研究制定了《医生报告的脾胃病症状量化标准共识意见（讨论稿）》。

在2012年4月28日中华中医药学会脾胃病分会委员会上，来自全国的脾胃病专家对共识意见进行认真讨论修改，以投票形式通过了《医生报告的脾胃病症状量化标准共识意见》；最后，核心专家组于2014年6月12日在广州进行了最终审定。现将全文公布如下，供同道参考，并希望在应用中不断完善。

二、脾胃病适用范围

参照中华中医药学会脾胃病分会既往疾病指南和相关释义，结合本条目库来源的病种，确定本共识意见适用于以下17种中西医疾病：胃脘痛、痞满、呕吐、呃逆、噎膈、腹痛、泄泻、便秘（共8种中医疾病）；慢性胃炎、消化性溃疡、胃食管反流病、功能性消化不良、胃下垂、肠易激综合征、炎性反应性肠病、功能性便秘、急性胰腺炎（共9种西医疾病）。疾病无亚型、中医证型等限制。

三、ClinRO 和量表

ClinRO定义为医生运用专业的知识和判断对患者进行观察和交流，并依据临床结局评价的定义对患者进行评估和评分。例如，ClinRO评价可能要求医生解释患者的访谈答复，评价患者的行动质量和身体检查结果。ClinRO评分者必须具备专业的知识训练以保证评价的准确性。

量表是医生报告结局评价的重要工具，即指一种收集数据的途径（如：问卷）并加上所有支持说明其如何使用的信息和资料。一般而言，量表需预先清晰描述管理或回答的方法及相关说明，并包含数据收集的标准格式、计分和分析方法及在目标人群中的结果如何解释。

本共识意见首要推荐的脾胃病症状量化标准是ClinRO评价量表的核心组成部分，而对量表测评使用中的共性问题本共识也进行了充分的补充说明，在临床和科研中可选择使用。

四、脾胃病 ClinRO 症状量化标准的条目库

1. 条目库的概念 框架共包含86个条目，其中：胃系症状19条（表5）、肠系症状14条（表6）、全身症状53条（表7）。其理论概念框架和结局评价模型见图3。

表5 脾胃病医生报告结局症状量化标准条目库——胃系症状（19条）

症状条目	评价内容	等级标准			
		无（0分）	轻度（1分）	中度（2分）	重度（3分）
G1. 胃痛	频率	–	>3 d 发作1次，时作时止	2～3 d发作1次，发作频繁	每天发作

症状条目	评价内容	等级标准			
		无（0分）	轻度（1分）	中度（2分）	重度（3分）
	持续时间		1 h内可缓解	1~3 h可缓解	>3 h才缓解甚至一整天不能缓解
	程度		轻微疼痛	疼痛明显但可忍	疼痛剧烈难忍
	工作生活影响		不影响工作及生活	影响工作及生活	严重影响工作及生活
	药物干预		不需使用药物干预可自行缓解	需要使用药物干预才能缓解	常规用药后部分缓解甚至不能缓解
G2. 胃胀	频率	–	>3 d发作1次，时作时止	2~3 d发作1次，发作频繁	每天发作
	持续时间		1 h时内可缓解	1~4 h可缓解	>4 h才缓解甚至一整天不能缓解
	程度		轻微胀满	胀满较重，有难受感但可忍	胀满极重，难以忍受，甚至无法弯腰
	工作生活影响		不影响工作及生活	影响工作及生活	严重影响工作及生活
	药物干预		不需使用药物干预可自行缓解	需要使用药物干预才能缓解	常规用药后部分缓解甚至不能缓解
G3. 嗳气	–	–	偶有，<4次/天	时有，4~10次/天	频频，>10次/天
G4. 反酸	–	–	偶有，<4次/天	时有，4~10次/天	频频，>10次/天
G5. 胃灼热	频率	–	>3 d发作1次，时作时止	2~3 d发作1次，发作频繁	每天发作
	持续时间		1 h内可缓解	1~3 h可缓解	>3 h才缓解甚至一整天不能缓解
G6. 早饱	–	–	偶有，不影响食欲和食量	经常，明显影响食欲和食量	持续早饱，毫无食欲，食量减少
G7. 恶心	频率	–	>3 d发作1次，时作时止	2~3 d发作1次，发作频繁	每天发作
	持续时间		1 h内可缓解	1~3 h可缓解	>3 h才缓解甚至一整天不能缓解
G8. 呕吐	G8.1 干呕	–	>3 d发作1次，时作时止	2~3 d发作1次，发作频繁	每天发作
	G8.2 呕吐食物		>3 d发作1次，呕势缓，呕出食物<100 ml或1/3食物	2~3 d发作1次，呕势较猛，连呕数次，呕出100~300 ml食物或2/3食物	每天发作，呕势猛烈，连呕不止，呕出>300 ml食物或全部食物
	G8.3 呕吐酸水		>3 d发作1次，量少，<10 ml/次	2~3 d发作1次，量中，10~30 ml/次	每天发作，量多，>30 ml/次
	G8.4 呕吐痰涎、清水		>3 d发作1次，量少，<10 ml/次	2~3 d发作1次，量中，10~30 ml/次	每天发作，量多，>30 ml/次

续表

症状条目	评价内容	等级标准			
		无（0分）	轻度（1分）	中度（2分）	重度（3分）
	G8.5反胃		朝食暮吐，暮食朝吐，>3 d发作1次，吐物量少，总量<100 ml	朝食暮吐，暮食朝吐，2 ~ 3 d发作1次，吐物量中，总量100 ~ 300 ml	朝食暮吐，暮食朝吐，每天发作，吐物量多，总量>300 ml
	G8.6食入即吐		>3 d发作1次，吐物量少，<100 ml或1/3食物	2 ~ 3 d发作1次，吐物量中，100 ~ 300 ml食物或2/3食物	每天发作，吐物量多，>300 ml食物或全部食物
G9. 嗳腐吞酸	–	–	>3 d发作1次，腐气不强，短暂即过	2 ~ 3 d发作1次，腐气较重	每天发作，腐气熏鼻，十分难受
G10. 胃中嘈杂	–	–	>3 d发作1次，1 h内可缓解，胃中微嘈，作息不受影响	2 ~ 3 d发作1次，1 ~ 3 h可缓解，嘈杂明显，生物作息受影响	每天发作，>3 h才缓解甚至终日不缓解，嘈杂甚，生活作息严重受影响
G11. 胃中辘辘有声	–	–	>3 d发作1次，每次发作数声，声响不大	2 ~ 3 d发作1次，每次声响连连，声响颇大	每天发作，每次发作水声不断，声如雷鸣
G12. 呕血	–	–	呕吐少量血液，总量不超过50 ml，无循环衰竭症状	呕血较多，一次50 ~ 200 ml，可有循环衰竭症状	呕血量多，一次200 ml以上，有明显循环衰竭症状
G13. 纳差	–	–	食欲欠佳，但基本保持原食量	食欲减退，食量减1/3	不思饮食，食量减1/2以上
G14. 乏味	–	–	味觉稍差，啖食乏味	味觉不灵，啖食无味	味觉极差，口味发木
G15. 厌油腻	–	–	不愿进食油腻食物	拒食油腻食物	厌油腻食物，甚至闻到油腻味道即欲呕吐
G16. 善食易饥	–	–	食后易饥，进食次数较常增1 ~ 2次，或食量较常增<30%	食后易饥，进食次数较常增3 ~ 4次，或食量较常增30% ~ 60%	食后易饥，进食次数较常增5次以上，甚至时时欲吃，食量较常增>60%
G17. 吞咽困难	–	–	食下欠畅，固物可下	食下受阻，哽噎明显，固物难下	每餐必噎，水饮难下甚至不能吞咽
G18. 呃逆	–	–	偶有，<4次/天	时有，4 ~ 10次/天	频频，>10次/天
G19. 黑便	性状	–	大便成形，色黯黑	大便色全黑，糊状，柏油样	大便黑色甚至暗红色水样，有油光
	总量	–	1 ~ 2次/天，总量不超过500 g	2 ~ 3次/天，总量500 ~ 1000 g	4次以上/d，总量约1000 g以上

表6 脾胃病医生报告结局症状量化标准条目库——肠系症状（14条）

症状条目	评价内容	等级标准			
		无（0分）	轻度（1分）	中度（2分）	重度（3分）
I1. 腹痛	频率	–	>3d发作1次，时作时止	2～3d发作1次，发作频繁	每天发作
	持续时间		1h内可缓解	1～3h可缓解	>3h才缓解甚至一整天不能缓解
	程度		轻微疼痛	疼痛明显但可忍	疼痛剧烈难忍
	工作生活影响		不影响工作及生活	影响工作及生活	严重影响工作及生活
	药物干预		不需使用药物干预可自行缓解	需要使用药物干预才能缓解	常规用药后部分缓解甚至不能缓解
I2. 腹胀	频率	–	>3d发作1次，时作时止	2～3d发作1次，发作频繁	每天发作
	持续时间		1h内可缓解	1～3h可缓解	>3h才缓解甚至一整天不能缓解
	程度		腹有胀感	胀感明显，可见胸闷气短	腹胀如鼓，胸闷气短明显
	工作生活影响		不影响工作及生活	影响工作及生活	严重影响工作及生活
	药物干预		不需使用药物干预可自行缓解	需要使用药物干预才能缓解	常规用药后部分缓解甚至不能缓解
I3. 腹泻	次数	–	<4次/天	4～7次/天	>7次/天
	粪质		粪质偏溏，不成形，状似烂泥	粪便溏薄，状似稀泥	大便溏薄，稀水样便
I4. 肛门灼热	–	–	灼热感较轻，0.5h内可缓解	灼热感明显但可忍，0.5～1h可缓解	灼热感剧烈，难以忍受，坐卧不宁，超过1h才能缓解甚至终日不缓解
I5. 黏液便	–	–	大便中带有黏液，多见于便后及粪面，量≤5ml	粪中有较多黏液，见于便后或粪面，量在6～10ml	粪中有大量黏液，量>10ml
I6. 脓血便	–	–	粪中夹少量脓血，量<10ml/次	粪中脓血便较多，量在10～20ml/次	粪便全程脓血，无正常粪便可见，量在>20ml/次
I7. 便血	–	–	大便带血，总量<50ml，无失血表现	大便下血，总量50～200ml，可见失血表现	下血甚多，或全为血便，总量>200ml，多见失血症状
I8. 里急后重	–	–	便意略急，肛肠重滞感，似欲再便，≤3次/天	便意急迫，便后急欲再便，4～7次/天	便意甚急，肛门持续坠胀，难以忍受，便后即要再便，>7次/天

续表

症状条目	评价内容	等级标准			
		无（0分）	轻度（1分）	中度（2分）	重度（3分）
I9. 排便不爽	—	—	便下有涩滞感，排出欠爽，排出时间稍有延长	便下涩滞，欲排难出，排便时间明显延长	便下涩滞，甚难排出，排便时间成倍延长
I10. 痛泻	—	—	腹痛微作，痛则临厕，大便偏溏，便后痛减，＞3 d发作1次	腹痛颇剧，痛则临厕，大便偏溏，便后痛减，2～3 d发作1次	腹痛甚剧，痛则临厕，大便偏溏，便后痛减，每天发作
I11. 大便失禁	—	—	大便失控，偶见漏出少许粪便，＞3 d一次	大便失控，漏出粪便较多，有时需尿布保护，2～3 d一次	大便完全失控，每次粪便均自动漏出，随时用尿布保护，每天
I12. 肠鸣	—	—	≤3次/天，每次发作声响不大	4～9次/天，每次声响连连，声响颇大	≥10次/天，每次发作声响不断，声如雷鸣
I13. 矢气	—	—	≤5次/天，单个为主	6～10次/天，连发数个	＞10次/天，连续不断
I14. 便秘	次数	—	2～3日一行	4～6日一行	≥7日一行
0	粪质	大便偏干	大便坚实	大便干燥如羊屎	

表7　脾胃病医生报告结局症状量化标准条目库——全身症状（53条）

症状条目	评价内容	等级标准			
		无（0分）	轻度（1分）	中度（2分）	重度（3分）
S1. 疲乏	—	—	精神不振，不喜多言，但能坚持工作或学习	精神疲惫，困倦少言，工作或学习能力下降	精神极度疲乏，倦卧少言，几乎不能工作学习
S2. 畏寒	—	—	偶发，微有畏寒，四肢不温	常发，面色清白，四肢发冷，得暖方舒	终日畏寒，面色苍白，四肢厥冷，膝缩身蜷，厚衣拥护，得温不解
S3. 发热	—	—	体温较常人略高，体温为37.5～38℃，或自觉稍有热感而体温不高	体温明显增高，在38.1～39℃，或自觉热感明显如被火烘，常欲脱衣，体温不高	肌肤灼热，体温高于39℃，或自感似被火烧，急欲脱衣
S4. 恶风	—	—	略微畏风，遇风时似有膝缩毛竖之感	畏风明显，膝缩毛竖，愈加衣被	畏风极显，遇风时膝缩毛竖甚剧，近似寒战，欲得厚衣
S5. 自汗	—	—	汗量不多，微湿衣襟，＞3 d发作1次	汗量较多，湿着衣襟，2～3 d发作1次	汗量甚多，常湿透内衣，每日发作
S6. 盗汗	—	—	汗量不多，≥3夜发作1次	汗量较多，1～2夜发作1次	汗量极多，每夜多次发作
S7. 头痛	—	—	头略痛，1 h内可缓解	头痛较重，1～3 h内可缓解	头剧痛，＞3 h才缓解甚至一整天不能缓解

症状条目	评价内容	等级标准			
		无（0分）	轻度（1分）	中度（2分）	重度（3分）
S8. 头重	–	–	头脑微感沉重，>3 d发作1次，持续1 h内可缓解	头脑重滞，胀感或裹物感明显，2～3 d发作1次，持续1～3 h可缓解	头脑重滞，胀感或裹物感极显，每天持续不止
S9. 头晕	–	–	>3 d发作1次，持续0.5 h内可缓解，稍有头晕	2～3 d发作1次，0.5～3 h可缓解，头晕明显，发作时脑力发浑，步履不稳，活动受限	每天发作，或终日头晕，不能思考，步履飘忽，甚至跌倒
S10. 目眩	–	–	>3 d发作1次，持续0.5 h内可缓解，稍有目眩	2～3 d发作1次，0.5～3 h可缓解，目眩明显，发作时不能活动	每天发作，或终日目眩，天摇地转，目不能睁
S11. 耳鸣	–	–	鸣声较低，声响如蝉，>3 d发作1次，用脑及睡眠无影响	鸣声略高，声响如蝉，2～3 d发作1次，用脑及睡眠颇受影响	鸣声高尖，声响如车，每天发作，影响用脑及睡眠
S12. 耳聋	–	–	听力轻微下降，需加大音量或近听才能听到，或为偶发，不影响正常交流	听力明显下降，需佩戴助听器，影响工作及生活	听力完全丧失，完全不能听见外界及自己的语声
S13. 视物模糊	–	–	视物模糊感，行动略有不便	视物模糊，辨物不清，可伴眼酸眼痛，行动颇有困难	视物极模糊，很难看清物体，多见眼酸眼痛，行动十分困难
S14. 咽痛	–	–	略有疼痛	咽喉疼痛但可忍受	咽喉剧痛，难以忍受，甚至不能说话
S15. 咽痒	–	–	微痒，偶发	明显，令人不安	难以忍受，引起咳嗽频作，情绪不安
S16. 咽部异物感	–	–	咽喉似有异物，吞咽多无影响	咽喉异物感明显，吞咽多无影响	咽部异物感极显，难以忍受，吞咽多无异常
S17. 口淡	–	–	口味略淡，纳谷不香，偶发	口味发淡，啖食乏味，常发	口味极淡，啖食无味，终日如此，得咸辛方快
S18. 口苦	–	–	口中似有苦味，偶发	口中发苦，历时较久，食欲可减，常发	口味甚苦，食欲常减，或伴恶吐，需漱口或食甜方舒，终日如此
S19. 口甜	–	–	口中似有甜味，偶发	口味发甜，历时较久，常发	口味甚甜，持久不缓，漱口方舒
S20. 口酸	–	–	口中似有酸味，偶发	口味发酸，如醋回味，常发	口味甚酸，如含酸果，持久不缓，漱口方舒
S21. 口黏腻	–	–	口中微腻，偶见，唾液偏稠	口发黏腻，唾液发黏，常发	口中黏腻难受，如糜糊在口，持久不缓

续表

症状条目	评价内容	等级标准			
		无（0分）	轻度（1分）	中度（2分）	重度（3分）
S22. 口干	-	-	唾液减少，口腔偏干，可不饮水	唾液明显减少，口腔发干，稍欲饮水	唾液甚少，口腔黏膜身甚干燥，常欲饮水
S23. 口臭	-	-	口中出气稍有臭秽，他人靠近可闻觉，自己未觉	口中出气臭秽，他人稍靠近便可闻觉	口中出气臭秽，他人在较远距离及自我可闻觉
S24. 牙龈肿痛	-	-	局部牙龈水肿，微痛	局部牙龈色淡白边缘微高起，疼痛稍明显，但不影响进食	局部牙龈明显水肿高起色白，疼痛明显且影响进食
S25. 牙龈出血（齿衄）	-	-	衄血量少，＜5 ml，或为偶发，可自止	衄血量较多，约5～10 ml，时复发	衄血量甚多，量在10 ml以上，反复不止
S26. 口疮	-	-	溃疡直径＜3 mm，或数量只有1个	溃疡直径3～5 mm，或总数2～3个	溃疡直径＞5 mm，或总数＞3个
S27. 流涎	-	-	偶见流涎，涎量＜20 ml，吞咽次数稍多	时见流涎，涎量20～50 ml，吞咽次数明显增加	流涎频发，涎量＞50 ml，频频吞咽或须吐出
S28. 胸闷	-	-	微闷，气息略有不畅，＞3 d发作1次，0.5 h内可缓解	胸闷较重，气息不畅，呼吸增重增快，2～3 d发作1次，0.5～2 h可缓解	胸中极闷，有窒息感，呼吸深重费力，每天发作，＞2 h才缓解甚至终日不缓解
S29. 气短	-	-	气息浅而稍短，每分钟增快≤5次，步行、上楼时明显	气息短促，每分钟增快6～10次，稍事活动则出现	气息浅而短促，每分钟增快＞10次，休息时也可出现
S30. 心悸心慌	-	-	心中不自主悸动，动势不甚，＞3 d发作1次，持续0.5 h可缓解	心中不自主悸动、惊慌，动势颇剧，2～3 d发作1次，持续0.5～2 h可缓解	心中不自主悸动，动势筑筑，惊慌不安，每天发作，持续2 h才缓解，甚至终日不缓解
S31. 胸痛	-	-	微痛，＞3 d发作1次，持续0.5 h可缓解	胸痛较重，2～3 d发作1次，持续0.5～2 h可缓解	胸部剧痛，精神紧张，坐立不安，多见呼吸受限，怕动怕咳等症，每天发作，持续2 h才缓解，甚至终日不缓解
S32. 胁痛	-	-	微痛，＞3 d发作1次，持续0.5 h可缓解	较重，2～3 d发作1次，持续0.5～2 h可缓解	剧痛，精神紧张，坐立不安，每天发作，持续2 h才缓解，甚至终日不缓解
S33. 心烦	-	-	偶有烦躁易急，情绪不宁，可以自控	经常烦躁易急，有时难以自控	持续烦躁易急，难以自控
S34. 失眠	-	-	入寐较难，或寐后易醒，每夜睡眠5～6 h	夜难入寐，或寐后易醒，每夜睡眠4～5 h	每夜睡眠＜4 h，甚至通宵不寐

症状条目	评价内容	等级标准			
		无（0分）	轻度（1分）	中度（2分）	重度（3分）
S35. 多梦	–	–	寐后有梦，或>3 d一次	寐后梦多，2～3夜1次	睡即有梦，且多乱梦，每夜发作
S36. 欲寐	–	–	略有睡意	时时欲睡	睡意极浓，不易唤醒，入睡时间明显延长
S37. 懒言	–	–	表情言谈减少，不喜多言，不问不答	表情沉默，懒于言语，多问少答	偶语甚至终日无语，问而不答
S38. 五心烦热	–	–	心中微烦，手足心微热，或为偶发	心烦较甚，手足心发热，且有面热、口渴等症	心神烦躁，手足心发烫，多伴易怒、面赤等症
S39. 善太息	–	–	胸脘痞闷，似欲太息，≤5次/天	胸脘痞闷，太息方舒，5～10次/天	胸脘痞闷，时欲太息，>10次/天
S40. 腰背酸痛	–	–	偶发，短暂即缓，活动多无影响	颇剧，时轻时重，屡发，难受但可忍，活动多有影响	剧烈，同持续或阵作，转侧不安
S41. 少尿	–	–	尿量较少，成人24 h总尿量为700～1000 ml	尿量明显减少，成日24 h总尿量为400～700 ml	尿量极少，24 h总尿量<400 ml
S42. 多尿	–	–	尿量较多，成人24 h总尿量为2000～3000 ml	尿量明显增多，成人24 h总尿量3000～4000 ml	成人24 h总尿量4000 ml以上
S43. 尿黄赤	–	–	尿色较黄，色调增深，似橘黄色	尿色甚黄，为深黄色，颇似洋酒色	尿色红褐，如浓茶色
S44. 尿频	–	–	小便较短，次数稍增，日增≤3次	小便短少，次数明显增多，日增4～9次	小便短少，次数频繁，日增≥10次
S45. 尿急	–	–	尿意较急，尚能熬住片刻	急欲小便，数分钟亦难熬	尿意急迫，霎那尿即夺口而出
S46. 四肢无力	–	–	体力不足，较易疲劳，可坚持一般体力劳动	体力明显减退，极易疲劳，不能体力劳动，勉强维持一般活动	四肢痿软，无力活动，不耐日常一般活动，甚至卧床不起
S47. 肢体困重	–	–	肢体发重，有困束感，活动乏力	肢体重滞，困束感明显，活动费力	肢体困重，活动极感乏力
S48. 下肢水肿	–	–	水肿范围不超过踝关节，按之稍凹陷	水肿范围不超过膝关节，按之凹陷明显	水肿范围到膝关节以上，按之深陷
S49. 消瘦	–	–	近1个月体质量较前减轻<2.5 kg，目测身材无明显改变，或体质量比标准体质量低<10%	近1个月体质量较前减轻2.5～5 kg，目测身材较前消瘦，或体质量比标准体质量低10%～20%	近1个月体质量减轻超过5 kg，体形明显消瘦，或体质量比标准体质量低>20%

续表

症状条目	评价内容	等级标准			
		无（0分）	轻度（1分）	中度（2分）	重度（3分）
S50. 面色萎黄	–	–	面色稍黄，认真观察方得，较有光泽	面色萎黄如柠檬，稍察即得，欠光泽	面色萎黄晦暗如烟熏，一察便得，毫无光泽
S51. 面色苍白	–	–	面色稍淡	面色苍白而暗，近似土色，贫血貌	面色苍白如纸
S52. 肥胖	–	–	BMI为25～30，腰围90～100 cm（成男）80～90 cm（成女）	BMI为31～35，腰围101～110 cm（成男）91～100 cm（成女）	BMI在36以上，腰围111 cm以上（成男）101 cm以上（成女）
S53. 四肢冰凉	–	–	感觉踝腕关节以下冷，触摸皮温无明显变化	感觉肘膝关节以下冷，触摸皮温略低	感觉冷至肘膝关节以上，触摸皮温明显降低

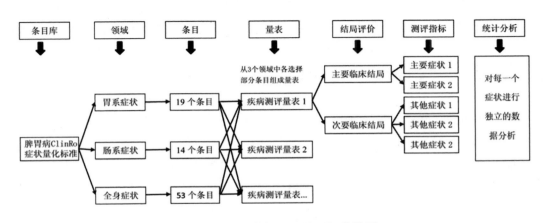

图3 理论概念框架和结局评价模型

2. 条目选择 在测评时，建议选择条目库中部分条目而非全部条目，因后者会带来沉重的管理和回答负担，且并未明显提高测量精度。条目选择的整体原则为必须反映疾病的主要特征症状，并尽可能全面地反映患者的健康状态。

五、基本特征、计分和统计方法

1. 预先设定的基本特征

（1）测评主体：具备医学专业知识训练的临床医师和研究者。

（2）测评对象：脾胃系疾病患者；年龄≥18周岁；无性别、民族、教育程度、居住环境、婚姻状态、经济收入、医疗环境等限制。

（3）工具类型：疾病特异性标准化量表。

（4）工具目的：测评脾胃系疾病的症状，用以疾病的临床结局评价。

（5）回答时间：各疾病测评量表的回答时间建议在3～5 min（每分钟约回答3～4

个条目）。

（6）回答尺度：统一采用等级尺度，数量为4级，分别为无、轻度、中度、重度。

（7）回忆时间：测评无回忆时间限制，要求对患者就诊时的症状进行评价。

（8）管理时间：无明确限制，可根据各试验和观察需要而灵活确定。

（9）管理方式：载体为纸张；信息提供者为具备专业知识背景的医师和研究者；信息收集方式为医师和研究者独立填写，无外界辅助解释。在上述条件无法实现时，可适当采用替代方式，但需明确记录替代的管理方式以备检索回顾、分析解释和等价评估。

2. 计分和统计方法

（1）计分方法：回答尺度数量为4级，分别为无（计0分）、轻度（计1分）、中度（计2分）、重度（计3分）。若各条目无下属分级，则计分为0、1、2、3分，总分范围为0～3分；若包含下属分级，则计分为下属分级条目的总和。

G1. 胃痛（频率、持续时间、程度、工作生活影响、药物干预），总分范围为0～15分。

G2. 胃胀（频率、持续时间、程度、工作生活影响、药物干预），总分范围为0～15分。

G5. 胃灼热（频率、持续时间），总分范围为0～6分。

G7. 恶心（频率、持续时间），总分范围为0～6分。

G8. 呕吐（G8.1干呕，G8.2呕吐食物，G8.3呕吐酸水，G8.4呕吐痰涎、清水，G8.5反胃，G8.6食入即吐），总分范围为0～18分。

G19. 黑便（性状、总量），总分范围为0～6分。

I1. 腹痛（频率、持续时间、程度、工作生活影响、药物干预），总分范围为0～15分。

I2. 腹胀（频率、持续时间、程度、工作生活影响、药物干预），总分范围为0～15分。

I3. 腹泻（次数、粪质），总分范围为0～6分。

I14. 便秘（次数、粪质），总分范围为0～6分。

所有条目均为正向计分；分数越高，表示健康状态越差；分数越低，表示健康状态越好。

重要：本标准采用单个条目的独立计分为统计指标，而非所有条目的累积总分。

（2）统计学方法：以本标准为测评工具进行临床结局评价时，推荐分析下述①和（或）②，其中：①症状消失率：即临床症状在各管理时间评分为"0"的比例；②症状得分：即临床症状在各管理时间的定量计分。同时，推荐将1～2个反映疾病主要症状作为首要结局指标进行上述分析。

在组内治疗前后进行统计分析时，对症状消失率推荐使用卡方检验、非参数检验等方法；对症状得分推荐使用配对t检验、重复测量的方差分析、非参数检验等方法。进行其他分析时，应根据数据变量特点灵活选用。

统计分析有统计学意义的标准推荐但不局限于P＜0.05；若采取其他标准，应充分说明其依据。若某条目回答的数据缺失≥20％时则删除。缺失数据需明确说明缺失数量、原因、统计处理方法（如删除或补充替代）。

引自：中华中医药学会脾胃病分会.脾胃病症状量化标准专家共识意见（2017）.中华中医药杂志（原中国医药学报），2017，32（8）：3590-3596.

胃痛中医诊疗专家共识意见（2016）

胃痛是由于脾胃受损、气血失调所引起的胃脘部疼痛，又称胃脘痛。胃痛往往兼见胃脘部痞闷、胀满、嗳气、反酸、纳呆、胁痛、腹胀等症状，电子胃镜检查或上消化道钡餐造影多阳性，甚至可见吐血、黑便、呕吐、腹痛等症。

现代医学中急慢性胃炎、消化性溃疡、胃癌和功能性消化不良等疾病见有胃脘部位疼痛者，可参照本共识意见进行辨证论治。

一、诊断与鉴别诊断

1. 诊断要点

（1）胃脘部疼痛，常伴有纳呆食少，痞闷、胀满，恶心呕吐，嗳气、反酸、嘈杂等。

（2）发病常与感受外邪、饮食不节、情志不遂、劳倦过度、素体虚弱等因素有关。

（3）发病或急或缓，常有反复发作的病史。

2. 鉴别诊断

（1）痞满：与胃痛部位同在心下，但痞满是指心下痞塞，胸膈满闷，触之无形，按之不痛的病证；胃痛以痛为主，痞满以满为患，且病及胸膈。

（2）真心痛：心居胸中，其痛常及心下而出现类似胃痛的表现。典型的真心痛为当胸而痛，其痛多为刺痛、剧痛，且痛引肩背，常伴有气短、汗出等，病情较急，正如《灵枢·厥病》所云："真心痛，手足青至节，心痛甚，旦发夕死"。中老年人既往无胃痛病史而突发胃脘部疼痛者，当注意真心痛的发生。

（3）胁痛：胁痛是以两胁疼痛为主症，肝气犯胃引起的胃痛有时也可出现胃痛连及两胁，但仍然以胃脘部疼痛为主症，两者具有明显的区别。

（4）腹痛：腹痛是指胃脘部以下、耻骨毛际以上整个部位疼痛为主，胃痛是以上腹胃脘部近心窝处疼痛为主，两者仅就疼痛部位来说是有区别的。但胃处腹中，与肠相连，因而在个别特殊病证中胃痛可以影响及腹，而腹痛亦可牵连于胃，这就要从其疼痛的主要部位和如何起病来加以辨别。

二、病因病机

胃痛的病位在胃，与肝、脾密切相关。疾病早期多为外邪、饮食、情志所伤，以实证为主；后期常见脾虚等正气虚弱，病变由实转虚，如寒邪日久损伤脾阳；或因虚致实，如脾胃虚弱，运化失司，水湿内停，湿郁化热，最终导致虚实错杂之证。病因为感受外邪，饮食不节，情志不畅，劳倦过度和素体虚弱。病机关键为胃气失和，气机不利，不通则痛；胃失濡养或胃失温养，不荣则痛。

三、辨证论治

1. 辨证要点

（1）辨寒热：外受寒凉或过食生冷而发病或加重，胃中绞痛，得温痛减，口淡不渴或渴不欲饮者属寒；胃中灼热，痛势急迫，得冷饮而痛减，口干渴或口苦者属热。

（2）辨虚实：凡属暴痛，痛势剧烈，病而拒按，食后痛甚或痛而不移，病无休止，壮年新病，补而痛剧者属实；若疼痛日久或反复发作，痛势绵绵，痛而喜按，得食痛减，或劳倦加重、休息后减轻，年高久病，攻而痛甚者为虚。

（3）辨气血：从疼痛性质上，若以胀痛为主，伴嗳气者属气滞；痛如针刺或刀割或伴吐血、黑便者属血瘀。从疼痛部位而言，若痛无定处，攻冲作痛者为气滞；痛处固定或扪之有积块者为血瘀。从病程而论，初病多在气，久病多在血。

（4）辨脏腑：在胃者，多属胃病初发，常因外感、伤食引起，症见胃脘胀痛，闷痛，嗳气，痛无休止，大便不爽，脉滑等。在肝胃者，多属反复发作，每与情志不遂有关，症见胃脘胀痛连及胸胁，窜走不定，太息为快，脉弦等。在脾胃者，多属久病，症见胃中隐痛，饥时为甚、进食可缓，劳倦则重、休息则轻，面色萎黄，疲乏无力，大便溏薄，脉缓等。

2. 治疗原则 胃痛的基本治则为理气和胃止痛，常用治法有散寒止痛、消食和胃、疏肝理气、清胃泻热、活血化瘀、清热化湿、养阴和胃、温阳止痛、健脾和胃等。在审因论治时，适当配合辛香理气之品往往能加强止痛功效，但服用此类药物应中病即止，不可太过，以免伤津耗气。

3. 分证论治

（1）胃气壅滞证

主症：胃脘胀痛，食后加重，嗳气。

兼症：纳呆食少，嗳腐，或有明显伤食病史，或有感受外邪病史并伴有风寒、风热、暑湿等相应表证。

舌脉：舌质淡红，苔白厚腻或薄白、薄黄，脉滑，或兼浮、浮数、濡。

治法：理气和胃止痛。

方药：《太平惠民和剂局方》香苏散加减：紫苏梗、紫苏子各6～10g，醋香附6～10g，陈皮6～10g，清半夏6～10g，茯苓6～15g，川楝子6～10g，延胡索6～10g，焦三仙各6～10g，炒莱菔子6～10g，炒鸡内金6～10g，连翘6～10g。

（2）胃中蕴热证

主症：胃脘灼热，得凉则减，遇热则重。兼症：反酸，口干喜冷饮，或口臭不爽，口舌生疮，大便秘结。

舌脉：舌质红，苔黄少津，脉滑数。

治法：清胃泻热，和中止痛。

方药：《金匮要略》泻心汤合《素问病机气宜保命集》金铃子散加减。黄连6～10g，黄芩6～15g，大黄6～10g，乌贼骨6～15g，浙贝母6～15g，煅瓦楞子6～15g，蒲公英6～15g，陈皮6～10g，茯苓6～15g，清半夏6～10g，川楝子6～10g，延胡索6～10g，焦三仙各6～10g。

（3）肝胃气滞证

主症：胃脘胀痛，连及两胁，攻撑走窜，每因情志不遂加重。

兼症：喜太息，不思饮食，精神抑郁，夜寐不安。

舌脉：舌质淡红，苔薄白，脉弦。

治法：疏肝和胃，理气止痛。

方药：《景岳全书》柴胡疏肝散加减。北柴胡6～10g，赤芍、白芍各6～10g，川芎6～10g，香附6～10g，陈皮6～10g，枳壳6～10g，旋覆花6～10g（包煎），郁金6～10g，川楝子6～10g，延胡索6～10g，炙甘草3～6g。

（4）肝胃郁热证

主症：胃脘灼痛，痛势急迫。

兼症：嘈杂反酸，口干口苦，渴喜凉饮，烦躁易怒。

舌脉：舌质红，苔黄，脉弦数。

治法：清肝泄热，和胃止痛。

方药：《景岳全书》化肝煎合《丹溪心法》左金丸加减：牡丹皮6～10g，栀子6～10g，黄连6～10g，吴茱萸3～6g，陈皮6～10g，法半夏6～10g，茯苓6～15g，川楝子6～10g，延胡索6～10g，枳实6～10g，瓜蒌6～15g，煅瓦楞子6～15g^{（先煎）}，浙贝母6～15g，蒲公英6～15g，龙胆草6～10g，炙甘草3～6g。

（5）胃络瘀阻证

主症：胃脘疼痛，状如针刺或刀割，痛有定处而拒按。

兼症：病程日久，胃痛反复发作而不愈；呕血、便血之后，面色晦暗无华，唇暗；女子月经延期，色暗。

舌脉：舌质暗有瘀点瘀斑，苔薄白，脉涩。

治法：理气活血，化瘀止痛。

方药：《太平惠民和剂局方》失笑散合《时方歌括》丹参饮加减。丹参6 ~ 15 g，檀香3 ~ 6 g^{（后下）}，砂仁3 ~ 6 g^{（后下）}，蒲黄6 ~ 10 g，五灵脂6 ~ 10 g，三七粉3 ~ 6 g^{（冲服）}，川楝子6 ~ 10 g，延胡索6 ~ 10 g，陈皮6 ~ 10 g，法半夏6 ~ 10 g，茯苓6 ~ 15 g，炙甘草3 ~ 6 g。

（6）脾胃虚寒证

主症：胃脘隐痛，遇寒或饥时痛剧，得温熨或进食则缓，喜暖喜按。

兼症：面色不华，神疲肢怠，四末不温，食少便溏，或泛吐清水。

舌脉：舌质淡胖，边有齿痕，苔薄白，脉沉细。

治法：温中健脾。

方药：《金匮要略》黄芪建中汤加减。黄芪6 ~ 15 g，桂枝6 ~ 10 g，白芍6 ~ 15 g，干姜6 ~ 10 g，吴茱萸3 ~ 6 g，煅瓦楞子6 ~ 15 g^{（先煎）}，陈皮6 ~ 10 g，法半夏6 ~ 10 g，茯苓6 ~ 10 g，延胡索6 ~ 10 g，炙甘草3 ~ 6 g。

（7）胃阴不足证

主症：胃脘隐痛或隐隐灼痛。

兼症：嘈杂似饥，饥不欲食，口干不欲饮，咽干唇燥，大便干结。

舌脉：舌体瘦，质嫩红，少苔或无苔，脉细而数。

治法：养阴益胃。

方药：《温病条辨》益胃汤合《伤寒论》芍药甘草汤加减。北沙参6 ~ 15 g，生地黄6 ~ 15 g，麦冬6 ~ 10 g，当归6 ~ 10 g，白芍6 ~ 15 g，石斛6 ~ 10 g，延胡索6 ~ 10 g，香橼皮6 ~ 10 g，炙甘草3 ~ 6 g。

四、中成药

1. 理气和胃止痛类　胃苏颗粒每次5 g，每日3次；气滞胃痛颗粒每次5 g，每日3次；舒肝和胃丸每次6 g，每日3次；沉香舒气丸每次6 g，每日2 ~ 3次。

2. 理气活血、化瘀止痛类　荜铃胃痛颗粒每次5 g，每日3次；复方田七胃痛胶囊每次2 g，每日3次；元胡止痛片每次1 ~ 1.5 g，每日3次。

3. 清胃泻热、消导和中类　枫蓼肠胃康颗粒每次6 ~ 9 g，每日2次；三九胃泰颗粒每次20 g，每日2次；枳实导滞丸每次6 ~ 9 g，每日2次。

4. 温中散寒、健脾和胃类　温胃舒胶囊每次3 g，每日2次；虚寒胃痛颗粒每次3 g，每日3次；理中丸每次9 g，每日2次；香砂养胃丸每次9 g，每日2次。

5. 养阴益胃、缓急止痛类　阴虚胃痛颗粒每次5 g，每日2次；养胃舒胶囊每次10 ~ 20 g，每日2次。

五、其他治法

1. 针灸治疗 针刺具有健脾养胃、化瘀止痛功效。辨证取穴主穴以足阳明、手厥阴经穴及相应募穴为主。取穴：足三里、内关、中脘；随证配穴：寒邪犯胃者加胃俞，饮食停滞者加下脘、梁门，肝气犯胃者加太冲，气滞血瘀者加膈俞，脾胃虚寒者加气海、关元、脾俞、胃俞，胃阴不足者加三阴交、内庭。

2. 艾灸治疗 艾灸具有温通经络、调和气血、直达病所功效。取穴：内关、中脘、足三里、胃俞；采用艾条灸，每日1次，每次20～30 min，以皮肤潮红为度，可与针刺配合使用。本法适用于反复发作的上腹胀满、怕冷、嗳气等脾胃虚寒型、气滞型胃痛。

3. 烫熨疗法 具有祛风除湿、散寒止痛、活血化瘀、解痉消肿功效。临床可选用肉桂、干姜、桂枝、香附、川芎、木香、荆芥等药物风干打碎，装入布袋内扎紧，药袋清水浸泡10 min后沥干，放入微波炉将药包加热后隔毛巾敷在胃脘部。烫熨治疗时间30 min左右。本法适用于脾胃虚寒、气虚、寒湿、血瘀型胃痛。

4. 穴位敷贴治疗 穴位敷贴具有畅通经络气血、调和阴阳功效。选用当归、乳香、没药、吴茱萸等药物研成粉末，用酒和蜂蜜拌匀，制成1.5～2 cm的圆形药丸。取穴：胃俞、上脘、中脘、至阳、足三里等。本法适用于寒凝、气滞、血瘀和脾胃虚寒型胃痛。

六、调摄及预防

实证胃痛的发生与感受外邪特别是外感寒邪、饮食不节、情绪过激以及烟酒过度关系密切，因此应注意气候变化，注意增加衣物，饮食宜清淡、半流质、易消化、不凉不热及不宜过饱，保持情绪稳定和乐观。虚证胃脘痛的发生与素体虚弱的关系密切，因此宜劳逸结合，避免过劳过逸。若胃痛剧烈难忍，胃脘拒按，或伴寒战高热，大汗出或汗出如油，面色苍白，四肢发冷，应嘱患者保持镇静、卧床休息，并及时就医。胃痛而吐血、便血者，应按血证及时处理。

引自：海峡两岸医药卫生交流协会中医药专业委员会消化学组.胃痛中医诊疗专家共识意见中医杂志，2016，57（1）：87-90.

呕吐诊疗指南（2011）

呕吐是指胃失和降，气逆于上，迫使胃中的食物和水液等经口吐出，或仅有干呕恶心的一种病证。前人以有声有物谓之呕；有物无声谓之吐，无物有声谓之干呕。但呕与吐往往并见，故一般合称呕吐。本病的发生常与外邪犯胃、饮食不节、情志失调和脾胃虚弱有关。基本病机为胃失和降，胃气上逆。病位在胃，但与肝脾有密切的关系。病性分虚实，实者由外邪、食滞、痰饮、肝气犯胃等，致胃气痞塞，上逆作呕，其中有偏寒、偏热之分；虚者为脾胃气阴亏虚，无力行使和降之职，其中又有阳虚、阴虚之别。初病暴病多实，病久损伤脾胃，可由实转虚；亦有脾胃素虚，复因饮食、情志所伤，而呈现虚实夹杂之证。常见于西医的急性胃炎、心源性呕吐、肝炎、肠梗阻、尿毒症等多种疾病。

一、诊断与鉴别诊断

1. 诊断要点　①食物、痰涎等从胃中上涌，经口而出；②胃脘胀闷，不思饮食，嗳气有腐臭味。

2. 鉴别诊断

（1）反胃：呕吐与反胃，均为胃部病变；病机都为胃失和降，气逆于上。反胃往往表现为朝食暮吐，暮食朝吐，吐出物多为未消化之宿食，吐后即感到舒适。呕吐往往吐无定时，或轻或重，吐出物为食物或痰涎清水，呕吐量或多或少。

（2）噎膈：噎膈之吐大多于进食时发生，伴梗阻不畅，呈进行性加剧，初期哽噎不畅，但尚能进食，继而勉进半流质或流质饮食，甚则汤水不进，食入即吐，病情深重，病程较长，预后不良。呕吐之证，大多病情较轻，病程较短，若无严重疾病，预后较好。

二、辨证论治

本病的基本治则是和胃降逆。应分虚实进行辨证论治，实证重在祛邪，分别施以解表、消食、化痰、理气之法，辅以和胃降逆之品；虚证重在扶正，分别施以益气、温阳、养阴之法，辅以降逆止呕之药；虚实夹杂者宜攻补兼施。

1. 外邪犯胃证

证候：突发呕吐，脘腹满闷，如感受风寒，可兼有发热恶寒，头痛，周身酸楚或酸痛，舌苔薄白，脉浮紧；如感受风热，可兼有恶风，头痛身疼，汗出，舌尖红，苔薄白或薄黄，脉浮数；如感受暑湿，可兼有胸脘痞闷，身热心烦，口渴，舌质红，苔黄腻，脉濡数。

病机：外邪犯胃，胃失和降。

治法：解表疏邪，和胃降逆。

方药：外感风寒，藿香正气散加减。广藿香9g，紫苏9g，白芷9g，姜半夏9g，陈皮6g，生姜3g，厚朴9g，白术9g，茯苓12g。外感风热，银翘散加减：金银花12g，连翘9g，竹叶6g，薄荷^(后下)6g，荆芥9g，芦根15g，姜竹茹9g，陈皮6g，清半夏9g。外感暑湿，黄连香薷饮加减：香薷9g，厚朴9g，白扁豆花6g，荷叶9g，黄连4.5g，陈皮6g，清半夏9g。

加减：若兼食滞、脘闷腹胀、嗳腐吞酸者，加神曲9g、鸡内金9g、莱菔子15g以消食化滞。

2. 饮食停滞证

证候：呕吐酸腐，脘腹满闷，吐后得舒，嗳气厌食，大便臭秽，或溏薄或秘结，舌苔垢腻，脉滑实。

病机：饮食不节，胃气壅滞。

治法：消食导滞，和胃降逆。

方药：保和丸加减。山楂9g，神曲9g，莱菔子15g，陈皮6g，姜半夏9g，茯苓12g，连翘9g，生姜3g。

加减：腹满便秘，加枳实9g、大黄（后下）6g以导滞通腑；胃寒，去连翘，加干姜6g、桂枝9g以温胃散寒；胃热，加知母9g、蒲公英15g以清泄胃热。

3. 肝气犯胃证

证候：呕吐吞酸，嗳气频频，胃脘不适，胸胁胀痛，每遇情志刺激而病情加剧，苔薄白，脉弦。病机：肝气郁结，横逆犯胃。

治法：疏肝和胃，降逆止呕。

方药：四逆散合半夏厚朴汤加减。柴胡9g，枳壳9g，白芍12g，姜半夏9g，厚朴9g，紫苏9g，郁金9g，茯苓12g，甘草6g。

加减：气郁化火，心烦、口苦、咽干，合左金丸以辛开苦降；兼腑气不通，大便秘结者，加大黄（后下）6g、枳实9g等以清热通腑；气滞血瘀，胁肋刺痛，可加三七粉（冲服）3g、赤芍9g等以活血化瘀。

4. 痰饮内阻证

证候：呕吐痰涎清水，脘闷不适，不思饮食，头晕心悸，舌苔白腻，脉滑。

病机：痰饮内阻，胃气上逆。

治法：温化痰饮，和胃降逆。

方药：小半夏汤合苓桂术甘汤加减。姜半夏9g，生姜3g，白术9g，茯苓12g，桂枝9g，陈皮6g，甘草6g。

加减：痰饮内阻，郁久化热。可去苓桂术甘汤，加黄连温胆汤以清热化痰。

5. 脾胃虚弱证

证候：饮食稍多即易呕吐，时作时止，面色少华，倦怠乏力，四肢不温，大便溏薄，舌质淡，薄白，脉细弱。

病机：脾虚不运，胃气上逆。

治法：温中健脾，和胃降逆。

方药：香砂六君子汤加减。党参12g，白术9g，干姜6g，砂仁（后下）6g，陈皮

6 g，姜半夏9 g，甘草6 g。

加减：呕吐清水痰涎，加桂枝9 g、吴茱萸3 g以振奋脾阳；脘冷肢凉，加附子9 g^{（先煎）}、肉桂6 g以温补脾肾。

6. 胃阴不足证

证候：呕吐量少，反复发作，或时作干呕，口干咽燥，饥不欲食，舌红少苔，脉细数。

病机：胃阴不足，不得润降。

治法：滋养胃阴，降逆止呕。

方药：麦冬汤加减。麦冬9 g，太子参9 g，大枣6 g，姜半夏6 g，竹茹9 g，甘草3 g。

加减：大便干结，加火麻仁12 g、白蜜9 g、瓜蒌仁9 g以润肠通便；呕吐较甚，可加枇杷叶6 g、旋覆花（包煎）6 g以和胃降逆。

三、其他治法

1. 单方验方

（1）生姜嚼服。适用于干呕，吐逆不止。

（2）豆蔻15 g研末，用生姜汁1匙为丸，每服1～3 g，开水送服。适用于胃寒呕吐。

2. 针刺主穴　内关、中脘、胃俞、足三里。外邪犯胃者，加外关、大椎；饮食停滞者，加梁门、天枢；肝气犯胃者，加太冲、期门；痰饮内阻者，加丰隆、公孙；脾胃虚弱者，加脾俞、公孙；胃阴不足者，加脾俞、三阴交。实证针用泻法，虚证针用补法或平补平泻法。

3. 灸法　脾胃虚寒者，宜灸隐白、脾俞。

4. 推拿　指压内关穴。

四、调摄与预防

应根据病情和病人的病况适当休息，饮食宜易消化、富有营养，少食多餐。服用止吐药时应少量多次服。频繁呕吐应查明病因并补充体液，防止其电解质失衡。

应注意防止外邪侵袭，饮食起居要有规律，勿暴饮暴食，勿恣食生冷、肥甘，勿饮酒过度，注意调畅情志，适量参加文体活动。

引自：中华中医药学会.呕吐诊疗指南.中国中医药现代远程教育，2011，9（14）：126-127.

疾病类

胃复春治疗萎缩性胃炎癌前病变临床应用专家共识（2023）

慢性萎缩性胃炎（CAG）是临床常见疾病。2014年的一项全国范围调查显示，我国CAG检出率占胃镜受检慢性胃炎患者总数的17.7%。另有研究显示，行胃镜和胃黏膜检查人群中的CAG的检出率可达20.66%，而胃癌高发区常住居民中CAG发病率可达16.8%。CAG的胃黏膜萎缩和肠化生属于癌前状态，而胃上皮内瘤变（GIN）被认为是胃癌癌前病变（PLGC）。萎缩性胃炎癌前病变同时包括了慢性萎缩性胃炎的癌前状态和胃癌癌前病变的概念。报道显示CAG患者的胃癌年发病率为0.1%～0.25%，肠化生者为0.25%，异型增生为1.36%。胃复春系浙江省中医药研究院与杭州胡庆余堂药业有限公司共同开发研制的中成药，原名人参香茶片，1992年由浙江省药政管理局批复同意更名为胃复春片，其剂型包括胃复春胶囊（国药准字Z20090697）、胃复春片（国药准字Z20040003），经国家药监部门批准为主治胃癌前病变的中成药，目前已广泛用于萎缩性胃炎癌前病变的治疗。

近年来，对胃复春的药理、药效学研究以及对萎缩性胃炎癌前病变的研究不断深入，为了进一步提高临床医生对该药的认识，指导临床医师合理用药，有必要明确胃复春治疗萎缩性胃炎癌前病变的诊断、临床应用条件、安全性等问题。为此，组织国内29家医院的中医、西医消化领域专家，联合方法学、药学专家，结合循证医学证据，制定《胃复春治疗萎缩性胃炎癌前病变临床应用专家共识》（下文简称"共识"），以期提高该药的临床应用水平，减少用药风险。本共识由中华中医药学会发布，共识编号GS/CACM304-2022，未来将根据实际应用中产生的新问题和新情况予以修订。

一、共识编制方法

1. 问卷调研　经说明书梳理、文献预检索、专家访谈、患者调研后，由共识项目组制作第一轮问卷，内容包括临床医生使用胃复春治疗萎缩性胃炎癌前病变的适用条件、适宜用药方案、治疗作用、不良反应及用药禁忌等。调研时间为2020年8—10月，以线下填写调研问卷的形式进行，累计发放问卷118份，回收118份，回收率100%。对第一轮问卷进行归纳总结后形成第二轮问卷调研备选临床问题清单，于2020年12月线上开展第二轮问卷调研，累计调研77人，参加调研的医生按照临床问题重要程度对备选临床问题进行0～5分评分，按平均评分高低得出临床医生关注度较高的问题16个。

2. 确定临床问题　2020年12月6日于线上召开临床问题和结局指标确定会，共邀请26位专家参与，包括中西医临床专家23位、方法学专家2位、药学专家1位。

专家对备选临床问题的重要性进行评分，最终选取分值最高的前10个临床问题作为最终临床问题：①胃复春治疗萎缩性胃炎癌前病变是否可以改善病理组织学指标（如萎缩、肠化、上皮内瘤变、慢性炎症、活动性炎症等）？②胃复春治疗萎缩性胃炎癌前病变的远期疗效如何？③胃复春治疗萎缩性胃炎癌前病变是否可以改善临床症状（如上腹不适、饱胀感、嗳气、腹痛、纳差、嘈杂等）？④胃复春治疗萎缩性胃炎癌前病变是否可以减少癌变率？⑤胃复春治疗萎缩性胃炎癌前病变的安全性如何？⑥胃复春治疗萎缩性胃炎癌前病变最佳疗程是多久？⑦胃复春治疗萎缩性胃炎癌前病变是否可以提高患者生活质量？⑧胃复春治疗萎缩性胃炎癌前病变的最佳用药剂量如何？⑨哪些萎缩性胃炎癌前病变患者（轻/中/重度萎缩、肠化、上皮内瘤变，或其他条件）适宜使用胃复春进行治疗？⑩胃复春治疗萎缩性胃炎癌前病变中医临床分型哪一型效果最好？

3. 文献检索　项目组检索数据库为中国知网（CNKI）、万方数据知识服务平台、维普数据库、Sinomed、Pubmed、Cochranelibrary、Embase共7个数据库，研究类型要求为随机对照试验。中文检索词为胃复春、萎缩性胃炎、癌前病变、胃脘痛、痞满、肠化、肠化生、上皮内瘤变、异型增生；英文检索词为Weifuchun（由于相关英文文献较少，为避免遗漏文献故仅设置1个检索词），时间为从各数据库建库至2021年1月26日，共检索得到1102篇文献，经去重和阅读全文后纳入10篇。

4. 证据综合分析与评价使用　Review Manager 5.4进行Meta分析，采用GRADE方法对证据体进行汇总和质量评价。根据GRADE方法，将证据质量分为高质量（A级）、中等质量（B级）、低质量（C级）、极低质量（D级）四个等级。在证据分级过程中，考虑五个降级因素，即偏倚风险、不精确性、不一致性、不直接性、发表偏倚，以及三个升级因素，即效应量大、剂量反应关系、可能的混杂因素。

5. 形成共识　共识项目组于2021年6月19日线上召开推荐意见形成会，共邀请29位专家参与，包括中西医临床专家26位，方法学专家2位，药学专家1位。

指南推荐意见通过名义组法生成。对于有文献证据支持的条目依据GRADE方法形成证据概要表，参会专家在此基础上综合考虑临床经验、证据质量、疗效、安全性、经济性及患者偏好及价值观等因素，独立填写共识推荐意见投票问卷，包括5项内容："明显利大于弊：强推荐。""可能利大于弊：弱推荐""利弊相当或不确定：无明确推荐""可能弊大于利：弱不推荐""明显弊大于利：强不推荐"。

通过GRADE网格计票，如单项投票＞50%可直接确定推荐方向及强度；如各项投票均未大于50%，强推荐及弱推荐之和或强不推荐及弱不推荐之和＞70%，则结果为弱推荐或弱不推荐。对于无文献证据支持的条目，制定共识意见投票问卷，依据多数投票原则，以＞50%投票形成最终的共识建议。

二、范围

本共识明确了胃复春治疗萎缩性胃炎癌前病变的诊断、适应证、治疗作用、用法用量、疗程，并说明不良反应、用药禁忌、注意事项等安全性问题。本共识适用于三级、二级、一级、未定级医院，为中医、西医和中西医结合医师使用胃复春治疗萎缩性胃炎癌前病变时提供指导和参考。

三、药物基本信息

1. 处方来源　胃复春是浙江省中医药研究院与杭州胡庆余堂药业有限公司共同开发研制的中成药，1979年开展临床研究，1981年生产，1984年获批上市［浙卫药标（84）154号，浙卫药准字（84）0506-1号］，为国家中药二类保护品种（保护期1995年8月—2009年8月）。

2. 药物组成　红参、香茶菜、枳壳（炒）。

3. 功能主治　健脾益气、活血解毒。用于治疗胃癌前病变，胃癌手术后辅助治疗、慢性浅表性胃炎属脾胃虚弱证者。

4. 政策准入情况　胃复春被纳入《中华人民共和国药典（2020年版）》《国家基本医疗保险、工伤保险和生育保险药品目录（2021年）》乙类目录、《国家低价药品目录》。

四、疾病诊断

1. 西医诊断　萎缩性胃炎癌前病变同时包括了慢性萎缩性胃炎（ICD-11编码：DA42.73）和胃癌癌前病变的概念。萎缩性胃炎的诊断根据《慢性萎缩性胃炎中西医结合诊疗共识意见（2017年）》和《中国慢性胃炎共识意见（2017年，上海）》，有症状者主要表现为上腹部不适、饱胀、疼痛等，也可见非特异性消化不良症状，可伴有食欲缺乏、嘈杂、嗳气、反酸、恶心、口苦等。但因上述症状缺乏特异性，其确诊主要依靠胃镜及病理检查。胃癌癌前病变的诊断依照《中国胃黏膜癌前状态和癌前病变的处理策略专家共识（2020年）》《胃癌诊疗规范（2018年版）》。

（1）内镜诊断：萎缩性胃炎在镜下可见黏膜红白相间，以白相为主，皱襞变平甚至消失，部分黏膜血管显露；可伴有黏膜颗粒或结节状等表现。上皮内瘤变镜下可见胃黏膜粗糙糜烂，可有单发隆起（包括结节状隆起灶及隆起-凹陷灶）及多发增生（包括多发炎性增生及疣状增生），溃疡凹陷等，部分患者也可无确切病灶。

（2）病理诊断：只要慢性胃炎的病理活检显示有固有腺体萎缩，即可诊断为慢性萎缩性胃炎。诊断标准采用慢性胃炎的病理诊断标准，包含5种组织学变化，即幽门螺杆菌（Hp）、活动性、炎性反应、萎缩、肠化生，分成无、轻度、中度、重度4级（0、+、++、+++），同时可结合直观模拟评级法。

对萎缩性胃炎胃黏膜萎缩的严重程度和范围建议采用胃炎评价系统（OLGA）或基于肠化生的胃炎评价系统（OLGIM）进行评价。GIN包括低级别上皮内瘤变（LGIN）和高级别上皮内瘤变（HGIN）。LGIN包括了轻度和中度异型增生的概念，对息肉样病变，也可使用低级别腺瘤。HGIN包括了重度异型增生的概念，对息肉样病变，可使用高级别腺瘤。

2. 中医诊断　萎缩性胃炎癌前病变的中医病名诊断同萎缩性胃炎，以症状诊断为主。以胃痛为主症者，诊为"胃络痛"（中医病证分类与代码：A04.03.14）；以胃脘部胀满为主症者，诊为"胃痞"（中医病证分类与代码：A04.03.15）。若胃痛或胃脘部胀满症状不明显者，可根据主要症状诊断为"泛酸"（中医病证分类与代码：A17.35）、"嘈杂"（中医病证分类与代码：A17.32）等病。

萎缩性胃炎癌前病变的辨证分型参考《慢性萎缩性胃炎中西医结合诊疗共识意见（2017年）》，包括肝胃气滞证、肝胃郁热证、脾胃湿 热证、脾胃虚弱证（脾胃虚寒证）、胃阴不足证及胃络瘀血证。

五、临床应用建议

1. 适应证　胃复春适用于萎缩性胃炎癌前病变，病理诊断为萎缩性胃炎伴肠化生和（或）低级别上皮内瘤变者尤为适宜。对于高级别上皮内瘤变者，应先进行内镜黏膜下剥离术（ESD）治疗后再考虑使用胃复春进行治疗。（共识建议）

胃复春治疗萎缩性胃炎癌前病变脾胃虚弱证、胃络瘀血证患者相较于其他证型更具优势。（共识建议）

脾胃虚弱证辨证要点：胃脘胀满或隐痛，胃部喜按或喜暖，或食少纳呆，大便稀溏，倦怠乏力，气短懒言，食后脘闷。舌质淡，边有齿痕，脉细弱。

胃络瘀血证辨证要点：胃脘痞满或痛有定处，疼痛拒按，或面色暗滞，或有黑便。舌质暗红或有瘀点、瘀斑，脉弦涩。

2. 治疗作用

（1）改善临床症状：胃复春能提升临床症状改善总有效率（B级证据，强推荐）。胃复春联合叶酸片能提升临床症状改善总有效率（C级证据，强推荐）。胃复春联合替普瑞酮能提升临床症状改善总有效率（D级证据，强推荐）。

（2）改善病理组织学相关指标：胃复春能提升萎缩和肠化生的缓解率（B级证据，强推荐）。胃复春联合叶酸能降低萎缩的病理组织学评分（C级证据，强推荐）。胃复春联合叶酸能降低异型增生（上皮内瘤变）的病理组织学评分（C级证据，弱推荐）。胃复春联合替普瑞酮能提升病理组织学疗效总有效率（C级证据，强推荐）。

（3）降低患者中医证候积分：胃复春联合叶酸能降低中医证候积分（C级证据，强推荐）。

（4）提升综合有效率：胃复春能提升综合有效率（包括症状体征、镜下表现、病理组织学）（C级证据，强推荐）。

胃复春干预360天能提升总有效率及改善内镜下黏膜表现（C级证据，强推荐）。

（5）减少癌变发生率：胃复春治疗可以改善萎缩性胃炎癌前病变患者的肠化、上皮内瘤变（异型增生），扭转其癌变的趋势，在一定程度上可能减少萎缩性胃炎癌前病变的癌变率。（共识建议）

（6）提高患者生存质量：胃复春治疗能提高萎缩性胃炎癌前病变患者的生活质量。（共识建议）

3. 用法用量　胃复春治疗萎缩性胃炎癌前病变的推荐用量为每片装0.36 g，每次4片（或每粒装0.35 g，每次4粒），每日3次。（共识建议）

4. 推荐疗程　胃复春治疗萎缩性胃炎癌前病变的疗程应根据病情需要来进行确定。建议以3～6个月为1个疗程，并至少服用1～2个疗程。（共识建议）

六、安全性

1. 不良反应　根据国家药品监督管理局不良反应监测系统（https://www.adrs.org.cn/）2014—2021年记录的胃复春片/胶囊不良反应的数据资料显示，胃复春治疗萎缩性胃炎癌前病变罕见头晕、头痛、胸闷、恶心、腹胀、腹泻、皮疹、瘙痒、口干等不良反应，一般停药后可自行恢复。（共识建议）

2. 禁忌

（1）对本品所含成分过敏者禁用。

（2）本品禁止与含藜芦的药物同服。

（3）胃阴不足证、肝胃郁热证、脾胃湿热证者不宜服用本品。（共识建议）

3. 注意事项　用药时饮食宜清淡，注意饮食卫生，忌高盐、辛辣、刺激、生冷、油腻食物，避免进食霉变食物；建议食用富含蛋白质的食物，以及富含维生素的新鲜水果，戒烟、戒酒。儿童、孕妇及哺乳期妇女等应在医师指导下使用。（共识建议）

中华中医药学会，《胃复春治疗萎缩性胃炎癌前病变临床应用专家共识》项目组. 胃复春治疗萎缩性胃炎癌前病变临床应用专家共识. 中医杂志，2023，64（2）：212-216.

萎缩性胃炎癌前病变中西医结合诊疗指南（2023）

一、范围

本指南对萎缩性胃炎为背景的胃癌前病变的定义、诊断、中西医治疗、风险评估、预防调摄等作了原则性的提示。

本指南的适用对象为中医、西医及中西医结合医院相关科室医师。

二、规范性引用文件

下列文件中的内容通过文中的规范性引用而构成本指南必不可少的条款。其中，注明日期的引用文件，仅该日期对应的版本适用于本指南。不注明日期的引用文件，其最新版本（包括所有的修改版本）适用于本指南。

GB/T 15657–2021　中医病证分类及代码

GB/T 16751.2–2021 中医临床诊疗术语第二部分：证候

中国胃黏膜癌前状态和癌前病变的处理策略专家共识（2020年）

中国整合胃癌前病变临床管理指南（2021年）

慢性胃炎中医诊疗专家共识意见（2017年）

慢性胃炎及上皮性肿瘤胃黏膜活检病理诊断共识（2017年）

三、术语和定义

下列术语和定义适用于本指南。

1. 胃癌前病变　指具有恶性转化可能的病理改变，通常包括肠化生和异型增生，其中异型增生是当前公认的胃腺癌的癌前病变，通常发生在萎缩性胃炎和（或）肠化生基础上。有西方学者将萎缩、肠化生和异型增生归类为广义的胃癌前病变。本指南中的胃癌前病变主要指胃黏膜异型增生（上皮内瘤变），萎缩性胃炎、肠化生为其背景病变。

2. 慢性萎缩性胃炎　慢性胃炎病理活检显示固有腺体萎缩，即可诊断为萎缩性胃炎，而不必考虑活检标本的萎缩块数和程度。临床医师可根据病理结果结合内镜表现，最后作出萎缩范围和程度的判断。

3. 胃黏膜萎缩　是指胃黏膜上皮和固有腺体萎缩、数目减少。

4. 肠化生　是指胃黏膜慢性炎症使固有腺体被以杯状细胞为特征的肠腺所取代。

5. 异型增生　组织学上明确的肿瘤上皮，没有组织浸润的证据。1978年WHO批准统一使用异型增生，分为轻、中、重度3级；2000年WHO国际癌症研究协会建议采用上皮内瘤变术语；2010年WHO推荐等同使用异型增生和上皮内瘤变，分为低级别、高级别两级；2019年WHO新版分类建议在胃肠道采用异型增生，分为低级别异型增生（LGD）和高级别异型增生（HGD）两级。

四、诊断

（一）临床问题：萎缩性胃炎癌前病变如何诊断及分型？

推荐意见：萎缩性胃炎癌前病变诊断及分型参考《中国慢性胃炎共识意见》（2017年）及《慢性胃炎及上皮性肿瘤胃黏膜活检病理诊断共识》（2017年）。

1. 临床表现　部分患者无明显症状，有症状者表现上腹不适、饱胀、疼痛等非特异性消化不良症状，还可有纳差、嘈杂、嗳气、反酸、恶心、乏力、消瘦等。上述症状的有无及程度与胃镜所见、组织学分级无明显相关性。

2. 内镜诊断　萎缩性胃炎癌前病变的诊断主要依据胃镜检查和病理组织学，以后者为金标准。内镜下可见如下表现：

胃黏膜萎缩：黏膜红白相间，以白色为主，皱襞变平甚至消失，部分黏膜血管显露，或伴有黏膜颗粒或结节状等表现。

肠化生：根据白光内镜（可结合放大内镜）形态学特征将肠化生分为四类：①淡黄色结节型：单发或多发直径2～3 mm的淡黄色结节，略呈扁平状突出于胃黏膜，表面呈绒毛状或细颗粒状；②瓷白色小结节型：孤立或多发的细小结节，瓷白色半透明状，表面光滑，柔软，镜下反光较正常黏膜强；③鱼鳞型：胃小区呈条状扩大，排列呈鱼鳞状，一般呈条片状或弥漫性分布；④弥漫型：黏膜弥漫不规则颗粒状不平，略呈灰白色。

异型增生：普通白光内镜下缺乏特征性表现，与病理诊断的符合率较低，高清染色内镜及放大内镜诊断胃癌前疾病和异型增生的灵敏度和特异度优于普通白光内镜，且有助于提高活检阳性率。在放大内镜下有以下三种直接征象：①轻度凹陷伴细微结构消失或呈不规则的细微小凹，病变较大时在普通内镜下形似糜烂；②轻度隆起伴细微结构消失或呈不规则的细微小凹，病变较大时在普通内镜下形似息肉或结节样的轻度隆起；③平坦而细微结构消失或粗糙紊乱，这种表现普通内镜难以识别。间接征象为病变周围呈现中重度肠化生的D型（斑块状）、E型（绒毛状）黏膜。异型增生病变经0.5%亚甲蓝染色后常不着色或着色浅淡。

3. 病理诊断　病理组织学检查是确诊萎缩性胃炎癌前病变的主要手段。按照《中国慢性胃炎共识意见》进行常规活检，提高胃癌前病变检出率，对于经胃镜观察怀疑有肠化生和异型增生的部分应重点活检。

肠化生：是指胃黏膜上皮及腺上皮在病理情况下转变为肠黏膜上皮及肠腺上皮。肠化生表面上皮或（和）腺体占黏膜1/3以下为轻度、1/3～2/3的为中度、2/3以上为重度。

同时，酌情进行特殊染色或免疫组化检测，以区分肠化生亚型。

异型增生：国际胃癌研究组将细胞的不典型性、组织结构的紊乱和细胞分化异常三项指标作为诊断标准，分为高级别和低级别2类。

低级别异型增生：腺管轻度增多或结构紊乱明显，大小形状稍不规则或不规则、密集、分支状；核略增大或增大、粗杆状、深染、密集呈假复层，排列较乱，核分裂象增多，但主要见于基底部；分泌空泡减少。

高级别异型增生：腺管密集，大小形状、排列甚不规则，紊乱，甚至背靠背、共壁；核增大，变椭圆或圆形，染色质增多，核浆比值增大，核密集且多达细胞顶部，假复层明显，排列紊乱，顶部亦见核分裂象；分泌消失。

（二）临床问题：萎缩性胃炎癌前病变危险因素有哪些？

推荐意见：本病危险因素包括Hp感染、胆汁反流、免疫、年龄、高盐饮食等，Hp感染是其发生发展的主要因素。

1．Hp感染　萎缩性胃炎癌前病变的发生与Hp感染密切相关，感染Hp后萎缩性胃炎发生风险增高4倍，国内研究显示萎缩性胃炎患者Hp感染率为26.69%。即使在低流行人群中，肠化生和异型增生的发生也与Hp感染密切相关。

2．年龄　萎缩性胃炎癌前病变在世界不同地区老年人中较常见，有研究显示萎缩性胃炎平均年龄（59.2±14.1）岁，患病率随年龄增长而升高。

3．胆汁反流　胆汁反流是萎缩性胃炎癌前病变的危险因素。肠化生患者胃液内胆汁酸浓度显著升高，无论是否感染Hp，胆汁反流均导致萎缩加重和肠化生发生风险升高。

4．胃癌　家族史10%的胃癌病例存在家族聚集性，胃癌患者的一级亲属是胃癌持续性危险因素。胃癌患者亲属出现癌前病变，可通过致癌的级联反应更快发展为胃癌。

5．高盐饮食　高盐饮食是萎缩性胃炎癌前病变发生的潜在高危因素。高钠饮食显著升高向异型增生和胃癌进展的风险，这种相关性在长期Hp感染人群中更为显著。我国研究表明，高盐饮食是肠化生、异型增生的高危因素，与远端胃异型增生的相关性尤为显著。

6．吸烟　吸烟是胃癌前病变的独立危险因素，吸烟者发生肠化生的风险显著升高，且吸烟量与肠化生风险呈正相关。长期吸烟者患重度萎缩和肠化生风险显著升高。

（三）临床问题：萎缩性胃炎癌前病变中医病机是什么？

推荐意见：萎缩性胃炎癌前病变病机多以虚实夹杂证为主。一项多中心、大样本横断面研究（n＝1000）提示虚实夹杂证贯穿胃癌前病变恶性转化全程，其中肠化生是虚实转化的关键阶段。另一项研究（n＝592）指出，慢性非萎缩性胃炎向萎缩性胃炎、肠化生、异型增生转化过程中存在由实至虚、渐见阴虚、血瘀的证候演变规律。一项横断面研究（n＝1056）显示脾胃虚弱证与萎缩、肠化生的相关性最大，胃络瘀阻证与异型增生的相关性最大。另一项横断面研究（n＝307）亦指出，随着萎缩、肠化生的进展，胃阴不足证和胃络瘀阻证逐渐增多。因此，胃癌前病变的发生、发展是由气及血入络的复杂渐变过程，血瘀和虚损可能是虚实变化的关键证候要素。

（四）临床问题：萎缩性胃炎癌前病变中医辨证分型有哪些？

推荐意见：萎缩性胃炎癌前病变证候诊断参照《慢性萎缩性胃炎中西医诊疗共识意见》（2017年）。

1. 肝胃气滞证 上腹胀满或胀痛，胁肋胀痛，症状因情绪因素诱发或加重，嗳气频作，胸闷，舌苔薄白，脉弦。

2. 肝胃郁热证 上腹饥嘈不适或灼痛，心烦易怒，嘈杂反酸，口干口苦，大便干燥，舌质红苔黄，脉弦或弦数。

3. 脾胃湿热证 上腹痞满，食少纳呆，口干口苦，身重困倦，小便短黄，恶心欲呕，舌质红，苔黄腻，脉滑或数。

4. 脾胃气虚证 上腹胀满或隐痛，餐后明显，饮食不慎后易加重或发作，食欲减退，纳差，疲倦乏力，少气懒言，四肢不温，大便稀溏，舌淡或有齿痕，苔薄白，脉虚弱。

5. 脾胃虚寒证 上腹隐痛，绵绵不休，喜温喜按，劳累或受凉后发作或加重，泛吐清水，神疲纳呆，四肢倦怠，手足不温，大便溏薄，舌淡苔白，脉沉弱。

6. 胃阴不足证 上腹灼热疼痛，胃中嘈杂，似饥而不欲食，口干舌燥，大便干结，舌红少津或有裂纹，苔少或无，脉细或数。

7. 胃络瘀血证 上腹痞满或痛有定处，胃痛拒按，黑便，面色暗滞，舌质暗红或有瘀点、瘀斑，脉弦涩。

（五）临床问题：如何基于胃镜下黏膜表现进行辨证？

推荐意见：胃镜下黏膜辨证是通过辨析黏膜色泽、表面形态、皱襞、分泌物、蠕动、黏膜血管等判断中医证候，可作为指导局部治疗的客观依据，也是对整体辨证的重要补充。参考《慢性胃炎中医诊疗专家共识意见》（2017年）的胃镜下辨证标准。

1. 肝胃不和证黏膜急性活动性炎症反应，或伴胆汁反流，胃蠕动较快。

2. 脾胃湿热证黏膜充血水肿，糜烂明显，黏液黏稠混浊。

3. 脾胃虚弱证黏膜变薄，色泽苍白或灰白，黏液稀薄而多，或有黏膜水肿，黏膜下血管清晰可见，胃蠕动减弱。

4. 胃阴不足证黏膜表面粗糙不平，变薄变脆，分泌物少；皱襞变细或消失，呈龟裂样改变，或可透见黏膜下小血管网。

5. 胃络瘀阻证黏膜呈颗粒或结节状，伴黏膜内出血点，黏液灰白或褐色，血管网清晰可见，血管纹暗红。

五、风险监测与评估

（一）临床问题：萎缩性胃炎癌前病变监测策略是什么？

推荐意见：依据《中国慢性胃炎共识意见》（2017年）制定监测策略。

1. 低风险　萎缩性胃炎［局限于胃窦部的轻中度萎缩和（或）肠化生］，患者可每3年进行一次内镜检查，如有胃癌家族史则建议每1～2年进行一次。

2. 高风险　萎缩性胃炎（重度萎缩、胃窦和胃体同时萎缩/肠化生、OLGA/OLGIM Ⅲ/Ⅳ期）患者可每年进行一次高清内镜检查或白光内镜联合活检病理检查，合并胃癌家族史者尤其需要密切监测。

3. 随机活检发现异型增生的患者应接受高清电子染色或化学染色内镜的再次评估，如再评估未发现可见病灶，可每6～12个月进行一次高清电子染色或化学染色内镜复查。

（二）临床问题：萎缩性胃炎癌前病变风险评估方法有哪些？

推荐意见：临床多采用血清学、内镜木村 – 竹本分类、OLGA 和 OLGIM 系统进行萎缩性胃炎癌前病变风险评估。

1. 血清学监测　通常使用胃蛋白酶原 Ⅰ 浓度 ≤ 70 ng/ml 且胃蛋白酶原 Ⅰ/Ⅱ ≤ 3.0 作为萎缩性胃炎的诊断临界值以及胃癌高危人群筛查的标准，其敏感性和特异性均令人满意；我国通常将血清胃泌素 –17 与胃蛋白酶原检测结合用以判别萎缩部位。

2. 内镜监测与评估　通常推荐采用日本的木村 – 竹本（Kimura–Takemoto）分型，萎缩范围越大，胃癌发生率越高。

3. 病理组织学　OLGA 和 OLGIM 评估系统：慢性胃炎"可操作的与胃癌风险联系的胃炎评估（OLGA）""可操作的与胃癌风险联系的肠化生评估（OLGIM）"包含了对萎缩、肠化生范围和程度的评价，OLGA/OLGIM Ⅲ/Ⅳ期是胃癌的独立危险因素，OLGA、OLGIM 高危组发生胃癌的风险可分别升高19.9倍、38.2倍。

（三）临床问题：如何进行病证结合萎缩性胃炎癌前病变风险监测？

推荐意见：在血清学、内镜木村 – 竹本分型、OLGA/OLGIM 风险评估的基础上，可纳入中医证候，开展病证结合风险监测。

萎缩性胃炎癌前病变中医证候与癌变风险有一定相关性。研究（n = 347）发现胃阴不足证、肝胃郁热证、胃络瘀阻证和脾胃虚弱证萎缩性胃炎患者内镜木村 – 竹本分型中的开放型（O型）比例较高。研究（n = 126）显示血清胃蛋白酶原强阳性常见于胃络瘀阻证和脾胃虚弱证胃癌前病变患者。胃黏膜重度萎缩和胃癌前病变患者均以胃络瘀阻证和脾胃虚弱证最为多见，两者被认为是临床癌变高危证候类型。一项研究采用 Logistic 回归分析180例萎缩性胃炎患者中医证型与癌变风险的相关性，结果显示胃络瘀阻证（OR = 9.972，95% CI 1.637 ～ 60.743）与OLGA分期增高显著相关，胃络瘀阻可能是加速疾病进展的因素之一。

六、治疗

（一）治疗的时机和定位

临床问题：萎缩性胃炎癌前病变药物干预时机和定位是什么？

推荐意见：萎缩性胃炎的干预应针对胃体或全胃萎缩和（或）肠化生，以促进病变消退、降低胃癌风险为目标；胃癌前病变的内科干预应针对低级别异型增生、不确定性增生，以促进病变逆转为目标。

对于有内镜下可见病变且范围清晰的LGD，建议行诊断性ESD，无内镜下可见病变的LGD是内科学干预的重要对象。累及全胃的重度萎缩（伴或不伴肠化生）具有较高的胃癌发生风险，需积极监测和干预，以降低胃癌风险。建议非靶向活检病理诊断的不确定性增生由胃肠病理学专家重新进行评估，并行高清内镜复查。如未发现病变，建议6～12个月后再次复查。如未发现可见病变，且反复非靶向活检病理未发现异型增生，需结合癌前状态的严重程度和病变范围分期制定监测计划，尤其应重视OLGA/OLGIM Ⅲ/Ⅳ期患者。

（二）西医治疗

萎缩性胃炎癌前病变的治疗目的是去除病因、缓解症状和改善胃黏膜组织学病变。有症状者可进行对症治疗，如上腹饱胀、嗳气、早饱者，可给予促胃动力药、消化酶制剂；上腹隐痛、灼热、反酸者可给予抑酸剂和黏膜保护剂；伴焦虑、抑郁者可在专科医师指导下进行抗焦虑、抑郁治疗；改善病理组织学病变治疗包括根除Hp、补充抗氧化维生素等。

1. 临床问题 根除幽门螺杆菌是否可以逆转萎缩性胃炎癌前病变？

推荐意见：根除幽门螺杆菌可阻止或减缓萎缩性胃炎的发生和进展，从而降低胃癌风险。（证据质量：高；推荐等级：强）

Hp阳性患者推荐进行根除治疗，除非存在抗衡因素。根除Hp可显著减轻胃黏膜炎症。一项纳入12个研究包含2658例患者的Meta分析，显示根除Hp后胃窦萎缩（WMD = 0.12，95% CI 0.00～0.23，$P = 0.06$）、胃体萎缩（WMD = 0.32，95% CI 0.09～0.54，$P = 0.006$）有改善；对胃窦肠化生（WMD = 0.02，95% CI –0.12～0.16，$P = 0.76$）、胃体肠化生（WMD = –0.02，95% CI –0.05～0.02，$P = 0.42$。）改善不明显。根除Hp不仅对年轻人、病变较轻者，对老年人、肠化生或异型增生等较重病变者均有较好的预防作用。

2. 临床问题 补充抗氧化维生素是否可以促进萎缩性胃炎癌前病变逆转？

推荐意见：叶酸、抗氧化维生素等可能延缓部分人群萎缩性胃炎的进程。（证据质量：高；推荐等级：强）

国内多中心RCT研究显示叶酸联合维生素B$_{12}$治疗可改善胃黏膜萎缩、肠化生、异型增生。针对胃癌高危人群中开展的研究发现，β-胡萝卜素和维生素C可促进胃癌前病变逆转（RR = 5.1，95% CI：1.7～15.0；RR = 5.0，95% CI：1.7～14.4）。有学者认为，对于存在抗氧化维生素缺乏的胃癌高危人群，补充后如能达到生理剂量，则有可能延缓胃癌前病变进展。

（三）中医药治疗

临床问题：萎缩性胃炎癌前病变如何辨证论治?

推荐意见：辨证用药参照《慢性萎缩性胃炎中医诊疗共识意见》（2010年）。

1. 肝胃气滞证

治法：疏肝解郁，理气和胃。

推荐方药：柴胡疏肝散加减。选用柴胡，白芍，川芎，枳壳，陈皮，香附，炙甘草等。

中成药：气滞胃痛颗粒、胃苏颗粒等。

2. 肝胃郁热证

治法：疏肝和胃，解郁清热。

推荐方药：化肝煎合左金丸加减。选用柴胡，赤芍，青皮，陈皮，黄连，吴茱萸，浙贝母，牡丹皮，栀子，炙甘草等。

中成药：加味左金丸等。

3. 脾胃湿热证

治法：清热化湿，宽中醒脾。

推荐方药：黄连温胆汤加减。选用黄连，法半夏，陈皮，茯苓，枳实，生姜，炙甘草等。

中成药：三九胃泰胶囊等。

4. 脾胃虚弱证

（1）脾胃气虚证

治法：健脾益气，调胃和中。

推荐方药：香砂六君子汤加减。选用生黄芪，党参，炒白术，干姜，茯苓，半夏，陈皮，砂仁(后下)，炙甘草。

中成药：香砂六君丸、养胃颗粒、胃复春片等。

（2）脾胃虚寒证

治法：温中健脾，散寒和胃。

推荐方药：黄芪建中汤加减。选用生黄芪，桂枝，白芍，茯苓，陈皮，法半夏，木香，砂仁(后下)，生姜，大枣，炙甘草。

中成药：温胃舒胶囊、虚寒胃痛颗粒等。

5. 胃阴不足证

治法：养阴生津，益胃和中。

推荐方药：沙参麦冬汤加减。选用北沙参，麦冬，生地黄，玉竹，百合，乌药，石斛，佛手，生甘草。

中成药：养胃舒胶囊、阴虚胃痛颗粒、养阴清胃颗粒等。

6. 胃络瘀阻证

治法：活血通络，理气化瘀。

推荐方药：丹参饮合失笑散加减。选用丹参，檀香，砂仁[后下]，蒲黄，五灵脂，香附，延胡索，三七粉[冲]。

中成药：摩罗丹等。

临床问题：中医药是否能改善萎缩性胃炎癌前病变病理组织学病变？

推荐意见：中药复方（含中成药）改善胃癌前病变具有一定疗效。（证据质量：中；推荐等级：强）

Meta分析显示中药复方（含中成药）治疗萎缩性胃炎癌前病变患者，在改善临床症状方面优于西药对照组，对组织病理学的改善有一定的疗效趋势，中西医联合治疗胃癌前病变具有优势。一项基于胃黏膜定标活检技术的多中心RCT显示，摩罗丹逆转胃黏膜异型增生的效果有优于叶酸的趋势（24.6%、15.2%），改善萎缩、肠化生的有效率亦高于叶酸（34.6%和23.0%；24.3%和13.6%）但未达统计学意义。一项纳入5个RCT的meta分析结果显示胃复春可改善萎缩性胃炎伴肠化生（OR＝3.81，95% CI 1.24 ～ 11.69），与常规对照组比较，差异有统计学意义。上述结论有待多中心、大样本、安慰剂对照、长期随访临床研究进一步确证。

临床问题：中医药能否改善萎缩性胃炎癌前病变患者消化不良症状？

推荐意见：中药复方可有效缓解萎缩性胃炎癌前病变患者消化不良症状。（证据质量：中；推荐等级：强）

一项纳入10个RCT包含755例胃癌前病变患者的meta分析28显示为中药复方可改善胃癌前病变上腹胀（OR＝−1.15，95% CI −1.33 ～ −0.98）、上腹痛（OR＝−1.21，95% CI：−1.05 ～ −0.92）、胃灼热（OR＝−0.64，95% CI −0.91 ～ −0.37）等症状。基于黏膜定标活检技术的多中心RCT研究显示摩罗丹治疗萎缩性胃炎伴异型增生，主症消失率在37% ～ 83%，其中上腹疼痛和主症总体消失率优于叶酸，差异有统计学意义。一项纳入38项RCT包含3261例萎缩性胃炎患者的meta分析半夏泻心汤可有效改善萎缩性胃炎上腹不适症状，临床有效率（RR＝1.29，95% CI 1.24 ～ 1.35，$P < 0.01$），上腹痛指数（RR＝1.17，95% CI −2.14 ～ −0.21，$P = 0.02$）。

临床问题：中医药能否治疗萎缩性胃炎癌前病变患者伴Hp感染？

推荐意见：部分中成药可辅助用于幽门螺杆菌的根除治疗。（证据质量：中；推荐等级：强）

2项RCT评价了荆花胃康胶丸辅助治疗Hp的作用，其中一项显示荆花胃康胶丸联合PPI三联疗法治疗10天与铋剂四联疗法治疗10天相比疗效无明显差异（RR＝0.91，95%

CI 0.78 ～ 1.06）；另一研究显示荆花胃康胶丸联合铋剂四联疗法疗程 10 d 与铋剂四联疗法相比疗效提升并不明显（RR ＝ 1.05，95% CI 0.94 ～ 1.17，P ＝ 0.43）。因此，荆花胃康胶丸联合 PPI 三联疗法在 Hp 根除率方面与铋剂四联疗法相似，在临床上可替代铋剂。现有证据尚不支持其与铋剂四联疗法合用能显著提高 Hp 根除率。一项纳入 196 例 Hp 相关慢性非萎缩性胃炎患者的 RCT 显示胃复春联合铋剂四联疗法的 Hp 根除率与铋剂四联疗法相比无明显差异（RR ＝ 1.11，95% CI 1.00 ～ 1.23，P ＝ 0.04）。一项纳入 9 篇 RCT 的 meta 分析显示胃复春联合常规根除治疗在 Hp 根除率、不良反应发生率方面较常规根除治疗有统计学差异。相关结果有待高质量、大样本临床研究进一步证实。

（四）根据内镜黏膜表现辨证用药

临床问题：如何通过内镜下黏膜表现加减用药？

推荐意见：通过辨识内镜下黏膜表现进行局部辨证，为临床用药提供参考。

伴 Hp 感染辨证属脾胃湿热证者可配合使用具有清热化湿功效的方剂（如黄连温胆汤、半夏泻心汤）或加入蒲公英、连翘、藿香、黄连等；伴胃黏膜充血、糜烂时，可在辨证的基础加用三七粉、白及粉、珍珠粉治疗（随汤药冲服或用温水调成糊状口服，空腹时服用）；伴黏膜内出血者，可加入化瘀止血之品，如三七粉、白及粉；见胃黏膜疣状隆起及息肉样隆起病变者，可加石见穿、生薏仁、浙贝母等软坚散结之品；伴癌前病变者，非脾胃虚寒者可在复方中加入白花蛇舌草、半枝莲、半边莲，或配合使用丹参、三七、莪术等活血化瘀之品。

（五）中医特色疗法

临床问题：萎缩性胃炎癌前病变患者如何采用中医特色疗法？

推荐意见：中医特色疗法有助于辅助改善萎缩性胃炎癌前病变患者临床症状。可根据病情需要，选用针灸、穴位敷贴、中药足浴等疗法。

1. 针灸治疗　推荐选穴：以中脘、足三里（双）为基础穴位。肝胃不和证加章门（双）、天枢（双）；脾胃湿热证加丰隆（双）、天枢（双）；脾胃虚弱证加关元、神阙；胃阴亏虚证加三阴交（双）。

2. 穴位敷贴疗法　功效：温经通络、消痞止痛。推荐处方：生川乌，白芷，花椒，白附子，干姜，川芎，细辛等。方法：共研细末，黄酒调敷，贴敷穴位。取穴：中脘、天枢、胃俞、脾俞等，每日 1 次，每次 2 ～ 4 小时。禁忌：对药物过敏者、孕妇。

3. 中药足浴疗法　推荐处方：当归，细辛，川芎，木瓜，红花，甘草等。据具体情况辨证加减。方法：将煎煮好药液加入足浴器中，温度控制在 40 ～ 42℃，每日一次，15 ～ 20 次为一个疗程。禁忌：过敏、脱皮、有出血症、安装有心脏起搏器、糖尿病并发末梢神经病变者、身体极度虚弱者。

七、预防和调摄

临床问题：如何针对萎缩性胃炎癌前病变患者进行预防和调摄？

推荐意见：正确认识疾病，调整萎缩性胃炎癌前病变发病相关的危险因素，调整不良情绪、饮食习惯、生活方式等。

1. 合理解释病情，加强健康宣教。正确解释病情，针对疾病知识开展健康教育，有助于消除患者的恐慌、焦虑，提高防病意识和配合监测治疗的顺从性。视而不见及过分恐慌焦虑均不可取，应根据病变的程度和范围，结合年龄、家族史等综合判断个体风险，推荐健康的生活饮食方式，以辅助改善临床症状；对高危患者，需强调定期监测的必要性，制定合理的监测策略。

2. 养成良好生活习惯　注意饮食卫生；多食新鲜鱼、肉、蛋、奶等含有优质蛋白质的食物，多食番茄、油菜、菠菜、胡萝卜等新鲜蔬菜；戒烟酒；减少刺激性食物，避免高盐、腌制、油炸、烧烤类食品；规律进食；规律起居，适当锻炼，避免熬夜。

3. 科学、合理监测　对于胃体或全胃萎缩/肠化生、OLGA/OLGIM Ⅲ/Ⅳ期、低级别异型增生等高风险患者，应制定科学合理的个体化监测方案，定期进行高质量的内镜病理监测，以评估癌变风险，筛查早期胃癌。

八、诊疗流程图（图4）

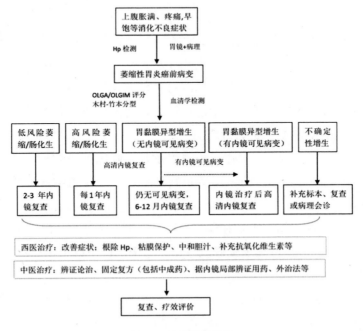

图4　诊疗流程图

附录 A（资料性）
指南编制方法

1. 编制依据和原则　本指南依照《中国制订/修订临床诊疗指南的指导原则》（2022版）、《GB/T 1.1–2020》标准化工作导则第1部分：标准化文件的结构和起草规则等文件要求编制。（详细内容见编制说明）

2. 编制过程

（1）提案、立项：本指南由中国中西医结合学会总会提议，由项目负责人提出申请，各分会提出并推荐，于2022年6月由中国中西医结合学会组织专家进行线上评审并批准立项。

（2）撰写计划书：本指南按中国中西医结合学会提供的指南编制方法编制，计划书的内容见《中国中西医结合学会团体标准立项建议书》。

（3）成立工作组：方法制定工作组以多学科协作的方式于2022年6月成立，成员为中华中医药学会脾胃分会专业委员会成员。

（4）调研与构建方案问题：通过专家访谈和临床调研收集和构建临床问题。就萎缩性胃炎癌前病变诊断、风险监测、中西医治疗等问题，访谈中西、西医及中西医结合专家。结合专家访谈，对中西医指南中关注的、拟解决的问题进行了讨论，制作调研问卷，对临床医师进行调研。

（5）证据检索、筛选、评价：检索2022年6月之前的中英文数据库，检索类型为指南/共识、系统评价或Meta分析、随机对照临床试验、病例对照研究、队列研究、专家经验等。由专人依据文献的纳入、排除标准对文献独立进行筛选，对合格的证据按格式进行资料提取。对拟采纳文献证据质量进行评估，讨论形成推荐意见。对证据体的质量和推荐意见的强度依据GRADE进行分级。

（6）形成推荐意见：由指南工作组负责展示每个临床问题的相关证据，由专家组对证据的内容、容量、临床需求、方法学等进行评价，决定是否纳入，并对拟订的推荐意见进行完善和修改。

（7）撰写指南草案：指南草案由多人执笔，于2022年10月完成初稿，指南负责人、主审专家参与了讨论，对稿件提出了修改意见，指南工作组成员再次对草案进行了修改，形成了征求意见稿。

（8）征求意见：指南征求意见稿完成后，向全国范围的100余名专家征求意见，征求专家意见均为中医脾胃病专业或西医消化专业高级职称人员。

附录 B（规范性）
证据分级方法及推荐强度表述

参照目前国际通用的评价证据体的GRADE方法，有5项因素可影响随机对照试验的证据级别，证据体初始得分为0分，于各因素中根据证据体的风险严重程度降低1～2分。通过累计5项因素中证据体的所降低的总分，最终决定其证据级别。

GRADE证据级别分级表

证据级别	总级别	具体描述
高（A）	0	我们非常确信真实的疗效接近估计疗效；进一步研究也不可能改变该估计疗效的可信度
中（B）	−1	我们对估计疗效信心一般：真实的疗效可能接近估计疗效，但也有可能差别很大；进一步研究很可能影响该估计疗效结果的可信度，且可能改变该估计疗效的结果
低（C）	−2	我们对疗效的估计信心有限：真实疗效可能与估计疗效有很大差别；进一步研究极有可能影响该估计疗效结果的可信度，且很可能改变该估计疗效的结果
极低（D）	≤ −3	我们对疗效的估计几乎没有什么信心：真实疗效可能与估计疗效有很大差别；估计疗效结果很不确定

参照目前国际通用的评价证据体的GRADE方法，将推荐意见分为"强（1）""弱（2）"两级。当明确显示干预措施利大于弊或弊大于利时，指南制订工作组将其列为强推荐。当利弊不确定或无论质量高低的证据均显示利弊相当时，则视为弱推荐。除证据级别与利弊权衡外，其他一些因素也会影响推荐意见的强弱，影响推荐强度的因素，见下表。

GRADE影响证据级别的因素

降级因素	严重程度	降低等级
偏倚风险	严重	−1
不一致性		
不直接性		
不精确性严重	非常严重	−2
发表偏倚		

GRADE影响推荐强度的因素

证据级别（证据级别越高，越适合制定强推荐，反之亦然）

利弊权衡（利弊之间的差别越大，越适合制定强推荐，反之亦然）

价值观及意愿差异（医护人及患者之间的价值观及意愿差异越小，或不确定性越小，越适合制定强推荐，反之亦然）

资源成本（一项干预措施的花费越低，消耗成本越小，越适合制定强推荐，反之亦然）

附录 C（资料性）
证据综合报告

一、证据概要表

1. 西医治疗

（1）根除幽门螺杆菌可阻止或减缓萎缩性胃炎的发生和进展，从而降低胃癌风险。（A）

临床问题	P（研究对象）	I（干预措施）	C（对照措施）	O（结局指标）
	萎缩性胃炎伴Hp感染	根除Hp治疗	未根除	萎缩性胃炎癌前病变病理改善
研究类型及数量	一项纳入12个研究包含2658例Hp感染患者的Meta分析效应值及可信区间。根除Hp后胃窦萎缩（WMD = 0.12，95% CI：0.00 ~ 0.23，$P = 0.06$）、胃体萎缩（WMD = 0.32，95% CI 0.09 ~ 0.54，$P = 0.006$）有改善；胃窦肠化生（WMD = 0.02，95% CI：-0.12 ~ 0.16，$P = 0.76$）、胃体肠化生（WMD = -0.02，95% CI -0.05 ~ 0.02，$P = 0.42$.）改善不明显。另一项研究根除Hp治疗进行远期随访，结果显示胃癌发生率降低（RR = 0.66，95% CI 0.46 ~ 0.95）			
证据等级	高			
是否升级或降级	否			
升级或降级因素	/			

（2）叶酸、抗氧化维生素等可能延缓部分人群萎缩性胃炎的进程。（A）

临床问题	P（研究对象）	I（干预措施）	C（对照措施）	O（结局指标）
	萎缩性胃炎癌前病变	抗氧化维生素	安慰剂或空白对照	病理组织学逆转
研究类型及数量	多项设计良好的RCT			
效应值及可信区间	β-胡萝卜素和维生素C可促进胃癌前病变逆转（RR = 5.1，95% CI 1.7 ~ 15.0；RR = 5.0，95% CI 1.7 ~ 14.4）			
证据等级	高			
是否升级或降级	是			
升级或降级因素	各研究采用的维生素种类、剂量、疗程不一致			

2. 中医治疗

（1）中医药能否改善和逆转萎缩性胃炎癌前病变病理组织学病变？

①摩罗丹逆转胃黏膜萎缩、肠化生、轻度异型增生有一定优势。（B）

临床问题	P（研究对象）	I（干预措施）	C（对照措施）	O（结局指标）
	萎缩性胃炎伴异型增生	摩罗丹	叶酸片	异型增生消失率，萎缩、肠化生积分
研究类型及数量	RCT；1个			
效应值及可信区间	摩罗丹逆转胃黏膜异型增生的效果有优于叶酸的趋势（24.6% vs.15.2%），改善萎缩、肠化生有效率高于叶酸（34.6%和23.0%、24.3%和13.6%），差异未见统计学意义。 异型增生（RR＝1.62，95% CI 0.85～3.10）；萎缩（RR＝1.65，95% CI 0.56～4.05）；肠化生（RR＝5.63，95% CI 0.32～100.23）			
证据等级	高			
是否升级或降级	是			
升级或降级因素	样本量较小			

②胃复春改善萎缩性胃炎伴肠化生有疗效，但对异型增生的改善尚需进一步研究。（B）

临床问题	P（研究对象）	I（干预措施）	C（对照措施）	O（结局指标）
	萎缩性胃炎伴肠化生/异型增生	胃复春	常规对照组	异型增生、萎缩、肠化生改善情况
研究类型及数量	Meta分析；1个（包含5个RCT）			
效应值及可信区间	改善萎缩性胃炎伴肠化生差异有统计学意义。（OR＝3.81，95% CI 1.24～11.69）			
证据等级	低			
是否升级或降级	/			
升级或降级因素	/			

（2）中医药是否能改善萎缩性胃炎癌前病变患者消化不良症状？
①中药复方可改善萎缩性胃炎癌前病变患者的消化不良症状。（C）

临床问题	P（研究对象）	I（干预措施）	C（对照措施）	O（结局指标）
	胃癌前病变	中药复方	常规药物治疗	临床疗效、内镜疗效、症状改善
研究类型及数量	Meta分析；1个（10篇RCT，755例）			
效应值及可信区间	总有效（OR＝4.09，95% CI 2.70～6.21） 上腹胀（OR＝－1.15，95% CI －1.33～－0.98） 上腹痛（OR＝－1.21，95% CI －1.05～－0.92） 胃灼热（OR＝－0.64，95% CI －0.91～－0.37）			
证据等级	低			
是否升级或降级	/			
升级或降级因素	/			

②摩罗丹可改善萎缩性胃炎癌前病变患者上腹痛等主要症状。（B）

临床问题	P（研究对象）	I（干预措施）	C（对照措施）	O（结局指标）
	萎缩性胃炎伴异型增生	摩罗丹	叶酸片	症状积分
研究类型及数量	RCT；1个			
效应值及可信区间	摩罗丹组各主症消失率在37%～83%，其中上腹疼痛和主症总体消失率优于叶酸，P＜0.01。			
证据等级	高			
是否升级或降级	是			
升级或降级因素	样本量较小			

③半夏泻心汤可改善慢性萎缩性胃炎患者的临床症状。（C）

临床问题	P（研究对象）	I（干预措施）	C（对照措施）	O（结局指标）
	萎缩性胃炎	半夏泻心汤	其他中药＋常规西药治疗	症状积分改善
研究类型及数量	纳入38篇RCT3261例萎缩性胃炎患者的meta分析			
效应值及可信区间	临床有效率（RR＝1.29，95% CI：1.24～1.35，$P<0.01$），上腹痛（RR＝1.17，95% CI：−2.14～−0.21，$P=0.02$）。			
证据等级	低			
是否升级或降级	/			
升级或降级因素	/			

（3）中药是否能治疗慢性胃炎伴幽门螺杆菌感染？

①荆花胃康胶囊联合三联、四联治疗幽门螺杆菌与铋剂四联疗效相当。（B）

临床问题	P（研究对象）	I（干预措施）	C（对照措施）	O（结局指标）
	慢性胃炎伴Hp感染	荆花胃康胶丸联合三联、四联疗法	铋剂四联疗法	Hp根除率
研究类型及数量	RCT；2个			
效应值及可信区间	荆花胃康胶丸联合PPI三联疗法治疗10 d与铋剂四联疗法治疗10 d相比，疗效无明显差异（RR＝0.91，95% CI 0.78～1.06）；荆花胃康胶丸联合铋剂四联疗法疗程10 d与铋剂四联疗法相比疗效相当（RR＝1.05，95% CI 0.94～1.17）			
证据等级	中			
是否升级或降级	是			
升级或降级因素	样本量较小			

②胃复春联合四联疗法有助于提高幽门螺杆菌根除率。（C）

临床问题	P（研究对象）	I（干预措施）	C（对照措施）	O（结局指标）
	慢性萎缩性胃炎伴Hp感染	胃复春联合Hp根除治疗	常规Hp根除治疗	Hp根除率、不良反应发生率

续表

临床问题	P（研究对象）	I（干预措施）	C（对照措施）	O（结局指标）
	慢性萎缩性胃炎伴Hp感染	胃复春联合Hp根除治疗	常规Hp根除治疗	Hp根除率、不良反应发生率
研究类型及数量	纳入9篇RCT的meta分析（有3项高质量，其余为低质量）			
效应值及可信区间	联合组在Hp根除率上（MD = 3.41, 95% CI：2.23 ~ 5.19）；不良反应发生率上（MD = 0.37, 95% CI：0.18 ~ 0.79）；总体疗效率（MD = 3.88, 95% CI 2.68 ~ 5.62）。			
证据等级	低			
是否升级或降级	/			
升级或降级因素	/			

二、体推荐意见摘要

	推荐意见	
诊断	萎缩性胃炎癌前病变尚缺乏统一辨证标准，多以虚实夹杂证为主	
	胃镜下黏膜辨证是通过辨析黏膜色泽、表面形态、皱襞、分泌物、蠕动、黏膜血管等判断病机证候，可作为指导局部治疗的客观依据，也是对整体辨证的重要补充	
监测	在血清学、内镜木村–竹本分型、OLGA/OLGIM	风险评估的基础上，可纳入中医证候，开展中西医结合的胃癌前病变风险监测和管理
西医治疗	萎缩性胃炎的干预应针对胃体或全胃萎缩和（或）肠化生，以促进病变消退、降低胃癌风险为目标；胃癌前病变的内科干预应针对不确定性增生、低级别异型增生，以促进病变逆转为目标	
	根除幽门螺杆菌可阻止或延缓萎缩性胃炎的发生和进展，对肠化生、异型增生有较好的预防作用	
	叶酸、抗氧化维生素等可能延缓部分人群萎缩性胃炎的进程	
中医治疗	摩罗丹逆转胃黏膜萎缩、肠化生、轻度异型增生有一定优势	
	胃复春改善萎缩性胃炎伴肠化生有疗效，但对异型增生的改善尚需进一步研究	
	中药复方可改善萎缩性胃炎癌前病变患者的消化不良症状	
	摩罗丹可改善萎缩性胃炎癌前病变患者上腹痛等主要症状	
	半夏泻心汤可改善慢性萎缩性胃炎患者的临床症状	
	荆花胃康胶囊联合三联、四联治疗幽门螺杆菌与铋剂四联疗效相当	
	胃复春联合四联疗法有助于提高幽门螺杆菌根除率	

附录 D（资料性）
术语和缩略语表

术语	缩略语	英文全称
置信区间	CI	Confidence Interval
慢性萎缩性胃炎	CAG	Chronic atrophic gastritis
胃癌前病变	PLGC	Precancerous Lesions of Gastric Cancer
胃黏膜肠化生	IM	Intestinal metaplasia
胃黏膜异型增生	DYS	Dysplasia
高级别异型增生	HGD	High grade dysplasia
低级别异型增生	LGD	Low grade dysplasia
可操作的与胃癌风险联系的萎缩评估	OLGA	Operative link for gastritis assessment
可操作的与胃癌风险联系的肠化生评估	OLGIM	Operativelinkforgastricintestinalmetaplasia assessment
胃蛋白酶原	PG	Pepsinogen
焦虑自评量表	SAS	Self-rating anxiety scale
抑郁自评量表	SDS	Self-rating depression scale
均差	MD	Mean difference
人群，干预，对照，结局	PICO	Population，intervention，control，outcomes
随机对照试验	RCT	Randomized controlled trial
相对危险度	RR	Relative Risk

引自：中国中西医结合学会，中华中医药学会，中华医学会. 萎缩性胃炎癌前病变中西医结合诊疗指南 .2023-05-31 发布 .

2022 中国幽门螺杆菌感染治疗指南（2022）

幽门螺杆菌（H.pylori）感染是一种感染性疾病，全球 H.pylori 感染率高达 50%。H.pylori 感染与消化不良、胃炎、消化性溃疡和胃癌的发生密切相关。胃癌是全球癌症相关死亡的常见病因。根除 H.pylori 感染可减轻胃黏膜炎症，促进溃疡愈合，降低胃癌发生风险。一项随机对照试验（RCT）结果显示，在 H.pylori 感染根除治疗后 15 年的随访中，H.pylori 感染根除治疗可使胃癌发生风险降低 40%。由于抗生素耐药率的逐渐升高，H.pylori 感染根除成功率不断降低。我国克拉霉素和左氧氟沙星耐药率为 20% ~ 40%，甲硝唑耐药率为60% ~ 90%。虽然国际指南给出了推荐意见，但由于地区间的疾病模式、抗生素耐药率和治疗药物可及性等差异，很难获得一致、满意的根除效果。

近几十年来，国内相关研究和临床诊治经验共同形成了中国H.pylori感染的治疗模式，并取得令人满意的效果。为进一步优化H.pylori感染的治疗策略，中华医学会消化病学分会幽门螺杆菌学组发起了本部临床实践指南（CPG）的撰写工作。该CPG的推荐范围为H.pylori感染的根除治疗，旨在为中国临床医师提供治疗决策，最终改善患者健康结局、生活质量和节约成本。该CPG是对2018年发布的H.pylori感染处理专家共识意见的更新，并计划在2025年进一步审查和更新。本共识与指南相关的临床术语和定义见表8。

表8 临床专业术语和定义

临床专业术语	定义
根除方案	阿莫西林（≥ 3.0 g/d，如1.0 g/次、3次/d或0.75 g/次、4次/d）联合质子泵抑制剂，如艾司奥美拉唑或雷贝拉唑（双倍标准剂量、2次/d或标准剂量、4次/d）
三联方案	质子泵抑制剂联合2种抗生素
铋剂四联方案	铋剂四联方案质子泵抑制剂、铋剂联合2种抗生素
非铋剂四联方案	质子泵抑制剂联合3种抗生素（阿莫西林、克拉霉素和甲硝唑）
伴同方案	质子泵抑制剂联合阿莫西林、克拉霉素和甲硝唑治疗10 ~ 14 d
序贯方案	第一阶段：质子泵抑制剂联合阿莫西林治疗5 ~ 7 d； 第二阶段：质子泵抑制剂联合克拉霉素和甲硝唑再治疗5 ~ 7 d
杂合方案	序贯方案和伴同方案的混合应用。 第一阶段：质子泵抑制剂联合阿莫西林治疗5 ~ 7 d； 第二阶段：质子泵抑制剂联合阿莫西林、克拉霉素和甲硝唑再治疗5 ~ 7 d
人群	
初次根除	第1次接受H.pylori感染根除治疗
再次根除	初次H.pylori感染根除治疗失败后的第2次治疗
补救治疗	H.pylori感染根除治疗失败后继续治疗
难治性感染	连续2次及以上规范的H.pylori感染根除治疗后，依然未能根除成功

一、指南的制定过程

1. 指南制定组（GDG）专家成员构成和利益冲突管理　GDG专家成员通过指南制定主席推荐，由全国各地相关领域专家组成。考虑到指南应用对象以中国医师和政策制定者为主，故未邀请国外相关专家。来自中国不同地区的20名专家组成多学科专家组，其中包括消化病学、检验医学、药剂学和流行病学领域专家。GDG专家成员的利益冲突管理依据世界卫生组织（WHO）和国际指南协作网对利益冲突管理的指导原则执行。GDG向中华医学会消化病学分会报告个人潜在利益冲突。GDG专家成员均无实质性利益冲突，被批准全程参与指南制定。中国临床实践指南联盟（GUIDANCE）为本指南提供指南方法学和系统评价支持。该CPG已在GIN注册。

2. 指南制定方法　该CPG的制定参考美国国立卫生研究院提出的循证医学指南原则，并严格按照WHO推荐的指南制定流程。采用推荐等级的评估、制定与评价（GRADE）系统评估证据质量，并利用其证据到决策框架（EtD）形成推荐意见，从而最大限度减小偏倚，提高指南制定流程的透明度。应用证据总结表呈现研究结果及其确定性。通过GRADE系统评估证据主体的偏倚风险、不一致性、间接性、不精确性和发表偏倚，将证据质量分为高质量、中等质量、低质量和极低质量。本CPG的推荐强度分为强、弱和有条件推荐。区别推荐强度的因素包括证据体质量、用户价值观和偏好的趋同性、成本效益，以及临床获益和受损间的差异程度。

GDG成员通过讨论确定了12个重要的临床问题，随后使用研究对象、干预措施、对照、结局（PICO）格式转换为研究问题。对于每个临床问题，GDG成员通过讨论最多选择7个临床结局作为决策依据，并通过盲选将这些结果分为关键、重要和不重要3个等级。

GDG将完整的CPG报告分别发送给内外部指南方法学家和临床专家进行同行评议，收集反馈意见并酌情纳入，进一步提升各项推荐意见的可行性。参考临床指南研究与评价系统Ⅱ（AGREE Ⅱ）各项标准以确保指南质量，遵循国际实践指南报告规范（RIGHT）声明进行报告。

3. 证据整合　系统评价工作组检索了Pubmed、Embase、Webofscience、Cochrane图书馆、中国知网、维普网、中国生物医学文献数据库和万方数据知识服务平台。检索未设日期或语言限制，并且手动检索了所有纳入文献研究的参考文献。双人独立筛选检索到的文献；采用统一的提取表格，双人独立完成文献的数据提取，并通过讨论或咨询第3位研究人员的方式解决分歧。

4. 推荐意见的形成　由20位GDG专家审阅和讨论证据概况和Etd表格。方法学家和系统评价团队与临床专家共同对下列因素的相关证据进行系统回顾和详细讨论：①干预措施和对照措施的利弊平衡；②证据的质量和可信度；③患者的价值观和偏好；④治疗费用、成本效益分析结果；⑤干预措施对社会医疗资源平等性和公平性的影响；⑥干预措施的可接受度和可行性。最终使用GRADE系统进行临床推荐意见强度评级。参会的GDG专家成员以讨论（主要）和投票（辅助）相结合的方式，就推荐意见的方向和强度，以及相关注意事项达成共识。80%通过票数为每条推荐意见通过的阈值。持异议的专家及其异议的理由也被记录在Etd表格中。专家组对临床获益的决策阈值如下：两组间根除率差异＞10%为大获益；5%～10%为中度获益；2%～＜5%为小获益；＜2%为微小获益。每个临床问题的投票情况见表9。

表9　临床问题投票情况

临床问题	推荐方向	推荐强度	投票详情				
			同意人数	不同意人数	弃权人数	总人数	推荐通过票数比例（%）
1	推荐	强推荐	17	3	0	20	85.0
2	推荐	弱推荐	18	2	0	20	90.0
3	不推荐	弱推荐	19	1	0	20	95.0
4	推荐	弱推荐	20	0	0	20	100.0
5	推荐	强推荐	20	0	0	20	100.0
6	不推荐	弱推荐	19	1	0	20	95.0
7	推荐	有条件推荐	17	0	3	20	85.0
8	推荐	有条件推荐	18	0	2	20	90.0
9	无推荐	无推荐	19	1	0	20	95.0
10	不推荐	弱推荐或专家共识	20	0	0	20	100.0
11	推荐	弱推荐或专家共识	19	1	0	20	95.0
12	推荐	弱推荐或专家共识	18	1	1	20	90.0

二、推荐意见和证据总结

1. 是否应将铋剂四联方案作为H.pylori感染初次和再次根除治疗方案？

推荐意见：建议在H.pylori感染初次和再次根除治疗中使用铋剂四联方案，疗程为14 d（强推荐，中等质量）。除了质子泵抑制剂（PPI）和铋剂，推荐的抗生素组合见表10（强推荐，中等质量）。

表10　铋剂四联方案[a]中推荐的抗生素组合

抗生素组合	抗生素1	抗生素2
组合1	阿莫西林1.0 g、2次/d	克拉霉素500 mg、2次/d
组合2	阿莫西林1.0 g、2次/d	左氧氟沙星500 mg、1次/d或200 mg、2次/d
组合3	四环素500 mg、3～4次/d	甲硝唑400 mg、3～4次/d
组合4	阿莫西林1.0 g、2次/d	甲硝唑400 mg、3～4次/d
组合5	阿莫西林1.0 g、2次/d	四环素400 mg、3～4次/d

注：[a]：铋剂四联方案中标准剂量质子泵抑制剂包括奥美拉唑20 mg、艾司奥美拉唑20 mg、雷贝拉唑10 mg、兰索拉唑30 mg、泮托拉唑40 mg、艾普拉唑5 mg，餐前0.5 h口服。铋剂：不同药物的用法略有区别，如枸橼酸铋钾220 mg，2次/d，餐前0.5 h口服。推荐疗程为14 d。

实施建议：①含四环素和甲硝唑的铋剂四联方案在某些患者中会引起明显不良反应，建议使用前与患者充分沟通；②在克拉霉素、左氧氟沙星和甲硝唑多耐药地区，或对大环内酯类、喹诺酮类和硝基咪唑类抗生素均有既往用药史的患者，推测可能存在难以根除的情况时，可酌情使用含呋喃唑酮的铋剂四联方案，推荐的抗生素组合包括阿莫西林 1.0 g、2 次/天联合呋喃唑酮 100 mg、2 次/天；四环素 500 mg、3 ~ 4 次/天，联合呋喃唑酮 100 mg、2 次/天。

证据总结和推荐理由：纳入 24 项比较三联方案 和铋剂四联方案的 RCT，包括中国、伊朗、韩国、马来西亚、伊拉克、土耳其和科威特的研究，以及一项涉及法国、德国、爱尔兰、意大利、波兰、西班牙和英国的多中心临床试验。相对于三联方案，铋剂四联方案可提高 H.pylori 感染根除率[24 项 RCT，N = 7220，RR = 1.12，95% 置信区间（95% CI）1.09 ~ 1.15，中等质量]。这种优势在不同抗生素组合的亚组分析中是一致的，如阿莫西林联合克拉霉素亚组（6 项 RCT，N = 1373，RR = 1.13，95% CI 1.06 ~ 1.21）、阿莫西林联合左氧氟沙星亚组（4 项 RCT，N = 702，RR = 1.09，95% CI 1.02 ~ 1.17），以及甲硝唑联合四环素亚组（12 项 RCT，N = 4316，RR = 1.19，95% CI 1.16 ~ 1.23）。铋剂四联方案还可降低主要不良反 应发生率，包括味觉障碍（9 项 RCT，N = 3131，RR = 0.48，95% CI 0.39 ~ 0.60，低质量）和腹泻（15 项 RCT，N = 4743，RR = 0.79，95% CI 0.66 ~ 0.95，中等质量）。铋剂四联方案可能会额外产生以下不良反应（低质量），如头晕（8 项 RCT，N = 2921，RR = 2.35，95% CI 1.08 ~ 3.08）、头痛（8 项 RCT，N = 3134，RR = 2.08，95% CI 1.48 ~ 2.92）、因相关不良反应而停药（9 项 RCT，N = 2910，RR = 1.70，95% CI1.21 ~ 2.41），以及恶心或呕吐（12 项 RCT，N = 4015，RR = 3.05，95% CI 2.15 ~ 4.31）。

铋剂四联方案平均 H.pylori 感染根除率为 81.3%，三联方案平均根除率为 71.3%（24 项 RCT，N = 7220）。在每 1000 例接受 H.pylori 感染根除治疗的患者中，铋剂四联方案根除成功的例数较三联方案增加 86 例（24 项 RCT，N = 7220，RR = 1.12，95% CI 1.09 ~ 1.15，中等质量）。虽然铋剂四联方案会增加某些不良反应，但均非严重的不良反应。因此，铋剂四联方案的获益大于风险。

2. H.pylori 感染初次和再次根除治疗应推荐高剂量双联方案还是铋剂四联方案？

推荐意见：铋剂四联方案和高剂量双联方案均 可用于 H.pylori 感染初次和再次根除治疗（弱推荐，低质量）。

证据总结和推荐理由：土耳其和中国的 4 项 RCT 直接比较了铋剂四联方案与高剂量双联方案的根除效果。我国 3 项 RCT 均使用含阿莫西林和克拉霉素的铋剂四联方案，另一项 RCT 使用含甲硝唑和四环素的铋剂四联方案，疗程均为 14 d。与铋剂四联方案相比，高剂量双联方案在 H.pylori 根除率方面无明显额外获益，两者疗效相当（4 项 RCT，N = 1451，RR = 1.02，95% CI 0.98 ~ 1.07，中等质量），可能降低头痛不良反应发生率（2 项 RCT，N = 947，RR = 0.26，95% CI 0.10 ~ 0.70，低质量），而味觉障碍（RR = 0.05，

95% CI 0.01 ～ 0.27）和心律失常（RR ＝ 2.57，95% CI 0.12 ～ 52.99）发生率比较，差异均无统计学意义（均P ＞ 0.05）。总体而言，铋剂四联方案与高剂量双联方案H.pylori根除率和不良反应发生率比较，差异均无统计学意义（均*P* ＞ 0.05）。大多数结果的证据质量为低或极低，这表明铋剂四联方案与高剂量双联方案任何差异性优势的确定性较低。因此，这两种方案都是H.pylori感染初次和再次根除治疗的合理选择。

3. 在铋剂四联方案中，是否推荐双倍剂量PPI根除治疗H.pylori感染？

推荐意见：在铋剂四联方案中，不推荐常规使用双倍剂量PPI根除治疗H.pylori感染（弱推荐，中等质量）。

实施建议：细胞色素P450（Cytochrome P450，CYP）2C19基因检测证实为PPI快代谢型时，在铋剂四联方案中可考虑使用双倍剂量PPI。约40%的中国人属于PPI快代谢型，理论上这些患者可从强化的胃酸抑制治疗中受益。

证据总结和推荐理由：纳入我国4项RCT。这4项研究均选择阿莫西林和克拉霉素的组合，疗程为10 ～ 14 d。与标准剂量PPI相比，铋剂四联方案中使用双倍剂量PPI在H.pylori感染根除率方面并无明显额外获益（4项RCT，N ＝ 904，RR ＝ 1.03，95% CI 0.98 ～ 1.08，中等质量），而且可能增加一些非特异不良反应（3项RCT，N ＝ 804，RR ＝ 1.65，95% CI 1.13 ～ 2.40，低质量）。双倍剂量PPI和标准剂量PPI的铋剂四联方案H.pylori感染根除率分别为88.7%和86.1%。考虑到双倍剂量与标准剂量PPI的根除率差异微小，认为双倍剂量PPI的潜在获益和风险与标准剂量PPI相似。

4. 相对于含PPI的铋剂四联方案，是否推荐含钾离子竞争性酸阻滞剂（P–CAB）的铋剂四联方案？

推荐意见：对于含PPI的铋剂四联方案和含P–CAB的铋剂四联方案，均被推荐作为H.pylori感染初次和再次根除治疗方案（弱推荐，低质量）。

实施建议：使用铋剂四联方案根除治疗H.pylori感染时，PPI的用法见表2–20"注"中的说明；P–CAB的用法为伏诺拉生20 mg、2次/天。

证据总结和推荐理由：纳入3项来自我国和韩国的RCT，比较了14 d含标准剂量PPI和含P–CAB的铋剂四联方案，其中2项研究报道了H.pylori感染根除率，但由于信息不全无法确定其同质性，故未能进行Meta分析。然而，独立的试验数据提示含PPI的铋剂四联方案与含P–CAB的铋剂四联方案的根除率（RR ＝ 1.05，95% CI 0.98 ～ 1.12；RR ＝ 1.05，95% CI 0.99 ～ 1.13）、治疗相关性不良反应（1项RCT，N ＝ 30，RR ＝ 0.80，95% CI 0.44 ～ 1.45）和治疗无关性不良反应（1项RCT，N ＝ 30，RR ＝ 3.00，95% CI 0.13 ～ 68.26）比较，差异均无统计学意义（均*P* ＞ 0.05）。

5. H.pylori感染经验性治疗时，是否推荐根据抗生素用药史调整根除治疗方案？

推荐意见：在经验性治疗H.pylori感染时，推荐根据抗生素用药史调整H.pylori感染初次和再次根除治疗方案（强推荐，中等质量）。

实施建议：通过患者回忆获取的抗生素用药史信息可能不可靠，应尽量获取患者的书面或电子病历记录。

目前已知大环内酯类（如克拉霉素）、喹诺酮类（如左氧氟沙星）和硝基咪唑类（如甲硝唑）抗生素均具有继发耐药和交叉耐药特点，因此，既往有上述药物服用史者可能会诱导 H.pylori 菌株对该药或该类药物产生耐药，继而降低根除成功率。相比之下，阿莫西林和四环素不易产生继发耐药，可考虑多次使用。

证据总结和推荐理由：抗生素耐药率的持续升高导致常用根除治疗方案的成功率降低。开具处方前仔细询问患者抗生素用药史，并查阅其病历记录予以确认，是一种快速、简便、可行的初步评估细菌耐药状况的方法。我国一项单中心 RCT（在抗生素高耐药地区，根据克拉霉素和左氧氟沙星既往用药史，调整初次铋剂四联方案的药物选择）结果显示，相对于经验性根除治疗方案，根据抗生素用药史调整的根除治疗方案可获得更高的根除率（N＝800，RR＝1.10，95% CI 1.04 ～ 1.17，低质量）。各根除方案间的不良反应发生率比较，差异均无统计学意义（均 $P > 0.05$），如头痛（1项 RCT，N＝800，RR＝0.69，95% CI 0.20 ～ 2.40）、皮疹（1项 RCT，N＝800，RR＝0.67，95% CI 0.15 ～ 3.06）、其他不良反应（1项 RCT，N＝800，RR＝0.75，95% CI 0.21 ～ 2.63）。经验性治疗方案与根据抗生素用药史调整治疗方案的平均根除率分别为81.0%和89.5%，提示根据抗生素用药史调整的根除方案可得到中等程度的获益。

6. 在 H.pylori 感染者中，相对于经验性根除治疗，是否推荐抗生素药敏试验（AST）检测指导下的个体化根除治疗方案？

推荐意见：不建议在初次根除治疗中常规进行 AST（弱推荐，中等质量），但鼓励在补救治疗中实施 AST。

证据总结和推荐理由：纳入5项我国的 RCT，其中3项研究比较了 H.pylori 培养加标准 AST 指导下的四联方案（以下简称 AST 四联方案）与经验性治疗方案的根除疗效，另2项研究比较了 H.pylori 培养加标准 AST 指导下的三联方案（以下简称 AST 三联方案）与经验性治疗方案的根除疗效。相对于经验性治疗方案，AST 四联方案的 H.pylori 根除率更高，平均每1000例患者中根除成功例数可增加126例（3项 RCT，N＝824，RR＝1.18，95% CI 1.09 ～ 1.27，中等质量）。因其中一项 RCT 存在异质性，将其剔除后 AST 四联方案的获益程度有所降低，平均每1000例患者中根除成功例数由126例减至56例（RR＝1.08，95% CI 0.99 ～ 1.19）。AST 四联方案与 AST 三联方案的不良反应发生率比较，差异均无统计学意义（均 $P > 0.05$），如腹泻（RR＝0.80，95% CI 0.39 ～ 1.61）、乏力（RR＝1.18，95% CI 1.09 ～ 1.27）、头晕（RR＝0.51，95% CI 0.16 ～ 1.63）、皮疹（RR＝0.86，95% CI 0.36 ～ 2.08）、恶心或呕吐（RR＝0.43，95% CI 0.17 ～ 1.04），以及其他不良反应（RR＝0.47，95% CI 0.09 ～ 2.38），大部分为极低质量证据。

AST 三联方案在 H.pylori 感染根除率和不良反发生率方面的获益与 AST 四联方案相

似。AST 三联方案可使每 1000 例患者中根除成功例数增加 83 例（3 项 RCT，N = 1360，RR = 1.11，95% CI 1.05 ~ 1.17，中等质量），出现恶心或呕吐的例数减少 50 例（1 项 RCT，N = 310，RR = 0.44，95% CI 0.17 ~ 1.17，中等质量）；其他药物不良反应发生率比较，差异均 无统计学意义（均 $P > 0.05$），如腹泻（RR = 0.87，95% CI 0.63 ~ 1.32）、头晕（RR = 0.52，95% CI 0.15 ~ 1.84）、乏力（RR = 0.60，95% CI 0.25 ~ 1.46）、味觉障碍（RR = 0.88，95% CI 0.63 ~ 1.23），均为极低质量证据。

总之，与经验性根除方案相比，AST 三联方案和 AST 四联方案均获得中等以上程度的临床获益，平均每 1000 例患者根除成功例数增加 56 ~ 126 例（中等质量）。然而，我国 AST 的可行性和临床可获 取性仍较低，并非所有医疗机构都有条件提供该类 检测。GDG 认为 AST 指导的根除方案获益高于其潜在风险。

7. 在初次和再次根除治疗 H.pylori 感染的铋剂四联方案中，是否推荐联合中药治疗？

推荐意见：建议以下情况考虑铋剂四联方案联合某些中药治疗（有条件推荐，低质量）：①在铋剂四联方案低根除率地区实施经验性治疗；②患者存在难治性 H.pylori 感染。此外，在铋剂过敏或无法获取、存在明显不良反应时，可考虑用某些中药替代铋剂四联方案中的铋剂。

实施建议：铋剂四联方案加用以下中药可能提高根除率，治疗后序贯应用荆花胃康胶丸（160 mg、3 次/天或 240 mg、2 次/天，疗程为 3 ~ 4 周）或半夏泻心汤，或以大黄、黄连、黄芩为主要成分的中药方剂。应用上述方剂替代铋剂可达到与铋剂四联方案相近的根除率。

证据总结和推荐理由：纳入我国 22 项 RCT，总样本量为 3602 例，疗程为 14 d，其中 12 项 RCT 为铋剂四联方案联合中药汤剂，其余 10 项为中成药处方。加用中药制剂可能有利于提高 H.pylori 感染根除率，每 1000 例患者中根除成功例数可增加 112 例（22 项 RCT，N = 3602，RR = 1.15，95% CI 1.11 ~ 1.18，中等质量）。铋剂四联方案与铋剂四联方案联合中药制剂的不良反应发生率比较，差异均无统计学意义（均 $P > 0.05$），如腹泻（RR = 0.98，95% CI 0.49 ~ 1.81）、恶心（RR = 0.62，95% CI 0.26 ~ 1.48）、头晕（RR = 0.90，95% CI 0.36 ~ 2.25）、头痛（RR = 0.80，95% CI 0.22 ~ 2.91）、发热（RR = 0.33，95% CI 0.01 ~ 8.03）、皮疹（RR = 1.37，95% CI 0.46 ~ 4.06），均为极低质量证据。

8. 在初次和再次根除治疗 H.pylori 感染的铋剂四联方案中，是否推荐联合益生菌治疗？

推荐意见：在肠道微生态不稳定的患者中，建议在 H.pylori 感染初次和再次根除治疗中使用铋剂四联方案联合益生菌治疗（有条件推荐，中等质量）。

实施建议：在不考虑费用和方案复杂性的前提下，益生菌可用于肠道微生态不稳定的患者，如功能性腹泻、腹泻型肠易激综合征和长期使用抗生素的患者。GDG 建议在根除治疗之前和期间服用含有乳杆菌的混合菌株至少2周。

证据总结和推荐理由：纳入10项RCT，其中5项来自中国，其他来自伊朗、西班牙、泰国和意大利。有5项RCT的试验组是铋剂四联方案联合复合益生菌，3项RCT是铋剂四联方案联合乳杆菌，一项RCT是铋剂四联方案联合双歧杆菌，一项RCT是铋剂四联方案联合丁酸梭菌，疗程为7 ~ 30 d。

研究数据显示，相对于单独应用铋剂四联方案，联合益生菌治疗可能在根除率方面带来的获益较小，每1000例患者中根除成功例数可增加40例（10项RCT，N = 1614，RR = 1.05，95% CI 1.00 ~ 1.10，中等质量）；可能减少腹泻的发生（3项RCT，N = 472，RR = 0.14，95% CI 0.05 ~ 0.38，低质量），但以下不良事件的发生率比较，差异均无统计学意义（均$P > 0.05$），包括腹痛（RR = 2.11，95% CI 0.70 ~ 6.36）和呕吐（RR = 3.00，95% CI 0.62 ~ 14.47），均为极低质量证据。

益生菌辅助铋剂四联方案在H.pylori感染根除率方面有较小获益，可能降低腹泻的发生率。在大多数临床实践中，添加益生菌的可接受性和可行性通常良好。虽然目前还缺乏证明不同种类益生菌相对疗效的证据，但总体而言，GDG达成的共识是添加益生菌的获益可能超过任何潜在风险。

9. 在H.pylori感染者中，相对于铋剂四联方案，是否推荐三联方案联合益生菌治疗？

推荐意见：在H.pylori感染初次和再次根除治疗中，现有研究证据虽不支持但也不反对三联方案联合益生菌治疗（无推荐，极低质量）。

证据总结：仅纳入2项RCT，分别来自中国和意大利。一项RCT将铋剂四联方案与三联方案联合乳杆菌进行比较（疗程为10 d），另一项RCT将铋剂四联方案与三联方案联合双歧杆菌进行比较（疗程为14 d）。三联方案联合益生菌的H.pylori感染根除率和不良事件发生率与铋剂四联方案相当（RR = 1.02，95% CI 0.92 ~ 1.13）。目前尚缺乏证据来支持或反对三联方案联合益生菌用于H.pylori感染的根除治疗。

10. 相对于铋剂四联方案，是否推荐三联方案联合胃黏膜保护剂用于H.pylori感染初次和再次根除治疗？

推荐意见：在H.pylori感染初次和再次根除治疗中，不建议使用三联方案联合胃黏膜保护剂治疗（弱推荐，专家共识）。

证据总结和推荐理由：目前尚无直接比较铋剂四联方案与三联方案联合胃黏膜保护剂的规范RCT研究，缺乏三联方案联合胃黏膜保护剂额外临床获益的证据。结合我国国情，三联方案根除疗效不佳，铋剂四联方案在根除率、可接受性和可行性等方面更具有优势。

11. 在难治性H.pylori感染的根除治疗中，推荐 使用什么治疗方案？

推荐意见：对于难治性H.pylori感染，建议①使用铋剂四联方案进行经验性根除治疗，除了PPI和铋剂，推荐使用表4中的抗生素组合；②有条件的情况下进行细菌培养和AST指导下的个体化治疗（弱推荐，专家共识）。

实施建议：①除克拉霉素和左氧氟沙星外，其他抗生素的表型耐药和基因耐药缺乏较好的一致性；我国大多数难治性H.pylori感染已对克拉霉素和左氧氟沙星耐药，因此，在难治性H.pylori感染者中进行耐药基因检测的价值有限；②考虑到当地的临床特征（如耐药情况、临床药物可及性等），在经验性应用铋剂四联方案时，GDG建议采用表4中的抗生素组合和剂量，并尽量避免重复使用以前用过的抗生素；③对于PPI快代谢型者，可考虑增加PPI剂量或用P-CAB替代PPI；④不建议使用含利福布汀的根除治疗方案，因为有可能进一步加剧结核病的耐药形势，而且目前尚缺乏我国的研究证据。⑤在难治性H.pylori感染者中，半合成四环素（如米诺环素）的应用经验有限。

证据总结和推荐理由：难治性H.pylori感染指至少连续2次规范的根除治疗依然未获得成功根除的情况。据GDG估计，我国人群中至少有5% ~ 10%的H.pylori感染属于难治性，这给H.pylori感染诊治带来重大挑战。表11中的治疗方案根据我国难治性H.pylori感染相关的临床研究证据制定。

12. 在青霉素过敏的H.pylori感染者中，推荐使用什么根除治疗方案？

推荐意见：对于青霉素过敏的H.pylori感染者，建议使用含四环素和甲硝唑的铋剂四联方案，或头孢呋辛代替阿莫西林的铋剂四联方案（表12）。建议使用克拉霉素、左氧氟沙星和甲硝唑两两组合的铋剂四联方案时，使用全剂量（1600 mg/d）甲硝唑（弱推荐，专家共识）。

实施建议：建议在有条件的情况下，考虑将基于耐药基因突变检测或细菌培养联合AST的个体化诊治用于青霉素过敏H.pylori感染者的根除治疗。

证据总结和推荐理由：5% ~ 10%的H.pylori感染者存在青霉素过敏，这部分患者H.pylori感染的根除治疗面临困难。临床上因为各种原因无法使用阿莫西林的患者比例远高于真正过敏患者，其原因包括既往青霉素过敏史、青霉素皮试阳性、不具备皮试条件、其他不良反应等，但其中只有很少一部分患者是免疫介导的过敏反应。临床医师应仔细询问相关病史，排除混杂因素，在符合临床规范要求的前提下，根除方案中尽可能保留阿莫西林。我国克拉霉素、左氧氟沙星和甲硝唑的耐药率均已明显升高，含有这些药物的方案，尤其是上述药物常规剂量两两组合的方案，用于青霉素过敏患者的H.pylori感染根除治疗的疗效通常不佳。

表11　难治性幽门螺杆菌感染的铋剂四联方案中推荐

抗生素组合	抗生素1	抗生素2
组合1	四环素500 mg、3 ~ 4次/天	甲硝唑400 mg、4次/天
组合2	阿莫西林1.0 g、2 ~ 3次/天	呋喃唑酮100 mg、2次/天
组合3	四环素500 mg、3 ~ 4次/天	呋喃唑酮100 mg、2次/天
组合4	阿莫西林1.0 g、2 ~ 3次/天	四环素500 mg、3 ~ 4次/天
组合5	阿莫西林1.0 g、2 ~ 3次/天	甲硝唑400 mg、4次/天

表 12　青霉素过敏幽门螺杆菌感染的铋剂四联方案中推荐的抗生素组合

抗生素组合	抗生素1	抗生素2
组合1	四环素500 mg、3 ~ 4次/天	甲硝唑400 mg、3 ~ 4次/天
组合2	头孢呋辛500 mg、2次/天	左氧氟沙星500 mg、1次/天
组合3	克拉霉素500 mg、2次/天	甲硝唑400 mg、4次/天

　　一项大样本、多中心队列研究显示，含四环素和甲硝唑的铋剂四联方案取得较好的根除效果，但由于我国四环素临床上不易获得，该方案的应用受到限制。其他各种备选方案包括使用头孢呋辛替代阿莫西林，增加甲硝唑的剂量和频次，使用半合成四环素（如米诺环素），使用P-CAB加强胃酸抑制等。

三、推荐意见的适用性

　　抗生素耐药模式和宿主基因型是影响H.pylori感染根除治疗有效性的2个主要因素，许多低和中等收入国家都与中国具有相似的抗生素耐药模式，如克拉霉素、左氧氟沙星和甲硝唑的高耐药率。这些国家的卫生系统通常缺乏资源，并且面临相似的社会因素（如认识水平低下）和技术（如感染的诊断性或实验室检测）挑战，加剧了抗生素的不合理使用。因此，本CPG中的推荐也适用于资源有限且具有相似抗生素耐药模式的国家。

四、结束语

　　虽然发达国家的H.pylori感染率逐步降低，但发展中国家的感染率仍然很高，导致沉重的公共卫生负担。面临的更严峻挑战是低和中等收入国家明显升高的抗生素耐药率。国际临床应用指南无法充分满足低和中等收入国家临床医师的实际需求。

　　在全球范围内，三联方案是较早期的主要根除。

　　治疗方案，而经典铋剂四联方案（PPI、铋剂、甲硝唑和四环素）近年来开始逐渐流行。相比之下，铋剂四联疗法（国际上又称为三联方案加铋剂）在近10年已成为中国的主要根除治疗方案。铋剂的作用机制尚未完全明确，但其针对H.pylori的直接抗菌活性已被证实。中国、韩国和欧洲的研究报告显示，尽管抗生素耐药率很高，但联合铋剂（即疗程为14 d的三联方案加铋剂）可提高根除率。铋剂治疗的主要获益是能够将抗生素耐药H.pylori感染的根除治疗成功率提高30% ~ 40%。铋剂安全、有效、价格低廉，使得铋剂四联方案成为根除治疗的首选。

　　本共识与指南提供了12项主要推荐意见的概要，以及支持每项推荐意见的临床研究数据摘要（表13）。

表13 12项推荐意见和证据强度总结

序号	推荐意见和证据强度
1	建议在H.pylori感染初次和再次根除治疗中使用铋剂四联方案，疗程为14 d（强推荐，中等质量）。除了PPI和铋剂，推荐的抗生素组合见表3（强推荐，中等质量）
2	铋剂四联方案和高剂量双联方案均可用于H.pylori感染初次和再次根除治疗（弱推荐，低质量）
3	在铋剂四联方案中，不推荐常规使用双倍剂量PPI根除治疗H.pylori感染（弱推荐，中等质量）
4	对于含PPI的铋剂四联方案和含钾离子竞争性酸阻滞剂的铋剂四联方案，均被推荐作为H.pylori感染初次和再次根除治疗方案（弱推荐，低质量）
5	在经验性治疗H.pylori感染时，推荐根据抗生素用药史调整H.pylori感染初次和再次根除治疗方案（强推荐，中等质量）
6	不建议在初次根除治疗中常规进行抗生素药敏试验（弱推荐，中等质量），但鼓励在补救治疗中实施抗生素药敏试验
7	建议以下情况考虑铋剂四联方案联合某些中药治疗（有条件推荐，低质量）：①在铋剂四联方案低根除率地区实施经验性治疗；②患者存在难治性H.pylori感染。此外，在铋剂过敏、存在明显不良反应或无法获取时，可考虑用某些中药替代铋剂四联方案中的铋剂
8	在肠道微生态不稳定的患者中，建议在H.pylori感染初次和再次根除治疗中使用铋剂四联方案联合益生菌治疗（有条件推荐，中等质量）
9	在H.pylori感染初次和再次根除治疗中，现有研究证据虽不支持但也不反对三联方案联合益生菌治疗（无推荐，极低质量）
10	在H. pylori感染初次和再次根除治疗中，不建议使用三联方案联合胃黏膜保护剂治疗（弱推荐，专家共识）
11	对于难治性H.pylori感染，建议①使用铋剂四联方案进行经验性根除治疗，除了PPI和铋剂，推荐使用表4中的抗生素组合；②有条件的情况下进行细菌培养和抗生素药敏试验指导下的个体化治疗（弱推荐，专家共识）
12	对于青霉素过敏的H.pylori感染者，建议使用含四环素和甲硝唑的铋剂四联方案，或头孢呋辛代替阿莫西林的铋剂四联方案（表5）。建议使用克拉霉素、左氧氟沙星和甲硝唑两两组合的铋剂四联方案时，使用全剂量（1600 mg/d）甲硝唑（弱推荐，专家共识）

注：H.pylori为幽门螺杆菌；PPI为质子泵抑制剂。

引自：中华医学会消化病学分会幽门螺杆菌学组.2022中国幽门螺杆菌感染治疗指南，2022，中华消化杂志，42（11）：745-756.

中国慢性胃炎诊治指南（2022）

胃炎指各种病因引起的胃黏膜炎症，显微镜下表现为组织学炎症。慢性胃炎是由多种病因引起的胃黏膜慢性炎症，是主要由幽门螺杆菌（H.pylori）感染所引起的临床常见病。按照慢性胃炎分类的悉尼系统，可将慢性胃炎分为慢性非萎缩性胃炎和慢性萎缩性胃炎。虽然慢性胃炎并非急重症或疑难病，但因其系多种胃病或其他器官疾病的基础疾病，影响人们的生活质量和生命健康，从而为广大医务工作者和病患所重视。

自2017年制定《中国慢性胃炎共识意见（2017年，上海）》以来，国际上出台了《2019年欧洲指南更新：胃癌前疾病和癌前病变管理指南》《预防胃癌的H.pylori筛查与根除的台北共识》《美国胃肠病学会胃黏膜肠上皮化生的临床诊治指南》《美国胃肠病学会萎缩性胃炎诊断与管理专家意见》等一系列相关的共识和指南。美国《施莱辛格-福德特兰胃肠病学（第11版）》"胃炎和胃病"章节也作了部分更新；我国《第六次全国幽门螺杆菌感染处理共识报告（非根除治疗部分）》亦顺利颁布。此外，慢性胃炎与胃癌的相关性进展、根除H.pylori对萎缩性胃炎癌变的预防作用、内镜和病理诊断手段包括人工智能技术等均取得长足进步表明更新慢性胃炎共识意见势在必行。为此，由中华医学会消化病学分会主办、上海交通大学医学院附属仁济医院消化学科暨上海市消化疾病研究所承办的《中国慢性胃炎诊治指南（2022年，上海）》研讨会议（以下简称研讨会）于2022年12月24日在上海召开。

一、指南形成方法

本指南涉及慢性胃炎的流行病学特征，病因和分类，临床表现，内镜诊断、随访的意义与人工智能的应用，病理组织学检查，实验室检查，治疗原则和策略，慢性萎缩性胃炎的转归及其影响因素和癌变预防，国内外有关萎缩性胃炎的争议问题这九大类临床问题，包含53项推荐意见，由中华医学会消化病学分会的16位专家组成撰写小组撰写草稿，按照循证医学研究对象、干预措施、对照、结局（PICO）原则进行撰写，并在研讨会前对指南草案进行反复讨论和修改。研讨会期间来自全国的99名消化病学专家认真听取撰写小组专家针对每项推荐意见的汇报，在充分讨论后采用改良德尔菲法无记名投票形式通过或放弃本推荐意见。推荐意见的证据质量等级和推荐强度分级标准参照美国内科医师协会临床指南委员会标准（表14、表15）。针对每项推荐意见，投票意见为完全同意和（或）基本同意者＞80%则视为通过；相反，则全体成员再次讨论；若第2次投票仍未达到前述通过所需要求，则当场修改后进行第3次投票，确定接受或放弃该项推荐意见。

二、临床问题和推荐意见

1. 临床问题1：慢性胃炎的流行病学特征

推荐意见1-1：慢性胃炎是我国人群最常见的消化系统疾病；我国慢性萎缩性胃炎的患病率较高。

证据质量：高；推荐强度：强推荐。

慢性胃炎是我国人群最常见的消化系统疾病，目前我国基于内镜诊断的慢性胃炎患病率接近90%。H.pylori感染是慢性胃炎发生的主要病因，Meta分析显示全球约44.3%的人口感染H.pylori，其中高达99.4%的H.pylori感染者会进一步发展为慢性活动性胃炎，即H.pylori相关性胃炎。我国H.pylori的感染率为40.6% ~ 55.8%，因此，慢性胃炎的患病率较高。

美国胃肠病学会估计美国人群慢性萎缩性胃炎的患病率约为15%。我国慢性萎缩性胃炎的流行病学数据缺乏，国内一项大规模横断面调查显示，在8892例经内镜诊断为慢性胃炎的患者中，慢性萎缩性胃炎和慢性非萎缩性胃炎的构成比分别为17.7%和82.3%，且内镜诊断为慢性萎缩性胃炎的比例低于组织学诊断（25.3%）。一项Meta分析显示，若以组织学诊断为"金标准"，胃镜诊断慢性萎缩性胃炎的准确率仅为50.3%。因大部分慢性萎缩性胃炎患者无明显消化道症状或未行内镜检查，慢性萎缩性胃炎的实际患病率可能更高，估算我国整体人群的慢性萎缩性胃炎患病率＞20%。

慢性胃炎亦可根据病因分为H.pylori胃炎和非H.pylori胃炎，H.pylori胃炎京都全球共识将H.pylori胃炎定义为感染性疾病。随着对H.pylori重视程度的提升和H.pylori筛查、根除的推广，我国H.pylori的感染率正以每年0.9%的趋势缓慢下降，慢性萎缩性胃炎的患病率亦有望下降。

表14　美国内科医师协会临床指南委员会制定的证据质量等级标准

证据质量等级	内容
高	确信真实效果接近预期效果
中等	对预期效果有中等把握：真实效果可能接近预期效果，但也可能两者差别很大
低	对预期效果的把握有限：真实效果可能与预期效果差异很大

表15　美国内科医师协会临床指南委员会制定的推荐强度分级标准

推荐强度分级	证据质量	利弊权衡	适用患者群体	决策含义
强推荐	高或中等质量，只在少数情况下允许低质量	明确显示利大于弊或弊大于利	在大多数情况下适用于大多数患者	只有强推荐的决策可被用作评价指标
条件推荐（弱推荐）	高、中等或低质量	利弊不确定	适用于很多患者但根据情况和患者价值观与偏好性会有差异	决策制定需综合考虑利弊，也更有可能因地区而异。评价需侧重对管理方案行充分审议的事实

推荐意见1-2：慢性胃炎的患病率一般随年龄增长而上升。

证据质量：高；推荐强度：强推荐。英国胃肠病学会的胃癌管理指南指出，慢性萎缩性胃炎发生风险与年龄呈正相关，且男性略高于女性。美国一项研究对6年期间接受胃镜检查的48万例受试者进行分析，其中慢性活动性胃炎患病率约由20岁的5%升至40岁的12%，慢性萎缩性胃炎患病率约由60岁的5%升至80岁的10%，此后年龄每增长10

岁，慢性萎缩性胃炎患病率约增高5%。慢性萎缩性胃炎发病的年龄依赖特征与H.pylori感染关系密切。

我国最新的H.pylori家庭感染管理共识指出，H.pylori感染主要发生在儿童和青年时期，且感染率随年龄增长而升高。一项针对我国甘肃省武威市2163名居民的横断面研究表明，< 35岁人群的H.pylori感染率随年龄增长不断升高，于35 ~ 40岁达到峰值。随着H.pylori持续感染时间的累积和炎症反应对胃黏膜损伤的进一步加剧，导致慢性萎缩性胃炎的发生风险不断增高。与此同时，慢性萎缩性胃炎的发病率亦会随我国人口老龄化进程加深而呈上升趋势。

推荐意见1-3：慢性萎缩性胃炎的患病率与胃癌发病率呈正相关。

证据质量：高；推荐强度：强推荐。

慢性萎缩性胃炎与胃癌的发生关系密切，属于胃癌的癌前疾病，国外文献多统称为广义的癌前病变。慢性萎缩性胃炎是慢性胃炎按照Correa模式向胃癌进展的重要阶段，是H.pylori感染、环境和遗传因素共同作用的结果，与胃癌的发病率呈正相关。在不同国家或地区的人群中，慢性萎缩性胃炎的患病率存在差异，可能与H.pylori感染率不同有关。我国胃黏膜癌前状态和癌前病变的处理策略专家共识指出，累及全胃的伴或不伴肠上皮化生（肠腺化生、肠化）的重度慢性萎缩性胃炎具有较高的胃癌发生风险。

2. 临床问题2：慢性胃炎的病因和分类

推荐意见2-1：H.pylori感染是慢性胃炎最主要的病因。

证据质量：高；推荐强度：强推荐。

70% ~ 90%的慢性胃炎患者胃黏膜有H.pylori感染，感染一般难以自发清除，从而导致慢性感染。H.pylori感染引起慢性胃炎发病的因果关系符合科赫（KoCH）法则；H.pylori胃炎是一种感染性疾病。H.pylori感染引起胃炎的机制与细菌毒力因子直接或通过免疫反应间接损伤胃黏膜、诱发炎症反应有关。H.pylori感染者几乎均可发生慢性活动性胃炎，部分H.pylori感染者在慢性胃炎基础上可发生胃黏膜萎缩和（或）肠化。

推荐意见2-2：胆汁反流、长期服用非甾体抗感染药（NSAID）和（或）阿司匹林等药物和酒精摄入是慢性胃炎相对常见的病因。

证据质量：中等；推荐强度：强推荐。

胆汁、NSAID和（或）阿司匹林等药物、酒精可通过不同机制损伤胃黏膜，这些因素长期损伤胃黏膜所导致的疾病，其炎症反应较轻，本应属于胃病范畴，但通常仍将其作为胃炎。这些因素是H.pylori阴性慢性胃炎相对常见的病因。

推荐意见2-3：自身免疫因素在自身免疫性胃炎（AIG）发病中起主要作用，该类型胃炎在我国较少见。

证据质量：高；推荐强度：强推荐。

机体免疫功能异常导致自身抗体如抗胃壁细胞抗体和抗内因子抗体产生，抗胃壁细胞抗体可引起胃体黏膜炎症、萎缩，抗内因子抗体可导致维生素B_{12}吸收不良。AIG主要表现为胃体萎缩性胃炎，伴有血和（或）胃液抗胃壁细胞抗体和（或）抗内因子抗体阳性，严重者因维生素B_{12}缺乏而有恶性贫血表现。AIG的发病与遗传因素相关，研究发现一些遗传易感基因，例如人类白细胞抗原（HLA）–DRB103和HLADRB104与AIG相关，H.pylori感染可能是部分AIG的始发因素。AIG在北欧和北美国家报道较多，而我国少有报道。美国人群中AIG的患病率为0.5%～2.0%，而伴有维生素B_{12}缺乏的恶性贫血型AIG的患病率为0.15%～1.00%。AIG的发生具有性别倾向性，女性患者的比例高于男性。AIG可与自身免疫性甲状腺炎等自身免疫病伴存。

推荐意见2-4：慢性胃炎的分类尚未统一，一般基于其病因、内镜所见、胃黏膜病理变化和胃炎分布范围等相关指标进行分类。

证据质量：中等；推荐强度：强推荐。

目前一般基于悉尼系统（病因、胃黏膜萎缩、胃炎分布范围等）进行慢性胃炎分类。世界卫生组织国际疾病分类第11版胃炎分类见表16。

表16 世界卫生组织国际疾病分类11版胃炎分类

胃炎分类	胃炎分型
DA42.0自身免疫性胃炎	无
DA42.1幽门螺杆菌引起的胃炎	无
DA42.2嗜酸细胞性胃炎	4A83.0食物诱发的嗜酸细胞性胃肠炎
DA42.3淋巴细胞性胃炎	无
DA42.4变应性胃炎	DA42.40免疫球蛋白E介导的超敏反应引起的变应性胃炎 DA42.41非免疫球蛋白E介导的超敏反应引起的变应性胃炎 DA42.4Y其他特指的变应性胃炎 DA42.4Z未特指的变应性胃炎
DA42.5十二指肠胃反流引起的胃炎	无
DA42.6巨大肥厚性胃炎（MéNétRieR病）	无
DA42.7具有特异性内镜或病理学特征的病因不明的胃炎	DA42.70病因不明的急性非萎缩性（浅表性）胃炎 DA42.71病因不明的慢性非萎缩性（浅表性）胃炎 DA42.72病因不明的急性出血性胃炎 DA42.73病因不明的慢性萎缩性胃炎 DA42.74病因不明的化生性胃炎 DA42.75病因不明的肉芽肿性胃炎 DA42.76病因不明的肥厚性胃炎 DA42.7Y其他特指的具有特异性内镜或病理学特征的病因不明的胃炎
DA42.8外部原因引起的胃炎	DA42.80酒精性胃炎 DA42.81放射性胃炎 DA42.82化学性胃炎 DA42.83药物性胃炎 DA42.8Z未特指的外部原因引起的胃炎

续表

胃炎分类	胃炎分型
DA42.9胃蜂窝织炎	无
DA42.Y其他特指的胃炎	无
DA42.Z未特指的胃炎	无

推荐意见2-5A：基于病理所见可将慢性胃炎分为慢性萎缩性胃炎和慢性非萎缩性胃炎两大类。

证据质量：高；推荐强度：强推荐。

推荐意见2-5B：基于胃炎分布范围可将慢性胃炎分为胃窦为主胃炎、胃体为主胃炎和全胃炎三大类。

证据质量：中等；推荐强度：强推荐。

按照悉尼系统分类方法，慢性胃炎分为慢性萎缩性胃炎和慢性非萎缩性胃炎两大类；而胃黏膜萎缩可分成单纯性萎缩和化生性萎缩，胃黏膜腺体有肠化者属于化生性萎缩。胃体为主胃炎尤其是伴有胃黏膜萎缩者，多数胃酸分泌减少，发生胃癌的风险增加；胃窦为主胃炎者多数胃酸分泌增多，发生十二指肠溃疡的风险增加。胃炎的该种分类方法有助于预测其并发症发生风险。

推荐意见2-6：其他特殊类型胃炎包括巨大肥厚性胃炎、嗜酸细胞性胃炎、淋巴细胞性胃炎、肉芽肿性胃炎、感染性胃炎、放射性胃炎和化学性胃炎。

证据质量：低；推荐强度：条件推荐。

除H.pylori感染外，同属螺杆菌属的海尔曼螺杆菌感染也是感染性胃炎的病因（<1%）之一；其他感染性胃炎可见于各种病原体的感染，包括结核分枝杆菌、梅毒螺旋体、念珠菌和寄生虫等，但均少见。嗜酸细胞性胃炎、淋巴细胞性胃炎、肉芽肿性胃炎、巨大肥厚性胃炎、放射性胃炎和化学性胃炎等相对少见。随着我国克罗恩病发病率的上升，肉芽肿性胃炎的诊断率可能会有所升高。巨大肥厚性胃炎和嗜酸细胞性胃炎的报道相对较多。巨大肥厚性胃炎病因不明，病例报道提示巨细胞病毒和H.pylori感染可能与之相关。嗜酸细胞性胃炎与食物过敏原介导的慢性炎症反应相关。淋巴细胞性胃炎与H.pylori感染、乳糜泻等相关。放射性胃炎可由急、慢性放射性损伤所致。肉芽肿性胃炎可分为感染性和非感染性，前者见于各种病原体感染，后者与异物、克罗恩病、嗜酸性肉芽肿和过敏性肉芽肿等相关。

推荐意见2-7：部分其他自身免疫病可引起或伴随慢性胃炎，患者常合并上腹部非特异性消化不良症状。

证据质量：中等；推荐强度：强推荐。

风湿性疾病如系统性红斑狼疮、系统性硬化症、皮肌炎、干燥综合征、类风湿关节炎等均可引起慢性胃炎，其临床表现为非特异性，如腹痛、恶心、呕吐、厌食、吞咽困难等。克罗恩病可累及从口腔至肛门的任何部位，约7%的克罗恩病患者有胃部受累，多见于年轻患者。自身免疫性胰腺炎也可引起胃炎，其病理特征为胃黏膜固有层弥漫性淋巴浆细胞浸润和免疫球蛋白G4/免疫球蛋白G比值增高（特别是在胃黏膜固有层下部），血清免疫球蛋白G4水平也可能升高。

推荐意见2-8：心力衰竭、慢性肾衰竭、门静脉高压症和糖尿病等也可引起慢性胃炎。

证据质量：中等；推荐强度：条件推荐。

慢性肾功能不全定期血液透析的患者可引起慢性胃炎，患病率约为50%，表现为胃节律失常和胃排空延迟。心力衰竭、门静脉高压症、糖尿病和甲状腺疾病等也可导致慢性胃炎，一般为慢性非萎缩性胃炎。荨麻疹患者在疾病发作期常出现胃炎症状，可能与血清中组胺升高有关。

3. 临床问题3：慢性胃炎的临床表现

推荐意见3-1：慢性胃炎无特异性临床表现，部分患者可无任何症状，有症状者主要表现为持续或反复发作上腹痛、腹胀和饱胀感等，与消化不良症状谱相似。

证据质量：高；推荐强度：强推荐。

我国一项多中心研究纳入8892例慢性胃炎患者，结果显示13.1%的患者无任何症状，有症状者按发生率高低依次表现为上腹痛（52.9%）、腹胀（48.7%）、餐后饱胀（14.3%）和早饱感（12.7%），近1/3的患者同时存在2个以上上述症状，与功能性消化不良症状谱相似。中华医学会消化病学分会胃肠动力学组对来自全国25家医院经胃镜检查诊断为慢性胃炎的750例门诊患者的问卷调查显示，根据症状发生率高低，常见症状依次为饱胀感（73.4%）、上腹不适（63.1%）、上腹痛（61.3%）和嗳气（52.2%），除上腹痛外，其余症状均在餐后出现或加重。日本一项纳入9125例慢性胃炎的临床研究中，40%的患者有消化不良表现，慢性胃炎患者的临床表现和精神心理状态与功能性消化不良患者比较，差异均无统计学意义（均$P > 0.05$）。Carabotti等的研究发现，胃窦局灶性胃炎患者的消化不良症状与全胃炎患者比较，差异无统计学意义（$P > 0.05$）。Red é eN等发现不同内镜下表现和病理组织学结果的慢性胃炎患者症状的严重程度与内镜所见和病理组织学分级无明显相关性。

中青年慢性活动性胃炎以H.pylori胃炎为主，70%无消化不良症状；老年慢性胃炎病因除H.pylori感染外，因服用NSAID、合并胆汁反流、其他理化因素损伤等导致有症状者较中青年患者多，且症状更严重。一项纳入262例功能性消化不良患者的回顾性研究显示，胆汁反流性胃炎患者上腹部烧灼疼痛更明显。NSAID相关性胃炎中，高达40%的患者会出现上腹部不适、隐痛，恶心、呕吐，上腹饱胀，以及嗳气、食欲减退等症状，严重并发症如溃疡穿孔的发生风险增加5～8倍，溃疡出血的发生风险增加3～5倍。

推荐意见3-2：慢性胃炎患者伴有消化不良症状可能与心理应激、睡眠障碍、焦虑抑郁情绪等有关，需重视慢性胃炎与消化心身疾病共病情况。

证据质量：中等；推荐强度：条件推荐。

随着医学模式向生物-心理-社会医学模式转变，部分慢性胃炎患者因合并心理应激、睡眠障碍、焦虑抑郁情绪或非特异性躯体化症状，被认为属于消化心身疾病范畴。杨其法等对社区居民慢性胃炎危险因素进行了病例对照研究，多因素logistic回归分析发现，在引发慢性胃炎的主要因素中，睡眠障碍排第4位（OR = 1.438）。德国一项对4181名18～79岁社区居民的健康体检资料分析显示，具有焦虑状态的居民合并慢性胃炎与未合并慢性胃炎的比例分别为27.0%和15.3%。除焦虑外，慢性胃炎症状的严重程度与心理应激也呈正相关，其影响因素主要包括职业压力、不良的进食习惯和生活方式等。我国一项对300例慢性胃炎患者的研究发现，精神心理因素与慢性胃炎的黏膜病变程度密切相关，焦虑、抑郁、负性事件、精神压力和某些人格特征与慢性萎缩性胃炎和肠化可能存在双向因果关系。

推荐意见3-3：AIG常无特异性症状，随病情进展可先后出现缺铁性贫血（IDA）、恶性贫血、维生素B12缺乏相关周围神经病变等，并发1型胃神经内分泌肿瘤、胃腺癌，伴发其他自身免疫病（如1型糖尿病、自身免疫性甲状腺炎）的风险增加。

证据质量：高；推荐强度：强推荐。

AIG患者在发生胃体萎缩前无典型临床表现，进展至胃体萎缩后，老年患者以维生素B_{12}缺乏相关神经系统症状多见，而年轻患者常因消化道症状或IDA而就诊。随着胃黏膜萎缩进行性加重，AIG患者会逐渐出现铁、维生素B_{12}、叶酸等必需微量物质吸收障碍，临床上主要引起恶性贫血、IDA、周围神经病变等。一项多中心研究报道，48.3%（316/654）的AIG患者存在贫血，男女比为1：2.3，其中恶性贫血占41.8%（132/316），IDA占35.4%（112/316），IDA在年轻女性患者中更为常见，而恶性贫血在老年男性患者中常见。一项纳入593例AIG患者的研究发现，维生素B_{12}缺乏引起的神经系统症状可能出现在血液系统症状之前，可引发脊髓亚急性联合变性，主要表现为四肢远端或双下肢对称性麻木、步态不稳等。1型胃神经内分泌肿瘤的发生与AIG密切相关，是由于AIG导致壁细胞减少，低胃酸水平刺激胃泌素大量分泌所致。AIG患者常合并其他自身免疫病，与自身免疫性甲状腺炎和1型糖尿病发病的相关性强，发病率较健康人群增高3～5倍。研究表明约1/3的自身免疫性甲状腺炎患者和5%～10%的1型糖尿病患者同时患有AIG。

推荐意见3-4：前述特殊类型胃炎的临床表现各异。

证据质量：低；推荐强度：条件推荐。

淋巴细胞性胃炎缺乏特异性临床表现，常见消化不良、上腹痛、胃灼热、呕吐或体重减轻等症状；与H.pylori感染密切相关，部分患者可伴有乳糜泻。

轻型肉芽肿性胃炎无任何症状，病变范围大时，引起胃黏膜溃疡或胃排空障碍而出现上腹痛、腹胀、恶心、呕吐、消化道出血和贫血；或可导致幽门梗阻。

嗜酸细胞性胃炎临床表现与累及部位和范围相关，嗜酸性粒细胞以黏膜、黏膜下浸润为主时多见腹痛、恶心、呕吐，以浸润肌层为主时可出现幽门梗阻。

巨大肥厚性胃炎表现为渐进性、隐匿性的腹痛、恶心、呕吐症状，常伴有因严重蛋白质丢失导致的外周水肿。

4. 临床问题4：慢性胃炎内镜诊断、随访的意义与人工智能的应用

推荐意见4-1：慢性胃炎的内镜诊断主要依据普通白光或特殊成像方法所见的黏膜炎症变化，需与病理检查结果结合做出最终判断。

证据质量：高；推荐强度：强推荐。

慢性胃炎的基础病变多为炎症反应（充血渗出）或萎缩，以此将慢性胃炎分为慢性非萎缩性胃炎和慢性萎缩性胃炎，这也有利于与病理诊断统一。慢性非萎缩性胃炎内镜下可见黏膜红斑、出血点或斑块，黏膜粗糙伴或不伴水肿、充血渗出等基本表现。慢性萎缩性胃炎的诊断包括内镜诊断和病理诊断。慢性萎缩性胃炎内镜下可见黏膜红白相间，以白相为主，皱襞变平甚至消失，部分黏膜血管显露；可伴有黏膜颗粒或结节状等表现。肠化在内镜下表现为黏膜欠光滑或灰色斑，但白光内镜检查对肠化的诊断与病理检查结果之间的符合率较低。慢性胃炎可同时存在糜烂、出血或胆汁反流等征象，这些在内镜检查中可获得可靠的证据。糜烂分为平坦型和隆起型2种类型，平坦型表现为胃黏膜片状糜烂灶，病灶大小从针尖样到长径数厘米不等；隆起型又称疣状糜烂，可见单个或多个疣状、膨大皱襞状或丘疹样隆起，病灶长径为5～10 mm，顶端可见黏膜缺损或脐样凹陷，中央有糜烂。疣状胃炎包括成熟和未成熟2种类型，其中未成熟型隆起较低，病变可自行消失；成熟型隆起高峻，中央凹陷较小而深，病变持续存在。疣状胃炎发病机制和病因目前尚未完全阐明，一般认为疣状胃炎有癌变倾向，其出现异型增生的比例较高。疣状糜烂胃黏膜的胃小凹形态主要为稀疏粗大状、斑块状和绒毛状，单发的疣状糜烂须与早期胃癌鉴别。糜烂的发生可与H.pylori感染和服用引起黏膜损伤的药物等有关。因此，在诊断时应予以描述，如慢性非萎缩性胃炎或慢性萎缩性胃炎伴糜烂等。

染色内镜通过将染料喷洒至需观察的胃黏膜表面，或处理光谱信息，可强化病变组织与周围正常组织的对比度，提高内镜下诊断与病理检查的符合率。一项比较白光内镜与电子染色内镜诊断肠化效能的多中心、前瞻性研究显示，白光内镜诊断肠化的特异度为98%，灵敏度仅为53%，而电子染色内镜诊断肠化的特异度为97%，灵敏度提高至87%。慢性胃炎的内镜诊断须与病理检查结果结合做出最终判断。关于普通白光内镜下未发现明显异常改变或病变者，是否可描述为"胃镜下正常胃黏膜像"，值得进一步临床研究。

推荐意见4-2：推荐内镜下初步评估胃炎的H.pylori感染状态。

证据质量：中等；推荐强度：强推荐。

H.pylori 未感染的胃黏膜平滑而有光泽，胃体部大弯的皱襞细长、笔直，有时可见胃底腺息肉。胃角、胃体部小弯处观察到黏膜上皮下规律排列的集合小静脉（RAC）是无H.pylori 感染的重要特征，通过胃角、胃体部小弯 RAC 阳性作为排除 H.pylori 感染标准的灵敏度和阴性预测值均较高。H.pylori 感染内镜下通常表现为弥漫性发红、黏膜肿胀和黏液白浊。除此之外，内镜下还会出现萎缩、皱襞异常、黄色瘤和增生性息肉等表现。

推荐意见4-3：内镜下应评估萎缩、肠化的范围，电子染色放大内镜和显微内镜对慢性胃炎的诊断和鉴别诊断有一定价值。

证据质量：高；推荐强度：强推荐。

通过内镜判断内镜下胃黏膜萎缩的范围，有助于评价胃癌的发生风险。在内镜观察中，可根据木村－竹本分型（其临床意义和科学性可参照本指南"三、待解决的临床问题"）判断胃黏膜萎缩范围，萎缩界限从胃窦开始至小弯侧发展，不超过贲门者称

为闭合型，超过贲门向大弯侧发展则为开放型。闭合型和开放型又分别分为3个亚型。闭合型-1，萎缩界限局限在胃窦部；闭合型-2，萎缩界限超过胃角；闭合型-3，萎缩界限超过胃角且接近贲门。开放型-1，萎缩界限刚超过贲门；开放型-2，萎缩界限已遍及整个胃底；开放型-3，萎缩界限延伸至胃体。萎缩边界的变化可反映萎缩的范围和程度，闭合型-1→闭合型-2→闭合型-3→开放型-1→开放型-2→开放型-3为连续的变化过程，萎缩严重程度逐级递增。胃黏膜萎缩范围越广，发生胃癌的风险越高，内镜下开放型胃黏膜萎缩患者的胃癌风险是闭合型胃黏膜萎缩患者的8倍。一项纳入9378名研究对象的筛查研究同样显示，内镜下木村－竹本分型能够对筛查人群进行危险分层，且对人群随访具有指导意义。

应用染色内镜结合放大内镜可进一步观察黏膜表面的微细形态变化。显微内镜（包括激光共聚焦显微内镜和细胞内镜）光学活体组织检查（以下简称活检）技术对胃黏膜的观察可达细胞水平，能实时辨别胃小凹、上皮细胞、杯状细胞等细微结构变化，对慢性胃炎的诊断和组织学变化的分级（H.pylori 感染、萎缩和肠化）具有一定的参考价值。光学活检可选择性对可疑部位进行靶向活检，有助于提高活检取材的准确性，减少活检取材标本数。显微内镜与电子染色内镜相结合可进一步提高病变检出效能。

推荐意见4-4：组织学病理活检对慢性胃炎的诊断至关重要，应根据病变情况和需要进行活检。临床诊断时建议至少在胃窦（胃角）和胃体分别活检；可疑病灶处另取活检组织。有条件时，活检可在电子染色放大内镜和显微内镜引导下进行。

证据质量：中等；推荐强度：强推荐。

建议有条件的单位或行临床研究时，根据新悉尼系统的要求取5块标本，即在胃窦和胃体各取2块，在胃角取1块。胃窦2块组织取自距幽门2～3 cm处的小弯（A1）和大弯（A2），胃体2块组织取自距胃角近侧4 cm处的小弯（B1）和距贲门8 cm处的胃体大弯中部（B2）。临床诊断时可取2～3块标本，分别在胃窦（A1）、胃角和（或）胃体

（B1）部位取活检组织；病理标本应分瓶放置。

推荐意见4-5：应规范慢性胃炎的内镜检查报告，描述内容应包括H.pylori感染状态，萎缩、肠化的范围，疑似病变的部位、特征，以及胃镜活检的部位和标本数。

证据质量：低；推荐强度：强推荐。

应规范慢性胃炎的内镜检查报告，描述内容除胃黏膜病变部位和特征外，建议包括H.pylori感染状态，萎缩、肠化的范围，疑似病变的部位、特征，以及胃镜活检的部位和活检取材标本数等。慢性胃炎的完整诊断应包括分类、伴随征象、萎缩范围分级等。例如，慢性非萎缩性胃炎伴疣状糜烂，慢性萎缩性胃炎（闭合型-3，伴平坦糜烂）。

推荐意见4-6：经内镜和病理诊断为局限于胃窦的轻度萎缩性胃炎不一定需要定期进行内镜随访；涉及胃体的萎缩性胃炎，每1～3年进行1次内镜检查；当伴随其他胃癌危险因素时，则需更密切地进行内镜随访。

证据质量：低或中等；推荐强度：强推荐。

萎缩和肠化的程度和范围对预测胃癌有一定意义；对于局限在胃窦的轻度或中度慢性萎缩性胃炎，伴或不伴轻度肠化时，酌情进行内镜随访。当患者同时存在胃癌家族史、呈现不完全型肠化、萎缩与肠化的范围广泛，以及持续的H.pylori感染等胃癌危险因素时，建议至少每3年进行1次内镜随访并靶向活检。

多项临床研究证实病理的萎缩程度，以及可操作的胃炎评价系统（OLGA）和可操作的肠上皮化生评价系统（OLGIM）对胃癌的预测价值。重度萎缩性胃炎患者同时存在胃癌家族史时，约每年进行1次内镜随访检查的获益更大。此外，对于病理结果为异型增生（概念详述见下文"临床问题5"），而普通白光内镜检查未发现明确病变的患者，推荐立即进行高清内镜［放大内镜和（或）染色内镜］检查，并对可疑病变进行活检。参照欧洲共识并根据我国实际国情，活检结果为高级别上皮内瘤变（HGIN）或高级别异型增生时，立即复查高清胃镜，证实诊断后考虑内镜下处理甚至外科手术；活检结果是低级别上皮内瘤变（LGIN）或低级别异型增生时，6个月至1年复查高清内镜。美国学者则认为，即使是中重度萎缩性胃炎，也只需间隔3年进行1次胃镜监测，这不排除与美国胃镜检查费用较高和胃癌发病率较低有关。

与胃癌相关性较强的危险因素是H.pylori感染和胃癌家族史；血清学证实的恶性贫血也是胃癌的危险因素；此外，来自胃癌高发地区、胃次全切除术后≥15年、年龄≥45岁、男性、高盐摄入史和吸烟史也是胃癌不容忽视的危险因素。有研究提示巨大肥厚性胃炎可能与胃癌相关，因此，需要定期行内镜随访检查，对于不能排除癌变的患者，可行外科手术。淋巴细胞性胃炎可伴有淋巴瘤，随病程进展部分患者也可能发展为恶性淋巴瘤，应定期内镜随访检查。

为了便于监测、随访病灶，有条件时可考虑进行有目标的光学活检或胃黏膜定标活体组织检查（MTB），以提高活检阳性率和监测随访的准确性。萎缩病灶本身呈灶状分布，原定标部位变化不等同于未定标部位变化。不能简单拘泥于与上次活检部位的一致性而忽视对新发病灶的活检。目前认为萎缩或肠化的范围是判断萎缩与肠化严重程度的重要指标，而这是MTB结果无法显示的。

推荐意见4-7：建议AIG患者至少每3年进行1次内镜随访检查。

证据质量：低；推荐强度：条件推荐。

AIG的远期并发症是胃癌和胃神经内分泌瘤。有研究显示8.2%的AIG患者胃黏膜萎缩状态分期属于高危胃炎分期（OLGA Ⅲ ~ Ⅳ期）。一项Meta分析发现AIG患者胃癌和1型神经内分泌瘤的发生率高于普通人群，胃癌发生率为0.27%/人年，1型神经内分泌瘤的发生率为0.68%/人年。另一项长达20年的随访研究发现，AIG患者胃癌的发生风险较普通人群增高3倍，而1型神经内分泌瘤的发生风险则较普通人群增高13倍。

此外，多项Meta分析显示恶性贫血患者不仅胃肿瘤发病率增高，小肠腺癌、食管鳞状细胞癌、胆管癌和血液系统恶性肿瘤的发病率也增高，故有必要对AIG进行密切随访。结合欧洲指南和我国国情，推荐AIG患者至少每3年进行1次内镜随访检查，并且完善抗胃壁细胞抗体和抗内因子抗体检测，同时评估贫血程度和维生素B_{12}、铁缺乏情况；对于同时合并1型神经内分泌瘤的患者，建议内镜下切除，并且每1 ~ 2年进行1次内镜随访检查。对于病灶长径≥10 mm和（或）组织学分级＞2级的1型胃神经内分泌瘤，最新的欧洲胃肠内镜学会指南建议行内镜下切除后随访监测，即使是治愈性切除，也应每1 ~ 2年随访1次。

推荐意见4-8：人工智能具有综合胃黏膜图像信息、辅助识别H.pylori胃炎的价值，其真正的临床应用潜力需更多的临床研究来验证。

证据质量：低；推荐强度：条件推荐。

H.pylori胃炎准确的内镜诊断需要足够的技能培训，耗时、耗力且存在一定主观性。近年来，利用深度学习的人工智能在多个医学领域发挥愈加重要的作用，尤其是医学成像方面。2017年，ShiCHijo等通过回顾性收集30000余张胃镜图谱，建立了识别H.pylori胃炎的卷积神经网络（CNN），模型包括H.pylori阳性或阴性胃炎的首次CNN识别、H.pylori感染部位的2次CNN识别。首次CNN识别的灵敏度、特异度、准确性和诊断时间分别为81.9%、83.4%、83.1%和198s；第2次CNN识别的灵敏度、特异度、准确性和诊断时间分别为88.9%、87.4%、87.7%和194s；所有内镜医师（23名）识别的灵敏度、特异度、准确性和诊断时间分别为79.0%、83.2%、82.4%和（230±65）min。即与内镜医师相比较，基于CNN的内镜图像诊断H.pylori胃炎具有更高的准确性和更短的诊断时间。后期研究证实，与白光成像比较，伴有图像增强内镜的人工智能技术，如基于蓝激光成像、联动成像技术的人工智能模型具有更高的诊断水平，尤其在识别无H.pylori感染、现症H.pylori感染和H.pylori根除后胃炎方面，基于联动成像技术的人工智能模型具有与有资质的内镜医师类似的识别能力。多部位的多张内镜图像可显著提高识别H.pylori胃炎的能力，灵敏度达91.6%（95%置信区间88.0% ~ 94.4%），特异度达98.6%（95%置信区间95.0% ~ 99.8%），准确性达93.8%（95%置信区间91.2% ~ 95.8%）。2020年，基于人工智能识别H.pylori胃炎的系统综述和Meta分析显示，人工智能模型预测H.pylori胃炎的灵敏度、特异度、曲线下面积和诊断OR值分别为87%、86%、0.92和40（95%置信区间15 ~ 112），显示人工智能算法应用于H.pylori胃炎内镜诊断的良好性能，提出人工智能识别H.pylori胃炎在临床实践中的可行性，可作为避免操作者依赖或活检依赖的有效措施。

推荐意见4-9：人工智能具有辅助识别慢性萎缩性胃炎、肠化、异型增生的潜在价值。

证据质量：低；推荐强度：条件推荐。

慢性萎缩性胃炎、肠化、异型增生有进展至肠型胃癌的风险。传统的白光内镜诊断胃萎缩或肠化的可靠性不足，新兴的内镜技术如色素内镜、放大内镜、激光共聚焦显微内镜的应用，往往受到技术可行性和成本的阻碍。人工智能通过深度学习可发现更多抽象和有用的图像特性，有助于提高诊断的准确性、一致性和速度。

2020年，GuiMAR-es等首次使用胃镜真实世界图像，训练开发了针对慢性萎缩性胃炎的深度学习系统，该系统的总体准确率高于内镜专家诊断准确率（93%比80%，$P = 0.030$）。研究提出，针对胃癌前病变，深度学习可以克服传统白光内镜检查中较高的观察者间变异性。ZHANG等回顾性收集慢性萎缩性胃炎和慢性非萎缩性胃炎内镜图像，构建萎缩性胃炎识别和分级（轻、中、重度）的CNN模型，该CNN模型对萎缩性胃炎诊断的准确性、灵敏度和特异度分别为0.942、0.945和0.940，均高于专家组；对轻、中、重度萎缩性胃炎的检出率分别为93%、95%、99%，具有逐级升高的趋势。2021年LiN等回顾性收集我国不同地区14家医院的白光内镜图像和相应的胃活检组织，评估CNN模型同时识别萎缩性胃炎和肠化的准确性，结果显示该模型识别胃黏膜萎缩的曲线下面积、灵敏度、特异度、准确性分别为0.98、0.962、0.964、0.964；识别肠化的曲线下面积、灵敏度、特异度、准确性分别为0.99、0.979、0.975、0.976，内镜白光图像CNN模型识别萎缩性胃炎和肠化有很高的诊断准确率。因此，人工智能识别对于确定萎缩性胃炎的存在及其严重程度分级和发展过程具有巨大的潜在价值。

5．临床问题5：慢性胃炎的组织学病理检查需要注意的问题

推荐意见5-1：活检标本应足够大，取材深度应达到黏膜肌层。不同部位的标本需分开装瓶。内镜医师应向病理医师提供取材部位、内镜所见、内镜诊断和简要病史等临床资料。

证据质量：高；推荐强度：强推荐。

标本取材过浅（少）而未达黏膜肌层者，失去了判断有无萎缩和（或）严重程度的依据。组织学病理活检时应核实取材部位，且送检标本需按取材部位分开装瓶。此

外，临床和实验室检查资料亦非常重要，如嗜酸细胞性胃炎的诊断必须结合临床。严重 H.pylori 胃炎的胃体黏膜亦可有明显炎症反应或萎缩。内镜医师应向病理医师提供取材部位、内镜所见、内镜诊断和简要病史等临床资料，加强临床医师与病理医师的联系，有助于取得更多的反馈信息，如有无胆汁反流，用药史等。

推荐意见5-2：慢性胃炎有5种组织学变化，即H.pylori、慢性炎症、活动性、萎缩和肠化，分成无（0）、轻度（+）、中度（++）和重度（+++）4级。分级标准采用我国慢性胃炎的病理诊断标准（附录）和新悉尼系统的直观模拟评分法。

证据质量：高；推荐强度：强推荐。

新悉尼系统为提高国际间对慢性胃炎的交流一致率提出直观模拟评分法。我国慢性胃炎的病理诊断标准采用文字描述，内容具体且容易操作，与新悉尼系统基本类似。我国文字描述的病理诊断标准与新悉尼系统直观模拟评分图结合，可提高我国慢性胃炎病理诊断与国际诊断标准的一致性。对伴有活动性的弥漫性炎症而苏木精-伊红染色切片未发现H.pylori者，应通过特殊染色仔细寻找H.pylori，推荐采用较简便的吉姆萨（Giemsa）染色，也可按各病理室惯用的染色方法，有条件的机构可行免疫组织化学检测。胃肠黏膜是人体免疫系统的主要组成部分，存在生理性免疫细胞，主要为淋巴细胞、组织细胞、树突状细胞、浆细胞，这些细胞形态在常规苏木精-伊红染色下难以与慢性炎症细胞区分。建议病理医师结合内镜检查结果，在内镜检查无明显异常的情况下，若标本在高倍镜视野下平均每个腺管有1个单个核细胞浸润可不将其认定为"病理性"胃黏膜，而视作基本正常胃黏膜。

此外，需注意观察非H.pylori感染患者胃黏膜活检标本中胃黏膜深层和黏膜下层小血管内是否存在微血栓或机化血栓。黏膜浅层灶性出血和表面上皮脱落的组织学表现考虑为细小动脉血栓机化后再通所致，表面上皮的不完整加上胃酸的作用可能是导致患者出现上腹部不适症状的原因。

推荐意见5-3：慢性胃炎病理诊断应包括部位分布特征和组织学变化程度。有病因可循者应报告病因。胃窦与胃体炎症反应程度相差2级或以上时，加上"为主"修饰词，如"慢性（活动性）胃炎，胃窦为主"。病理检查应报告每块活检标本的组织学变化，推荐使用表格式慢性胃炎病理报告。

证据质量：中等；推荐强度：强推荐。

病理诊断应报告每块活检标本的组织学变化，可向临床医师反馈更详细的信息，有利于减少活检随机误差所造成的结论偏倚，便于进行临床治疗前后比较。表格式慢性胃炎病理报告可克服活检随机性的缺点，信息简明、全面，便于进行临床治疗前后比较。

推荐意见5-4：慢性胃炎病理活检显示固有腺体减少，即可诊断为萎缩性胃炎，不必考虑活检标本的萎缩块数和程度。临床医师可根据病理结果并结合内镜下表现，最后作出萎缩范围和程度的判断。

证据质量：中等；推荐强度：强推荐。

早期胃黏膜萎缩呈灶性分布。即使活检标本数少，只要病理活检显示固有腺体减少，即可诊断为萎缩性胃炎。需注意的是，任何引起黏膜损伤的病理过程均可能造成腺体数量减少，如于糜烂或溃疡边缘处取活检组织见腺体减少，不诊断为萎缩性胃炎；局限于胃小凹区域的肠化不诊断为萎缩；黏膜层出现淋巴滤泡不诊断为萎缩，应观察其周围区域的腺体情况来判断是否为萎缩；此外，活检组织取材位置太浅（未达黏膜肌层者）、组织包埋方向不当等因素均会影响萎缩情况的判断，不宜做出萎缩的病理诊断。

推荐意见5-5：肠化范围和亚型对预测胃癌发生风险均有一定的价值。

证据质量：中等；推荐强度：强推荐。

研究强调应重视肠化范围，范围越广，胃癌发生风险越高。有Meta分析提示，阿尔辛蓝 过碘酸希夫染色和高铁二胺 阿尔辛蓝染色等黏液染色区分的肠化分型对胃癌的预测亦有积极意义，不完全型和（或）大肠型肠化与胃癌发生更为密切。但从病理检测的实际情况来看，慢性胃炎的肠化以混合型居多，不完全型和（或）大肠型肠化的检出与活检标本数量密切相关，即存在取样误差的问题。

推荐意见5-6：异型增生（上皮内瘤变）是最重要的胃癌前病变。有异型增生（上皮内瘤变）者，应注明程度，建议使用二级分类法，如低级别和高级别异型增生（或LGIN和HGIN）。

证据质量：高；推荐强度：强推荐。

异型增生和上皮内瘤变大致是同义词，均属于胃癌前病变。上皮内瘤变是世界卫生组织国际癌症研究机构推荐使用的术语。不论国际还是国内，术语的应用和译法意见尚不一致，建议病理医师可同时使用异型增生和上皮内瘤变这2个术语。关于上述概念，不同的分类体系情况总结如下（表17）。

为合理界定胃肠道上皮肿瘤（GEN）的分类和分级，国际上先后召开了帕多瓦和维也纳国际共识会议，修订后的GEN分类（维也纳分类）贴近患者的临床处理，有利于患者的诊治，亦被世界卫生组织采纳。

活检诊断受标本取材位置过浅或抽样误差所局限。最终诊断应以能够显示GEN完全侵及的范围或最严重级别的内镜或外科切除标本的检查结果为依据。需要特别说明的是，胃癌的癌前情况包括癌前疾病（癌前状态）和癌前病变，前者包括慢性萎缩性胃炎伴或不伴肠化，后者主要指异型增生或上皮内瘤变。世界卫生组织明确称胃黏膜异型增生（上皮内瘤变）为胃癌前病变，在叙述萎缩和肠化时则仅认为是胃癌前情况。尽管国外学者常将癌前病变包括萎缩、肠化和异型增生，但国内的内科学教材和临床医师均认为胃癌前病变即特指异型增生。

推荐意见5-7：应重视贲门炎的诊断，必要时增加贲门部黏膜的活检。

证据质量：中等；推荐强度：条件推荐。

贲门炎是未受到重视的一种慢性胃炎类型，与胃食管反流病、巴雷特食管等存在一定关系，今后需加强研究。如怀疑反流性食管炎合并贲门炎时，宜增加贲门部黏膜的活检。

推荐意见5-8：内镜下胃体腺区域活检对AIG的早期诊断至关重要。

表17　与胃癌发生相关的组织学表型分类标准

分类标准	按照恶性风险增加顺序排列的分类内容
帕多瓦国际分类	第1类：无异型增生； 第2类：未确定异型增生； 第3.1类，低级别异型增生（低级别非浸润性瘤变）； 第3.2类，高级别异型增生（高级别非浸润性瘤变）； 第4类：疑似浸润性癌 第5类：浸润性腺癌
维也纳标准	第1类：无异型增生； 第2类：未确定异型增生； 第3类：非浸润性低级别瘤变（低级别腺瘤或低级别异型增生）；
维也纳标准	第4类：高级别瘤变 　4.1为高级别腺瘤或高级别异型增生； 　4.2为非浸润性癌； 4.3为疑似浸润性癌 第5类：浸润性瘤变 　5.1为黏膜内癌
改良维也纳标准	第1类：无异型增生 第2类：未确定异型增生 第3类：低级别腺瘤或低级别异型增生 第4类：高级别瘤变 　4.1为高级别腺瘤或高级别异型增生 　4.2为非浸润性癌 　4.3为疑似浸润性癌 　4.4为黏膜内癌
日本活检组织诊断框架	第1类：正常或非瘤变 第2类：未确定异型增生 第3类：腺瘤 第4类：疑似癌 第5类：癌（浸润性或非浸润性）
2019年世界卫生组织标准	1. 无异型增生或无上皮内瘤变 2. 未确定异型增生或未确定上皮内瘤变 3. 低级别异型增生或低级别上皮内瘤变（低级别腺瘤或低级别异型增生） 4. 高级别异型增生或高级别上皮内瘤变（高级别腺瘤或高级别异型增生） 5. 黏膜内浸润性瘤变（黏膜内癌）

证据质量：中等；推荐强度：强推荐。

　　AIG的主要病理变化发生在胃体腺黏膜的腺体分布区域，因此，内镜活检除在胃窦部钳取组织外，必须同时在胃体腺黏膜区域钳取组织，而且组织取材要足够深，推荐在胃体中部或胃底等明确的胃体腺黏膜区域钳取组织。

　　AIG的组织病理学改变可分为早期、活动期和进展期3个发展阶段。AIG胃体腺黏膜组织学主要特点如下。①炎症特点：胃体部黏膜炎症明显重于胃窦部黏膜，主要表现为淋巴细胞、浆细胞为主的慢性炎症细胞浸润的黏膜全层炎，且黏膜深层腺体区域炎症重于黏膜浅层。腺上皮内淋巴细胞浸润是相对明确的特征性表现；②腺体萎缩与化生性改变：固有的胃体腺形态不典型或缺失，常出现假幽门腺化生，可伴有肠化、胰腺腺泡化生；③神经内分泌细胞增生或神经内分泌瘤形成：腺上皮内出现神经内分泌细胞不同程度的增生（单纯性、线性、微结节样、腺瘤样、异型增生），直至神经内分泌瘤发生，必要时建议加做相关免疫组织化学染色证实；④胃内隆起病变或息肉：组织学形态多种多样，包括胃泌酸黏膜假性息肉、胃底腺息肉、胃增生性息肉（部分病例可伴有癌变）、幽门腺腺瘤、肠型腺瘤、神经内分泌瘤等。胃窦部黏膜无炎症或炎症轻微，一般不伴有腺体萎缩，可见G细胞增生，建议进行免疫组织化学染色证实。若伴有H.pylori现症或既往感染，胃窦部黏膜可出现萎缩和（或）肠化。此外，部分AIG患者合并H.pylori感染，此时胃体腺黏膜全层炎症均较严重，而胃窦部黏膜炎症以黏膜浅层最为严重。随着胃体腺黏膜腺体的消失，炎症明显减轻甚至近乎消退。值得注意的是，AIG患者胃酸分泌较少，有时胃内其他细菌滋生，根除H.pylori后尿素酶呼气试验仍阳性（H.pylori感染检测假阳性）可能是其他细菌所致，这时应该参考病理切片判断H.pylori存在与否。

　　推荐意见5-9：特殊类型胃炎确诊需结合病因、临床表现，并依赖内镜和病理检查联合诊断。

　　证据质量：低；推荐强度：条件推荐。

　　由于缺乏特异的临床表现，特殊类型胃炎确诊需要结合病因、临床表现，并依赖内镜和病理检查联合诊断。巨大肥厚性胃炎内镜下表现为胃黏膜皱襞巨大扭曲，病理检查显示胃小凹上皮增生、腺体弯曲和囊性扩张、平滑肌增生、泌酸腺黏膜萎缩、壁细胞和主细胞明显减少。嗜酸细胞性胃炎内镜下表现为黏膜红斑、糜烂和充血等，病理检查显示嗜酸性粒细胞浸润（＞30个/高倍镜视野）和（或）外周血嗜酸性粒细胞增多；还需排除消化道外疾病或寄生虫病的证据。淋巴细胞性胃炎常累及胃体和胃窦，表现为伴或不伴黏膜隆起的糜烂、阿弗他溃疡等；病理检查显示黏膜固有层可见淋巴细胞和浆细胞浸润，每100个表面上皮细胞中上皮内淋巴细胞数≥25个。肉芽肿性胃炎在显微镜下表现为可累及胃体或胃窦全层的肉芽肿改变。感染性胃炎据病原体的不同，内镜和病理表现各异，部分内镜下可表现为结节、肿块和溃疡等，黏膜表面披覆脓性分泌物，少数显微镜下可见病原体微生物。放射性胃炎在接受放射治疗后最初表现为弥漫性黏膜充血、水肿伴片状渗血，后续胃黏膜的损伤逐渐加重，进而出现内皮增殖、血管炎、闭塞性动脉内膜炎等黏膜下血管性病变，出现毛细血管的扩张、纤维化，甚至导致黏膜缺血、溃疡。化学性胃炎病理检查显示胃小凹上皮增生、平滑肌纤维增生和炎症细胞稀少。

6. 临床问题6：慢性胃炎的实验室检查

推荐意见6-1：临床就诊的慢性胃炎患者，如H.pylori感染情况未知，均建议行H.pylori检测。

证据质量：高；推荐强度：强推荐。

基于病因可将慢性胃炎分成H.pylori胃炎和非H.pylori胃炎两大类，70% ~ 90%的慢性胃炎为H.pylori胃炎。H.pylori胃炎一般无特异性临床表现，内镜检查观察胃黏膜未发现黏膜可见病变者不能排除存在H.pylori胃炎。因此，对于慢性胃炎患者进行H.pylori检测有助于明确病因和进一步治疗。

推荐意见6-2：H.pylori根除治疗后所有患者都应常规进行H.pylori复查，评估根除治疗的效果；最佳的非侵入性评估方法是^{13}C或^{14}C尿素呼气试验；评估应在治疗完成后至少4周进行。

证据质量：高；推荐强度：强推荐。

推荐所有患者均应在根除治疗后行H.pylori复查，多数患者根除治疗后无需复查胃镜，可采用非侵入性方法检测H.pylori，尿素酶呼气试验是最佳选择，粪便抗原试验可作为备选。应在根除治疗结束后至少4周进行H.pylori复查，此期间服用抗菌药物、铋剂和某些具有抗菌作用的中药或质子泵抑制剂（PPI）均会影响检测结果。对于胃癌高风险人群，建议根除H.pylori治疗后定期随访检测H.pylori。

推荐意见6-3：AIG应检测血清抗胃壁细胞抗体、抗内因子抗体和血清胃泌素以明确诊断，同时还应检测甲状腺功能和相关抗体以除外相关合并疾病。

证据质量：高；推荐强度：强推荐。

随着临床医师对胃神经内分泌肿瘤认识的提高，AIG的诊断率不断提高。对于内镜下发现胃体黏膜萎缩，特别是伴贫血的患者，需检测血清抗胃壁细胞抗体、抗内因子抗体明确诊断。由于AIG导致叶酸、维生素B_{12}吸收不良，并常合并自身免疫性甲状腺炎等自身免疫病，因此，同时检测血红蛋白、血清铁、维生素B_{12}、甲状腺功能和相关抗体，有助于指导后续治疗。AIG常合并其他疾病，1型胃神经内分泌肿瘤常发生在AIG基础上，故应同时检测血清胃泌素（如总胃泌素或胃泌素-34）。有研究表明AIG患者胃泌素-17呈升高趋势。另有研究显示嗜铬粒蛋白A与胃泌素呈正相关，抗胃壁细胞抗体和抗内因子抗体与嗜铬粒蛋白A联合检测提高了对AIG的预测性能。

7. 临床问题7：慢性胃炎的治疗原则和策略

推荐意见7-1：慢性胃炎的治疗应尽可能针对病因，遵循个体化原则。治疗目的是祛除病因、缓解症状、改善胃黏膜炎症反应和预防并发症。

证据质量：中等；推荐强度：强推荐。

慢性胃炎的治疗目的是祛除病因、缓解症状和改善胃黏膜组织学。慢性胃炎消化不良症状的处理与功能性消化不良相同。无症状、H.pylori阴性的慢性非萎缩性胃炎无需特殊治疗；但对于慢性萎缩性胃炎，特别是严重的慢性萎缩性胃炎或伴有异型增生的患者应注意预防其恶变。严重的萎缩性胃炎可能与某些维生素（如维生素 B_{12}）和微量元素（如铁、钙、镁和锌）等的吸收障碍有关，可适当补充。

巨大肥厚性胃炎缺乏有效的治疗手段，目前的治疗经验主要基于病例报道，包括抗生素、糖皮质激素和抑酸药物等。也有报道提示长效生长抑素可能对巨大肥厚性胃炎有效，需同时纠正低蛋白血症和贫血等。嗜酸细胞性胃炎需要寻找可能的过敏因素，去除过敏原，部分患者需要糖皮质激素治疗。感染性胃炎需应用恰当的抗生素治疗。

推荐意见7-2：饮食和生活方式的个体化调整是慢性胃炎治疗的合理建议。

证据质量：低；推荐强度：强推荐。

虽然尚无明确证据显示某些饮食摄入与慢性胃炎症状的发生存在因果关系，且亦缺乏饮食干预疗效的大型临床研究，但是饮食习惯的改变和生活方式的调整是慢性胃炎治疗的一部分。目前临床医师也常建议患者尽量避免长期大量服用引起胃黏膜损伤的药物（如NSAID）和改善饮食与生活习惯（如避免过多饮用咖啡、大量饮酒和长期大量吸烟）。

慢性胃炎患者若主诉某种食物会使症状加重或好转，或饮食频率、进餐量会影响其症状，临床医师可以建议患者改变食物种类、饮食频率和进餐量。

推荐意见7-3：伴胆汁反流的慢性胃炎可应用具有结合胆酸作用的胃黏膜保护剂，以及胃肠促动药和（或）抑酸药物。

证据质量：中等；推荐强度：强推荐。

胆汁反流是慢性胃炎的病因之一。幽门括约肌功能不全导致胆汁反流入胃，削弱或破坏胃黏膜屏障功能，使胃黏膜遭到消化液作用，产生炎症反应、糜烂、出血和上皮化生等病变。有结合胆酸作用的铝碳酸镁制剂可增强胃黏膜屏障并结合胆酸，从而减轻或消除胆汁反流所致的胃黏膜损伤。胃肠促动药如盐酸伊托必利、西尼必利、莫沙必利和多潘立酮等可防止或减少胆汁反流。小型对照研究显示，包括PPI在内的抑酸剂在缓解症状和改善内镜下表现方面有一定作用。必要时可酌情短期应用熊去氧胆酸制剂。

推荐意见7-4：应重视NSAID和（或）阿司匹林等药物对胃黏膜的损伤作用，对此类患者应进行综合评估，以判断是否停用该类药物，并加强抑酸和（或）胃黏膜保护治疗。

证据质量：高；推荐强度：强推荐。

引起胃黏膜损伤的临床常见药物主要有抗血小板药物、NSAID和（或）阿司匹林等。当出现药物相关胃黏膜损伤时，首先根据患者使用药物的治疗目的评估患者是否可停用该药物；对于需长期服用上述药物者，应筛查H.pylori并进行根除治疗，根据病情或症状严重程度选用PPI、H_2受体拮抗剂（H_2RA）或胃黏膜保护剂。

多项病例对照研究和随机对照试验显示，PPI是预防和治疗NSAID相关上消化道损伤的首选药物，优于H2RA和胃黏膜保护剂。有随机对照研究显示，PPI可能增加NSAID诱导的小肠损伤风险，必要时要注重全胃肠道黏膜保护。

对于服用缓释剂型NSAID者，其胃肠道暴露于药物的时间进一步延长，这部分患者即使每日服用1次PPI，在24H内仍有残余酸分泌，并继而产生胃肠道损伤风险。理论上，新型抑酸药钾离子竞争性酸阻滞剂（P-CAB）的持久抑酸作用有望更好地预防黏膜损伤。2项观察P-CAB对低剂量阿司匹林和非阿司匹林的NSAID长期服用者疗效的双盲、随机、非劣效性和单盲扩展研究发现，P-CAB对预防NSAID相关消化性溃疡复发有效且耐受性良好。

推荐意见7-5：慢性胃炎患者可根据症状选择单独或联合应用以下药物。

1. 有胃黏膜糜烂和（或）以上腹痛和上腹部烧灼感等症状为主者，可根据病情或症状严重程度选用胃黏膜保护剂、抗酸剂、H2RA、PPI。

证据质量：高；推荐强度：强推荐。

2. 以上腹饱胀、恶心、与进食相关的腹胀、纳差等为主要症状者，可考虑使用胃肠促动药和（或）消化酶制剂。

证据质量：低；推荐强度：强推荐。

3. 伴明显精神心理因素的慢性胃炎患者可用神经递质调节药物。

证据质量：高；推荐强度：强推荐。

胃酸和（或）胃蛋白酶在胃黏膜糜烂（尤其是平坦糜烂）、上腹痛或上腹部烧灼感等症状的发生中起重要作用，抗酸或抑酸治疗对愈合糜烂和消除上述症状有效。胃黏膜保护剂如吉法酯、替普瑞酮、铝碳酸镁制剂、瑞巴派特、硫糖铝、聚普瑞锌等可改善胃黏膜屏障，促进胃黏膜糜烂愈合，但对症状改善作用尚有争议。抗酸剂起效迅速但作用持续时间相对短暂，包括奥美拉唑、艾司奥美拉唑、雷贝拉唑、兰索拉唑、泮托拉唑和艾普拉唑等在内的PPI抑酸作用强而持久，可根据病情或症状严重程度选用。2022年2月25日国家药品监督管理局对PPI类药品说明书的内容进行统一修订，提到要警惕长期抑酸治疗可能诱发的骨折、低镁血症、艰难梭菌相关性腹泻，以及药物间相互作用。PPI主要在肝脏经细胞色素P450（Cytochrome P450，CYP）2C19、CYP3A4代谢，可能与其他药物发生相互作用，其中奥美拉唑的上述不良反应发生率最高；泮托拉唑和艾普拉唑与CYP2C19的亲和力低，雷贝拉唑主要经非酶代谢途径，这三者受CYP2C19基因多态性影响较小。在慢性胃炎的治疗中，建议PPI的应用遵循个体化原则，对于长期服用PPI者应掌握适应证、有效性和患者的依从性，并全面评估获益和风险。在一项多中心、前瞻性、单臂开放标签研究中，纳入10311例临床诊断为慢性胃炎且有症状的患者，给予法莫替丁20 mg/d治疗4周，结果显示法莫替丁可明显缓解患者上腹痛、上腹饱胀和胃灼热症状。上腹饱胀或恶心、呕吐的发生可能与胃排空迟缓相关，胃动力异常是慢性胃炎不可忽视的因素。一项Meta分析表明，胃肠促动药能显著控制消化不良症状（RR＝0.81，95%置信区间0.74～0.89）。胃肠促动药包括多巴胺D_2受体拮抗剂（如甲氧氯普胺），外周性多巴胺D_2受体拮抗剂（如多潘立酮），选择性5-羟色胺4受体激动剂（如莫沙必利），多巴胺D_2受体阻滞剂、5-羟色胺4受体激动剂和多巴胺受体拮抗剂（如西尼必利），以及有乙酰胆碱酯酶抑制双重作用的伊托必利。一项前瞻性、多中心、随机对照双盲研究显示盐酸伊托必利可显著改善消化不良症状。由此，2016年功能性胃肠病罗马Ⅳ标准指出，盐酸伊托必利可有效缓解腹胀、早饱等症状且不良反应发生率低。此外，可针对与进食相关的中上腹饱胀、纳差等消化不良症状应用消化酶制剂，推荐患者餐中服用，效果优于餐前和餐后服用，目的在于进食的同时提供充足的消化酶，以帮助营养物质的消化，缓解相应症状。消化酶制剂种类较多，我国常用的消化酶制剂包括米曲菌胰酶片、复方阿嗪米特肠溶片、胰酶肠溶胶囊、复方消化酶胶囊等。流行病学调查发现，精神心理因素与消化不良症状相关，尤其是焦虑症和抑郁症。抗抑郁药物或抗焦虑药物可作为伴有明显精神心理因素者，以及常规治疗无效和疗效差者的补救治疗，包括三环类抗抑郁药、选择性5-羟色胺再摄取抑制剂、5-羟色胺和去甲肾上腺素再摄取抑制剂、5-羟色胺3受体拮抗剂，以及小剂量多巴胺D_2受体拮抗剂氟哌噻吨与三环类抗抑郁药美利曲辛的复合制剂等。必要时可由相应专科医师评估并协助诊治。

推荐意见7-6：中国传统医药可用于慢性胃炎的治疗。

证据质量：低；推荐强度：条件推荐。

多种中药可缓解慢性胃炎的消化不良症状，甚至可能有助于改善胃黏膜病理状况，如摩罗丹、羔羊胃提取物维B_{12}胶囊、胃复春等可用于萎缩性胃炎的治疗；而荜铃胃痛颗粒、甘海胃康胶囊、养胃颗粒对上腹疼痛、上腹饱胀均有一定的缓解作用，可针对不同症状选择相应中药治疗。但目前尚缺乏国际上公认的多中心、安慰剂对照、大样本、长期随访的临床研究证据。

推荐意见7-7：证实H.pylori阳性的慢性胃炎，无论有无症状和并发症，均应进行H.pylori根除治疗，除非有抗衡因素存在。

证据质量：高；推荐强度：强推荐。

几乎所有H.pylori感染者（包括健康体检证实的无症状感染者）都存在不同程度的慢性活动性胃炎。根除H.pylori后胃黏膜活动性炎症可消退，慢性炎症反应也有不同程度减轻，其获益远大于可能的负面影响。因此，不管有无症状和（或）并发症，H.pylori胃炎均属感染性疾病，均应进行H.pylori根除治疗，除非有抗衡因素存在，抗衡因素包括患者伴存某些疾病、社区高再感染率、卫生资源优先度安排等。

此外，H.pylori感染诱发的炎症反应与胃黏膜萎缩和（或）肠化的发生、发展密切相关。根除H.pylori可延缓或阻滞胃黏膜萎缩和（或）肠化的发生、发展，并使部分患者的胃黏膜萎缩甚至肠化得到逆转，降低胃癌发生风险。

推荐意见7-8：H.pylori胃炎治疗采用我国2022H.pylori感染治疗指南推荐的铋剂四联方案和高剂量双联方案。

证据质量：高；推荐强度：强推荐。

我国2022H.pylori感染治疗指南推荐H.pylori根除方案为铋剂四联方案：PPI＋铋剂＋2种抗菌药物。这些方案目前在临床上被广泛使用，并受到国际权威共识的推荐。推荐经验性铋剂四联治疗方案疗程为14 d，除非当地的研究证实10 d治疗有效（根除率＞90%）。

常用的根除H.pylori抗生素中，甲硝唑、克拉霉素、左氧氟沙星的耐药率较高，阿莫西林、呋喃唑酮和四环素的耐药率相对较低。根除方案中抗生素组合的选择应参考当地人群中监测的H.pylori耐药率和个人抗生素使用史。

抑酸剂在H.pylori根除方案中起重要作用，选择作用稳定、疗效高、受CYP2C19基因多态性影响较小的PPI，可提高H.pylori根除率。新一代抑制胃酸的药物P-CAB具有更强效、更持久的抑酸作用，且不受宿主药物代谢基因型多态性的影响，有助于进一步提高H.pylori根除率。

此外，近年来还有研究表明，高剂量双联方案与铋剂四联方案疗效相当，且不良反应少，可作为一线经验性治疗方案。

8. 临床问题8：慢性萎缩性胃炎的转归及其影响因素和癌变预防

推荐意见8-1：慢性胃炎特别是慢性萎缩性胃炎的进展与演变受遗传因素、H.pylori感染情况，以及饮食状况、生活习惯和年龄等因素影响；伴有异型增生者胃癌的发生风险有不同程度的增加。另外，可用"胃龄"反映胃黏膜细胞的衰老状况。

证据质量：高；推荐强度：强推荐。

反复或持续H.pylori感染、不良饮食习惯等均为加重胃黏膜萎缩和肠化的潜在因素。饮食和生活方式是影响慢性胃炎特别是慢性萎缩性胃炎进展与演变的重要因素。水土中含过多硝酸盐、微量元素比例失调、吸烟、长期饮酒，新鲜蔬菜与水果摄入不足，必要营养素缺乏，经常食用霉变、腌制、熏烤和油炸等快餐食物，过多摄入食盐，以及有胃癌家族史，均可增加慢性萎缩性胃炎发生风险或加重慢性萎缩性胃炎甚至增加癌变可能。2018年世界癌症研究基金会和美国癌症研究所更新了《饮食、营养、体育锻炼与癌症预防的全球报告》。增加胃癌发生风险的因素包括肥胖、饮酒、高盐饮食，过多食用加工的肉类、烤肉、烤鱼，以及低水果摄入等，而多食用柑橘类水果可降低胃癌发生风险。一项联合全基因组关联分析和前瞻性队列研究的Meta分析发现，坚持良好生活方式，如不吸烟、不饮酒、少吃腌制食品、多吃新鲜水果和蔬菜等，即使患者具有胃癌高遗传风险，胃癌发生风险亦可降低47%。慢性萎缩性胃炎常合并肠化，少数出现异型增生，经历长期的演变，少数病例可发展为胃癌。大部分低级别异型增生可逆转，较少恶变为胃癌。国外学者认为高级别异型增生者5年随访期间的癌变率为30%～85%，即每年的癌变率约为6%；而低级别异型增生者，随访66个月的癌变率为0～33%；这些是否符合我国情况，尚有待探讨。

多数慢性萎缩性胃炎患者的病情较稳定，特别是不伴有H.pylori持续感染者。某些患者随着年龄增长，会因衰老而出现萎缩等组织病理学改变。必须认识到无论何年龄段，持续H.pylori感染均有可能导致慢性萎缩性胃炎。同年龄者胃黏膜的衰老程度不尽相同，即可能有不同的胃龄，可依据胃黏膜细胞端粒的长度测定和计算胃龄。胃龄与实际年龄之差较大者，可能更需要密切随访。

推荐意见8-2：OLGA和OLGIM分期能反映慢性胃炎患者胃黏膜萎缩、肠化的程度和范围，能用于胃癌风险分层，是制定个体化胃镜监测计划的可靠依据。

证据质量：高；推荐强度：强推荐。

2005年国际萎缩研究小组提出胃黏膜炎症反应、萎缩程度及其范围的分级、分期标准，即慢性胃炎的萎缩分级、分期标准（OLGA）（表18），基于胃炎新悉尼系统对炎症和萎缩程度的半定量评分方法，采用胃炎分期代表胃黏膜萎缩范围和程度，将慢性胃炎的组织病理学与癌变风险联系起来，为临床医师预测病变进展和制订疾病管理措施提供更为直观的信息。RuGGe等对93例慢性胃炎患者进行12年的随访发现，绝大部分OLGA0～Ⅱ期患者胃炎分期维持不变，而癌变均发生在OLGAⅢ、Ⅳ期患者中。一项包含接受胃镜检查、平均随访6.3年的7436例慢性胃炎患者的研究显示，OLGA0～Ⅳ期患者的胃癌发生率分别为0.03/1000人年、0.34/1000人年、1.48/1000人年、19.1/1000人年和41.2/1000人年，多因素分析显示OLGA分期是胃癌发生的唯一预测因素（OLGAⅢ期，HR＝712.4；OLGAⅣ期，HR＝1450.7），说明OLGA分期与胃癌发生风险显著相关。另一项前瞻性队列研究纳入1755例因消化不良接受胃镜检查并行OLGA分期的患者，中位随访时间为55个月，0.4%的患者发生上皮内肿瘤（低级别异型增生、高级别异型增生和胃癌），均发生在初始胃镜检查确定为OLGAⅢ、Ⅳ期的患者中，OLGA0、Ⅰ、Ⅱ期患者上皮内肿瘤的发生率为0（95%置信区间0～0.4），OLGAⅢ、Ⅳ期患者则分别为36.5/1000人年（95%置信区间13.7/1000人年～97.4/1000人年）和63.1/1000人年（95%置信区间20.3/1000人年～195.6/1000人年），进一步证实OLGA分期对胃癌风险分层的作用。

表18　慢性胃炎的萎缩分级、分期标准

（可操作的胃炎评价系统）

胃窦（含胃角）萎缩评分	胃体萎缩评分			
	无	轻度	中度	重度
无	0	Ⅰ	Ⅱ	Ⅱ
轻度	Ⅰ	Ⅰ	Ⅱ	Ⅲ
中度	Ⅱ	Ⅱ	Ⅲ	Ⅳ
重度	Ⅲ	Ⅲ	Ⅳ	Ⅳ

  国内研究也证实高OLGA分期患者更易检出异型增生和腺癌，OLGA分期能有效地根据胃癌风险程度将胃炎患者进行风险分层。

  由于医师间对萎缩判断的一致率相对较低，又提出慢性胃炎的肠化分级、分期标准（OLGIM）（表19），与OLGA分期相比，OLGIM分期则有较高的医师间诊断一致率，但是一些潜在的胃癌高危个体有可能被遗漏。研究显示，与OLGA分期相比，约1/3的病例OLGIM分期下调；按OLGA分期界定为高危的病例中，< 1/10的病例则被OLGIM分期界定为低危，因此，OLGIM低危等级不可等同于胃癌发生风险低危。一项新加坡的前瞻性、多中心研究显示，OLGIM Ⅲ、Ⅳ期患者有更高的胃癌发生风险（调整HR = 20.7，95%置信区间5.04 ~ 85.6），50%以上的患者于OLGIM Ⅲ、Ⅳ期确诊后的2年内发生胃癌；OLGIM Ⅱ期患者也有一定胃癌发生风险（调整HR = 7.34，95%置信区间1.60 ~ 33.7），建议胃癌风险分层为高危（OLGIM Ⅲ、Ⅳ期）和中危（OLGIM Ⅱ期）患者的胃镜监测间期分别定为2年和5年。一篇包括6项病例对照研究和2项队列研究、共2700例慢性胃炎患者的Meta分析显示，OLGA或OLGIM分期越高（Ⅲ、Ⅳ期），胃癌发生风险越大。

  因此，OLGA或OLGIM分期系统可反映萎缩性胃炎的严重程度和患癌风险，能识别胃癌高危患者（OLGA或OLGIM Ⅲ、Ⅳ期），有助于早期诊断和预防，是制定个体化胃镜监测策略的可靠指标。在临床实践中，推荐OLGA与OLGIM分期联合使用，可更精确地预测胃癌发生风险。

表19　慢性胃炎的肠上皮化生分级、分期标准

（可操作的肠上皮化生评价系统）

胃窦（含胃角）肠上皮化生评分	胃体肠上皮化生评分			
	无	轻度	中度	重度
无	0	Ⅰ	Ⅱ	Ⅱ
轻度	Ⅰ	Ⅰ	Ⅱ	Ⅲ
中度	Ⅱ	Ⅱ	Ⅲ	Ⅳ
重度	Ⅲ	Ⅲ	Ⅳ	Ⅳ

  推荐意见8-3：血清胃蛋白酶原（PG）Ⅰ、PGⅡ和胃泌素-17的检测有助于判断胃黏膜萎缩和萎缩部位，是筛查萎缩性胃炎的非侵入性方法。

  证据质量：中等；推荐强度：强推荐。

  PG水平反映黏膜的分泌功能状态，是判断胃黏膜广泛萎缩的标志物，可作为萎缩性胃炎筛查的非侵入性方法。当胃黏膜萎缩时，PGⅠ和PGⅡ水平下降，PGⅠ水平下降更明显，因而PGⅠ/PGⅡ比值随之降低。PG测定有助于判断萎缩的范围，胃体萎缩者PGⅠ和PGⅠ/PGⅡ比值降低，血清胃泌素-17水平升高；胃窦萎缩者血清胃泌素-17水平降低，PGⅠ和PGⅠ/PGⅡ比值在正常参考值范围内；全胃萎缩者则血清胃泌素-17、

PG Ⅰ和PG Ⅰ/PG Ⅱ比值均降低。一篇共纳入31项研究、2265例患者评价血清PG诊断萎缩性胃炎效能的Meta分析提示，血清PG检测可作为萎缩性胃炎非侵入性诊断的手段，灵敏度和特异度分别为69%（95%置信区间55%～80%）和88%（95%置信区间77%～94%）。血清PG Ⅰ与PG Ⅰ/PG Ⅱ比值联合筛查萎缩性胃炎的灵敏度为79%，高于单独使用PG Ⅰ（46%）或单独使用PG Ⅰ/PG Ⅱ比值（69%）；血清PG Ⅰ与PG Ⅰ/PG Ⅱ比值联合筛查萎缩性胃炎的特异度为89%，高于单独使用PG Ⅰ/PG Ⅱ比值（84%），但低于单独使用PG Ⅰ（93%）。另一篇纳入14项研究（检索日期截至2018年4月）的Meta分析显示，以PG Ⅰ≤70μg/L且PG Ⅰ/PG Ⅱ比值≤3为最佳临界值，其诊断萎缩性且胃炎的灵敏度、特异度、OR值和曲线下面积分别为59%、89%、12和0.81；若单独以PG Ⅰ/PG Ⅱ比值≤3为最佳临界值，则相应值分别为50%、94%、15和0.85。提示PG检测具有筛查萎缩性胃炎的潜能，具有特异度高、非侵入性的优点。但是文献存在异质性，结果与种族和文献研究的质量有关，虽然大多数研究采用PG Ⅰ≤70μg/L且PG Ⅰ/PG Ⅱ比值≤3作为筛查萎缩性胃炎的临界值，但因检测试剂和方法不同，临界值也存在差异，在应用PG筛查萎缩性胃炎前应先加以验证。国内推荐在胃癌高发区筛查采用PG Ⅰ≤70μG/L且PG Ⅰ/PG Ⅱ比值≤7的标准。有关胃泌素-17诊断萎缩性胃炎的Meta分析显示，其灵敏度、特异度分别为48%（95%置信区间45%～51%）和79%（95%置信区间77%～81%），提示单独应用胃泌素-17诊断或筛查萎缩性胃炎并不合适，进一步分析显示其对亚洲国家人群的诊断准确性低于非亚洲国家。另一项研究显示，胃泌素-17、PG Ⅰ和PG Ⅰ/PG Ⅱ比值对自身免疫性萎缩性胃炎的诊断价值（曲线下面积分别为0.83、0.95和0.97）优于H.pylori相关性萎缩性胃炎（曲线下面积分别为0.62、0.75和0.67）。

推荐意见8-4：血清PG Ⅰ、PG Ⅱ、PG Ⅰ/PG Ⅱ比值联合抗H.pylori抗体检测有助于胃癌风险分层和筛查。

证据质量：高；推荐强度：强推荐。

多项研究证实血清PG检测有助于胃癌高危人群的风险分层，PG检测诊断萎缩者，以及PG检测虽诊断萎缩阴性、但PG Ⅰ/PG Ⅱ比值较低者，均有较高的胃癌发生风险，应进一步进行胃镜检查。血清PG联合血清抗H.pylori抗体检测可将人群分为A（PG在正常参考值范围内、抗H.pylori抗体阴性）、B（PG在正常参考值范围内、抗H.pylori抗体阳性）、C（PG降低、抗H.pylori抗体阳性）、D组（PG降低、抗H.pylori抗体阴性），各组胃癌的发生率不同，是一项有价值的胃癌风险的预测指标，并以此作为胃癌风险的分层方法（ABCD法）。PG、胃泌素-17与抗H.pylori抗体联合检测可对胃癌风险加以分层，辨识出高危个体进行胃镜检查。国内一项多中心、横断面研究建立了包括年龄、性别、PG Ⅰ/PG Ⅱ比值、胃泌素-17和抗H.pylori抗体等指标的胃癌评分系统，具有较高的胃癌风险分层价值（AUC＝0.76），提示可用于我国胃癌高危人群的筛查。一项大样本血清学筛查的研究比较了上述几种胃癌风险模型的效能，结果显示各种血清学分层模型均可对胃癌风险进行有效分层，其中胃癌评分系统具有最佳的风险分层效果，低危、中危、高危组胃癌的检出率分别为0.53%、1.30%、5.01%。PGⅠ/PGⅡ比值与OLGA分期呈负相关，比值越低、分期越高，采用PGⅠ/PGⅡ比值≤3可区别OLGA低危（0、Ⅰ期）与高危（Ⅲ、Ⅳ期）患者，其灵敏度为77%，特异度为85%，阳性预测值为45%，阴性预测值高达96%。需注意H.pylori感染的影响，H.pylori感染可致PGⅠ、PGⅡ水平升高，尤其是PGⅡ水平升高更明显，因此，PGⅠ/PGⅡ比值下降。根除H.pylori后则PGⅠ、PGⅡ水平下降，PGⅠ/PGⅡ比值上升。

推荐意见8-5：根除H.pylori可减缓炎症反应向萎缩、肠化甚至异型增生的进程并降低胃癌发生率，但最佳的干预时间为胃癌癌前变化（萎缩、肠化和异型增生）发生前。

证据质量：高；推荐强度：强推荐。

较多研究发现，H.pylori感染有促进慢性萎缩性胃炎发展为胃癌的作用。根除H.pylori可以明显减缓癌前病变的进展，并有可能减少胃癌的发生风险。H.pylori根除治疗对胃癌的预防作用可在根除后持续22年，且也可降低胃癌患者的病死率。H.pylori根除对内镜下切除胃癌病灶后异时胃癌同样具有预防作用。H.pylori胃炎京都全球共识意见倡导根除H.pylori预防胃癌。

一项根除H.pylori后随访14.7年的研究指出，H.pylori根除治疗组（1130例）和安慰剂组（1128例）胃癌的发病率分别为3.0%和4.6%。H.pylori根除后的随访时间越长，对胃癌的预防效果越佳，即便根除H.pylori时已经进入肠化或异型增生阶段，亦有较好的癌变预防作用。一项研究纳入1676例一级亲属有胃癌家族史的H.pylori感染者，分为H.pylori根除治疗组和安慰剂组，发现根除H.pylori治疗降低了胃癌的发生风险。

一项研究显示经大规模的H.pylori筛查和根除治疗后，H.pylori的流行率由64.2%降至15.0%，年再感染率＜1%；萎缩性胃炎和肠化的发生率和严重程度也随时间推移降低和缓解。根除H.pylori的化学预防对降低胃癌发病率的有效性为53%（95%置信区间30%～69%，$P<0.001$）。根除H.pylori对于轻度慢性萎缩性胃炎的癌变具有较好的预防作用，对于癌前病变组织学的好转有利。H.pylori根除后，环氧合酶-2表达和Ki-67增殖指数均下降，前列腺素E_2下调。一项Meta分析显示，与欧美国家相比，中国等东亚国家通过根除H.pylori预防胃癌更符合卫生经济学标准。

推荐意见8-6：某些维生素等可能有助于延缓萎缩性胃炎的进程，从而降低癌变风险。

证据质量：中等；推荐强度：条件推荐。

某些维生素、微量元素硒或大蒜素可降低胃癌发病率和胃癌的发生风险。对于部分低叶酸水平者，适量（≥1mg/d）补充叶酸可改善慢性萎缩性胃炎病理组织状态而减少胃癌的发生。病例对照研究提示低维生素B_{12}水平会增加胃癌患病率。

9. 临床问题9：国内外有关萎缩性胃炎的争议。

问题推荐意见9-1：胃黏膜肠化可在一定程度上被逆转。

证据质量：中等；推荐强度：条件推荐。

已有多项研究通过长期随访发现肠化可在一定程度上被逆转。在全球范围内，肠化组织学改善的累积回归风险在随访1、3、5年中波动于19.4% ~ 29.7%。肠化可能存在自发性逆转。一项针对自愿接受活检且随访时间长达3 ~ 16年（平均5.1年）的1422名哥伦比亚胃癌前病变高危地区居民的研究发现，年龄≥40岁人群肠化的自发性逆转率为3.7/100人年，＜40岁人群为5.4/100人年。根除H.pylori也可能逆转肠化。

2018年，一项随访时间长达10年的研究发现，H.pylori根除治疗组患者随访5 ~ 10年后，胃窦、胃体肠化逆转率分别为33.9%和44.4%。2021年，一项针对西班牙裔胃癌前病变患者的随访队列研究中，患者随机接受H.pylori根除或安慰剂治疗，随访时间长达20年，发现肠化的逆转率约为20%，与萎缩性胃炎相似。一些药物干预也显示出对肠化逆转的作用，如塞来昔布、维生素、摩罗丹等。

推荐意见9-2：有胃癌前疾病并因心脑血管疾病等基础疾病需长期服用阿司匹林的患者中，每日服用低剂量阿司匹林可能有助于降低胃癌的发生风险。

证据质量：低；推荐强度：条件推荐。

近年来，多项Meta分析的研究结果均表明阿司匹林对胃癌的预防作用。然而，绝大多数研究未纳入胃癌前病变患者。一篇2021年的系统综述和Meta分析共纳入11项关于阿司匹林与胃癌发生风险的研究（10项队列研究，14933例胃癌患者、2378794名对照参与者；1项随机对照试验，46例胃癌患者、6076名对照参与者）。该系统综述和Meta分析纳入的队列研究结果显示，常规服用阿司匹林的患者胃癌发生风险总体降低了33%（RR＝0.67，95%置信区间0.52 ~ 0.87；$P＝0.003$），这些研究中服用阿司匹林患者的异质性很高，但未发现明显偏倚；进一步亚组分析显示，长期（≥5年）服用阿司匹林可降低胃癌发生风险（3项研究，RR＝0.60，95%置信区间0.38 ~ 0.94，$P＝0.027$）。然而，对每天服用阿司匹林的患者进行亚组分析时，发现其与胃癌发生风险降低无相关性（2项研究，RR＝0.79，95%置信区间0.53 ~ 1.18，$P＝0.251$）。该系统综述和Meta分析纳入的随机对照试验结果显示，服用阿司匹林与胃癌发生风险无明显相关性（RR＝1.01，95%置信区间0.54 ~ 1.86，$P＝0.990$）。剂量-效应分析显示，阿司匹林服用剂量与胃癌发生风险之间无明显关联（R2＜0.001，$P＝0.948$）。然而，阿司匹林可能会导致严重不良反应。一项关于常规剂量阿司匹林一级预防心血管事件的研究显示，尽管与常规剂量阿司匹林治疗相关的不良事件总体发生率很低，但阿司匹林治疗组的不良事件发生率高于安慰剂组（16.75%比13.54%），差异有统计学意义（$P＜0.0001$）。阿司匹林治疗组与安慰剂组常见的治疗相关不良事件（发生率≥1.0%）是消化不良（3.60%比3.14%）、鼻出血（1.85%比0.89%）、胃食管反流病（1.12%比0.96%）和上腹痛（1.08%比0.92%）；药物相关性胃肠道出血少见，阿司匹林组的发生率高于安慰剂组（0.24%比0.03%），差异有统计学意义（$P < 0.001$）。综合考虑阿司匹林对胃癌的预防效应和药物相关的不良反应，不推荐阿司匹林常规用于胃癌预防。但低剂量阿司匹林因其更好的安全性、更广泛的获益，在降低心血管疾病死亡风险的同时，也降低了多种肿瘤的发生风险。因此，可以考虑推荐某些合并阿司匹林可能获益的基础疾病的患者使用低剂量阿司匹林预防胃癌。

推荐意见9-3：尽管环氧合酶-2抑制剂可能降低胃癌或癌前病变的进展风险，但不推荐其用于胃癌或癌前病变的预防。

证据质量：低；推荐强度：条件推荐。

近年来一些Meta分析显示，使用环氧化酶-2抑制剂患者罹患胃癌或癌前病变的风险较低，但相关问题的研究较少，且绝大多数研究证据质量不高。2012年，一项随机、双盲对照试验纳入1024例患者接受H.pylori根除或安慰剂治疗，其中919例患者之后再接受塞来昔布或安慰剂治疗，结果显示，H.pylori根除治疗组（59%比41%，OR = 2.19，95%置信区间1.32 ~ 3.64）和塞来昔布治疗组患者（53%比41%，OR = 1.72，95%置信区间1.07 ~ 2.76）的胃癌前病变改善率均高于安慰剂组，但并未观察到根除H.pylori后再使用塞来昔布对胃癌前病变的治疗优势。2013年，一项前瞻性、非随机对照研究发现，根除H.pylori后使用塞来昔布治疗1年的患者，其肠化改善率高于根除H.pylori后未使用塞来昔布治疗的患者（44.3%比14.3%）。一篇Meta分析共纳入5项关于环氧合酶-2抑制剂与胃癌发生风险的研究（3项病例对照研究，一项队列研究，一项随机对照试验），结果发现环氧合酶-2抑制剂可降低胃癌发生风险（RR = 0.45，95%置信区间0.29 ~ 0.70）；剂量-效应分析显示，环氧合酶-2抑制剂的使用剂量为200 mg/d时可显著降低胃癌发生风险（RR = 0.50，95%置信区间0.30 ~ 0.84，$P = 0.009$）。

环氧合酶-2抑制剂可能引起心血管不良事件（高血压、心力衰竭等）、消化道不良事件（腹痛、消化不良、胃灼热等）、肾脏不良事件等。一项评估环氧合酶-2抑制剂治疗骨关节炎的安全性数据显示，与安慰剂相比，骨关节炎患者使用环氧合酶-2抑制剂后，与药物相关的不良反应发生风险增加（RR = 1.26，95%置信区间1.09 ~ 1.46）。与安慰剂相比，环氧合酶-2抑制剂上消化道并发症（消化不良、胃炎和胃灼热）的风险增加（RR = 1.19，95%置信区间1.03 ~ 1.38），尤其是腹痛风险增加40%（RR = 1.40，95%置信区间1.08 ~ 1.80），高血压总体风险增加45%（RR = 1.45，95%置信区间1.01 ~ 2.10）。然而，当从分析中剔除罗非昔布影响因素后，使用环氧合酶-2抑制剂不再增加高血压发生风险（RR = 1.21，95%置信区间0.80 ~ 1.83）。与安慰剂相比，环氧合酶-2抑制剂心力衰竭和水肿的总体风险增加近70%（RR = 1.68，95%置信区间1.22 ~ 2.31），剔除罗非昔布影响因素后，这一风险水平无明显变化（RR = 1.67，95%置信区间1.21 ~ 2.29）。基于以上研究结果，并考虑到环氧合酶-2抑制剂可能引起的不良反应，不推荐常规应用环氧合酶-2抑制剂预防胃癌或胃癌前病变。

三、待解决的临床问题

1. 关于萎缩性胃炎实验室检查和癌变风险分析。①胃癌相关抗原MG7水平可能有助于慢性萎缩性胃炎癌变风险的分层。胃泌素-17联合PG（详见前述"推荐意见8-3"）、H.pylori抗体判断胃窦黏膜萎缩已有报道。胃癌相关抗原MG7抗体在慢性萎缩性胃炎、胃黏膜肠化、异型增生和胃癌组织中表达逐渐升高，在血液中也可检测到MG7抗体，未来有希望作为提示慢性萎缩性胃炎癌变的血清学指标；②胃饥饿素（Ghrelin）作为一种生长激素释放肽，也与胃黏膜的萎缩有一定相关性。有研究发现根除H.pylori 48周后，血浆胃饥饿素水平与内镜下萎缩性胃炎的程度相关。一项研究显示H.pylori感染相关的慢性炎症和胃黏膜萎缩改变可能影响胃饥饿素的合成，导致其循环水平降低。另外一项研究证实，无论有无H.pylori感染，血浆中酰化的胃饥饿素水平随胃黏膜萎缩范围的扩大而下降。有研究观察到抗胃壁细胞抗体阳性的AIG患者的血浆胃饥饿素水平低于抗胃壁细胞抗体阴性的AIG患者；③粪便中链球菌丰度与萎缩性胃炎的程度和进展过程密切相关，是可能的有潜力的反映萎缩性胃炎进展程度的生物标志物。H.pylori感染相关胃炎的研究发现，重度萎缩性胃炎患者粪便菌群中的链球菌显著富集。国内一项研究发现粪便中咽峡炎链球菌和星座链球菌在非萎缩性胃炎、萎缩性胃炎，以及萎缩性胃炎伴有肠化、异型增生、胃癌患者中的丰度依次递增，为慢性萎缩性胃炎的非血清学检测提供了思路。此外，口腔菌群研究证实，消化链球菌、链球菌、细小单胞菌、普雷沃氏菌、罗氏菌、颗粒链球菌与胃黏膜萎缩和肠化的发生与持续存在密切相关。

2. 是否所有萎缩性胃炎均应行活检，内镜下分期能否替代病理分期来预测胃癌风险。内镜下木村-竹本分型与OLGIM分期预测胃癌效能相似，某些情况下可采用内镜下分期代替病理分期。一项来自日本的多中心（10个机构）、观察性、前瞻性研究对胃癌（115例）和非胃癌患者（265例）均进行了内镜下木村-竹本分型、OLGA和OLGIM分期，并比较了不同分级系统与胃癌风险相关的强度。研究结果显示，在单变量分析中，除闭合型-1外，其余每种风险分层方法与胃癌风险均显著相关，其中闭合型-2、闭合型-3、开放型-1、开放型-2、开放型-3对胃癌风险预测的OR值分别为5.6（95%置信区间1.6 ~ 19.7，$P = 0.005$）、4.7（95%置信区间1.3 ~ 16.8，$P = 0.016$）、12.1（95%置信区间3.5 ~ 40.7，$P < 0.0001$）、17.8（95%置信区间5.4 ~ 58.1，$P < 0.0001$）、26.4（95%置信区间7.5 ~ 90.9，$P < 0.0001$）；OLGA Ⅰ、Ⅱ、Ⅲ、Ⅳ期对胃癌风险预测的OR值分别为16.2（95%置信区间2.7 ~ 96.3，$P < 0.001$）、15.4（95%置信区间2.54 ~ 92.1，$P = 0.001$）、24.1（95%置信区间3.9 ~ 144.0，$P < 0.0001$）、28.5（95%置信区间4.5 ~ 175.9，$P < 0.0001$）；OLGIM Ⅰ、Ⅱ、Ⅲ、Ⅳ期对胃癌风险预测的OR值分别为3.9（95%置信区间1.9 ~ 8.1，$P < 0.0001$）、6.7（95%置信区间3.2 ~ 13.9，$P < 0.0001$）、13.8（95%置信区间5.9 ~ 32.3，$P < 0.0001$）、12.4（95%置信区间5.3 ~ 28.9，$P < 0.0001$）。多因素

分析显示，OLGIM Ⅲ或Ⅳ期（OR=2.8，95%置信区间1.5～5.3，P=0.002）和木村－竹本分型开放型-1～开放型-3（OR=2.5，95%置信区间1.4～4.5，P=0.003）与胃癌风险显著相关，而OLGA Ⅲ或Ⅳ期与胃癌风险无相关性（OR=0.6，95%置信区间0.3～1.1，P=0.091）。因上述研究纳入病例数较少，且为观察性研究，其结果尚待更多验证。综合考虑，本指南推荐，在某些情况下，如患者存在活检禁忌证、胃镜下无可见病灶、无胃癌家族史或无报警症状时，可采用内镜下木村－竹本分型代替OLGA、OLGIM分期。

附录：慢性胃炎的病理诊断标准

一、活检取材

活检取材标本数和部位由内镜医师根据需要决定，一般为2～5块。如取5块，则胃窦2块组织取自距幽门2～3 cm处的小弯和大弯，胃体2块组织取自距胃角近侧4 cm处的小弯和距贲门8 cm处的胃体大弯中部，胃角取1块。标本要足够大，取材深度须达到黏膜肌层，对可能或肯定存在的病灶要单独取标本。不同部位的标本须分开装瓶，并向病理科提供取材部位、内镜所见和简要病史。

二、组织学分级标准

5种组织学变化（H.pylori、慢性炎症反应、活动性、萎缩和肠化）分成无（0）、轻度（+）、中度（++）和重度（+++）4级。分级方法采用下述标准，与新悉尼系统的直观模拟评分法并用，病理检查需报告每块活检标本的组织学变化。

1. H.pylori观察胃黏膜黏液层、表面上皮、小凹上皮和腺管上皮表面的H.pylori分布情况。无：特殊染色未见H.pylori。轻度：偶见或小于标本全长的1/3有少数H.pylori。中度：H.pylori分布范围超过标本全长的1/3而未达2/3或连续性、薄而稀疏地存在于上皮表面。重度：H.pylori成堆存在，基本分布于标本全长。肠化黏膜表面通常无H.pylori定植，宜在非肠化处寻找。对炎症反应明显而苏木精 伊红染色未发现H.pylori者，要通过特殊染色仔细寻找，推荐用较简便的吉姆萨染色，也可按各病理室惯用的染色方法，有条件的单位可行免疫组织化学检测。

2. 活动性慢性炎症反应背景上有中性粒细胞浸润。轻度：黏膜固有层有少数中性粒细胞浸润。中度：中性粒细胞较多存在于黏膜层，可见于表面上皮细胞、小凹上皮细胞或腺管上皮内。重度：中性粒细胞较密集，或除中度所见外还可见小凹脓肿。

3. 慢性炎症反应：根据黏膜层慢性炎症细胞的密集程度和浸润深度分级，以前者为主。正常：每个高倍镜视野下单个核细胞数<5个，如数量略超过正常而内镜下无明显异常，病理可诊断为基本正常。轻度：慢性炎症细胞较少并局限于黏膜浅层，分布范围<黏膜层的1/3。中度：慢性炎症细胞较密集，分布范围<黏膜层的2/3。重度：慢性炎症细胞密集，占据黏膜全层。计算密度程度时要避开淋巴滤泡及其周围的小淋巴细胞区。

4. 萎缩萎缩指胃固有腺的减少，分为2种类型。①化生性萎缩：胃固有腺被肠化或假幽门腺化生的腺体替代；②非化生性萎缩：胃固有腺被纤维或纤维肌性组织替代，或炎症细胞浸润引起固有腺数量减少。

萎缩程度以胃固有腺减少各1/3来计算。轻度：固有腺体减少数＜原有腺体的1/3。中度：固有腺体减少数为原有腺体的1/3～2/3。重度：固有腺体减少数＞原有腺体的2/3，仅残留少数腺体，甚至完全消失。局限于胃小凹区域的肠化不属于萎缩。黏膜层出现淋巴滤泡不属于萎缩，应观察其周围区域的腺体情况来决定。任何引起黏膜损伤的病理过程均可造成腺体数量减少，如溃疡边缘取材，不一定就是萎缩性胃炎。标本取材过浅未达黏膜肌层者，可以参考黏膜层腺体大小、密度和间质反应情况推断是否萎缩，同时加上评注取材过浅的注释，提醒临床仅供参考。

5. 肠化 肠化区占腺体和表面上皮总面积＜1/3为轻度，1/3～2/3为中度，＞2/3为重度。阿尔辛蓝L过碘酸希夫染色对不明显肠化的诊断很有帮助。用阿尔辛蓝L过碘酸希夫染色和高铁二胺L阿尔辛蓝染色区分肠化亚型预测胃癌发生风险的价值仍有争议。

6. 其他组织学特征 出现不需要分级的组织学变化时需注明。分为非特异性和特异性两类，前者包括淋巴滤泡、小凹上皮增生、胰腺化生和假幽门腺化生等；后者包括肉芽肿、集簇性嗜酸性粒细胞浸润、明显上皮内淋巴细胞浸润和特异性病原体等。假幽门腺化生是泌酸腺萎缩的相关表现，诊断时要核实取材部位，若胃角部活检见黏液分泌腺则不能诊断为假幽门腺化生，只有出现肠化才是诊断萎缩的标志。有异型增生（上皮内瘤变）时要注明，分为低级别和高级别异型增生（或LGIN和HGIN）。

三、慢性胃炎的分类和病理诊断

慢性胃炎分为慢性非萎缩性胃炎和慢性萎缩性胃炎两类，按照病变部位分为胃窦为主胃炎、胃体为主胃炎和全胃炎。有少部分是特殊类型胃炎，如化学性胃炎、淋巴细胞性胃炎、肉芽肿性胃炎、嗜酸细胞性胃炎、胶原性胃炎、放射性胃炎、感染性（细菌、病毒、真菌和寄生虫）胃炎和巨大肥厚性胃炎。诊断应包括部位分布特征和组织学变化程度，有病因可循的要报告病因。胃窦和胃体炎症程度相差2级或以上时，加上"为主"修饰词，如"慢性（活动性）胃炎，胃窦为主"。萎缩性胃炎的诊断标准：当慢性胃炎的病理活检显示固有层腺体萎缩即可诊断萎缩性胃炎，不必考虑活检标本的萎缩块数和程度。临床医师可根据病理结果并结合内镜所见，做出萎缩范围和程度的最终判断。

引自：中华医学会消化病学分会，中华医学会消化病学分会消化系统肿瘤协作组．中国慢性胃炎诊治指南（2022年，上海）．中华消化杂志，2023，43（3）：145-175.

岭南地区慢性萎缩性胃炎中医诊疗专家共识（2022）

　　慢性萎缩性胃炎（CAG）是消化系统常见病与疑难病，是主要的胃癌前疾病。近年来，我国胃癌的患病率和病死率居高不下，积极、有效治疗CAG是防治早期胃癌的关键环节。中医药治疗CAG疗效可靠，能有效缓解临床症状、改善胃黏膜病变，阻断胃"炎-癌"转化，降低胃癌的患病率。但临床实践中，中医药诊治CAG遣方用药繁杂，推荐意见不一，尚未形成统一标准。岭南地区由于具有独特的地域差异性和流行病学的特性，广州中医药大学第一附属医院的临床和科研实践显示，有必要制订适合岭南地区的CAG中医诊疗共识意见，以增强临床诊治的科学性、实用性、指导性，更好发挥中医药优势。

　　2019年1月，广州中医药大学第一附属医院脾胃病科、国家华南区域中医脾胃病诊疗中心建设单位、国家临床脾胃病重点专科，依托广东省服务业地方标准项目，组织成立了"岭南地区慢性萎缩性胃炎中医诊疗共识意见"起草小组，初拟了"岭南地区慢性萎缩性胃炎中医诊治规范方案（讨论稿）"。2019年4月19日，在广州召开《岭南地区慢性萎缩性胃炎中医诊治规范方案》专家论证会，进行了充分的讨论和修订。其后，按照国际通行的德尔菲法展开了2轮专家咨询，并根据专家咨询意见进行修订和完善。2020年11月，中国研究型医院学会中西医整合脾胃消化病专业委员会第二次全国学术年会在广州召开，组织来自全国各地的近百名脾胃消化病学专家对诊治方案（草案）再次进行讨论和修订，并以无记名投票方式通过了《岭南地区慢性萎缩性胃炎中医诊治规范方案》，其表决选择：①完全同意；②同意，但有一定保留；③同意，但有较大保留；④不同意，但有保留；⑤完全不同意。如果＞2/3的人数选择①，或＞85%的人数选择①＋②，则作为条款通过。2020年11月15日，在广州组织核心专家组进行了最后的审定。本共识在现有指南的基础上，采用国际指南制定规则，基于循证医学证据，结合岭南地区的地域特点及人群特点，从病症结合的角度规范CAG的诊断、辨证、治疗、疗效评价、预防及随访，为广东省乃至岭南地区的CAG临床、科研提供科学、可靠的中医诊疗指导意见，以此提高临床中医医师诊治CAG的水平及患者的生存质量。

一、本共识适用范围

　　本共识规定了我国岭南地区CAG的中医诊疗。岭南地区范围包括广东、广西、海南3省区及香港、澳门特别行政区。本共识适用于岭南地区内CAG的中医诊断、治疗、疗效评价及预防；主要适用对象为从事中医临床医疗工作的执业医师。岭南地区内各等级医院的脾胃肝胆病科、中西医结合消化病科和中医内科的临床执业中医医师，西医消化科执业医师和其他学科中医师可参照本共识中的相关内容。

二、CAG 定义

CAG系指胃黏膜上皮遭受反复损害导致固有腺体的减少，伴或不伴肠腺化生和（或）假幽门腺化生的一种慢性胃部疾病。根据发病机制将CAG分为多灶性萎缩性胃炎和自身免疫性萎缩性胃炎。自身免疫性萎缩性胃炎是由自身免疫功能异常所致的胃黏膜萎缩性病变，病变主要位于胃体，以血液中存在胃液壁细胞抗体和（或）内因子抗体阳性为特点。多灶性萎缩性胃炎是由幽门螺旋杆菌（Hp）感染、十二指肠液反流等因素导致胃黏膜出现萎缩性改变，病变在胃内呈多灶性分布，并以胃窦部为主。本病依据临床表现可归属中医"胃痛""胃痞"等疾病范畴。

三、CAG 的西医诊断

1. 临床表现　多数CAG患者无明显症状；部分患者可表现为非特异性消化不良症状，如上腹部饱胀、痞闷、疼痛，以及食欲缺乏、嗳气、反酸、恶心等，可伴有疲乏、消瘦、健忘、焦虑、抑郁等全身和（或）精神症状，可因饮食不当、情绪不佳、劳逸失调和天气变化等因素而诱发。消化不良症状的有无及其严重程度与病理组织变化程度和内镜下病变分级无明显相关性。岭南地区的CAG发病特点以脾虚、湿热为主，临床症状除了胃脘部症状外，可见肢体倦怠、胸闷、头身困重、口中黏腻、大便稀溏或黏腻难解等。若患者确诊为CAG而无明显临床症状，亦可参考本共识意见诊治。

2. 内镜与病理检查　CAG的诊断有内镜和病理诊断，两者一致性偏低。确诊应以病理诊断为依据。内镜诊断：内镜下可见黏膜红白相间，以白为主，皱襞变平甚至消失，部分黏膜血管显露，可伴有黏膜颗粒或结节状等表现。病理诊断：胃黏膜萎缩是指胃固有腺体减少。诊断标准参考2017年慢性胃炎上海共识意见。可操作的与胃癌风险联系的胃癌评估（OLGA）、可操作的与胃癌风险联系的肠化生评估（OLGIM）分级分期系统是判断胃黏膜萎缩、肠化生范围和严重程度、评估癌变风险的重要指标。在临床实践中，推荐OLGA与OLGIM结合使用。

慢性胃炎观察内容包括5项组织学变化：Hp感染、慢性炎性反应（单个核细胞浸润）、活动性炎症（中性粒细胞浸润）、固有腺体减少、肠上皮化生和4个分级（无、轻度、中度、重度）。分级标准采用我国的慢性胃炎病理诊断标准与新悉尼系统的直观模拟评分法。

3. 实验室检查

（1）Hp是引起CAG最重要的因素，建议常规检测明确病因。

（2）血清壁细胞抗体及内因子抗体阳性，血清维生素B_{12}降低以及胃液中壁细胞抗体、内因子抗体阳性有助于诊断自身免疫性萎缩性胃炎。

（3）血清胃泌素 –17（gastrin–17，G–17）、胃蛋白酶原（PG）Ⅰ和Ⅱ可能有助于判断有无胃黏膜萎缩和萎缩部位。胃体萎缩：血清PGⅠ、PGⅠ/PGⅡ比值降低，血清G–17水平升高。胃窦萎缩：血清G–17水平降低，血清PGⅠ、PGⅠ/PGⅡ正常。全胃萎缩：血清G–17、PGⅠ、PGⅠ/PGⅡ均降低。通常以PGⅠ水平≤70 g/L、PGⅠ/PGⅡ≤3.0作为CAG的诊断临界值。

四、中医病因病机

1. 病因　在生理上，胃气顺降则和；在病理上，胃气滞不行或胃气虚不运则发而为病。该病主要与情志不畅、饮食不调、外邪犯胃、药物所伤以及先天脾胃虚弱等多种因素有关。在岭南地区，本病发病与气候湿热，居民恣肆肥甘厚味、贪凉、生活节奏快、社会压力大等因素密切相关。

2. 病位　本病病位在胃，与肝、脾两脏密切相关，与心、肺、肾有一定联系。在岭南地区，湿邪致病尤为突出，故本病与脾脏关系更加密切。

3. 病机　岭南地区地卑土薄、气候炎热、濒临大海，终年湿邪为患，岭南之人体素脾胃虚弱，在多种发病因素作用下，中焦脾胃气机升降失调，而出现气滞、湿阻、热郁、血瘀等病理产物，表现胃脘疼痛、胀满、痞闷等症状；加之岭南之地湿邪为患、湿性黏滞、病情缠绵、久病不愈，导致脾气亏耗、瘀血阻络、热毒内灼，最终发展为萎缩。因此，结合岭南地区的地域特点及人群特点，该地区CAG为本虚标实、虚实夹杂以虚证为主，脾胃虚弱为核心病机，湿热（毒）、血瘀是关键病理因素。总体上，脾虚胃络瘀毒是岭南地区CAG基本病机，也是病变进展、恶化的主要病机环节。

4. 病机转化　CAG至胃癌前病变证候分布呈现"由实至虚、由虚至实"的变化规律，从虚实夹杂实证为主，到虚实夹杂虚证为主，再到虚实并重的证候演变趋势。病初时多为中焦气机升降失调、胃气壅滞，病在气分，以肝胃不和证多见；中期随着病情缠绵难愈，脾气进一步亏耗，湿热困阻不解，以脾气虚弱证、脾虚气滞证、脾虚湿热证多见；后期多因虚致实，气虚无力运血，血停成瘀，以及湿热郁闭而化火，火郁成毒，以脾虚瘀阻证多见。脾虚、湿滞贯穿疾病发生、发展全过程。脾（气）虚湿热证多见于CAG伴肠上皮化生阶段，脾（阳）虚瘀毒证多见于CAG伴上皮内瘤变阶段。

五、CAG 的中医辨证分型

参照现有的共识意见及标准，结合岭南地区CAG的发病特点、病机转化规律，确立肝胃不和证、脾虚气滞证、脾虚湿热证、脾虚瘀阻证的辨证诊断标准及微观辨证内容。证候诊断：具备主症加次症2项，参照舌脉，即可诊断。

1. 肝胃不和证

主症：①胃脘胀满或胀痛；②两胁胀满或疼痛。

次症：①症状因情志不调诱发或加重；②嗳气；③呃逆；④吞酸；⑤不欲食；⑥内镜下见胃黏膜红白相间，可伴胆汁斑。舌脉：舌苔薄白或黄；脉弦。

2. 脾虚气滞证

主症：脘腹痞胀。

次症：①胃脘嘈杂；②食欲缺乏；③食后腹胀；④嗳气肠鸣；⑤便溏不爽；⑥内镜下见胃黏膜红白相间，以白为主，黏膜变薄，黏液混浊而多，黏膜下血管网可见，胃蠕动减弱。舌脉：舌质淡红，苔薄白腻；脉弦或滑数。

3. 脾虚湿热证

主症：胃脘痞胀或疼痛。

次症：①食少；②腹胀；③便溏不爽；④身热不扬；⑤身体困重；⑥内镜下见黏膜红白相间，呈颗粒或结节状，伴黏液混浊。舌脉：舌质红胖，苔黄厚或腻，脉滑数。

4. 脾虚瘀阻证

主症：胃脘痞满或痛有定处。

次症：①胃痛或痞满日久不愈；②胃痛如针刺，拒按；③食少、腹胀、便溏；④面色暗滞；⑤黑便；⑥内镜下见胃黏膜呈颗粒或结节状，伴黏膜内出血点，黏液灰白或褐色，血管网清晰可见，血管纹理暗红。舌脉：舌质暗、淡红略紫，唇紫或有瘀点、瘀斑；脉弦涩或弱。

六、CAG 的中医治疗

（一）治疗目的

CAG 的中医药治疗主要目标为延缓、阻断或逆转 CAG 癌变进程，次要目标为改善患者临床症状，提高患者生存质量。

（二）治疗原则

中医药对 CAG 的治疗方法以中药为主，辅以针灸疗法、饮食指导、心理疏导等方法。治疗过程中，应当以益气健脾、理气和胃为基本治法，辅以疏肝行气、清热化湿、活血通络等治法，临床上应审证求因，辨证施治。对于病程较长的黏膜萎缩、肠上皮化生者，在辨证准确的基础上，可守方治疗。

（三）辨证论治

1. 肝胃不和证　治疗方法为疏肝理气和胃。主方：四逆散（《伤寒论》）合半夏厚朴汤（《金匮要略》）。

药物：柴胡、芍药、枳实、半夏、厚朴、紫苏、五指毛桃、茯苓、生姜、甘草、素馨花。辨证使用中成药：气滞胃痛颗粒、达立通颗粒。

2. 脾虚气滞证　治疗方法为健脾行气和胃。主方：六君子汤（《太平惠民和剂局方》）加减。药物：党参、五指毛桃、白术、茯苓、甘草、陈皮、半夏。辨证使用中成药：香砂六君子丸、人参健脾片。

3. 脾虚湿热证　治疗方法为健脾和胃，清热化湿。主方：四君子汤（《太平惠民和剂局方》）合连朴饮（《霍乱论》）加减。药物：党参、五指毛桃、白术、茯苓、甘草、半夏、淡豆豉、厚朴、黄连、石菖蒲、栀子、半枝莲、布渣叶、救必应。辨证使用中成药：腹可安片、三九胃泰颗粒。

4. 脾虚瘀阻证　治疗方法为健脾益气，活血化瘀。主方：四君子汤（《太平惠民和剂局方》）合丹参饮（《时方歌括》）加减。药物：黄芪、五指毛桃、党参、白术、茯苓、甘草、丹参、檀香、砂仁、莪术、三棱、两面针。辨证使用中成药：胃乃安胶囊。

（四）方药加减

1. 兼证加减

（1）肝胃郁热证：选加黄连、吴茱萸、九里香、三丫苦、七叶莲。

（2）脾胃湿热证：选加黄芩、蒲公英、半枝莲、布渣叶、救必应、鸡蛋花、木棉花、凤尾草。

（3）脾虚湿蕴证：选加大腹皮、紫苏梗、苍术。

（4）脾虚痰阻证：选加浙贝母、猫爪草、姜半夏、芒果核。

（5）脾胃虚寒证：选加附子、桂枝、高良姜、炮姜。

（6）胃阴不足证：选加石斛、百合、麦冬。

（7）胃络瘀血证：选加蒲黄、五灵脂、土鳖虫、赤芍、丹参、三棱、莪术、两面针。

2. 辨症加减

（1）伴呃逆嗳气者：选加柿蒂、沉香、代赭石、降香。

（2）伴嘈杂、胃灼热、反酸者：选加乌贼骨、浙贝母、瓦楞子、煅牡蛎、黄连、吴茱萸。

（3）伴纳差者：选加山楂、神曲、麦芽。

（4）伴伤食者：选加神曲、鸡内金、麦芽、莱菔子、独脚金。

（5）伴胃脘冷痛，喜温喜按，得食痛减者：选加桂枝、高良姜、白芍。

（6）伴痞满明显者：选加紫苏梗、香橼皮、大腹皮。

（7）伴口黏腻者：选加苍术、厚朴、白蔻仁。

（8）伴咽喉堵塞或咽部有痰者：选加半夏、瓜蒌、薤白、旋复花。

（9）伴胸闷不适者：选加檀香、瓜蒌、薤白。

（10）伴大便稀溏者：选加炒白术、炮姜。

（11）伴大便稀烂者：选加炒白术、炒白扁豆、广藿香。

（12）伴便秘者：选加瓜蒌、火麻仁、枳实、桃仁。

（13）伴胃黏膜内出血者：选加白及粉、三七粉、阿胶珠。

3. 辨病加减　在辨证论治的基础上，根据胃黏膜病理情况进行以下方药加减。Hp

感染者：选加蒲公英、连翘、藿香、黄连。中重度萎缩者：选加丹参、鳖甲、当归尾、鸡内金。轻度肠上皮化生者：选加漏芦、肿节风。中、重度肠上皮化生及低级别上皮内瘤变者：选加白花蛇舌草、半枝莲、莪术、半边莲、三七粉、薏苡仁、石见穿、土鳖虫、九香虫、重楼、蜈蚣、全蝎等活血化瘀通络、攻毒抗癌的有效草药。

4. 辨病　中成药在辨证论治的基础上，根据胃黏膜病理情况选用以下中成药。黏膜萎缩和（或）伴有肠上皮化生者：选加胃复春、摩罗丹。低级别上皮内瘤变者：选加复方斑蝥胶囊。

（五）CAG 的其他治疗

1. 针刺治疗　针刺治疗对改善CAG患者的临床症状有一定作用，各证型均可配合应用，尤其适用于胃脘疼痛或胃脘胀满者。基本取穴：足三里、中脘、胃俞、脾俞、内关。辨证配穴：肝胃不和证加肝俞、太冲、期门；脾胃虚弱证加脾俞、梁丘、气海；脾胃湿热证加内庭、丰隆；气滞血瘀证加太冲、曲池、合谷；气虚血瘀证加血海、膈俞。兼有反酸加建里、公孙，兼有恶心、呕吐、嗳气者加上脘、膈俞。另外，可配合穴位贴敷及埋线治疗，以足三里、中脘、胃俞、脾俞、天枢为主穴。

2. 饮食治疗　CAG患者饮食以"清淡、易消化、少油腻"为原则，要定时定量，不可过饥或过饱、暴饮暴食。忌食生冷、不洁、霉变的食物，尽可能减少高盐和腌制食物的摄入。适量多吃新鲜蔬菜、水果。注意饮食卫生，饭前宜洗手，饭后宜漱口。进食环境宜整洁宁静，气氛宜轻松愉悦。饭后不可立即卧床休息，亦不可做剧烈运动，以免食物反流而引起反酸、恶心、呕吐等。需要尽量减少进食以下食物，以免诱发或加重消化道症状：第一类是刺激性食物，包括煎炸食品、辣味食品（如：辣椒、大蒜等），以及咖啡、浓茶、酒类，以及过酸过甜食品，包括糖类（巧克力、蛋糕、雪糕等）、果类（菠萝、芒果、柑橘等）。第二类是产气过多的食品，包括红薯、土豆、芋头以及米粉、肠粉等。此外，岭南地区之人喜食鱼虾、内脏等，加上气候湿热，人们多贪凉饮冷，同时人们热量需求大，饮食次数增加，多数人养成了"下午茶""夜茶"习惯，加重脾胃负担，容易损伤脾胃，加重CAG病情。因此，岭南地区CAG患者应减少寒凉海鲜、动物内脏的摄入，不可饮冷，避免"下午茶""夜茶"。临床医师可根据患者实际体质情况和证型特点提出饮食宜忌、食疗方进行调养，以辅助疾病治疗。

3. 心理干预　紧张、抑郁、焦虑等不良情绪会诱发或加重CAG相关消化道症状，岭南地区作为我国经济快速发展地区，人们生活节奏快，工作、生活压力大，过思过虑则易耗伤脾。因此，在药物治疗之外，应重视心理治疗，并积极开展疾病科普，帮助患者正确地认识疾病，消除恐癌心理，树立战胜疾病信心，同时根据患者具体心理状况进行有针对性的心理疏导，使其更好地配合医师治疗，提高临床疗效。

七、CAG 的诊治流程

关于CAG的中医诊治流程图见图5。

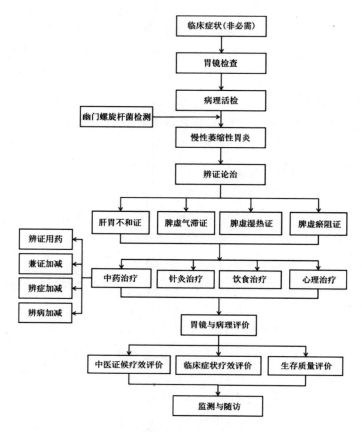

图5 岭南地区慢性萎缩性胃炎中医诊治流程图

八、CAG 的疗效评定

（一）胃镜和病理组织学检查评价

胃镜观察内容：主要病变表现为黏膜红白相间，以白为主，皱襞变平甚至消失，部分血管显露，可伴有黏膜颗粒或结节状等。次要病变表现为黏膜糜烂、出血，胆汁反流。由于CAG的主要治疗目标是降低癌变风险，基于胃炎新悉尼系统对萎缩、肠化生和上皮内瘤变程度的半定量评分方法应为主要结局疗效指标。因此，可采用OLGA、OLGIM分级分期系统对疗效进行评估。根据治疗后病理变化程度分为进展、稳定、改善。

（二）临床症状疗效评价

依据《脾胃病症状量化标准专家共识意见》推荐的医师报告结局（ClinRO）量表或慢性胃炎（胃痞或胃脘痛）医师报告结局量表评价临床结局。其采用单个条目的独立计分为统计指标，而非所有条目的累积总分。

1. 症状消失率　即临床症状在各管理时间评分为"0"的比例。

2. 症状得分　即临床症状在各管理时间的定量计分。

（三）中医证候疗效评价

证候疗效评价是体现中医临床疗效评价特色的部分，参照《脾胃病症状量化标准专家共识意见》评价。常用尼莫地平法进行疗效的评估。

（四）生存质量评价

在生存质量方面可采用中华脾胃系疾病患者报告结局（PRO）量表、中华健康状况量表及SF-36健康调查量表等进行测评。PRO量表从中医药治疗脾胃病的特点出发，其信度、效度已得到验证。对于焦虑抑郁状态测评，可以采用医院焦虑与抑郁量表（HADS）、焦虑自评量表（SAS）、抑郁自评量表（SDS）等工具。

九、转归与随访

CAG属胃癌前疾病，胃黏膜萎缩患者的胃癌年发病率约为0.1%，黏膜萎缩合并肠上皮化生者年发生率约为0.25%，胃黏膜低级别上皮内瘤变者约为0.6%。因此，CAG尤其是伴有中重度肠化生或上皮内瘤变者，要定期内镜检查、病理组织活检和随访。重度胃黏膜萎缩并伴有肠化生的CAG患者需1年左右随访1次，不伴有肠化生或上皮内瘤变的CAG患者可2～3年随访1次。伴有低级别上皮内瘤变患者，应每6个月左右随访1次；而高级别上皮内瘤变者需立即行内镜下治疗或手术治疗。

引自：中国研究型医院学会中西医整合脾胃消化病专业委员会岭南萎缩性胃炎诊疗共识协作组.岭南地区慢性萎缩性胃炎中医诊疗专家共识.中国研究型医院，2022，9（1）：2-8.

中国整合胃癌前病变临床管理指南（2022）

我国是胃癌高发国家，每年预估胃癌新发病例约67.9万例，死亡49.8万例。随着年龄的增长，胃癌发病率和死亡率逐渐升高，严重威胁人类健康，并造成巨大的医疗负担。尽早发现并治疗胃癌的癌前变化，包括癌前疾病（癌前状态和癌前病变），是预防胃癌发生的有效措施。

胃腺癌发生的Correa演变模式为学界普遍认可。在幽门螺杆菌（Hp）感染的诊治、胃黏膜萎缩和肠化生的胃癌风险预测、胃癌前病变的治疗和评价等方面，中西医均做了大量工作，取得了一定的成果和共识。有必要对胃癌前病变相关内容进行梳理，制定合理的一级预防和二级预防方案。2019年欧洲消化内镜学会的《胃癌前状态和病变的处理共识（MAPS Ⅱ）》、2020年我国的《中国胃黏膜癌前状态和癌前病变的处理策略专家共识》相继发布，体现了消化病学领域对于胃癌前病变规范化诊治的高度重视，此前相关内容散见于《中国慢性胃炎共识意见（2017）》《胃低级别上皮内瘤变规范化诊治专家共识（2019）》《胃黏膜定标活检技术临床应用共识（2018）》《慢性胃炎中医诊疗专家共识意见（2017）》等文献中。此次由中华中医药学会脾胃病分会、中华医学会消化病学分会消化肿瘤协作组共同牵头，对中西医领域内胃癌前病变的内容进行梳理和整合，制定本指南，为临床工作提供参考。

指南工作组讨论确定指南包含的专题并分工，按专题进行文献检索和评价，合并汇总后讨论和修改，形成《中国整合胃癌前病变临床管理指南》征求意见稿。临床证据质量评估采用"推荐等级的评估、制定与评价"（GRADE）系统，分为高、中、低3个等级，推荐等级由专家讨论决定。此后通过2轮德尔菲（Delphi）法专家咨询，根据应答情况和意见对初稿进行多次修改。最终专家会议期间，来自全国各地的58名消化病学专家首先听取了撰写小组专家针对每一项陈述的汇报，在充分讨论后进行投票通过了本指南意见。每一项陈述的投票意见为完全同意或基本同意者超过80%视为通过；否则需全体成员讨论，若第2次投票仍未达到前述通过要求，则当场修改后进行第3次投票，决定接受或放弃该项陈述。本指南内容分为定义和流行病学、诊断和分期、监测、治疗、疗效评价5个部分，共48条陈述建议。

一、定义和流行病学

1. 定义　胃癌的发生、发展是一个多因素、多步骤的过程，得到普遍认同的肠型胃癌的Correa演变模式为：正常的胃黏膜在Hp感染等因素的影响下，逐渐从炎症发展至萎缩、肠化生、异型增生/上皮内瘤变，最终演变成胃腺癌。

1971年WHO将胃癌先兆分为胃癌前疾病和胃癌前病变，提出胃癌前病变的概念。胃癌前疾病包括胃溃疡、慢性萎缩性胃炎（CAG）、胃息肉、残胃等。胃癌前病变是指较易转变为癌组织的病理学变化，异型增生是直接的癌前病变。也有西方学者将萎缩、肠化生和异型增生归为广义的胃癌前病变。1978年WHO批准统一使用"异型增生"术语，并明确标准，分为轻、中、重度三级。2000年WHO国际癌症研究机构建议采用"胃上皮内瘤变"（GIN）术语。

2010年WHO推荐等同使用"异型增生"和"上皮内瘤变"术语，异型增生侧重于形态学改变，上皮内瘤变则更强调肿瘤演进的过程，分为低级别（LGIN）和高级别（HGIN）两级。2019年WHO新版分类建议在胃肠道采用"异型增生"术语，分为低级别异型增生（LGD）和高级别异型增生（HGD）两级。本指南针对的胃癌前病变是胃黏膜异型增生以及CAG、肠化生等背景病变。

2. 流行病学

【陈述1】我国CAG的患病率较高，且随年龄增长而上升。

证据质量：中；推荐等级：强；陈述同意率：100%。

CAG的患病率在不同国家和地区存在较大差异，与Hp感染率、环境因素、遗传背景、诊断方法等有关。其患病率与胃癌发病率呈正相关。我国CAG患病率较高。2014年中华医学会消化内镜学分会的一项横断面调查纳入包括10个城市、33个中心共8892例胃镜检查证实的慢性胃炎患者，结果显示CAG病理诊断率为25.8%，内镜诊断率为17.7%；肠化生患病率为23.6%，异型增生患病率为7.3%。2016年国内一项研究统计1989—2014年183426例经胃镜组织病理学检查的患者，CAG检出率为22.43%，男女比例为1：1.40，平均年龄（59.24±14.10）岁。欧洲流行病学研究发现，CAG患病率随年龄增长而升高。韩国一项包含389例病例的队列研究发现，胃窦和胃体萎缩患病率分别为42.5%和20.1%。无论是男性还是女性，CAG患病率均随年龄增长而显著上升。有学者分析了2005年11月之前发表的不同国家人群的CAG患病率数据，其中15项研究通过胃镜检查确诊CAG，26项研究通过血清胃蛋白酶原（PGs）水平确定CAG。有分析显示CAG在世界不同地区的老年人中较常见，年龄越大患病率越高，但无明显性别差异，某些亚洲人群（包括中国和日本）的CAG患病率高于世界其他地区。

【陈述2】CAG的发生与Hp感染密切相关。

证据质量：高；推荐等级：强；陈述同意率：100%。

CAG的发生与Hp感染密切相关，感染幽门螺杆菌（Hp）后CAG发生的风险可增高4倍。即便是在Hp低流行人群（<10%）中，肠化生和异型增生的发生也与Hp感染密切相关；在Hp高流行人群（>60%）中，Hp阳性者中80%以上伴有活动性胃炎或CAG。国内研究显示CAG患者的Hp感染率为26.69%。

【陈述3】普通白光内镜诊断萎缩性胃炎的敏感性较差，与病理诊断的符合率较低。

证据质量：中；推荐等级：弱；陈述同意率：96.36%。

2014年中华医学会消化内镜学分会的调查发现：以病理诊断为"金标准"，内镜诊断CAG的敏感性为42%，特异性为91%，内镜和病理诊断的符合率有待提高。2006年韩国一项基于无症状人群的多中心研究（N=25536）显示内镜下CAG的患病率为27.1%，低于组织学诊断的患病率。

3. 胃癌前病变证候分布特征

【陈述4】胃癌前病变尚缺乏统一辨证标准，多以虚实夹杂证为主。

证据质量：低；推荐等级：弱；陈述同意率：92.73%。

胃癌前病变患者大多缺乏特异性症状和体征，中医辨证论治多参照其基础病变CAG进行。因虚挟邪、因实致虚是其重要的病机转变规律，然而CAG的辨证分型目前尚缺乏统一标准。一项多中心、大样本的横断面研究（N=1000）提示虚实夹杂证贯穿胃癌前病变恶性转化全程，其中肠化生是虚实转化的关键阶段。该团队另一项研究（N＝592）更是指出，慢性非萎缩性胃炎患者向CAG、肠化生及异型增生转化过程中存在由实至虚、渐见阴虚、血瘀的证候演变规律。一项横断面研究（N＝1056）显示脾胃虚弱证与萎缩、肠化生的相关性最大，胃络瘀阻证与异型增生的相关性最大。另一项横断面研究（N＝307）亦指出，随着萎缩、肠化生的进展，胃阴不足证和胃络瘀阻证逐渐增多。因此，胃癌前病变的发生、发展是由气及血入络的复杂渐变过程，血瘀和虚损可能是虚实变化的关键证候要素。相关结论有待大范围、大样本流行病学调查研究进一步确证。

二、诊断和分期

1. 内镜诊断　充分而高质量的术前准备有助于提高胃癌前病变的内镜检出率。

【陈述5】应用祛泡剂、祛黏液剂可提高胃黏膜可视度，有利于发现病变。

证据质量：高；推荐等级：强；陈述同意率：100%。

清晰的胃镜视野是发现病变、准确活检的前提，胃腔内黏液和泡沫过多会延长检查时间，造成漏诊、误诊，消除泡沫、黏液药物的应用对于提高观察质量至关重要。胃黏膜可视度的提高有利于包括癌前病变在内的胃黏膜微小病变的检出。

随机对照研究（RCT）表明给予二甲硅油后胃内泡沫量明显减少。链霉蛋白酶被广泛应用于上消化道黏液的清除，内镜下冲洗胃黏膜时应用链霉蛋白酶可以降低黏液厚度，有利于活检和诊断。链霉蛋白酶与二甲硅油联用可显著提高胃黏膜视野评分（73% vs.49%），减少冲洗水量，且不增加操作时间。国内研究表明二甲硅油与糜蛋白酶联用可提高胃癌前病变及早期胃癌发现率（试验组为36.4%，对照组为26.8%，$P < 0.001$）。也有研究（N＝7200）表明两者联用虽可提高胃黏膜可视度，但并不能提高病变检出率。

【陈述6】在胃蠕动剧烈影响观察的情况下，适当解痉处理可改善观察视野，有利于病变检出。

证据质量：低；推荐等级：强；陈述同意率：100%。

当胃腔由于剧烈蠕动而难以观察时，应考虑使用解痉药。常用解痉方法有：①丁溴东莨菪碱10～20 mg肌内或静脉注射、胰高血糖素1 mg静脉注射；②0.8%薄荷油溶液20 ml局部喷洒。RCT研究表明局部喷洒薄荷油与肌内注射丁溴东莨菪碱相比解痉效果更好，不良反应更少。

目前尚无研究提供解痉处理提高胃癌前病变检出率的证据，且东莨菪碱、胰高血糖素等药物存在不良反应，临床应用需谨慎。但对于因胃蠕动剧烈影响观察的患者，适当解痉处理可确保更好的观察视野。

【陈述7】对于伴有严重焦虑的患者推荐术中应用镇静药物。

证据质量：低；推荐等级：强；陈述同意率：98.18%。

消化内镜诊疗中镇静的目的是消除或减轻患者的焦虑和不适，提高其耐受性和满意度，降低操作过程中发生损伤和意外的风险，为内镜医师创造最佳操作条件。对消化内镜诊疗心存顾虑或恐惧感、高度敏感而不能自控的患者，以及进行时间较长、操作复杂的诊疗时，可由麻醉医师排除禁忌后进行镇静。需注意的是，镇静本身具有较高风险，因此，开展消化内镜镇静诊疗的医疗机构应满足相应的场所与人员设备要求，包括诊疗单元面积、完备的诊疗设备和监护、抢救人员、药物等。

【陈述8】采用普通白光内镜对胃癌前病变进行初筛，并充分结合高清化学染色、电子染色、放大内镜对疑有癌变或胃癌高风险患者进行精查。

证据质量：高；推荐等级：强；陈述同意率：100%。

普通白光内镜检查是发现胃癌前病变的基础，但其与组织学诊断的符合率不高，对于怀疑存在胃癌前病变的重点患者，应充分结合高清化学染色、电子染色、放大内镜（ME）进行精查，以提高病变检出的准确性。一项横断面研究显示高清白光内镜诊断肠化生的准确性为88%，敏感性为75%，特异性为94%。一项多中心前瞻性研究显示高清白光内镜诊断肠化生的准确性为83%，特异性为98%，但敏感性仅为53%。化学染色包括靛胭脂、亚甲蓝、醋酸（即乙酸）、苏木精，有助于提高胃癌前病变检出的敏感性和准确性。Meta分析显示，化学染色内镜诊断胃癌前病变（包括萎缩、肠化生、异型增生）的敏感性为90%，特异性为82%，诊断准确性明显优于普通白光内镜（$P=0.001$）。电子染色可避免因化学染色不均对病变造成错误判断的缺点，并可与白光内镜切换观察，与化学染色相比更易操作，可缩短检查时间。窄带成像（NBI）联合ME（NBI-ME）诊断肠化生的敏感性为86%，特异性为77%；诊断异型增生的敏感性为90%，特异性为83%。一项大型多中心前瞻性随机对照研究显示，NBI诊断肠化生的特异性与高清白光内镜相当，但敏感性显著提高（92%vs.59%）。一项随机前瞻性交叉研究显示，与白光内镜相比，NBI对肠化生的诊断准确性明显提高（$P=0.001$）。联动成像技术（LCI）诊断Hp感染准确性较高，蓝激光成像（BLI）诊断萎缩准确性较高，BLI-ME诊断肠化生准确性较高。NBI联合靛胭脂、亚甲蓝、醋酸染色可以提高胃癌前病变的检出率。

【陈述9】内镜检查应包括Hp感染状态的评估和诊断。

证据质量：中；推荐等级：强；陈述同意率：100%。

随着对Hp认识的不断深入，日本学者对Hp感染状态的内镜下表现进行了系统总结。参考京都胃炎分类，可通过内镜下表现对无Hp感染、Hp现症感染和Hp既往感染胃黏膜进行诊断评估。无Hp感染胃黏膜：整体胃黏膜平滑有光泽，黏液黏稠度非常低，胃大弯侧黏膜皱襞细小且呈直线走行。胃体至胃角小弯可见规则排列的集合小静脉（RAC）。Hp现症感染胃黏膜：背景黏膜呈现为一定范围的连续均匀发红，即弥漫性发红，可见黏稠的白色混浊黏液；胃底和胃体可见大小、形态不规则、无凹凸的点状发红；RAC消失；胃小区肿大、黏膜肿胀；黏膜萎缩、肠化生、皱襞肿大蛇行、增生性息肉、黄色瘤、胃窦和胃角鸡皮样改变等表现。Hp既往感染胃黏膜：根除治疗后可出现点状发红、弥漫性发红消失、RAC恢复、萎缩界限不鲜明化、胃体大弯皱襞恢复正常等表现。界限清晰、稍凹陷的地图样发红是Hp根除后胃黏膜的特征性表现。

2. 活检取材

【陈述10】足够数量、深度、大小的高质量活检是胃癌前病变准确诊断和评估的重要条件。

证据质量：低；推荐等级：强；陈述同意率：100%。

高质量的活检是提高胃黏膜活检病理诊断准确性和可重复性的关键，在胃癌前病变的诊断和评估中具有重要意义。

2019年欧洲消化内镜学会指南认为CAG和肠化生在胃内呈局灶性分布，为了充分评估胃癌前病变和进一步分级，应在胃窦和胃体的胃小弯、胃大弯进行至少4块非靶向活检，并对可疑病变部位进行靶向活检。2019年英国胃肠病学会推荐对于怀疑CAG的患者进行黏膜活检明确病变性质，并遵循新悉尼系统活检方案，标注好靶向取材或随机取材。对于病理回报结果为LGD者，应在1年内应用含图像增强技术的内镜进行复查，并行广泛活检；对于HGD患者，应在短期内应用含图像增强技术的内镜进行二次检查并广泛活检；内镜下怀疑CAG或肠化生或早期肿瘤性病变时，均建议行充分的活检。2014年中华医学会消化内镜学分会和2017年中华医学会病理学分会共识推荐，对于疑为CAG的患者，应在胃角、胃窦距幽门2～3 cm的大弯、小弯侧，以及胃体距贲门8 cm的大弯、小弯侧（胃体中部大、小弯），共取材5块。除活检数量外，还要求活检取材标本应足够大，深度尽可能达到黏膜肌层。有研究综合分析400738例胃黏膜活检标本，结果显示在未发现病变的情况下，应在胃窦和胃体至少取2块活检，特别是在按照新悉尼系统推荐方案进行活检时，能最大限度地保证常见胃部疾病的诊断率。一项单中心前瞻性研究分析176例胃肿瘤性病变患者的1080块胃黏膜活检组织，发现对于凹陷性（溃疡性）病变和息肉样病变，取4块活检足以诊断疾病，而对于平坦型病变，至少需取活检5～6块。研究发现活检率较高的内镜医师有更高的胃癌前病变诊断率及更低的胃癌漏诊率；怀疑CAG及肠化生时，应分别在胃窦和胃体进行活检。足够数量、深度、大小的高质量活检对于胃癌前病变的准确诊断和评估具有重要意义。

【陈述11】对重点病变进行定标活检有利于客观评价疗效和病变的随访监测。

证据质量：低；推荐等级：强；陈述同意率：100%。

内镜诊断胃癌前病变敏感性较低，确诊需要结合活检病理检查。由于胃黏膜缺乏精确的定位标志，普通活检复查时极易造成定位偏差和病变漏诊。定标活检指采用特制的定标活检钳进行活检同时于同点染色标记，便于复检识别。该方法安全、有效且操作简便。一项随访研究发现，12个月胃内定位有效率在95%以上，胃壁内定标标记可留存2年以上。对于慢性胃炎OLGA/OLGIM分期Ⅲ、Ⅳ期患者或者胃癌筛查评分为高风险的患者，如发现有可疑异型增生，建议应用胃黏膜定标活检。

【陈述12】对于内镜下可见病变及怀疑肿瘤性病变的患者需额外活检。

证据质量：低；推荐等级：强；陈述同意率：100%。

内镜下活检如存在取材表浅、标本较小等情况，易导致活检病理结果与实际病变不一致；随着活检数量的增多，诊断准确性随之提高。因此，对可疑病变需额外增加活检数量以提高诊断准确性。目前对于内镜下表现疑为早期胃癌的病变，活检数量国内外尚无统一标准。2014年《中国早期胃癌筛查及内镜诊治共识意见》提出，对于可疑早期胃癌病灶，活检数量视病灶大小而定，如病变最大径＞1 cm，取标本≥2块；最大径＞2 cm，取标本≥3块；最大径＞3 cm，取标本≥4块。需注意的是，多块活检出血风险高，且易发生活检相关溃疡及溃疡愈合后引起的局部粘连，不仅会增加后续内镜下治疗的难度和并发症风险，还会因粘连导致内镜治疗时抬举征阴性而造成对病变深度的误判，进而影响治疗方案的选择。因此，我国2017年发布的胃黏膜活检病理诊断共识提出，对于怀疑早期肿瘤性病变的胃黏膜，建议直径2 cm以下的病变取1～2块活检，直径每增加1 cm可增加1块活检。2019年日本一项回顾性研究发现内镜下活检2块诊断早期胃癌准确性为92.5%，显著高于活检1块的83.9%，且与病变大小无相关性，活检2块与3块在诊断准确性方面则无明显差异，表明对于早期胃癌的诊断，取2块活检即可。随着目前染色内镜、ME的应用，可通过病变形态判断病灶性质，避免不必要的活检，减少活检数量，但合理的活检数量仍需进一步探索。

3. 病理诊断和评价

【陈述13】规范胃黏膜活检标本的前处理流程有助于提高病理诊断准确性。

证据质量：低；推荐等级：强；陈述同意率：100%。

取出活检组织后，将组织基底部离断面平铺粘于小块滤纸上，再浸入固定液。固定液体积应为标本的10倍或更多，一般使用4%中性甲醛缓冲溶液，固定6～48 h。不同部位标本须分瓶并明确标记。标本瓶最好为透明、耐摔的广口瓶、螺丝口瓶。接收标本时必须认真核对申请单内容和标本瓶标记信息，检查标本瓶内是否有组织以及组织块数。病理医师取材时，需滴加伊红染液于标本上，再以滤纸包裹标本，或由技师添加伊红染液于脱水机内，以便包埋时观察标本结构和方向。包埋时密切注意标本方向，应将标本侧立放置并固定于石蜡内，确保切片时包含黏膜层、黏膜肌层和黏膜下层。切片后及时清理器械、刀片、镊子、台面、捞片水面等处，防止污染造成误诊。每个蜡块至少连续切取6张切片，捞取于同一张载玻片上。

【陈述14】鉴别Ⅲ型（不完全型）肠化生对于临床监测有意义。

证据质量：低；推荐等级：强；陈述同意率：98.18%。

通常以形态学改变和分泌黏液的类型作为肠化生的分型依据。采用阿尔新蓝pH 2.5/过碘酸雪夫试剂（AB/PAS）和高铁二胺/阿尔新蓝pH 2.5（HID/AB）染色可鉴别中性黏液、唾液酸黏液和硫酸黏液。根据不同细胞分泌黏液的类型，可将肠化生分为Ⅰ型、Ⅱ

型和Ⅲ型，其中Ⅰ型为完全型，Ⅱ型和Ⅲ型为不完全型。既往研究显示，Ⅲ型（不完全型）肠化生与胃癌风险升高有关。考虑到组织学分型有助于评估胃癌风险，且具有潜在的疗效观察和预后判断价值，如能以较低的成本和工作负荷鉴别出Ⅲ型肠化生是可取的。当然，标本中即使只观察到完全型肠化生也不应被忽视，需完善数据和证据，才能明确肠化生组织学分型的意义，建立管理胃癌前病变的最佳临床实践方案。

【陈述15】异型增生需与反应性增生鉴别。

证据质量：低；推荐等级：强；陈述同意率98.18%。

当难以确定病变性质为异型增生或者反应性增生时，可通过以下方式提高诊断准确性：①借助连续深切、免疫组化染色、特殊染色、科内会诊等方法进行鉴别；②确实不能诊断的病例可分类为不确定性异型增生（IFND）；③在条件允许的情况下，可请经验丰富的专科病理医师会诊。

4. 胃镜下黏膜辨证

【陈述16】胃镜下黏膜辨证是中医望诊的延伸，重在辨析胃黏膜病变情况，是中医整体辨证的重要参考，也是指导局部治疗的客观依据。

证据质量：低；推荐等级：弱；陈述同意率：90.90%。

胃镜下黏膜辨证是通过辨析黏膜色泽、表面形态、皱襞、分泌物、蠕动、黏膜血管等判断病机证候的诊断方法，属于局部辨证范畴。通过局部识别Hp根除前后黏膜变化以及其他病变，指导制定合理的局部用药方案，也是对整体辨证的重要补充。由于目前缺乏高质量的前瞻性队列研究证据，参考《慢性胃炎中医诊疗专家共识意见（2017）》胃镜下辨证标准：

肝胃不和证：胃黏膜急性活动性炎性反应，或伴胆汁反流，胃蠕动较快。

脾胃湿热证：胃黏膜充血水肿，糜烂明显，黏液黏稠混浊。

脾胃虚弱证：胃黏膜变薄，色泽苍白或灰白，黏液稀薄而多，或有黏膜水肿，黏膜下血管清晰可见，胃蠕动减弱。

胃阴不足证：黏膜表面粗糙不平，变薄变脆，分泌物少；皱襞变细或消失，呈龟裂样改变，或可透见黏膜下小血管网。

胃络瘀阻证：胃黏膜呈颗粒或结节状，伴黏膜内出血点，黏液灰白或褐色，血管网清晰可见，血管纹暗红。

三、监测

1. 异型增生

【陈述17】随机活检发现异型增生的患者应接受高清电子染色或化学染色内镜的再次评估，如再评估未发现可见病灶，则采取高清电子染色或化学染色内镜监测，每6～12个月一次。

证据质量：低；推荐等级：强；陈述同意率：100%。

高清电子染色或化学染色内镜可提高异型增生的检出率。一项研究纳入20例异型增生或胃癌患者，常规内镜检查未发现可见病变，但高清电子染色或化学染色内镜在其中18例患者中发现可见病变。随机活检发现异型增生的患者癌变风险显著升高，胃癌年发生率高达6%。患者在随机活检中发现异型增生，应立即前往高级别内镜中心接受高清电子染色或化学染色内镜的再次评估。如高质量内镜检查未发现明确可见病变，建议根据活检病理对胃炎进行分期，并每隔6个月（HGD）到12个月（LGD）进行一次高质量内镜监测。

【陈述18】重视异型增生内镜下可见病变的筛查和监测。

证据质量：中；推荐等级：强；陈述同意率：100%。

新近一项Meta分析表明，异型增生患者胃癌发病率为40.36/1000人年。一项对1850例行内镜切除术胃肿瘤性病变患者的回顾性研究显示，活检病理为LGD和HGD的患者中，分别有24.0%和52.7%术后病理升级。相关Meta分析发现，25.0%的LGD内镜切除后病理分期较活检病理升级，其中6.9%已发生恶变。国内一项随访10年的研究显示，LGD病灶51.0%～78.7%发生逆转，0.45%～14.3%发生癌变。综上，对内镜下发现异型增生的患者，应加强对可见病变的筛选和监测，以便及早发现和治疗早期胃癌。

【陈述19】非靶向活检诊断为不确定性异型增生的患者，可从内镜精查再评估中获益。

证据质量：中；推荐等级：强；陈述同意率：100%。

部分肿瘤性病变活检未见明确异型增生。研究发现，26.8%术前活检为IFND的患者，切除后病变5.0%确诊为腺瘤，21.8%为早期胃癌。另一项研究中，3名胃肠病理学专家对47例IFND活检标本重新进行评估，11例标本的诊断修改为异型增生（10例LGD，1例HGD）。一项回顾性研究纳入129例IFND的患者并进行OLGA分期，中位随访期为31个月，25例OLGA Ⅲ/Ⅳ期患者随访中发现6例LGD或HGD。因此，在非靶向活检中诊断为IFND的患者，可从具有早期胃癌诊断和内镜治疗经验中心的内镜精查再评估中获益。

【陈述20】高级别异型增生应立即进行高清电子染色放大内镜复查，以确定是否进行内镜治疗或手术治疗。

证据质量：中；推荐等级：强；陈述同意率：98.18%。

HGD患者同时发生浸润性癌或病变快速进展的风险很高。在一组胃癌前病变患者中，约25%的HGD患者在1年随访期内发现胃癌。最新Meta分析显示，HGD患者胃癌的最高发病率为186.40/1000人年，LGD和IFND患者为11.25/1000人年。对于HGD患者，应立即重新进行胃镜和组织学评估；对于内镜可见的病变，建议行内镜或手术切除治疗。

2. 萎缩性胃炎和肠化生　CAG和肠化生是胃癌发生的独立危险因素。日本一项研究显示，广泛萎缩和肠化生患者的5年胃癌累积发病率分别为1.9% ~ 10.0%和5.3% ~ 9.8%。一般将CAG分为高风险及低风险两类。高风险CAG包括重度萎缩、胃窦和胃体部同时肠化生、OLGA/OLGIM Ⅲ/Ⅳ期。

【陈述21】高风险萎缩性胃炎患者可每年进行一次高清内镜检查或白光内镜联合活检病理检查，合并胃癌家族史者尤其需要密切监测。

证据质量：低；推荐等级：弱；陈述同意率：100%。

与单一部位病变相比，胃窦和胃体同时萎缩或肠化生的患者进展为胃癌的风险更高。OLGA Ⅲ/Ⅳ期、OLGIM Ⅲ/Ⅳ期和内镜下中–重度萎缩在胃癌癌旁组织中更为常见。OLGA Ⅳ期、组织学证实肠化生和内镜下萎缩分级较高均是胃癌发生的独立危险因素。10%的胃癌病例存在家族聚集性。胃癌患者的一级亲属癌变风险升高2 ~ 10倍；二级亲属胃癌风险也较高，但低于一级亲属。研究发现，有胃癌家族史的肠化生患者病变进展速度更快。

【陈述22】低风险萎缩性胃炎患者可每3年进行一次内镜检查，如有胃癌家族史则建议每1 ~ 2年进行一次。

证据质量：低；推荐等级：弱；陈述同意率98.18%。

一项纳入27777例胃镜检查者的研究发现，胃癌发生率与胃黏膜萎缩范围相关：木村–竹本（Kimura–Takemoto）内镜下萎缩分型：闭合型（Closetype）C–1胃癌检出率为0，C–2为0.25%，C–3为0.71%；开放型（opentype）O–1为1.32%，O–2为3.70%，O–3为5.33%。病变局限于胃窦部的低风险CAG患者进展为胃癌的风险相对较低，故推荐每3年进行一次内镜检查或血清学筛查，但有胃癌家族史者应每1 ~ 2年进行一次。

3. 自身免疫性胃炎

【陈述23】自身免疫性胃炎患者可受益于每3年一次的内镜随访。

证据质量：低；推荐等级：弱；陈述同意率：96.36%。

自身免疫性胃炎多伴有维生素B_{12}缺乏引起的恶性贫血，而恶性贫血的肿瘤（包括胃癌和神经内分泌肿瘤）风险显著升高。纳入1138390例恶性贫血患者和100000例配对非癌对照个体的病例对照研究显示，恶性贫血患者发生非贲门胃腺癌（OR = 2.18，95% CI：1.94 ~ 2.45）和胃类癌（OR = 11.43，95% CI：8.90 ~ 14.69）的风险显著增高。有研究对21265例恶性贫血患者进行平均7.1年的随访，发现远端胃癌风险随时间延长逐步增加。一项纳入27项研究、22417例患者的Meta分析显示，恶性贫血患者的胃癌发病率为0.27%/人年，总体胃癌风险显著增高（RR = 6.8，95% CI：2.6 ~ 18.1）。

有研究认为恶性贫血患者随访第1年的胃癌发生风险最高。一项研究对56例恶性贫血患者进行3年随访，发现了2例胃腺癌。另一项研究对27例恶性贫血患者进行了6 ~ 7年的随访，未发现癌变。另有研究将24例自身免疫性胃炎患者随机分为2组，一组每2年随访一次，另一组每4年随访一次，2组在4年随访期内均未发现胃癌。

4. 无创（非侵入性）评估

【陈述24】PGⅠ、PGⅠ/Ⅱ比值（PGR）、G-17、Hp-IGG可联合用于一般人群中萎缩性胃炎高危人群的筛查。

证据质量：高；推荐等级：强；陈述同意率：100%。

我国一项纳入14929例患者的横断面研究发现，血清学标志物PGR、G-17和Hp-IGG均与胃癌风险独立相关（$P < 0.05$）。一项纳入20项研究的Meta分析显示，PG、G-17、Hp-IGG联合诊断CAG的总体敏感性为74.7%，特异性为95.6%。另一项Meta分析表明，PGⅠ、PGR、G-17、Hp-IGG联合诊断胃体萎缩的总体敏感性为70.2%，特异性为93.9%；联合诊断胃窦萎缩的敏感性为51.6%，特异性为84.1%。对于PGⅠ、PGR、G-17、Hp-IGG联合检测高风险的患者，应进一步进行内镜检查。

【陈述25】组织学和血清学MG7检测可辅助用于胃癌高危人群的筛查。

证据质量：中；推荐等级：强；陈述同意率：90.91%。

MG7是一种胃癌特异性单克隆抗体，具有较高的特异性和敏感性。多项研究发现，MG7抗原（MG7-AG）表达水平从非萎缩性胃炎、CAG、肠化生、异型增生至胃癌逐渐升高。MG7-AG在非癌患者中的阳性率为3.00% ~ 5.61%，在胃癌患者中为77.50%，提示其对胃癌具有预警作用。一项纳入2710例患者的研究发现，MG7-AGPCR检测诊断胃癌的敏感性为77.50%，特异性为95.62%，准确率为73.12%。组织学或血清学MG7-AG阳性患者为胃癌高危人群，应接受内镜精查。

5. 病证结合胃癌前病变风险监测

【陈述26】在血清学、内镜木村-竹本分型、OLGA/OLGIM风险评估的基础上，可纳入中医证候，开展中西医结合的胃癌前病变风险监测与管理。

证据质量：低；推荐等级：弱；陈述同意率：94.55%。

证候是中医诊治疾病的重要参考内容。CAG或胃癌前病变中医证候与癌变风险有一定相关性。采用内镜下木村-竹本分型对胃黏膜萎缩范围进行分级，其中开放型（O型）胃癌风险较高。有研究（N = 347）发现胃阴不足证（19.1%）、肝胃郁热证（17.0%）、胃络瘀阻证（16.2%）和脾胃虚弱证（11.3%）CAG患者开放型比例较高。另有研究对126例胃癌前病变患者的血清PGs与证候类型进行相关性分析，发现PGs强阳性常见于胃络瘀阻证（28.6%）和脾胃虚弱证（25.0%）。胃黏膜重度萎缩和胃癌前病变患者均以胃络瘀阻证和脾胃虚弱证最为多见，两者被认为是临床癌变高危证候类型。一项研究采用Logistic回归分析180例CAG患者中医证型与癌变风险的相关性，结果显示中医证型，尤其是胃络瘀阻证（OR = 9.972，95% CI：1.637 ~ 60.743）与OLGA分期增高显著相关，胃络瘀阻可能是加速疾病进展的因素之一。因此，可在血清学、内镜木村-竹本分型、OLGA和OLGIM风险评估的基础上纳入中医证候对胃癌前病变进行中西医结合风险评估和管理。目前研究以单中心小样本为主，相关结论有待多中心大样本流行病学调查研究进一步确证。

四、治疗

1. 明确胃癌前病变干预的定位

【陈述27】萎缩、肠化生伴明显活动性炎症，可根除Hp（检测阳性者）和短期应用抑酸剂、黏膜保护剂。

证据质量：低；推荐等级：强；陈述同意率：100%。

活动性炎症是CAG进展的重要因素。引起胃黏膜活动性炎症的原因包括Hp感染、胆汁反流、药物、饮食、生活习惯等，治疗目的在于祛除病因、缓解症状和改善黏膜炎症。抗感染治疗手段包括根除Hp以及应用胃黏膜保护药物。研究证实根除Hp可使胃黏膜中中性粒细胞浸润迅速消失，缓解黏膜炎症，且根除10年后，肠化生和萎缩逆转率显著升高，进展率显著降低。对于CAG伴活动性炎症患者，质子泵抑制剂（PPI）治疗后其胃窦炎症程度明显减轻，单独应用吉法酯也可使黏膜炎症活动性明显下降。因此，推荐萎缩、肠化生伴明显活动性炎症的患者进行根除Hp（检测阳性者）和黏膜保护治疗。

【陈述28】OLGA/OLGIM 分期Ⅲ/Ⅳ期 CAG 患者需进行内科学干预。

证据质量：中；推荐等级：强；陈述同意率：98.18%。

OLGA/OLGIM Ⅲ/Ⅳ期是胃癌的独立危险因素，OLGA、OLGIM高危患者发生胃癌的风险分别升高19.9倍和38.2倍。一项前瞻性队列研究对1755例CAG患者进行长期随访，结果显示只有OLGA Ⅲ/Ⅳ期发生了肿瘤性病变。对OLGA/OLGIM分期为Ⅲ/Ⅳ期CAG患者需内科重点干预。

【陈述29】低级别异型增生需进行内科学干预，高级别异型增生及部分有可见病变的低级别异型增生需进行内镜治疗。

证据质量：中；推荐等级：强；陈述同意率：98.18%。

LGD部分具有可逆性，自然消退率为38%～75%，持续存在者占19%～50%，10～48个月有0～15%进展为HGD或胃癌。HGD进展为胃癌的风险高达60%～85%，中位时间4～48个月。LGD内镜活检病理与内镜切除术后病理的不一致率高达28.5%，25%的LGD内镜切除术后病理升级，16.7%升级为HGD，6.9%升级为胃癌。LGD术后病理诊断升级的危险因素如下：①胃镜表现：病灶≥10 mm，病灶表面黏膜发红、呈结节样、中央凹陷、表面糜烂或溃疡，病灶位于胃上部1/3；NBI-ME表现为病变具有明显的边界，表面微结构中的腺管开口形态和（或）微血管形态异常；②病理表现：活检病理提示病灶内可见绒毛管状或绒毛组织，MUC6表达阳性；③血清学：Hp-CAGA阳性，PGⅠ、PGR减低，G-17升高；④其他：年龄＞45岁、有胃癌家族史、胃癌高发地区人群、残胃等。因此，对内镜检查发现可见病灶的LGD、HGD或癌变的患者，均应进行治疗和随访，对于内镜检查未发现明确病变而随机活检提示异型增生的患者，建议尽快用高清内镜或染色内镜再评估，如仍未发现病变，可定期内镜监测，HGD建议6个月内复查，LGD建议12个月内复查。

【陈述30】不确定性异型增生应纳入监测和干预，可进行病理会诊，必要时重复活检以确诊。

证据质量：中；推荐等级：强；陈述同意率：98.18%。

修订维也纳分类将IFND病灶分类为第2类，在病理学上并不是最终诊断，而只是一种形态学表型不明确时的分类。其病理学描述为：难以确定病变是肿瘤或非肿瘤性质，即反应性，还是再生性非典型上皮或非典型腺体/细胞。IFND与病变的活检质量有关，如初步诊断为此类病变，病理医师首先应深切或连续切片，必要时加做Ki-67、p53等免疫组化染色辅助诊断，并进行病理学专家会诊，以提高诊断质量。如仍不能确诊，应再次进行高质量活检。高质量活检可通过两种方法实现，一是增加活检块数和大小，但该方法仅限于较大的病变；二是通过增加内镜分辨率和清晰度，如使用图像增强内镜以实现病变部位更精确的活检。临床医生结合普通白光内镜和ME观察病变特点，精确活检，必要时与病理医生共同讨论确定诊断，根据最终病理诊断类型决定后续诊治方案。如病变太小，不能重复活检，可通过内镜黏膜切除术（EMR）确诊。

【陈述31】对于高级别异型增生和早癌，内镜术后可进行中西医联合治疗。

证据质量：中；推荐等级：强；陈述同意率100%。

HGD、早期胃癌内镜下切除后局部形成人工溃疡，有一定的迟发性出血等风险，术后应常规预防性应用抑酸药物。目前临床上PPI常作为预防出血和促进溃疡愈合的首选用药，国内大多推荐持续应用标准剂量PPI 4～8周。对于存在内膜黏膜下剥离术（ESD）人工溃疡延迟愈合危险因素的患者，可酌情增加PPI剂量、延长疗程或加用胃黏膜保护剂。多项研究证实了中药制剂用于内镜治疗后进一步干预治疗的有效性。康复新液对内镜术后患者的胃黏膜损伤具有保护作用，可有效减少出血，健胃愈疡片可用于治疗医源性溃疡。早期胃癌患者如合并Hp感染，术后应及时进行根除治疗，目前推荐铋剂四联疗法作为主要根除方案。西药根除Hp存在一定的失败率。已有研究报道了中药对其他药物的"增敏"作用以及对细菌耐药的"逆转"作用。有研究显示，在标准三联、四联疗法的基础上联合中药可提高Hp根除率。中药通过辨证论治的组方治疗，可明显改善临床症状，减少药物不良反应，增加患者的依从性。故对耐药菌感染或不良反应明显的患者，可采用中西医结合治疗，取长补短，发挥中西药各自的优势，更好地解决Hp感染问题。胃早癌达到治愈性切除和相对治愈性切除的患者仍存在潜在复发风险，局部复发率为0.13%～1.3%，同时性癌和异时性癌发生率分别为4.0%～12.9%和2.5%～5.1%，5、7、10年累积复发风险率分别高达9.5%、13.1%和22.7%，故需进行规范的随访和干预。这些患者往往存在CAG，常合并肠化生，部分存在LGD。现代医学主要给予根除Hp

及胃黏膜保护治疗，对胃黏膜病理状态缺乏理想的干预措施。目前有较多研究中药制剂治疗胃癌前病变的报道，发现中西医结合治疗可较好地改善胃黏膜萎缩、肠化生和异型增生。

2. 祛除危险因素

【陈述32】目前尚无明确证据表明PPI可诱发或加重萎缩性胃炎或肠化生，但临床实践中仍不推荐长期使用PPI制剂。

证据质量：低；推荐等级：强；陈述同意率：100%。

2014年一项包含33个内镜中心、8892例慢性胃炎患者的调查显示，PPI是上述人群中最常用的药物之一。欧洲一项RCT对胃食管反流病患者进行3年随访，发现长期抑酸治疗与胃体萎缩和肠化生无明确相关性。2项基于RCT的Meta分析显示，长期使用PPI的患者与使用安慰剂或H_2受体阻滞剂的患者相比，CAG和肠化生发生率差异均无统计学意义。有研究表明，使用PPI可显著降低Hp检出率。另有研究发现，抑酸治疗可能延缓Hp根除后胃黏膜萎缩的恢复。新近韩国一项研究表明，使用PPI ≥ 30 d的患者胃癌发生风险升高1.37倍，使用时间越长，胃癌风险越高。因此，除非有明确适应证，一般不推荐慢性胃炎患者长期使用PPI制剂。

【陈述33】高盐饮食是胃癌前病变的高危因素，患者应避免高盐和腌制食物。

证据质量：中；推荐等级：强；陈述同意率：100%。

绝大多数研究认为高盐饮食是胃癌前病变的高危因素。一项Meta分析表明，长期食用咸肉或高盐饮食的人群肠化生发生风险显著升高。韩国一项研究分析了60261例体检者，发现高盐饮食是40岁以上人群发生胃癌前病变的高危因素。另有研究发现，伴有肠化生的CAG患者24 h尿钠排泄量显著升高。高钠饮食可显著升高病变向异型增生和胃癌进展的风险，此种相关性在长期Hp感染人群中更为显著。我国研究表明，高盐饮食是肠化生、异型增生的高危因素，与远端胃异型增生的相关性尤为显著。

【陈述34】长期吸烟显著增加胃癌前病变的发生和进展风险，吸烟的胃癌前病变患者应戒烟。

证据质量：高；推荐等级：强；陈述同意率：100%。

多项研究提示吸烟与胃癌前病变的发生存在明显相关性。一项针对美国退伍军人的病例对照研究显示，吸烟是肠化生发生的独立危险因素。我国西北地区的病例对照研究表明，吸烟是肠化生的高危因素。国内一项纳入7302例慢性胃炎患者的研究也提示吸烟是胃癌前病变发生的独立危险因素。韩国一项研究对199235例无肠化生患者进行随访，发现吸烟者发生肠化生的风险显著升高，且吸烟量与肠化生风险呈正相关，戒烟者肠化生风险则明显降低。此种剂量相关性在其他研究中也得到了证实。吸烟不仅与胃癌前病变的发生有关，还与病变严重程度相关。长期吸烟者发生重度CAG和肠化生的风险显著升高。

【陈述35】胆汁反流是肠化生发生的危险因素，干预胆汁反流可能有益于阻断胃癌前病变的发生、发展。

证据质量：低；推荐等级：强；陈述同意率：98.18%。

肠化生患者胃液胆汁酸浓度显著升高，胆汁反流患者肠化生发生率和腺体萎缩程度也显著升高。临床研究表明，胆汁反流导致肠化生发生风险显著升高。新近纳入30465例胃镜检查者的回顾性研究和之后的多中心观察性横断面研究表明，胆汁反流是胃癌及其癌前病变的独立危险因素。另有研究发现，肠化生患者发生胆汁反流的风险升高。我国一项多中心RCT显示，在CAG、肠化生、异型增生改善或逆转的同时，胆汁反流也有所改善。由此提示，干预胆汁反流可能有助于胃癌前病变的逆转。

3. 根除Hp

【陈述36】根除Hp可阻止或延缓萎缩性胃炎的发生和进展，从而降低胃癌的发生风险。

证据质量：高；推荐等级：强；陈述同意率：100%。

1994年WHO指出Hp是胃癌的Ⅰ类致癌原，也是胃癌预防最重要的可控危险因素。根除Hp可改善胃黏膜炎症，延缓或阻止胃癌前病变进展，部分逆转萎缩，从而降低胃癌的发生风险。多项国内外大规模、长期、前瞻性临床研究显示根除Hp可有效预防胃癌发生，随访时间越长，预防效果越佳。纳入6项高质量RCT的Meta分析显示，在中国、日本等东亚国家，Hp根除治疗作为胃癌的一级预防措施更符合卫生经济学标准。有效治疗时机是发生萎缩或肠化生之前。2020年发表于《新英格兰医学杂志》的单中心、双盲、安慰剂对照干预研究证实，在一级亲属有胃癌家族史的Hp感染者中，根除治疗可明显降低胃癌发生风险。

【陈述37】已存在胃黏膜萎缩、肠化生的患者根除Hp仍可不同程度降低胃癌风险，但应注意定期随访。

证据质量：高；推荐等级：强；陈述同意率：100%。

多数研究表明根除Hp难以逆转肠化生。一项Meta分析显示，根除Hp对已出现肠化生或异型增生的CAG患者无显著胃癌预防效应。但山东临朐研究显示，Hp根除治疗组和安慰剂组在14.7年随访过程中的胃癌发生率分别是3.0%和4.6%，并进一步证实，即使已进入肠化生或异型增生阶段，根除Hp对于预防胃癌仍有一定作用。来自瑞典和中国香港的研究也显示，长期随访方能显示出根除Hp对胃癌发生的预防作用。因此，对于已出现萎缩和肠化生的患者，根除Hp可减轻萎缩和炎症，延缓肠化生进一步发展，仍可不同程度地降低胃癌发生风险。但对于这部分患者，Hp根除治疗后应注意随访。通过OLGA和OLGIM分期系统或者联合血清PGs检测预测胃癌发生风险，适用于胃癌高危人群筛查，然后进行有针对性的积极内镜随访。

【陈述38】早期胃癌或高级别异型增生内镜治疗后Hp根除治疗可有效预防异时性胃癌。

证据质量：高；推荐等级：强；陈述同意率：100%。

EMR和ESD是目前早期胃癌或HGD的首选治疗方法，但内镜治疗后异时性胃癌的年发病率约为3%。有研究发现，早期胃癌内镜治疗后根除Hp可能降低异时性胃癌风险。但也有研究认为胃肿瘤性病变内镜治疗后根除Hp并不能降低异时性胃癌发生。一项大型、长期、前瞻性RCT发现，内镜下切除早期胃癌或HGD能有效降低异时性胃癌的发生风险（HR = 0.50，95% CI：0.26 ~ 0.94）。

【陈述39】部分中成药可辅助用于Hp的根除治疗。

证据质量：低；推荐等级：弱；陈述同意率：92.73%。

目前中西医联合治疗Hp的高质量文献较少，多数因方法学方面的缺陷导致结果可信度不高。2项RCT评价了荆花胃康胶丸辅助治疗Hp的作用，其中一项显示荆花胃康胶丸联合PPI三联疗法治疗10 d与铋剂四联疗法治疗10 d相比疗效无明显差异（RR = 0.91，95% CI：0.78 ~ 1.06）。另一项研究则显示荆花胃康胶丸联合铋剂四联疗法疗程10 d与铋剂四联疗法相比疗效提升不明显（RR = 1.05，95% CI：0.94 ~ 1.17，$P = 0.43$）。

因此，荆花胃康胶丸联合PPI三联疗法在Hp根除率方面与铋剂四联疗法相似，在临床上可替代铋剂，但其与铋剂四联疗法合用并不能显著提高Hp根除率。另一项纳入196例Hp相关慢性非萎缩性胃炎患者的RCT研究显示，胃复春联合铋剂四联疗法的Hp根除率与铋剂四联疗法比较，差异无统计学意义（RR = 1.11，95% CI：1.00 ~ 1.23）。

4. 补充叶酸、抗氧化维生素

【陈述40】叶酸、抗氧化维生素等可能延缓部分人群萎缩性胃炎的进程，从而降低胃癌风险。

证据质量：高；推荐等级：强；陈述同意率：100%。

一项Meta分析发现水果、蔬菜摄入量与胃癌发生风险呈负相关趋势（RR = 0.82，95% CI：0.73 ~ 0.93；RR = 0.88，95% CI：0.69 ~ 1.13），且预防效应在随访≥10年后更为显著。

在一般人群中，摄入某些维生素可能会降低胃癌发生风险（RR = 0.77，95% CI：0.71 ~ 0.83）。但一项大型队列研究显示多种维生素并不能降低胃癌的发生率。2019年发表于《英国医学杂志》上的一项随机干预研究中，在我国山东临朐对3365例患者分别给予Hp根除、补充维生素（维生素C、维生素E和硒）、大蒜素和安慰剂治疗，随访至第22年，结果显示2周Hp根除治疗和维生素干预7年可显著降低胃癌发生风险，3组胃癌死亡率亦明显降低。多项随机双盲安慰剂对照试验观察了叶酸、抗氧化维生素等预防胃癌前病变的效果，但结果并不一致。国内一项多中心随机双盲安慰剂对照临床试验纳入216例CAG患者，随访6 ~ 7年，结果显示叶酸联合维生素B_{12}治疗（叶酸20 mg/d，维生

素 B_{12} 每月肌内注射 1 mg；次年减量为每周服药 2 d，每 3 个月肌内注射 1 次）可逆转胃黏膜萎缩，部分逆转肠化生，甚至在 12 个月时显著逆转异型增生。Correa 等在胃癌高危人群中开展的研究发现，β-胡萝卜素（30 mg/d）和维生素 C（1 g/d）均可促进胃癌前病变逆转（RR = 5.1，95% CI：1.7 ~ 15.0；RR = 5.0，95% CI：1.7 ~ 14.4）。其他一些研究则未发现抗氧化维生素对胃癌前病变具有保护作用。有学者认为，对于存在抗氧化维生素缺乏的胃癌高危人群，补充后如能达到生理剂量，则有可能延缓胃癌前病变进展。此外，应用的剂量、疗程、起始年龄以及有无其他因素干扰（如营养状态）也对预防效果有一定影响。

【陈述41】抗氧化维生素与Hp根除治疗联合，可延缓甚至阻断胃癌前病变的发生和进展，从而降低癌变风险。

证据质量：中；推荐等级：强；陈述同意率：96.36%。

在胃癌高危人群中，抗氧化维生素联合Hp根除治疗可阻断胃癌前病变进展。国内两项针对CAG患者的临床干预试验显示，根除Hp联合叶酸能够显著改善胃黏膜萎缩、肠化生和异型增生程度。纳入国内外2项大规模、长期随访RCT的Meta分析显示，对于在Hp根除治疗前已存在胃癌前病变的患者，根除Hp联合抗氧化维生素可显著降低胃癌发生风险（RR = 0.52，95% CI：0.31 ~ 0.87）。

5. 中西医结合治疗

【陈述42】中医药治疗胃癌前病变具有一定的疗效，中西医结合具有优势。

证据质量：中；推荐等级：强；陈述同意率：94.55%。

一项Meta分析显示中药复方（含中成药）治疗CAG伴异型增生患者，在改善临床症状方面优于西药对照组，对组织病理学的改善亦有一定的疗效趋势，中西医联合治疗胃癌前病变具有优势。一项基于胃黏膜定标活检技术的多中心RCT显示，摩罗丹逆转胃黏膜异型增生的效果有优于叶酸的趋势（24.6% vs.15.2%），改善萎缩、肠化生的有效率亦高于叶酸（34.6%、23.0%vs.24.3%、13.6%），但差异无统计学意义，改善临床症状有明显优势。该研究分别被2017年《中国慢性胃炎共识意见》和2019年欧洲《胃上皮癌前状态和病变的处理（MAPS Ⅱ）》引用。总体而言，目前尚缺乏多中心、大样本、安慰剂对照、长期随访临床研究证据。

五、疗效评价

胃癌前病变临床评价研究的总体质量有待提高，科学的定位、严谨的设计、规范的评价方法和研究报告有助于提高临床研究质量，以产生更多高级别证据应用于临床。

1. 研究设计

【陈述43】严谨的研究设计、过程质量控制和规范的报告是提高胃癌前病变干预研究证据等级的重要前提。

证据质量：高；推荐等级：强；陈述同意率：98.18%。

RCT是验证干预措施疗效的标准设计方案，其研究和报告质量直接影响对干预措施疗效的判断。近年有关胃癌前疾病及癌前病变的研究日益增多，但整体研究质量仍较低，从而影响证据质量。应加强RCT的临床方法设计，包括随机方法、分配方案隐藏、样本量估算、盲法、疗效评价方法等。此外，研究报告应按CONSORT声明所要求的条目规范书写。

【陈述44】针对胃癌前病变的临床干预研究疗程一般不少于6个月，之后应进行不短于6个月的随访。

证据质量：低；推荐等级：强；陈述同意率：96.36%。

CAG及胃癌前病变症状反复发作，胃镜下和病理改变也呈灶性和逐渐移行性变化。考虑胃黏膜再生、重建以及功能恢复所需时间，治疗CAG的疗程应不少于3个月，一般需要3～6个月。针对胃癌前病变的干预疗程至少需6个月，之后应进行不短于6个月的随访。应加强长期跟踪随访，以观察胃癌发生率等终点结局指标以及监测疾病复发。

2. 内科学干预的定位和目标

【陈述45】CAG的干预应针对胃体或全胃萎缩和（或）肠化生，以促进病变消退、降低胃癌风险为目标。胃癌前病变的内科学干预应针对不确定性异型增生、低级别异型增生，以促进病变逆转为目标。

证据质量：中；推荐等级：强；陈述同意率：96.36%。

胃黏膜萎缩和肠化生、LGD是胃癌发生的独立危险因素。LGD被认为是直接的胃癌前病变，对于有内镜下可见病变且范围清晰的LGD，建议行诊断性ESD，无内镜可见病变的LGD是内科学干预的重要对象。胃黏膜萎缩（肠化生）范围越广，胃癌发生风险越高。累及全胃的重度萎缩（伴或不伴肠化生）具有较高的胃癌发生风险，需积极监测和干预，以降低胃癌风险。不应将IFND视为无害诊断。建议非靶向活检病理诊断的IFND由胃肠病理专家重新进行评估，并行高清内镜复查。如未发现病变，建议6～12个月后再次复查；如未发现可见病变，且反复非靶向活检病理未发现异型增生，需结合癌前状态的严重程度和病变范围分期制定监测计划，尤其应重视OLGA Ⅲ／Ⅳ期患者。随访监测期间可配合内科药物干预。

3. 关键技术

【陈述46】针对异型增生的疗效评价需精准至病灶，基于黏膜定标活检技术的靶向监测有助于提高治疗前后活检部位的一致性。

证据质量：低；推荐等级：强；陈述同意率：96.36%。

胃黏膜萎缩、异型增生呈局灶性分布，病灶一般较小、隐匿，白光内镜下通常缺乏特征性表现，第1次检查发现的病灶，即使注明区域，复查时也很难在同一部位准确取材。高清染色内镜、ME等可提高病灶与正常组织界限的对比度，根据黏膜微血管和黏膜腺管开口形态改变判断其组织学特征，精确引导活检，提高诊断率。MAPS Ⅱ提出以高清染色内镜为辅助的活检是检测胃癌前状态或癌前病变的最佳方法。黏膜定标活检有助于解决随访监测和疗效评价中病灶准确定位的技术难题。

4．疗效评价方法

【陈述47】胃癌前病变的疗效评价应以组织病理学为主，辅以胃镜、症状、生活质量等进行综合评价。

证据质量：低；推荐等级：强；陈述同意率：98.18%。

胃癌前病变对患者的影响是多方面的，既有胃镜下和组织病理学方面的器质性改变，又可造成躯体痛苦不适和心理层面的焦虑和恐慌，患者工作能力和社会参与能力下降，进而导致生活质量下降。因此，胃癌前病变的疗效评价以组织病理学为主，辅以胃镜、症状、中医证候、生存质量、心理测评等进行综合评价。

5．异型增生　组织学半定量评价异型增生的组织学评价以定性评价为主，也可结合组织学半定量方法进行评价。

【陈述48】可从细胞结构异型性、腺体紊乱等微观层面对胃黏膜异型增生进行组织学半定量评价，以细化疗效评价研究。

证据质量：低；推荐等级：弱；陈述同意率：87.27%。

有学者采用组织学半定量方法对胃癌前病变进行诊断，包括组织结构异型性（腺体拥挤、不规则腺体、上皮内折叠、深部腺体扩张）和细胞学异型性（核极向、核复层、核形状和多形性、核质比、染色质、核仁等）。异型增生组织学半定量评价方法能直观显示样本间异型增生的形态学差异，从而更敏感地反映治疗效果，可探索用于临床疗效评价。

六、结语

本指南是我国首部关于胃癌前病变的中西医整合临床管理指南，针对胃癌前病变的定义和流行病学、诊断和分期、监测、治疗、随访等制定了详尽的推荐意见，简要流程见图6。本指南尚存在一定局限性，如部分建议缺乏有力的临床证据支撑，尤其是缺少高质量的国内研究结果，但不妨碍本指南对于临床的指导意义，期待本指南在提高胃癌前病变临床诊治规范性和提升研究质量方面发挥积极的作用。

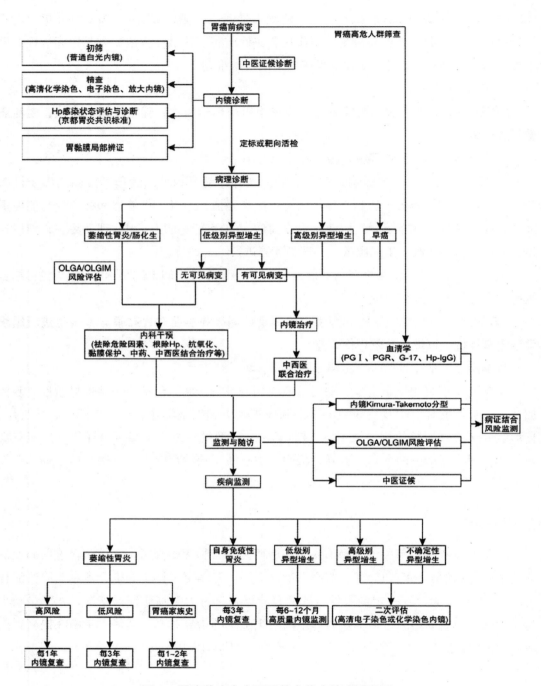

图6 胃癌前病变中西医整合临床管理流程图

引自：中华中医药学会脾胃病分会，中华医学会消化病学分会消化肿瘤协作组，中华医学会消化内镜学分会早癌协作组，等.中国整合胃癌前病变临床管理指南.中国中西医结合消化杂志，2022，30（3）：163-183.

中国居民家庭幽门螺杆菌感染的防控和管理
专家共识（2021）

我国是H.pylori感染的高发国家。25% ~ 30%的H.pylori感染者会出现不同程度的胃肠道疾病，如消化不良、慢性胃炎、消化性溃疡、胃恶性肿瘤等；H.pylori感染还与多种胃肠道外疾病（如缺铁性贫血、特发性血小板减少性紫癜、自身免疫病、心血管疾病、脑血管疾病等）密切相关H.pylori相关疾病不仅危害人类健康，还加重了社会和家庭的卫生保健负担。因此，根除H.pylori以减少相关疾病的发生尤为紧迫。

2017年以来，我国学者制定了《第五次全国幽门螺杆菌感染处理共识报告》《中国慢性胃炎共识意见（2017年，上海）》《全国中西医整合治疗幽门螺杆菌相关"病证"共识》和《中国幽门螺杆菌根除与胃癌防控的专家共识意见（2019年，上海）》®等重要共识，国际上也有多部相关共识发布。这些共识意见为H.pylori感染和相关疾病的诊治、难治性H.pylori感染的处理和胃癌的防控提供了理论和实践指导，具有重要意义。随着临床实践和认识的深入，家庭H.pylori感染的问题逐渐引起关注"，有必要在此基础上制定新的管理策略对其加以预防、治疗，以提高公众对其危害的认识，减少相关疾病的发生，减轻卫生保健负担。

目前国内外尚无关于居民家庭H.pylori感染防控和管理的共识和意见。传统的"检测与治疗"和"筛查与治疗"策略可用于不同感染人群的防治，但其临床实践容易受到治疗人群的选择、患者依从性、成本效益控制、临床医师处理同质性等因素的影响。因此，有必要采用更加有针对性的补充策略解决上述问题。在前述共识1的实践基础上，本共识提出"以家庭为单位防控H.pylori感染"的理念，进一步对我国居民家庭H.pylori感染的传播、处理，感染源的消除，以及相关疾病的防控提供建议，促进居民对家庭H.pylori感染的重视，提高临床医师的规范化诊疗水平，提高社区和家庭医生的防病意识。这将对我国H.pylori感染的防控、减少相关疾病的发生、控制医保支出、提高国民卫生健康水平起到积极作用。

本共识的筹备和相关"陈述"的构建借鉴了我国上述4次共识制订的经验，通过对相关文献进行系统检索，提出有关"家庭H.pylori感染"的认识和处理中的关键问题，形成陈述条目。共识起草过程中参考了PICO原则和国际通用的共识制定流程。证据质量和推荐强度的评估采用建议评估、发展和评价的分级（GRADE）系统。

证据质量分为高质量、中等质量、低质量和很低质量4级，推荐强度分为强推荐（获益显著大于风险，或反之）和条件推荐（获益大于风险，或反之）2级。证据质量仅是决定推荐强度的因素之一，低质量证据亦有可能获得强推荐。

共识达成过程：采用 Delphi 方法达成相关"陈述"的共识，构建的"陈述"先通过电子邮件方式征询相关专家意见，通过 2 轮征询后，初步达成共识的"陈述"。2021 年 1 月 30 日组织专家线上会议，逐条讨论并进行了必要的修改，表决采用"问卷星"电子系统平台的投票程序进行无记名投票。表决意见分成 6 级：①完全同意；②同意，有较小保留意见；③同意，有较大保留意见；④反对，有较大保留意见；⑤反对，有较小保留意见；⑥完全反对。表决意见①+②占比之和>80%属于达成共识，以下各陈述的"共识水平"以表决意见①+②占比之和表示。

一、居民家庭 H.pylori 的感染和传播

【陈述 1】H.pylori 是一种可以在家庭成员之间传播的致病菌。

证据质量：高质量 68.4%；中等质量 23.7%；低质量 7.9%；很低质量 0.0%。

推荐强度：强推荐。84.2%；条件推荐 15.8%。

共识水平：94.7%。

人与人之间的相互传播是 H.pylori 传播的重要途径。国内外的大量研究和 Meta 分析结果均表明，H.pylori 感染存在明显的家庭聚集现象。对 H.pylori 感染患者家庭状况的调查结果发现，当父母存在 H.pylori 感染时，其子女的 H.pylori 感染率显著升高；配偶之间和同胞之间也存在传播现象。这些结果提示家庭内传播是 H.pylori 感染的重要方式，但家庭成员的感染风险与家庭生活习惯、种族、卫生情况、社会经济状况和家庭规模等有关，不同国家和地区的家庭差异较大。目前已知所有的 H.pylori 感染者均会出现组织学上的胃炎，不同患者感染 H.pylori 后的临床表现差异也较大。部分 H.pylori 感染者无任何症状和体征，仅在健康体检时才被发现；少数 H.pylori 感染者经多年缓慢发展后，出现慢性非萎缩性胃炎、萎缩性胃炎肠化生、上皮内瘤变并导致胃癌发生。

【陈述 2】H.pylori 主要通过经口途径传播，家庭内传播是其感染的主要方式之一。

证据质量：高质量 63.2%；中等质量 28.9%；低质量 7.9%；很低质量 0.0%。

推荐强度：强推荐 78.9%；条件推荐 21.1%。

共识水平：94.7%。

国内外多项研究提示 H.pylori 主要通过口–口、粪–口和水源途径传播（表 20）。前期研究证实，在感染者的呕吐物唾液和粪便中可以分离培养出 H.pylori，并在牙斑和蛀牙中检测到 H.pylori 核酸物质。H.pylori 可以在多种动物体内被检测到，还可以从绵羊、山羊和牛等动物的胃黏膜中被分离培养。研究还发现，H.pylori 可在牛奶、速食食品、蔬菜、果汁，以及不同的肉类中存活一定时间。拉丁美洲学者采用分子生物学方法或细菌培养方法检测发现，饮用水、淡水、井水、海水和海产品中也存在 H.pylori 核酸物质。尽管具体的传播途径还需进一步确认，但以上研究结果已经表明经口途径可能是家庭成员感染

的方式之一。H.pylori感染通常由家庭成员传播，成员之间的菌株可以完全相同或经变异后相似；由于感染的个体可存在不同来源菌株的情况，提示也存在外源性感染的现象。未来需要进一步研究阐明家庭内传播和外源性感染这2种感染方式的比例和重要性。

表20　幽门螺杆菌感染的常见传播途径和预防措施

传播方式	传播途径	预防措施
口–口传播	共用同一食物器皿，咀嚼食物喂食，湿吻；食用受污染的肉、牛奶、蔬菜等食物，饮用受污染的水；卫生习惯差等	避免食用同一盘食物，推荐分餐制，使用公筷、公勺等，食用健康且安全的食物，避免咀嚼喂食婴幼儿
共用器具传播	共用食品容器或牙科设备等	清洁食品容器并使用安全的牙科设备
粪–口传播	食用被排泄物污染的食物，饮用受污染的水，以及井水等未经处理的水	仅食用卫生、安全的食物，饮用卫生、安全的水
医源性污染传播	与幽门螺杆菌感染者或污染的器具密切接触，使用未彻底消毒的医疗设备等	避免与幽门螺杆菌感染者和可疑器具密切接触，对医用设备进行彻底消毒

【陈述3】被H.pylori感染的家庭成员始终是潜在的传染源，具有持续传播的可能性。

证据质量：高质量47.4%；中等质量47.4%；低质量5.2%；很低质量0.0%。

推荐强度：强推荐73.7%；条件推荐26.3%。

共识水平：92.1%。

由于H.pylori感染者不经治疗很少痊愈，被H.pylori感染的家庭成员始终是潜在的传染源，存在持续传播的可能性。当与H.pylori感染的家庭成员共同生活时，其他成员（如配偶和子女）感染H.pylori的风险增加，但并非所有的家庭成员一定会感染H.pylori，是否感染H.pylori与接触的亲密度和遗传背景有关。因此，对家庭成员进行宣教，提倡良好的卫生和饮食习惯，防止重复和交叉感染，如增强使用公筷、公勺的意识，提倡分餐制，避免食用受污染的食品和饮用受污染的水等（表2-28），有助于防止H.pylori在家庭成员之间传播，降低H.pylori感染和相关疾病的发生风险。

【陈述4】大多数H.pylori的感染发生在儿童和青少年时期，成年后也会感染。

证据质量：高质量34.2%；中等质量57.9%；低质量7.9%；很低质量0.0%。

推荐强度：强推荐63.2%；条件推荐36.8%。

共识水平：84.2%。

多项研究显示，家庭内传播是儿童感染H.pylori的主要途径，主要由父母尤其是母亲传播家庭成员之间常见的感染途径包括共用餐具、共用食物、咀嚼食物喂食、亲吻、不良的卫生习惯等。2006年关于上海地区1119名健康在校儿童和青少年的H.pylori感染调查结果显示，无症状儿童中7岁年龄组的H.pylori感染率为30.9%；7～12岁年龄组的儿童随着年龄的增长H.pylori感染率逐渐上升，平均年递增率为3.2%，12岁儿童的H.pylori感染水平接近成人。2014年上海地区1634例进行内镜检查的儿科患者中，年龄为<3、

4～6、7～10和11～18岁儿童的H.pylori感染率分别为24.6%、27.2%、32.9%和34.8%。近年来由于生活和健康水平提高，国内的H.pylori感染率呈下降趋势。2011年国内一项关于北京、广州和成都3座城市的3491名儿童H.pylori感染的横断面研究结果显示，年龄为1～3、4～6、7～9、10～12、13～15、16～18岁的儿童和青少年H.pylori感染率分别为0.6%～4.9%、5.6%～9.7%、3.9%～7.1%、8.6%～12.1%、6.2%～172%和13.0%～33.0%。关于农村地区的H.pylori感染情况，尚有待进一步的调查。上述结果提示，儿童的H.pylori感染率随着年龄的增长而升高，H.pylori感染主要发生在儿童和青少年时期，也会发生在成年后，但相对较少。此外，生活环境和习惯，文化水平、社会和经济地位、家庭规模等也影响H.pylori的传播。

【陈述5】对家庭中所有的成年H.pylori感染者，均应考虑给予根除治疗。

证据质量：高质量39.5%；中等质量50.0%；低质量7.9%；很低质量2.6%。

推荐强度：强推荐52.6%；条件推荐47.4%。

共识水平：81.6%。

对家庭中所有的成年H.pylori感染者，应当遵循我国《第五次全国幽门螺杆菌感染处理共识报告》给予根除治疗，除非有抗衡因素。2015年《幽门螺杆菌胃炎京都全球共识报告》（以下简称京都共识）也表明，H.pylori胃炎是一种感染性疾病，根除H.pylori可以消除感染源，降低人群感染的可能性，并防止严重并发症发生。其他指南和共识意见包括2017年《幽门螺杆菌感染的管理马斯特里赫特V/佛罗伦萨共识报告》，美国、日本和亚太地区的共识，以及一些大型临床观察结果均建议，在胃黏膜萎缩和肠化生出现前根除H.pylori以降低胃癌风险。因此，除非有抗衡因素，建议对家庭中所有的成年H.pylori感染者进行根除治疗。家庭的聚集感染可以部分解释被感染家庭中1名或多名成员在不同时期出现胃黏膜癌前病变或胃癌的现象，表明感染因素在疾病进展中可能起重要作用。

二、家庭中儿童和老年人 H.pylori 感染的防控和管理

【陈述6】家庭中儿童H.pylori感染与胃黏膜病变的关系尚需进一步研究。

证据质量：高质量28.9%；中等质量36.9%；低质量31.6%：很低质量2.6%。

推荐强度：强推荐50.0%；条件推荐50.0%。

共识水平：86.8%。

由于H.pylori感染在儿童中引起的胃黏膜病变相对较少，目前有关家庭中儿童H.pylori感染与胃黏膜病变关系的研究尚少。国内外有报道在儿童中甚至在幼儿中也发现了胃黏膜萎缩和肠化生。如2项分别对中国524例和日本131例儿童的研究显示，H.pylori感染患儿萎缩性胃炎的发生率分别为4.4%和10.7%；H.pylori阳性且发生Ⅱ期和Ⅲ期萎缩性胃炎的日本患儿，其胃窦和胃体部的肠化生发生率均为4.6%。一项针对墨西哥慢性胃炎患儿的研究发现，9%的患儿发生胃黏膜萎缩，6%的患儿存在肠化生；36例H.pylori感

染患儿中6例（16.7%）出现萎缩性胃炎。另一项针对H.pylori高感染率地区突尼斯儿童的研究发现，萎缩性胃炎患儿占入组总人数的9.3%（32/345），占入组慢性胃炎患儿的14.5%（32/221）；在32例萎缩性胃炎的患儿中，30例为H.pylori感染者。不同地区和国家的研究结果并不一致，如巴西的一项研究在96例H.pylori感染患儿中未发现胃黏膜萎缩者，法国和奥地利的H.pylori感染患儿中亦较少见胃黏膜萎缩者。尽管尚需进一步研究，但是以上研究数据提示，在H.pylori感染率较高的地区，胃黏膜萎缩和肠化生的发生可能更常见。因此，有必要根据H.pylori的感染情况对其自然进程、后果，潜在的致癌风险，以及导致萎缩的因素做进一步探讨。

【陈述7】对家庭中的儿童H.pylori感染者，需根据风险获益评估和相关疾病状态进行管理。

证据质量：高质量44.7%；中等质量34.2%；低质量21.1%；很低质量0.0%。

推荐强度：强推荐60.5%；条件推荐39.5%。

共识水平：89.5%。

中华医学会儿科学分会消化学组于2015年制定了《儿童幽门螺杆菌感染诊治专家共识》。该共识推荐：对有消化性溃疡、胃MALT淋巴瘤的H.pylori感染患儿必须进行H.pylori根除治疗；对有慢性胃炎、胃癌家族史、不明原因的难治性缺铁性贫血、计划长期服用NSAD（包括低剂量阿司匹林）监护人或年长（年龄为12～14岁）儿童自己强烈要求治疗的H.pylori感染患儿可给予根除治疗。H.pylori感染的儿童检测指征包括上述情况和一级亲属中有胃癌患儿，但未建议将H.pylori感染检测作为常规检测项目。2017年《欧洲和北美联合儿科胃肠病、肝病和营养学会对儿童和青少年幽门螺杆菌的管理指南（2016年更新）》仅建议对患有胃或十二指肠溃疡的儿童进行H.pylori检测和治疗，不建议对所有儿童采用"检测和治疗"的策略。由于该指南所收集的数据和提供的建议主要针对北美和欧洲地区，这些国家的H.pylori感染率本身非常低是下降趋势，因此该指南可能不适用于高H.pylori感染率的国家和地区，以及医疗资源有限地区的儿童和青少年进行H.pylori感染的诊治和管理。

由于H.pylori感染倾向于发生在12岁之前的儿童中，京都共识第16和17条陈述均建议在H.pylori感染高发地区可在12岁以后开始筛查和治疗，以预防胃黏膜萎缩和肠化生。2020年日本儿科胃肠病、肝病和营养学会发表了新的儿童H.pylori感染处理指南，该指南推荐对出现组织学上的胃黏膜萎缩，以及患有胃或十二指肠溃疡、胃MALT淋巴瘤、蛋白丢失性胃肠病、缺铁性贫血、慢性特发性血小板减少性紫癜的儿童，给予H.pylori根除治疗；对年龄≥5岁且伴有活动性H.pylori感染的儿童，在考虑到可能再感染的情况下给予根除治疗；对患有活动性胃炎，因腹部症状而做胃镜检查，家族中有胃癌患者且伴有活动性H.pylori感染的儿童，可考虑根除治疗；不推荐对慢性原发性荨麻疹且伴有H.pylori感染的儿童进行H.pylori根除治疗；不推荐以预防胃癌为目的，对无消化道症状的儿童实施"检测和治疗";不推荐以预防成人再感染为目的,在已根除H.pylori的家庭中对无H.pylori感染症状的儿童进行"检测和治疗"。上述新的建议较京都共识相比更进一步明确了儿童检测和根除H.pylori的指征。

近年来,日本和韩国已开始实施全国性的H.pylori根除计划,以减少胃癌和H.pylori感染相关疾病的发生,从而节省后期的医疗费用。考虑到H.pylori感染很少会自行痊愈,以上共识对家庭H.pylori感染的情况均未进行描述或提供指导意见。因此,对家庭中H.pylori感染患儿的治疗需根据风险获益评估和相关疾病状态进行处理,依照共识意见并与患儿家长磋商决定治疗与否。

【陈述8】对家庭中的老年H.pylori感染者,应当根据个体情况制定H.pylori感染处理策略。

证据质量:高质量42.1%;中等质量47.4%;低质量10.5%;很低质量0.0%。

推荐强度:强推荐65.8%;条件推荐34.2%。

共识水平:97.4%。

老年人群的H.pylori感染率较高,根除H.pylori可使老年患者的胃肠道症状得以改善,并在某种程度上阻止或延缓胃黏膜萎缩和肠化生的发生,甚至还可以使部分胃黏膜萎缩或肠化生发生逆转。我国研究显示,老年人对根除H.pylori常用抗生素的耐药率并未明显增高,如无抗衡因素,可以给予根除治疗。然而,老年H.pylori感染者常同时患有心血管、脑血管、肾脏和其他系统疾病,或长期服用NSAID。因此,在进行H.pylori根除治疗前,应进行风险获益评估,并根据患者既往服用药物情况、生理特点、疾病和药物不良反应等,选择个体化、规范化的治疗方案。同时,加强患者服药前和服药过程中的宣教工作,提高患者的依从性,使老年患者的个体化治疗更加合理、规范和安全。

三、家庭 H.pylori 感染的防控和管理

【陈述9】"以家庭为单位防控H.pylori感染"是阻断H.pylori感染和传播的重要策略。

证据质量:高质量42.1%;中等质量42.1%;低质量10.6%;很低质量5.2%。

推荐强度:强推荐76.3%;条件推荐23.7%。

共识水平:86.8%。

目前我国和国际上均采用以下2种H.pylori感染的诊治和管理策略(表21)。①"检测和治疗":该策略是针对未经调查、有消化不良症状的年轻(年龄<60岁)患者,在低H.pylori感染率地区具有成本效益,但不适用于有报警症状或年龄较大(≥60岁)的患者;②"筛查和治疗":该策略适用于H.pylori感染率较高的地区,或有胃癌家族史、有报警症状且生活在胃癌流行地区的患者。在西方国家,由于H.pylori感染和相关疾病的发生率均较低,以人群为基础的H.pylori"筛查和治疗"策略获益较小;在H.pylori感染

率较高和胃癌的高发地区，根除 H.pylori 的"筛查和治疗"策略有助于预防胃癌，具有成本效益优势，值得进行基于人群的筛查和干预。

由于 H.pylori 主要通过经口途径传播，加强宣教、防控共同生活的家庭成员间交叉感染可以从源头上减少感染的发生，在 H.pylori 感染的防控环节中具有重要作用。

因此，"以家庭为单位防控 H.pylori 感染"可以作为阻断 H.pylori 感染和传播的第3种补充策略（表21）。

虽然已有一些研究报道，但我国目前尚无大规模家庭感染 H.pylori 的流行病学调查数据，有必要进一步调查研究，并制定针对家庭 H.pylori 感染进行防控的详细策略。

表21　幽门螺杆菌感染的诊治和管理策略

策略名称	策略特点	适用范围
检测和治疗	推荐用于未经调查、有消化不良症状的年轻（年龄<60岁）患者，但不适用于有报警症状或年龄较大（≥60岁）的患者	不适用于高幽门螺杆菌感染率和胃癌高发的地区
筛查和治疗	推荐用于有胃癌家族史且有报警症状的患者，不适用于低幽门螺杆菌感染率的地区	适用于高幽门螺杆菌感染率和胃癌高发的地区
以家庭为单位的防控	以家庭中幽门螺杆菌感染的个体为目标，筛查、治疗和随访家庭中幽门螺杆菌感染的个体的地区	适用于不受幽门螺杆菌感染和胃癌发生率影响

【陈述10】对 H.pylori 感染的家庭成员进行共同治疗，有助于减少根除后的再感染。

证据质量：高质量36.9%；中等质量42.1%；低质量15.8%；很低质量5.2%。

推荐强度：强推荐65.8%：条件推荐34.2%。

共识水平，81.6%。

有关 H.pylori 根除后的再感染和复发，不同地区的研究结果略有不同，H.pylori 再感染和复发率为0～10%。我国二项研究表明，成年 H.pylori 感染者在根除治疗后1和3年的复发（包含根除治疗后1年内的复燃和1年以上的再感染）率分别为1.75%和461%，收入低、卫生条件差是复发的独立危险因素的。国内的一项系统评价结果显示，H.pylori 感染的全球年复发率、再感染率和复燃率分别为4.39%、3.19%和2.2%。关于 H.pylori 再感染率的研究结果也因地区和国家而异，如韩国一项研究表明，长期（根除治疗后37.1个月）的平均 H.pylori 再感染率为10.9%，每年再感染率为3.5%。国内不同地区（如城市和乡村）之间的 H.pylori 再感染率也有差异，但尚无关于家庭内传播和再感染的研究数据，需要进一步分层研究确定共同生活的家庭成员由于生活习惯相似、共用生活器具、密切接触等原因可能导致 H.pylori 在家庭成员之间的传播，这也是部分患者 H.pylori 治疗失败的原因之一。H.pylori 在家庭成员之间的传播可以发生在治疗前、治疗过程中和治疗后的定时期内。国内外已有小规模研究显示，H.pylori 感染的家庭共同治疗可有效切断 H.pylori 在成员间传播，并降低复发率和提高治愈率。国内一项对 H.pylori 感染患者进行单独治疗与家庭成员共同治疗的小样本研究结果显示，单个患者治疗组24个月的累积复发率为19.7%，家庭共同治疗组24个月的累积复发率仅为7.4%；H.pylori再感染率在根除12个月后开始升高，而家庭成员共同治疗后2～24个月的再感染风险低于单个患者治疗。国外也有相关报道支持以上结论，但在H.pylori感染率较低的国家或地区，单独治疗与家庭成员共同治疗的结果差异无统计学意义。关于H.pylori感染的家庭成员共同治疗方面的研究目前尚缺乏大规模、多中心、随机对照的研究数据，有待进一步研究证实。

【陈述11】对胃癌或胃黏膜癌前病变患者，应对其共同生活的家庭成员进行H.pylori筛查。

证据质量：高质量42.1%；中等质量47.4%；低质量7.9%；很低质量2.6%。

推荐强度：强推荐789%；条件推荐21.1%。

共识水平：842%。

H.pylori感染有典型的家庭聚集特点，胃癌患者一级亲属中H.pylori感染者通常有较高的胃黏膜病变风险。持续的H.pylori感染是萎缩性胃炎和肠化生发生、发展的最重要因素，多数患者在儿童时期感染后，经多年发展，演变为萎缩性胃炎和肠化生。胃癌患者的家属是胃癌的高风险人群，应对其进行H.pylori检测，并对H.pylori阳性者进行根除治疗；对于家庭中出现胃黏膜癌前病变如萎缩性胃炎和肠化生的患者，也应明确其H.pylori感染情况，并定期进行内镜检查。

"以家庭为单位根除H.pylori感染"这一理念也反映在已有的国际共识中。如2018年《曼谷幽门螺杆菌感染处理共识报告》陈述4指出，根除H.pylori可降低胃癌的发生风险，应对胃癌患者的家属进行筛查和治疗。2020年关于筛查和根除H.pylori预防胃癌的台北共识也推荐，在胃癌高发区进行大规模的H.pylori根除治疗以预防胃癌（陈述6～12），并建议将该措施纳入国民健康保险计划中（陈述12）。虽然其他因素如遗传、理化因东、饮食情况，生活习惯、年龄等与组织学上的胃黏膜萎缩和肠化生也密切相关，但H.pylori是已知最重要的致病原因。多项国内外临床观察、国际共识均明确指出，根除H.pylori可减缓炎症反应向胃黏膜萎缩、肠化生甚至上皮内瘤变发展的进程和降低胃癌发生率。即便进行H.pylori根除治疗时患者已进入肠化生或上皮内瘤变阶段，亦有较好的预防胃癌的作用。对已经手术的胃癌患者，也可减少异时癌的发生。

消化性溃疡患者通常有较高的H.pylori感染率（70%～90%），与患者共同生活的家庭成员因而也可能有较高的感染风险，对家庭中的成年H.pylori感染者，除非有抗衡因素，均建议给予根除治疗。国内对H.pylori感染者的分型研究结果显示，Ⅰ型H.pylori菌株（CagA、VacA阳性）是我国居民H.pylori感染的主要菌株，由该菌株引起的胃、十二指肠疾病较Ⅱ型菌株（CagA、VacA阴性）更常见，其诱发胃黏膜病变和胃癌的风险也更高。因此，H.pylori分型领域的研究对预防胃癌患者一级亲属胃黏膜病变和胃癌发生均具有重要意义。

【陈述12】 我国《第五次全国幽门螺杆菌感染处理共识报告》提出的治疗方案适用于家庭成员H.pylori的根除。

证据质量：高质量65.8%；中等质量28.9%：低。

质量5.3%；很低质量0.0%。

推荐强度：强推荐78.9%；条件推荐21.1%。

共识水平：94.7%。

我国《第五次全国幽门螺杆菌感染处理共识报告》推荐了含铋剂的四联方案（PP＋铋剂＋2种抗生素）作为主要的根除H.pylori的经验性治疗方案（推荐7种方案，表22），疗程为10或14 d，这些方案目前在临床上被广泛使用。甲硝唑、克拉霉素、左氧氟沙星的耐药率均较高，阿莫西林、呋喃唑酮和四环素的耐药率相对较低。家庭成员可选用疗效好，药物不良反应率低的四联方案。由于铋剂不存在耐药性，短期应用安全性高，除非作有铋剂禁忌，我国根除H.pylori的经验治疗方案推荐尽可能应用铋剂四联方案心。近来大剂量、高频次的PPI＋阿莫西林二联疗法也有初步报道，该方法简便、易行、患者依从性好，其H.pylori根除率与四联疗法相似，但该方案不适用于对阿莫西林过敏的患者，且既往阿莫西林使用史可能导致潜在耐药风险，有条件时可依据药敏试验结果酌情选用，其在大规模人群中应用的疗效尚有待进一步验证。同时，新的钾离子泵阻滞剂对胃酸分泌的抑制作用强、持续时间久，且不受细胞色素P450（cytochrome p450，CYP）2C19基因多态性的影响，为提高H.pylori根除率提供了新的选择。

表22　我国《第五次全国幽门螺杆菌感染处理共识报告》推荐的四联根除方案

方案序号	抗生素1	抗生素2	标准剂量PPI[a]	标准剂量铋剂
1	阿莫西林1000 mg，2次/d	克拉霉素500 mg，2次/d	2次/d，餐前半小时口服	枸橼酸铋钾220 mg，2次/d
2	阿莫西林1000 mg，2次/d	左氧氟沙星500 mg，1次/d；或200 mg，2次/d	2次/d，餐前半小时口服	枸橼酸铋钾220 mg，2次/d
3	阿莫西林1000 mg，2次/d	呋喃唑酮100 mg，2次/d	2次/d，餐前半小时口服	枸橼酸铋钾220 mg，2次/d
4	四环素500 mg，3或4次/d	甲硝唑400 mg，3或4次/d	2次/d，餐前半小时口服	枸橼酸铋钾220 mg，2次/d
5	四环素500 mg，3或4次/d	呋喃唑酮100 mg，2次/d	2次/d，餐前半小时口服	枸橼酸铋钾220 mg，2次/d
6	阿莫西林1000 mg，2次/d	甲硝唑400 mg，3或4次/d	2次/d，餐前半小时口服	枸橼酸铋钾220 mg，2次/d
7	阿莫西林1000 mg，2次/d	四环素500 mg，3或4次/d	2次/d，餐前半小时口服	枸橼酸铋钾220 mg，2次/d

注：PPI为质子泵抑制剂。[a]：指在艾司奥美拉唑20 mg、雷贝拉唑10或20 mg、奥美拉唑20 mg、兰索拉唑30 mg、泮托拉唑40 mg、艾普拉唑5 mg中任选1种。

【陈述13】H.pylori首次治疗即根除的理念适用于家庭成员H.pylori感染的治疗。

证据质量：高质量63.2%；中等质量28.9%；低质量5.3%；很低质量2.6%。

推荐强度：强推荐868%；条件推荐13.2%。

共识水平：94.7%。

根除H.pylori与其他细菌性感染治疗的性质相似，但特点不同选择高效抑酸的PPI提高胃内pH值、提高抗生素的生物利用度可提高H.pylori根除率。近年来随着H.pylori根除治疗在国内的广泛开展，H.pylori对抗生素的耐药率逐步升高，经验治疗的根除率呈下降趋势。首次根除失败容易导致细菌耐药的产生，使再次治疗时的用药选择范围缩小，因此，应尽可能在首次治疗时即成功根除H.pylori。

对于H.pylori感染的儿童和青少年患者，应根据个人感染和抗生素使用情况认真考虑根除的安全性和获益，实施根除时需根据儿童体重调整抗生素的剂量。H.pylori的耐药性与患者所在地区细菌的耐药性模式和既往抗生素的使用情况有关，经验性治疗方案的选择需根据患者的具体情况考虑方案治愈率，药物不良反应、抗生素耐药性、服药的简便性、患者的依从性和治疗费用等多种因素，以取得最佳治疗效果。国内近年的研究结果显示，以药敏试验结果指导的个体化治疗与经验性治疗的疗效差异无统计学意义，但对于反复治疗失败的患者，以药敏试验指导的个体化治疗更为必要。对于既往抗生素使用情况明确的患者，经验性治疗也有助于提高H.pylori的首次根除率，减少耐药的发生。

【陈述14】尿素呼气试验、血清抗体检测和粪便抗原检测适用于家庭成员的H.pylori检测。

证据质量：高质量65.8%；中等质量34.2%；低质量0.0%；很低质量0.0%。

推荐强度：强推荐76.3%；条件推荐23.7%。

共识水平：92.1%。

非侵入性的H.pylori检测包括尿素呼气试验、血清抗体检测和粪便抗原检测，是目前临床常用的检测方法，适用于家庭成员的H.pylori检测，被国内外多部H.pylori感染处理共识推荐，但以上方法各有特点和使用限制，需根据其特点和优势选用。

^{13}C-尿素呼气试验和^{14}C-尿素呼气试验具有检测准确性和特异度相对较高，操作方便、不受H.pylori在胃内斑片状分布影响等优点，但当检测值接近临界值时需谨慎判断结果。尿素呼气试验易受到临床药物使用的影响，如检查前使用过抗生素、PPI、某些中药等，胃内残留食物，胃部分切除术后、胃出血、胃肿瘤、胃黏膜严重萎缩或胃黏膜H.pylori菌量少也会干扰检测结果，可能导致假阴性和假阳性结果；而血清抗体和粪便抗原检测则不受以上因素影响。血清抗体检测包括H.pylori抗体和H.pylori抗体分型检测，已经在国内广泛开展。

对于H.pylori根除治疗后的患者，由于血清抗体长期存在，无法确认现症感染和用于随访，^{13}C-尿素呼气试验、^{14}C-尿素呼气试验和粪便抗原检测可以弥补以上不足。因此，多种方法结合使用，对有效检测家庭成员 H.pylori 感染有较大帮助。

H.pylori 检测的其他方法还包括快速尿素酶试验和胃黏膜活体组织检查，但这2种方法的不便之处是需要进行内镜检查。H.pylori 培养可用于药敏试验和细菌学研究，分子生物学技术可用于检测粪便或胃黏膜组织等标本，尤其适用于菌株的 DNA 分型、耐药基因突变的检测。口腔菌斑或唾液的 H.pylori 检测具备简便、快速的特点，有望用于家庭成员入户检测的初筛手段。

【陈述15】从公众和社区层面预防 H.pylori 感染的措施应当包括以家庭为单位的综合防控。

证据质量：高质量42.1%；中等质量42.1%；低质量7.9%；很低质量79%。

推荐强度：强推荐73.7%；条件推荐26.3%。

共识水平：92.1%。

家庭传播是 H.pylori 感染的主要方式之一。除"检测和治疗"和"查和治疗"策略外，新的"以家庭为单位防控 H.pylori 感染"（图7）也是较为可行的控制 H.pylori 感染的策略，可以对感染的家庭成员进行筛查治疗和随访。

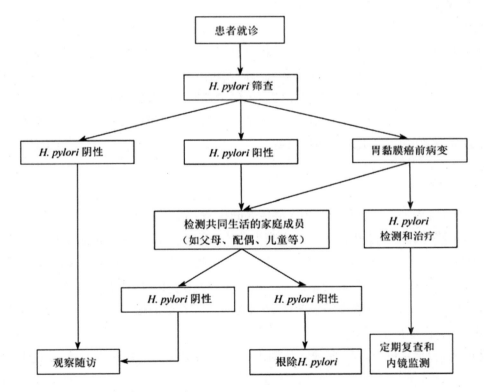

图 7　家庭 H.pylori 感染的防控和管理策略

注：H.pylori 为幽门螺杆菌。

这种方法的优点是不仅解决就诊患者的问题，还关注到随后的再感染和其他家庭成员的感染，以及被感染家庭成员胃黏膜病变的进展等多个相关问题，是一种更为实用和可操作性强的补充策略，有望阻断H.pylori的传播链并防止根除后再感染，但其大规模人群治疗的卫生经济学效益等问题尚有待进一步明确。

具有感染风险的家庭成员间的相互关心、督促和参与能够提高患者的依从性使得监测感染患者的癌前病变和随访变得相对容易。因此，在公众和社区层面预防H.pylori感染应当包括基于家庭H.pylori感染防控的内容，以减少传染源，提高公众对H.pylori感染的认识，增强预防意识，逐步建立良好的生活方式和习惯，最终达到减轻H.pylori感染相关疾病和胃癌负担的目的。另外，临床医师社区和家庭医生在临床诊治，健康宣教和实施检测等过程中也应正确引导公众，在对感染者或其家庭成员诊疗的同时，避免不必要的医疗资源浪费。

【陈述16】在尚无有效疫苗的情况下，预防新生的H.pylori感染和根除家庭成员已存在的感染均是较为有效的感染防控策略。

证据质量：高质量39.5%；中等质量52.6%；低质量2.6%；很低质量5.39%。

推荐强度：强推荐76.3%；条件推荐23.7%。

共识水平：89.5%。

有关H.pylori疫苗的开发，多年来国内外已经有过不少尝试，但由于其抗原制备和机体反应的复杂性，目前仍处于实验室和临床研发阶段，短期内尚无法应用于临床。因此，国内外H.pylori感染的防控现阶段仍需使用抗生素控制感染和预防复发。在尚无有效的疫苗可用之前，预防家庭中新生的H.pylori感染和根除家庭成员已存在的感染同等重要，两者均是较为有效的H.pylori感染防控策略。

四、小结

H.pylori感染是一种基于家庭和人群传播的疾病，除传统的"检测和治疗"和"筛查和治疗"策略外，本共识提出了"以家庭为单位防控H.pylori感染"的新策略。该策略是对感染的家庭成员进行筛查，治疗和随访，也是对此前达成共识根除H.pylori策略的进一步拓展，以期提高家庭成员的防范意识，预防或减少H.pylori的传播，降低胃黏膜病变和胃癌发生的风险，并可节省后期医疗费用。随着治疗人数的增多，抗生素的耐药情况可能增加、难治性病例增多，值得关注和防范。

H.pylori的全家庭感染防控理念从提出到达成共识仅短短数年，虽然其在卫生经济学、伦理学方法学等方面的数据尚有待进一步完善和补充，但不影响目前共识得出的陈述和结论。本共识尚有待在今后临床实践和循证医学的基础上进一步完善和修订，预期将在减少我国H.pylori的传播、提高公众对H.pylori感染的认识、减少相关疾病或胃癌的发生，提高国民健康水平、减轻卫生经济负担等方面起到积极且重要的作用，值得进一步推广。

引自：国家消化系疾病临床医学研究中心（上海），国家消化道早癌防治中心联盟，中华医学会消化病学分会幽门螺杆菌和消化性溃疡学组，等.中国居民家庭幽门杆菌感染的防控和管理专家共识（2021年）.中华消化杂志，2021，41（4）：221-233.

中国胃黏膜癌前状态和癌前病变的处理策略专家共识（2020）

胃癌是全球发病率第5位、病死率第3位的恶性肿瘤，也是我国最常见的消化道肿瘤，我国每年新发胃癌约41万例，属于影响国民健康的重大慢性非传染性疾病，降低我国胃癌的发病率和病死率成为亟待解决的重大公共健康问题。近年来，由国家消化系疾病临床医学研究中心（上海）牵头，先后制定了适合中国国情的早期胃癌筛查流程和防控建议，对推动我国的消化道早癌筛查发挥了积极作用。在胃癌筛查流程的实际应用中，通过胃镜检查和病理活组织检查（以下简称活检）证实的慢性萎缩性胃炎（CAG）和上皮内瘤变（IN）等病变状态的比例高达30%。如何应对胃的癌前状态和病变成为胃癌筛查和预防工作中的重要环节，欧洲消化内镜学会近期推出了胃癌前状态和病变的处理共识，我国也有针对胃低级别N规范化诊治的专家共识，表明国内外专家对于该领域的重视，但目前我国尚缺乏完整的针对胃的癌前状态和病变的系统性共识。

2020年9月，由国家消化系疾病临床医学研究中心（上海）牵头，消化病、病理学、消化内镜、健康管理等领域专家共同讨论，在前期共识基础上，结合我国胃黏膜癌前状态（萎缩和肠化生）和癌前病变（N）的发病现状，提出针对胃黏膜癌前状态和癌前病变的诊治要点和随访策略，以期对该类疾病的防控发挥指导作用，从而实现早期阻断和干预胃癌发生。

本共识采用国际通行的Delphi方法达成相关陈述建议，包括临床证据的评估和推荐等级建议。临床证据质量的评估采用建议评估、发展和评价的分级（GRADE）系统，分为低、中、高3个等级，推荐等级由共识制定专家讨论决定。本共识内容分为胃黏膜癌前状态和癌前病变的定义、诊断和分期、治疗、监测和随访4个部分，共24条陈述建议。

一、胃黏膜癌前状态和癌前病变的定义

【陈述1】胃黏膜萎缩和肠化生属于癌前状态，胃上皮内瘤变（GN）属于癌前病变，

两者均有胃癌发生风险。

证据质量：高。推荐等级：高。

胃黏膜萎缩是指胃腔固有腺体减少，胃黏膜变薄，胃小凹变浅。胃黏膜萎缩包括生理性萎缩和病理性萎缩，其中病理性萎缩又包括非化生性萎缩和化生性萎缩两种类型。进展为胃腺癌最常见的胃黏膜状态是胃黏膜萎缩和肠化生，统称为CAG。Correa等最早提出肠型胃癌（占胃癌80%以上）的发生模式为正常胃黏膜→慢性炎症→萎缩性胃炎→肠化生→IN→胃癌（Coea模式），并认为N是胃癌前病变。GN既往被称为不典型增生或异型增生，属于癌前病变，包括胃低级别上皮内瘤变（LGIN）和高级别上皮内瘤变（HGIN）。

胃黏膜萎缩和肠化生、胃LGIN是胃癌发生的独立危险因素，为胃癌的发生提供了基础条件，因此将胃黏膜萎缩和肠化生归类为癌前状态，将GIN归类为癌前病变。部分HGIN因其生物学行为与早期胃癌近似，通常和早期胃癌归为一类。荷兰一项研究分析了22365例患者5年间的胃镜随访数据，结果认为胃黏膜萎缩患者的胃癌年发生率为0.1%，胃黏膜萎缩合并肠化生者年胃癌发生率为0.25%，胃LGN者胃癌年发生率为0.6%。一项meta分析中的相关数据显示，1985—2016年的21项肠化生患者胃癌风险调查研究中，累计检测402636例，结果表明肠化生患者发生胃癌的风险更高（OR=3.58）。因此，胃黏膜萎缩、肠化生和GIN均有发生胃癌的风险。

【陈述2】病理学证实的化生性萎缩是判断胃黏膜萎缩的可靠指标。

证据质量：中。推荐等级：中。

胃黏膜萎缩在内镜下可见黏膜红白相间，以白色为主，皱襞变平甚至消失，部分黏膜血管显露；可伴有黏膜颗粒或结节状等表现。胃黏膜出现肠腺上皮是胃黏膜的常见病变，胃黏膜腺体有肠化生者称为化生性萎缩，即肠化生。肠化生程度轻者胃黏膜中仅出现少数肠上皮细胞，重者则可形成肠绒毛。胃黏膜萎缩的诊断包括内镜诊断和病理诊断，而普通白光内镜下的判断与病理诊断的符合率较低，确诊应以病理诊断为依据。一般认为，肠化生是萎缩性胃炎的后期改变。因此，病理学证实的化生性萎缩是判断胃黏膜萎缩的可靠指标。

【陈述3】累及全胃的重度CAG（伴或不伴肠化生）具有较高的胃癌发生风险，胃镜检查时需重视胃体黏膜的活检。

证据质量：中。推荐等级：高。

胃黏膜萎缩的程度和范围与疾病演变密切相关。胃黏膜萎缩范围越广，发生胃癌的风险越高。日本一项回顾性队列研究纳入了1998—2012年根除H.pylori的患者共748例，按照黏膜萎缩部位将其分为无黏膜萎缩组、胃窦局限性萎缩肠化生组和胃体弥漫性萎缩肠化生组。经过平均6.2年的随访发现，无黏膜萎缩组甲腺的5年累积发病率为1.5%，胃窦局限性萎缩肠化生组5年累积发病率为5.3%，胃体，慢性萎缩肠化生组5年累积发病率为9.8%。与胃窦局灶萎缩肠化生患者相比，弥漫型（胃窦和胃体）萎缩患者胃腺癌的风险增加了12.2倍。另有研究表明，胃黏膜萎缩范围＞20%的患者胃癌风险显著增加。因此，胃黏膜萎缩范围与胃癌的发生风险存在相关性，提示病理检查时需重视胃体黏膜的活检。

【陈述4】CAG和肠化生的防控目标是避免其进展为HGIN和早期胃癌。

证据质量：高。推荐等级：高。

早期胃癌可防可治，CAG和肠化生等胃癌前状态患者的防控目标即是避免其进展为HGIN和早期胃癌。目前的研究认为HGIN有较高风险发展为癌，2016年一篇来自韩国的关于HGIN诊断与管理的综述认为，HGIN患者于4～48个月中位期内进展为恶性肿瘤的比例为60%～85%，相较于LGIN进展风险显著增加。同时，在组织病理学上很难从小块活检样本中区分HGIN和胃腺癌。因此，建议将HGIN与早期胃癌一同作为防控目标，对CAG和肠化生的患者有计划地进行随访，防止病变进一步向肿瘤方向发展。

二、胃黏膜癌前状态和癌前病变的诊断和分期

【陈述5】高清染色内镜在诊断胃黏膜癌前病变和早期胃癌方面均优于普通白光内镜。

证据质量：高。推荐等级：高。

普通白光内镜可呈现出胃黏膜的自然色泽，但对黏膜的微细形态呈现不明显。

相关研究表明，普通白光内镜检查对胃黏膜癌前病变的诊断与组织学检查结果之间的吻合率较低，仅为46.8%～67.0%。高清染色内镜在常规内镜的基础上，可将染料喷洒至需观察的胃黏膜表面、进行局部放大等，强化了病变组织与周围正常组织的对比。高清染色内镜包括化学染色内镜（CE）、电子染色内镜［窄带成像技术（NBI）、内镜电子分光图像处理（FICE）、放大内镜、蓝光成像］等。胃黏膜转化为恶性病变的过程中，黏膜上的腺管开口及其微血管形态会发生变化。一项关于胃癌前状态的全球范围的横断面研究发现，高清内镜诊断肠化生的准确率高达88%，灵敏度为75%，特异度为94%。近期一篇包含10项研究、699例患者的meta分析认为，CE诊断胃癌前状态和IN的灵敏度，特异度和AUC值分别为0.90（95% CI 0.87～0.92）、0.82（95% CI 0.79～0.86）和0.95，明显优于单独使用普通白光内镜。NBI在诊断肠化生和早期胃癌方面均优于普通白光内镜。应用高清染色内镜可观察黏膜表面的微细形态变化，从而有助于辨认病变，提高活检阳性率。

【陈述6】高清染色内镜（无论有无放大功能）可用来诊断胃黏膜癌前状态，指导精确活检并进行临床分期。

证据质量：中。推荐等级：中。

研究发现，应用高清染色内镜检测胃癌前状态有较高的准确率，且明显优于普通白光内镜。目前的证据表明，高清染色内镜使病灶与周围正常组织界限的对比性得到明显

改善，可清晰显示黏膜微血管和黏膜线管开口形态，能够发现普通内镜下难以发现的平坦型病变或微小病灶。因此，以高清染色内镜为辅助的活检是检测胃黏膜癌前状态或癌前病变的最佳方法。

【陈述7】高清染色放大内镜下的"亮蓝嵴"有助于判断肠化生的存在和范围。

证据质量：低。推荐等级：中。

"亮蓝嵴"是指胃镜检查过程中，采用白光内镜下亚甲蓝染色，或采用电子染色窄带成像放大内镜（NBL-ME）检查，可发现位于胃黏膜上皮细胞表面的脑回样结构嵴部的纤细浅蓝色线状结构，对内镜下诊断肠化生有一定提示意义。2006年Uedo等发现并首次报道了"亮蓝嵴"，认为其可能与肠化生相关。随后研究发现"亮蓝嵴"仅发生于未癌变部位，在癌变区域内不存在，即"亮蓝嵴"仅在肠化生区域发生。"亮蓝嵴"的出现或有助于内镜下判断肠化生的存在和范围。在内镜检查过程中发现"亮蓝峰"，可考虑此处存在肠化生，同时应对全胃行更细致的检查，并着重观察"亮蓝嵴"周边区域，尤其是其环绕的中间区域。关注肠化生区域中"亮蓝嵴"消失处可能有助于预防早癌的发生。

【陈述8】高清染色放大内镜检查若可见LGIN病变具有明确的边界，且表面腺管开口形态和（或）微血管形态存在异常，即提示存在进展为LGIN的可能。

证据质量：中。推荐等级：中。

LGIN与HGIN的区别主要是以浸润组织的结构和细胞学异常是否超过胃黏膜层的一半为界。LGN内镜下可表现为"黑棘皮征"，HGN病理学表现为腺体密集且结构扭曲增多，细胞异型更明显，导管形态不规则，分支和折叠常见，无细胞间质的浸润，内镜下常表现为表面腺管开口形态和（或）微血管形态异常。随着对IN认识的加深，目前认为仅凭活检来区分LGIN与HGIN存在一定分级判定过低的风险。西方的一项内镜黏膜下剥离术（ESD）术后病理研究发现，有33%的病例术后病理等级提高。韩国的一项研究纳入了1850例标本，术后标本与活检结果的不一致率达32%。一项meta分析显示ESD术后有25%的LGN升级为HGIN，甚至7%升级为早期癌。因此，对于有明显内镜下可视病变并且范围清晰的LGIN，单纯活检的诊断是不足的，建议行诊断性ESD切除。

【陈述9】为能精准判断萎缩性胃炎的范围和程度，建议内镜检查时至少于胃窦、胃体和胃角各取1块胃黏膜组织，并分瓶标注，有其他可疑病变时单独活检。

证据质量：中。推荐等级：高。

胃黏膜萎缩病灶多发生在胃窦或胃体处，于上述区域对可疑萎缩病灶行定向活检可提高检出率，从而推动内镜和病理对萎缩性胃炎的分期和分级。考虑到不同医院掌握高级内镜操作和图像识别能力的不同，建议胃黏膜病变的分期需结合活检病理，不能仅凭内镜图像。国内一项8892例慢性胃炎的调查显示，内镜诊断胃黏膜萎缩（以病理为金标准）的特异度高达91%，但灵敏度仅为42%，即较多内镜诊断慢性非萎缩性胃炎的病理结果显示存在胃萎缩，仅凭内镜判断萎缩的效力不足。而活检数量越多，越有利于病变的分期。放大内镜联合NBI观察病灶局部细微结构变化，可引导靶向活检，有助于提高癌前病变的检出率。慢性胃炎悉尼标准要求于胃窦、胃角、胃小弯、胃大弯等指定区域进行随机活检，但随机活检会产生抽样误差，无法保证活检的准确性。因此，活检应至少于胃窦、胃体和胃角各取1块胃黏膜组织，每个活检样本应收集在单独的标本瓶中并进行标记，有助于提高病理诊断的准确性。

【陈述10】判断CAG的严重程度建议采用胃炎评价（OLGA）系统或基于肠化生的胃炎评价系统（OLGM）系统。

证据质量：中。推荐等级：高。

2007年，国际上首次提出针对胃黏膜萎缩程度和范围的分期、分级标准，即OLGA系统（表23），该系统较传统的慢性胃炎悉尼分类系统更为详尽包含胃窦和胃体的全胃范围，依据萎缩范围和程度的不同，可将胃黏膜萎缩分为0～Ⅴ期，其中Ⅲ和Ⅴ期具有更高的胃癌发生风险。2010年，国际上进步提出OLCM系统（表24）。已有多项研究表明，采用CAG的OLCA系统或OLGM系统均能有效判断胃黏膜萎缩的严重程度，并可对患者的胃癌风险度进行分层，有助于对萎缩的监测和随访。

表23　慢性萎缩性胃炎严重程度的胃炎评价系统分期

胃窦	胃体			
	无萎缩	轻度萎缩	中度萎缩	重度萎缩
无萎缩	0期	Ⅰ期	Ⅱ期	Ⅱ期
轻度萎缩	Ⅰ期	Ⅰ期	Ⅱ期	Ⅲ期
中度萎缩	Ⅱ期	Ⅱ期	Ⅲ期	Ⅳ期
重度萎缩	Ⅲ期	Ⅲ期	Ⅳ期	Ⅳ期

表24　慢性萎缩性胃炎严重程度基于肠化生的胃炎评价系统分期

胃窦	胃体			
	无肠化生	轻度肠化生	中度肠化生	重度肠化生
无肠化生	0期	Ⅰ期	Ⅱ期	Ⅱ期
轻度肠化生	Ⅰ期	Ⅰ期	Ⅱ期	Ⅲ期
中度肠化生	Ⅱ期	Ⅱ期	Ⅲ期	Ⅳ期
重度肠化生	Ⅲ期	Ⅲ期	Ⅳ期	Ⅳ期

【陈述11】血清胃蛋白酶原Ⅰ与胃蛋白酶原Ⅱ比值（PGR）和胃泌素17有助于判断胃黏膜萎缩的范围和程度。

证据质量：高。推荐等级：高。

血清胃蛋白酶原（PG）可分为两种类型，PGⅠ和PGⅡ。PGI主要由胃底腺中的主细胞分泌，PGⅡ由胃和十二指肠细胞分泌，约有1%的PG存在于血清中。胃泌素17主要由胃窦的 G 细胞分泌，受到胃酸的反馈调节，通常胃体黏膜萎缩时胃泌素 17 升高。在胃黏膜出现炎症时，血清 PGI 和 PG Ⅱ 水平增加，而在胃黏膜萎缩时，随着胃底腺黏膜的丢失和主细胞数量的减少，PGI 和 PG Ⅱ 水平下降，且 PGI 下降更为明显，因此血清 PGR 降低。PGR 和胃泌素 17 联合检测已被证实可用于筛查胃黏膜萎缩，包括胃窦或胃体黏膜萎缩，被称为"血清学活检"。胃黏膜萎缩特别是胃体黏膜萎缩者，是胃癌的高危人群，非侵入性血清学筛查与内镜检查结合有助于提高胃癌筛查效果。国内项大规模研究表明，PGR ＜ 3.89 和胃泌素 17 ＞ 5.70 pmol/L 的患者胃癌发生风险分别是健康者的 2.02 倍和 2.84 倍。国内一项研究表明，H.pylori 阴性的 OLGA 系统分期为无萎缩、Ⅰ 期和 Ⅱ 期萎缩、Ⅲ 期和 Ⅴ 期萎缩的 PGR 平均值分别为 7.3、7.9 和 4.5，表明血清学 PGR 检测与病理 OLGA 系统分期相结合，对于判断萎缩的严重程度更有价值。

【陈述 12】对于 CAG、肠化生和 N，建议常规检测 H.pylori 感染，可采用尿素呼气试验、组织学或血清学检测方法。

证据质量：高。推荐等级：高。

H.pylori 感染可引起慢性活动性胃炎，在胃黏膜萎缩和肠化生的发生和发展中也起重要作用。一项 2018 年的随机对照研究纳入了 795 例 H.pylori 阳性（＋）的胃黏膜癌前病变患者，随机接受 H.pylori 根除治疗，共 456 例完成长达 16 年的随访。结果显示 H.pylori 连续感染 16 年患者比接受 H.pylori 根除治疗的患者有更高的胃癌前状态进展风险，且萎缩性胃炎患者受到 H.pylori 累积感染时间的影响显著长于肠化生患者。H.pylori 感染是目前预防胃癌最重要的可控危险因素。因此，对于胃癌前病变患者常规行 H.pylori 感染检测非常必要。H.pylori 检测方法多样，包括尿素呼气试验、组织学或血清学。H.pylori 抗体检测等。血清学检测方法主要适用于胃癌筛查等流行病学调查，可与 PG 和胃泌素 17 检测同时进行，其优点为可避免出现胃黏膜重度萎缩导致的 H.pylori 呼气试验或病理的假阴性结果。尿素呼气试验是临床最常用的非侵入性试验，具有检测准确性较高、操作方便等优点，是对血清学检测有效的补充检测方法。其他检测方法包括唾液或粪便 H.pylori 抗原检测，适用于体检人群或社区筛查。

三、胃黏膜癌前状态和癌前病变的治疗

【陈述 13】根除 H.pylori 是治疗 CAG 的首要措施可部分逆转胃黏膜萎缩，从而降低胃癌前状态进展为胃癌的风险。

证据质量：高。推荐等级：高。

早在 1994 年国际癌症研究机构和 WHO 就将 H.pylori 定义为 Ⅰ 类致癌原。H.pylori 感染是胃癌发生的环境因素中最重要且可控的因素，并且是慢性胃炎、消化道溃疡发生的主要病因。根除 H.pylori 可改善胃黏膜炎症反应，延缓或部分逆转胃黏膜萎缩。大量研究表明，检测和根除 H.pylori 可降低萎缩性胃炎等无症状感染者的胃腺癌发病率，且根除

H.pylori 的收益与该地区的胃腺癌发生率相关。2018年日本一项横断面研究对232份胃黏膜活检标本进行分析，标本来源包括 H.pylori 根除3年后的萎缩性胃炎患者和同期未根除 H.pylori 的萎缩性胃炎患者，发现 H.pylori 根除有助于减少萎缩黏膜部分基因位点的甲基化，从而逆转胃黏膜萎缩，阻断"Correa 肠型胃癌演变"进程。

【陈述14】根除 H.pylori 尽管很难短期逆转肠化生，但是对于并存肠化生的萎缩有干预作用。

证据质量：中。推荐等级：中。

尽管大量证据表明根除 H.pylori 有助于逆转胃的癌前状态，阻断 Correa 肠型胃癌演变进程，但部分研究认为 H.pylori 根除对 Correa 进程的阻断可能存在"不可逆点"，即 H.pylori 根除仅对某阶段病变有逆转效应，超过该阶段则失去逆转效应。2017年一篇包括52363例受试者的 mea 分析认为，根除 H.pylori 患者患胃腺癌的风险显著低于对照组（RR = 0.56，95% CI 0.48 ~ 0.66，$P < 0.01$），萎缩性胃炎患者可从根除 H.pylori 中受益，从而降低胃癌发生风险，而肠化生或 IN 患者则获益不明显。

然而，韩国近期一项对598例受试者进行为期10年随访的队列研究，认为 H.pylori 根除对萎缩和肠化生均有逆转作用，H.pylori 根除后3 ~ 5年胃窦和胃体的肠化生可消失。尽管对肠化生患者行 H.pylori 根除的获益仍存在争议，但目前认为其对延缓并存肠化生的萎缩和减轻胃部炎症均有积极作用。

【陈述15】根除 H.pylori 有助于阻断 LGIN 进展为 HGIN 或胃癌。

证据质量：低。推荐等级：中。

最新欧洲指南建议，对于合并 H.pylori 感染的 LGIN 应于内镜下诊疗后进行根除。国外文献报道，根除 H.pylori 可降低 HGIN 或胃癌切除后复发的概率，且根除 H.pylori 可在一定程度上改变 IN 进展为胃癌的过程。然而近期几项 meta 分析并不支持 H.pylori 根除降低 LGIN 黏膜的胃癌发生率的结论，仅支持 H.pylori 根除对萎缩性胃炎和肠化生的积极作用。因此，H.pylori 根除对 LGIN 的阻断作用仍有待进一步研究。

【陈述16】胃黏膜 HGN 和早期胃癌建议首选 ESD 治疗。

证据质量：高。推荐等级：高。

治疗早期胃癌传统的方法是外科根治切除术，手术切除病变以后5年生存率可达90%以上，但外科手术破坏了胃的正常解剖结构，导致患者的远期生理功能受到很大影响，手术后残胃亦属于癌前病变。ESD 具有创伤小、恢复快、费用低和并发症少等优势，是治疗消化道早期肿瘤安全、有效的方式。与内镜黏膜切除术（EMR）相比，ESD 治疗表浅型癌的整块切除率和治愈性切除率均更高。Chiu 等比较了74例经 ESD 治疗和40例外科切除早期胃癌的资料，结果表明外科治疗组平均手术时间和平均住院日均显著长于 ESD 治疗组，并发症的发生率显著高于 ESD 治疗组，而术后3年存活率两组差异无统计学意义，提示 ESD 治疗早期胃癌可以达到与外科手术相同的疗效，但 ESD 治疗组术后出血的发生率显著低于外科手术组，平均手术时间和平均住院日均显著短于外科手术组。因此，HGIN和早期胃癌首选ESD治疗。

【陈述17】对于内镜下有清晰边界的胃黏膜LGIN可考虑内镜微创治疗。

证据质量：中。推荐等级：中。

既往研究表明，38%～75%的LGN会自然消退，19%～50%会持续存在。未消退的LGIN病例中，有23%会在10～48个月进展为恶性，另有报道LGIN人群中胃腺癌的年发生率为0.6%。第1版欧洲癌前病变指南中仅推荐对内镜下边界清晰的HGIN和早期胃癌行内镜微创治疗。在2019年的新版指南中将界限清晰的LCN也列入推荐治疗行列，原因在于LGN有相当高的恶变风险且活检中有清晰边界的LG在局部非活检区域可能已进展为HGN或早期胃癌。因此，对内镜下有清晰边界的胃黏膜LGN，可考虑内镜微创治疗。

【陈述18】癌前病变和早期胃癌行内镜治疗后，根除H.pylori有助于防止胃癌复发和异时性胃癌的发生。

证据质量：高。推荐等级：高。

癌前病变和早期胃癌多采用EMR或ESD进行治疗。然而，临床研究发现早期胃癌行ESD治疗后，仍有部分患者在胃内其他部位发生新的胃癌（异时性胃癌），其原因可能为胃癌患者的周边胃黏膜存在癌前病变。此外，早期胃癌内镜治疗后原发部位仍有可能复发。其中，H.pylori感染与病变复发存在密切的相关性。2018年发表的一项随机、双盲、对照研究纳入了470例内镜下切除的早期胃癌或HGN患者，分为H.pylori根除组和安慰剂组，经过平均5.9年的随访观察发现，H.pylori根除组194例患者中有14例发生了异时性胃癌（7.2%），显著低于安慰剂组的13.4%，风险比为0.50（95% CI 0.26～0.94）。因此，推荐早期胃癌行ESD术后伴H.pylori感染者行H.pylori根除治疗，防止胃癌复发和异时性胃癌的发生。

【陈述19】胃黏膜保护剂、叶酸、中药制剂对包括CAG在内的胃癌前状态有一定治疗作用。

证据质量：低。推荐等级：中。

既往研究认为叶酸治疗胃癌前状态能使抑癌基因p53表达明显升高，Bcl-2癌基因蛋白的表达下降，即叶酸通过增强癌前病变上皮细胞的凋亡而预防胃癌发生。我国慢性胃炎共识中指出，某些维生素和微量元素硒可能降低胃癌发生的危险性，对于部分体内低叶酸水平者，适量补充叶酸可改善CAG的组织学改变；胃黏膜保护剂可改善胃黏膜屏障，促进胃黏膜糜烂愈合，但对萎缩的改善作用尚有争议。CAG的中医诊疗共识意见中，将CAG分为肝胃气滞证、肝胃郁热证、脾胃虚弱证、脾胃湿热证、胃阴不足证、胃络瘀血证六型，分别采用柴胡疏肝散、化肝煎合左金丸、黄芪建中汤、连朴饮、一贯煎合芍药甘草汤、失笑散合丹参饮加减治疗。

中成药如胃复春、摩罗丹等主治萎缩性胃炎。然而，目前缺乏关于胃黏膜保护剂、叶酸、中药对胃癌前状态治疗作用的高质量研究，值得引起关注。

尽管环氧合酶仰制剂可能具有一定减缓癌前状态发展的作用，但尚无证据支持人群的大规模使用。一项包括52161例胃癌高危患者的回顾性研究表明，长期使用NSAID（包括阿司匹林）可降低相关胃癌发生率，推测环氧合酶抑制剂可通过抑制与癌症相关的前列腺素、细胞因子和血管生成因子，从而降低癌变发生率。目前尚无高质量的前瞻性试验确定环氧合酶抑制剂对癌前状态有抑制作用。环氧合酶2选择性抑制剂预防胃癌发生的作用也未得到证实，仍需进一步研究确定环氧合酶2抑制剂（如塞来昔布）在药物干预癌前状态中的作用。

四、胃黏膜癌前状态和癌前病变的监测和随访

【陈述20】累及全胃的重度CAG（OLGA系统和OLGM系统分期为Ⅲ和Ⅴ期）建议每1～2年复查高清内镜，轻中度、局限于胃窦的CAG建议每3年复查胃镜。

证据质量：中。推荐等级：高。

萎缩和肠化生的严重程度与胃癌发生存在相关性，OLGA系统和OLGM系统分期为Ⅲ和Ⅴ期患者的胃癌发生风险显著增加，胃窦和胃体黏膜广泛萎缩也是胃癌的危险因素。目前认为肠型胃癌的发生包括从H.pylori相关性胃炎、萎缩性胃炎、肠化生到异型增生的多步过程，对处于癌前阶段的胃癌高危人群进行监测随访有助于早期胃癌的诊断与治疗。尽管全球各地区H.pylori感染率有较大差异，但胃癌前状态在各地区的普通人群中均较常见。据报道，CAG患者的胃癌年发生率为0.1%～0.25%，肠化生患者的胃癌年发生率为0.25%。一项日本研究认为，广泛黏膜萎缩患者的胃癌5年累积发病率更高，达1.9%～10%，肠化生患者达5.3%～9.8%。癌前状态的进展程度同胃癌家族史一样，被认为是胃癌的危险因素之一。对于局限于胃窦的生理性轻中度萎缩性胃炎患者，无须复查胃镜；局限于胃窦的病理性轻中度萎缩性胃炎患者，建议每3年复查胃镜；对于单一黏膜部位肠化生伴胃癌家族史、或存在顽固H.pylori相关胃炎的患者，可考虑3年内复查胃镜；对于伴有肠化生的轻中度萎缩性胃炎患者，可每2～3年复查胃镜；对于累及全胃的重度CAG伴肠化生患者，则建议每1～2年复查高清胃镜。

【陈述21】肠化生的随访策略取决于胃黏膜萎缩的严重程度，伴有肠化生的轻中度萎缩性胃炎可每2～3年复查胃镜。

证据质量：中。推荐等级：中。

萎缩和肠化生的严重程度与胃癌发生存在相关性，OLGA系统和OLGM系统分期为Ⅲ和Ⅴ期患者的胃癌发生风险显著增加，胃窦和胃体黏膜广泛萎缩也是胃癌的危险因素。目前认为肠型胃癌的发生包括从H.pylori相关性胃炎、萎缩性胃炎、肠化生到异型增生的多步过程，对处于癌前阶段的胃癌高危人群进行监测随访有助于早期胃癌的诊断与治疗。尽管全球各地区H.pylori感染率有较大差异，但胃癌前状态在各地区的普通人群中均较常见。据报道，CAG患者的胃癌年发生率为0.1%～0.25%，肠化生患者的胃癌年发生率为

0.25%。一项日本研究认为，广泛黏膜萎缩患者的胃癌5年累积发病率更高，达1.9% ~ 10%，肠化生患者达5.3% ~ 9.8%。癌前状态的进展程度同胃癌家族史一样，被认为是胃癌的危险因素之一。对于局限于胃窦的生理性轻中度萎缩性胃炎患者，无须复查胃镜；局限于胃窦的病理性轻中度萎缩性胃炎患者，建议每3年复查胃镜；对于单一黏膜部位肠化生伴胃癌家族史、或存在顽固H.pylori相关胃炎的患者，可考虑3年内复查胃镜；对于伴有肠化生的轻中度萎缩性胃炎患者，可每2 ~ 3年复查胃镜；对于累及全胃的重度CAG伴肠化生患者，则建议每1 ~ 2年复查高清胃镜。

　　【陈述21】肠化生的随访策略取决于胃黏膜萎缩的严重程度，伴有肠化生的轻中度萎缩性胃炎可每2 ~ 3年复查胃镜。

　　证据质量：中。推荐等级：中。

　　萎缩和肠化生的严重程度与胃癌发生存在相关性，OLGA系统和OLGM系统分期为Ⅲ和Ⅴ期患者的胃癌发生风险显著增加，胃窦和胃体黏膜广泛萎缩也是胃癌的危险因素。尽管胃黏膜单一部位的肠化生患者也存在胃癌风险，但多数情况下该类患者无须进行监测，特别是内镜检查已排除严重萎缩性胃炎者。对于单一黏膜部位肠化生伴胃癌家族史或持续存在H.pylori相关胃炎的患者，可考虑3年内复查内镜；对于伴有肠化生的轻中度萎缩性胃炎患者，可每2 ~ 3年复查胃镜。

　　【陈述22】高清染色内镜显示边界不清的LGIN建议每年复查高清染色内镜，边界清晰、未行内镜治疗的LGIN建议每6个月复查高清染色内镜。

　　证据质量：低。推荐等级：中。

　　普通内镜下边界不清的LGIN应进行高清染色内镜检查并广泛活检取样，若经病理证实为LGIN，则应在1年内再次进行内镜检查；高清染色内镜探查到边界清晰的LGIN，经病理证实后，建议与患者沟通后行局部微创治疗；若探查到边界清晰、未行内镜治疗的LGIN则建议每6个月复查高清染色内镜。因目前LGN转归的临床研究证据有限，对于LGIN的处理需要谨慎。

　　【陈述23】行内镜下治疗的IN或早期胃癌，建议治疗后3 ~ 6个月复查高清染色内镜，并按照胃黏膜的基础状态确定随访间隔。

　　证据质量：中。推荐等级：中。

　　IN或早期胃癌于ESD或EMR治疗后出现复发和异时性肿瘤的风险很高，据报道发生率为10% ~ 20%。因此有必要进行定期内镜随访，以早期发现病变并及时采取内镜下治疗。尽管关于早期胃癌ESD术后随访时间的研究较少，但从目前研究表明大多数术后复发或异时性肿瘤发生在手术后的第1年。因此，建议对行内镜下治疗IN或早期胃癌的患者于术后3 ~ 6个月复查高清染色内镜，如未发现病变，则按照胃黏膜萎缩或肠化生的状态确定复查间隔，必要时每年进行复查。

【陈述24】合理的胃黏膜癌前状态和癌前病变的监测、随访，对于胃癌发生风险较高的对象尤其具有较好的卫生经济学效益。

证据质量：中。推荐等级：中。

不同国家地区的经济发展水平和胃癌患病率不同，针对胃黏膜癌前状态的监测方案也有所不同。

一项针对美国人群进行的胃黏膜癌前状态和癌前病变监测的建模发现，对50岁以上经EMR治疗的IN患者行定期监测具有成本效益优势，效益比为39800美元/质量调整生命年（QALY）。欧洲一项成本效益分析对50～75岁胃黏膜癌前状态患者行每3年1次胃镜检测。

五、结语

本共识是我国首部关于胃黏膜癌前状态和癌前病变处理策略的专家共识，针对癌前状态的定义、诊断和分期、治疗、监测和随访制定了详尽的推荐意见。本共识尚存在一些局限性，如部分条目尚缺乏有力的临床证据支撑，尤其是缺少国内的高质量研究结果，但不妨碍本共识对于该类疾病临床诊治的指导意义，期待其在我国今后胃癌防控工作中发挥积极的作用。

引自：国家消化系疾病临床医学研究中心（上海），国家消化道早癌防治中心联盟，中华医学会消化病学分会幽门螺杆菌学组，等.中国胃黏膜癌前状态和癌前病变的处理策略专家共识(2020年).中华消化杂志，2020，40（11）：731-740.

成人幽门螺杆菌引起的胃炎中西医协作诊疗
专家共识（2020）

幽门螺杆菌（Hp）感染是胃炎最主要的致病因素和预防胃癌最重要的、可控的危险因素，几乎所有的Hp现症感染者均存在不同程度的胃黏膜炎症。2015年《幽门螺杆菌胃炎京都全球共识》

将Hp胃炎定义为感染性疾病，并推荐所有无制衡因素的感染者均接受根除治疗，此后诸多共识接受了这一观点。铋剂四联疗法作为根除治疗的推荐方案，依然面临抗生素耐药、不良反应风险的挑战。此外，根除治疗仅局限于杀灭Hp，但其导致的胃黏膜病变尤其是胃黏膜化生性萎缩等缺少公认有效的干预手段。中医药被认为是Hp治疗的新路径之一，具有提高根除率、减少不良反应、减少抗生素使用、改善胃黏膜病变的作用和优势。为满足Hp引起的胃炎中西医协作诊治的需要，发挥中医药优势，中国中医药研究促进会消化整合医学分会组织国内相关中西医专家，制定本共识，方法如下。

由中国中医药研究促进会消化整合医学分会组建共识制定专家组，参照国内外发表的相关指南和共识，就Hp引起的胃炎临床问题进行遴选及确定，针对中西协作诊治中的关键问题初步形成条文，内容涉及辨证分型、治疗方案、调摄及随访、疗效评定标准等，并于2019年3月形成本共识意见初稿。2020年2—5月，采用德尔菲法，以电子邮件方式向36位专家进行了总计3轮的意见征集和投票，并根据反馈意见进行反复修改、查证，确定证据等级和推荐强度，最终达成专家共识。表决意见分为：①完全同意；②同意，但有一定保留；③同意，但有较大保留；④不同意，但有保留；⑤完全不同意。如＞80%的人数选择①＋②，则作为条款通过，交由中国中医药研究促进会消化整合医学分会审核通过。本共识采用GRADE分级系统评估证据质量和推荐强度。共识内容共分为适用对象、诊断依据、中医辨证、中西医协作治疗方案、调摄、随访、疗效评价七个部分，全文公布于下，并希望不断更新和完善。

一、适用对象

本方案适用于同时具备以下西医诊断和中医诊断的门诊成人患者。

西医诊断：第一诊断为幽门螺杆菌引起的胃炎（ICD-11编码：DA42.1）。

中医诊断：第一诊断为胃脘痛、胃痞、反胃、呃逆、嘈杂等（中医病证分类与代码编码：BNP010、BNP020、BNP040、BNP060、BNP070）。

证据质量：高；推荐强度：强；共识水平：100%。世界卫生组织《国际疾病分类》第11版（ICD-11），DA42胃炎将DA42.1Helicobacter pylori-induced gastritis作为独立的分类。国家卫生健康委员会发布的ICD-11中文版本中将其译为"幽门螺杆菌引起的胃炎"。

中医无幽门螺杆菌引起的胃炎的对应诊断，以症状诊断为主，参考慢性胃炎中医及中西医结合诊疗共识意见及《中医病证分类与代码》，对应诊断为胃脘痛、胃痞、反胃、呃逆、嘈杂等。

二、诊断依据

西医诊断标准：参照《中国慢性胃炎共识意见（2017年，上海）》,《第五次全国幽门螺杆菌感染处理共识报告》。

1. 临床表现　多数患者无症状，有症状者可以表现为上腹胃脘部饱胀或疼痛、嗳气、口臭等，症状可共存但缺乏特异性。多数患者无明显阳性体征，部分患者可有上腹部按压不适或压痛。

证据质量：中；推荐强度：强；共识水平：96.9%。

2. 相关检查Hp检测：尿素呼气试验（UBT）、快速尿素酶试验（RUT）、基于单克隆抗体的粪便抗原试验检测及胃黏膜活组织检查方法可诊断Hp现症感染。

内镜检查：内镜下胃黏膜点状或弥漫性发红，伴有排列规则集合细静脉（RAC）模糊或消失，黏膜肿胀，皱襞增粗肿大呈蛇形，鸡皮样胃炎，黄色瘤，增生性息肉，胃内黏液呈白色混浊提示Hp感染。胃镜表现与患者是否存在临床症状及症状严重程度无明确的相关性。

组织学检查：组织病理活检HE染色应对Hp感染胃黏膜炎症活动性及慢性炎症、萎缩、肠上皮化生、上皮内瘤变的程度和范围予以分级描述。活动性炎症的存在、中度以上慢性炎症、淋巴细胞聚集或淋巴滤泡形成与Hp感染密切相关。

证据质量：高；推荐强度：强；共识水平：100%。

3. 诊断要点Hp引起的胃炎诊断需要Hp检测及内镜、胃黏膜活检病理组织学常规HE染色检查。Hp检测首选非侵入性检查，如尿素呼气试验、粪便抗原试验（备选）；对于采用前述方法首次Hp检查阴性，但内镜和胃黏膜活检病理组织学提示现症Hp感染时，应采用其他方法补充检测Hp；黏膜活检病理组织HE染色或嗜银染色、Giemsa染色等可诊断Hp感染，HE染色诊断的准确性与病理医生的经验有关。同时需要根据内镜及病理组织学结果除外合并胃癌、消化性溃疡、胃黏膜相关组织淋巴瘤（胃MALT淋巴瘤）及早期恶性病变及特殊类型胃炎等。

证据质量：高；推荐强度：强；共识水平：100%。

三、中医辨证

1. 病因　特定邪气（Hp）感染。

2. 病位　病位在胃，与脾、肝密切相关。

3. 病机Hp经口直中胃腑，导致胃失和降，脾失健运，肝失疏泄。现症感染多湿、热、气滞，胃黏膜存在炎症活动者以脾胃湿热、肝胃不和、寒热错杂为主要病机。Hp根除后，邪实得祛，则脾胃功能渐复；若病情深入，如存在持续的中重度炎症或萎缩性胃炎，则多为虚实夹杂。证据质量：中；推荐强度：强；共识水平：93.8%。Hp属于中医病因中外邪范畴，且具有湿、热的性质。饮食起居不洁，Hp经口感染，并通过口口/粪口途径在人与人之间传播。Hp特异性定居于胃黏膜上皮细胞表面及黏液层中，引起胃黏膜慢性活动性炎症，影响消化功能，病位在胃，并与脾、肝密切相关。脾胃损伤，升降失常，运化失司，水液不布，湿浊内生，内外合邪，湿热内蕴；湿热困脾，阻滞气机，土壅木郁，肝失疏泄；脾为太阴，胃为阳明，热则伤阴，湿则伤阳，寒热错杂；Hp缠绵不去，耗气伤正，脾胃虚弱，虚寒内生；气机不畅，久病入络，血行受阻，则胃络瘀血。Hp根除后，若病情尚浅，邪实祛除后脾胃功能得复；若正气已伤，或病变深入，则脾胃受损，气滞、湿阻、血瘀或并存，表现为虚实夹杂。

4．辨证分型

（1）脾胃湿热证

主症：①胃脘灼热或疼痛；②口黏或口臭。

次症：①嘈杂泛酸；②渴不欲饮；③纳呆泛恶；④大便黏滞不爽；⑤身重困倦。舌脉：舌质红，舌苔黄腻或厚；脉滑数。

（2）寒热错杂证

主症：①胃脘痞满，遇冷加重；②口干或口苦。

次症：①餐后胃脘胀痛；②大便时干时稀；③恶心呕吐；④肠鸣。舌脉：舌淡红，苔黄或黄白相间，脉细数。

（3）肝胃不和证

主症：①胃脘胀满或攻撑作痛；②胁肋胀闷不舒。

次症：①症状因情绪不遂复发或加重；②喜长叹息；③嗳气；④反酸；⑤口干口苦。舌脉：舌淡红或红，苔薄白；脉弦。

（4）脾胃气虚证

主症：①胃脘胀满或隐痛；②餐后胀满不适加重。

次症：①倦怠乏力；②食少纳呆；③气短懒言；④大便稀溏；⑤排便无力；⑥面色萎黄。舌脉：舌淡，或有齿痕，苔薄白；脉细弱或沉弱。

（5）脾胃虚寒证

主症：①胃脘隐痛或隐隐不适；②胃脘喜按或喜暖。

次症：①劳累或受凉后发作或加重；②空腹症状加剧，食后缓解；③大便稀溏或完谷不化；④四末不温；⑤泛吐清水；⑥神疲乏力。舌脉：舌淡胖，或有齿痕，苔薄白或白滑；脉沉迟无力。

（6）胃络瘀阻证

主症：①胃脘痞满或痛有定处；②胃脘痛如针刺。

次症：①夜间加重；②胃脘拒按；③进食后加剧；④呕血；⑤黑便。舌脉：舌质暗红或有瘀点、瘀斑；脉弦涩。

上述证型确定：具备主症2项，或主症1项+次症≥2项，结合舌脉。

证据质量：中；推荐强度：强；共识水平：96.9%。参考现有的慢性胃炎、慢性萎缩性胃炎及Hp感染的中医、中西医结合共识中辨证分型，并结合Hp引起的胃炎中医证候变化规律，Hp引起的胃炎存在活动性炎症者多以脾胃湿热、肝胃不和为主要证候，Hp根除治疗后，若慢性炎症迁延或萎缩性胃炎患者，则出现脾胃虚弱，并伴气滞、湿蕴、血瘀。

四、中西医协作治疗方案

1. 治疗目标　根除Hp，缓解临床症状，改善、逆转或消除胃黏膜炎症、萎缩、肠上皮化生等病变，提高患者生活质量，降低胃癌发生风险。

推荐强度：强；共识水平：100%。慢性胃炎的治疗的目的是去除病因、缓解症状和改善胃黏膜病变。Hp引起的胃炎不论是否有临床症状均应接受根除治疗。根除Hp可改善胃黏膜炎症及萎缩，降低胃癌发生风险。应以根除Hp为首要目的，并对胃黏膜病变，尤其是化生性萎缩、低级别上皮内瘤变开展中医药辨证施治，降低胃癌发生风险。存在根除治疗制衡因素患者，则以缓解症状和胃黏膜病变、减低胃癌风险为主要目的。

2. 治疗思路　中西医协作诊治应根据患者不同病情及人群特点开展分阶段、分层次协作诊疗。分阶段即根除Hp阶段、根除后胃黏膜病变管理阶段；分层次即根据患者有无制衡因素、经治状况等分为一般人群、特殊人群，初次治疗人群、补救治疗人群等。对不同人群采用不同的干预策略和中西医协作治疗可充分发挥中医药改善症状、减少抗生素等药物的不良反应、改善胃黏膜病变的作用。中药的应用须辨证论治、审因论治、病证结合。

推荐强度：强；共识水平：100%。Hp可感染各类人群，造成了感染者的临床特征多样性以及临床获益的差异性，如是否合并基础疾病，是否存在药物禁忌，是否既往治疗失败等。应当根据患者病情及基本情况实施个体化处理。以抗生素为核心的西药根除Hp疗效确切，但对缓解萎缩、肠上皮化生等胃黏膜病变疗效有限，补充维生素及微量元素等方案干预胃黏膜病变尚有争议。多中心随机对照临床研究显示，中西医结合方案在初次根除治疗和补救根除治疗中保持稳定的Hp根除率同时，可有效缓解消化不良症状、减少不良反应。此外，Hp根除成功后，中医药对于慢性炎症尤其是萎缩性胃炎的管理，在个体化治疗、运用针对病理改变的中药、整体调理、毒不良反应小可长期治疗等方面具有优势。

3. 中西医协作治疗方案

（1）Hp根除治疗

1）一般人群的治疗：一般人群的定义：Hp感染胃炎成人患者（年龄18～70岁），无根除治疗制衡因素（如合并肝肾功能异常等多系统疾病难以耐受药物治疗，存在过敏风险，正在应用与根除治疗用药存在相互作用的药物，存在肠道菌群失调等）。

证据质量：中；推荐强度：强；共识水平：100%。《第五次全国幽门螺杆菌感染处理共识报告》将特殊人群定义为70岁以上老年人及年龄＜14岁的儿童，由于儿童Hp感染检测及治疗策略与成人不同，故将一般人群的年龄阈值限定为18～70岁。

Hp《幽门螺杆菌胃炎京都全球共识》中根除治疗的制衡因素包括并发症、社区Hp再感染率高、与社会卫生健康优先事项冲突及经济花费，并考虑根除治疗带来负面影响，如抗生素治疗对胃肠道微生态的影响。

①一般人群的初次治疗方案

a）经验性铋剂四联疗法，疗程为14天。抗生素组合参照《第五次全国幽门螺杆菌感染处理共识报告》：

阿莫西林＋克拉霉素、四环素＋甲硝唑、阿莫西林＋甲硝唑、阿莫西林＋四环素，并尽可能根据当地耐药情况，首选耐药率低的抗生素组合。含有左氧氟沙星和呋喃唑酮的方案不推荐初次治疗使用。

证据质量：高；推荐强度：强；共识水平：96.9%。铋剂四联10天或14天方案是我国共识推荐的初次治疗主要方案，并应尽可能采用14天方案（除非证明当地10天方案根除率达90%以上）。左氧氟沙星由于耐药率高且喹诺酮类药物应用广泛，借鉴国际及国内共识不推荐用于初次治疗。呋喃唑酮由于其安全性问题，国家药品监督管理局将其适应证修改为"仅用于难以根除的幽门螺杆菌感染"，并要求停止含呋喃唑酮复方制剂的生产、销售和使用。因此，不再将呋喃唑酮推荐应用于Hp的初次治疗。

b）中西医结合四联疗法［质子泵抑制剂（PPI）＋有循证医学证据支撑的中成药或中草药辨证施治＋2种抗生素］，疗程为14天。中成药剂量遵药物说明书使用，中草药水煎剂或配方颗粒剂每日2次。

证据质量：中；推荐强度：强；共识水平：96.9%。中西医结合根除Hp方案包括中药联合三联疗法、中药联合铋剂四联等，前者为当前临床证据最多的方案。随机对照临床研究发现，某些中药单味药免煎颗粒、中成药及中药方剂联合三联疗法14天方案，在Hp引起的胃炎中根除率与同研究中铋剂四联的根除率相当，临床症状缓解优于铋剂四联，更适用于消化道症状明显或铋剂不耐受的患者。中药联合铋剂四联14天方案作为初次治疗虽能有效缓解症状，但难以进一步提高根除率，且同时用药过多；②一般人群的补救治疗方案。

补救治疗时间：补救治疗应距离上一次根除治疗≥6个月。

证据质量：低；推荐强度：强；共识水平：100%。Hp根除治疗中抗生素的应用可能提高Hp菌体球形变率，球形变的Hp对抗生素不敏感，其恢复正常形态需4周左右的时间，因而短期内再次补救治疗成功率有限；临床研究发现，初次治疗和补救治疗的间隔越长，则根除率越高，6～12个月的间隔后治疗根除率高于间隔时间＜3个月者，因此推荐补救治疗间隔≥6个月为宜。补救治疗方案：铋剂四联疗法14天方案，并根据患者既往治疗抗生素应用史及当地抗生素耐药水平选择抗生素。为提高补救治疗的根除率，可依据病情，在铋剂四联根除治疗的不同环节联合中药。消化道症状显著者，可应用有循证医学证据支撑的中成药或中草药辨证施治1～14天，铋剂四联应用于第15～28天。无显著消化道症状者，铋剂四联治疗1～14天，有循证医学证据支撑的中成药或中草药辨证施治应用于第15～28天。既往治疗药物不良反应较明显者，采用有循证医学证据支撑的中成药或中草药辨证施治+三联疗法，疗程14天；或可采用中成药或中草药辨证施治+铋剂四联疗程10天的方案。

证据质量：中；推荐强度：强；共识水平：93.8%。需接受补救治疗患者其治疗失败因素可能持续存在。中药具有降低Hp黏附力、改变Hp的生存环境、抑制Hp的耐药性等效应。为提高根除率，参照《全国中西医整合治疗幽门螺杆菌相关"病证"共识》中难治性Hp中西医结合处理原则及"标本兼治的分阶段综合疗法"，制定以上中西医协作治疗方案。仍存在消化不良症状患者，可首先运用中医药缓解症状，提高患者对后续治疗药物的耐受性，从而增加根除治疗的成功率。无显著临床症状者，可直接予以铋剂四联14天方案，全国多中心临床研究发现联合应用中药并适当延长中药疗程能够提高根除率，故可在铋剂四联后酌情予以中药治疗。既往根除治疗中出现药物不良反应或不适症状者（除外皮损、药物热等严重过敏反应）可采用中药方剂联合三联疗法，以缓解临床症状，降低不良反应发生率，或在四联疗法基础上联合中药，可在有效缓解症状的同时，将疗程缩短至10天。既往根除治疗中应用的易产生继发耐药的抗生素原则上不再重复，呋喃唑酮可酌情应用。在条件允许时，或者连续2次根除治疗失败患者，建议进行细菌耐药性检测，并根据结果进行个体化治疗。

证据质量：高；推荐强度：强；共识水平：100%。我国患者Hp对克拉霉素、左氧氟沙星、甲硝唑耐药率处于高水平。无药敏结果支持下，克拉霉素、左氧氟沙星不应重复使用；甲硝唑如需重复使用应优化剂量至1600 mg/d，且优化剂量应用后不再重复。而呋喃唑酮在我国处于低耐药率水平，仍可应用于难治性Hp感染的根除，但需注意禁忌证、使用剂量，且服药期间应避免食用富含酪胺的食物（鱼、虾、鸡肉、乳酪、腌制及熏制肉制品、蚕豆等）及其他容易诱发过敏的食物，并监测不良反应。益生菌可降低根除治疗引起的消化道不良反应。对以往根除治疗中不良反应明显的患者，或明确胃肠道菌群失调患者，可择机应用益生菌制剂。

证据质量：中；推荐强度：中；共识水平：100%。

益生菌在减少药物不良反应方面肯定的证据较一致，但对于能否提高Hp根除率、服用的时机仍有争议，鉴于目前各共识报告的不同观点，暂不建议常规添加益生菌以提高根除率。对在以往治疗中出现消化道不良反应的患者、明确的肠道菌群失调的患者，如无禁忌，可在根除治疗前或治疗后应用益生菌制剂；如需与抗生素同时应用，应注意服药间隔，或选用不受抗生素影响的益生菌。

2）特殊人群的治疗

特殊人群的定义：年龄＞70岁或有应用抗生素方案进行根除治疗的制衡因素。

证据质量：中；推荐强度：强；共识水平：100%。《第五次全国幽门螺杆菌感染处理共识报告》将成人中特殊人群定义为年龄＞70岁的老年人，主要考量为老年人对治疗药物耐受性和依从性降低，药物不良反应风险增加。年龄小于70岁成人如基础疾病、合并用药多，不良反应和潜在药物相互作用风险增加，同样制衡铋剂四联的应用。本方案将该类人群定义为特殊人群，旨在提示临床中应关注此类人群根除治疗方案实施的风险，方案个体化。

特殊人群的治疗策略：特殊人群应进行获益风险评估，决定是否接受根除治疗。无胃癌家族史、轻度非萎缩性炎症、无萎缩性炎症者，如无临床症状，可暂不予以药物干预；存在消化不良症状者，可对症处理，或采用非抗生素疗法。胃癌发生风险高（家族史、不良生活习惯、来自胃癌高发地区等）、有报警症状、中重度活动性炎症或萎缩性炎症者，或有强烈根除意愿的患者，可在详细追查病史、抗生素应用史的基础上，精心设计根除治疗方案，必要时采取多学科评估，尽量减少药物使用种类。

证据质量：低；推荐强度：条件；共识水平：96.9%。

特殊人群中无胃癌家族史、轻度炎症或萎缩患者，胃癌发生风险较其他患者低，可选择非抗生素疗法，以缓解症状，改善胃黏膜病变。非抗生素疗法如中药联合益生菌或单独应用中药均有初步的临床疗效，可达到一定的协助根除 Hp 作用。对于经评估根除治疗获益明显或治疗意愿强烈的患者，则予以根除治疗，但需要对制衡因素详细分析，个体化设计方案。

特殊人群的非抗生素治疗方案：用于胃癌低风险、病变程度轻的特殊人群患者。采用有证据支撑的中成药或中草药辨证施治，或益生菌，疗程 14 ～ 28 天。可在辨证论治的原则下，适当合理选择具有抗 Hp 作用的药品和方剂，如荆花胃康胶丸、半夏泻心汤，也可联合应用或与益生菌联用。

证据质量：低；推荐强度：条件；共识水平：93.8%。

有研究显示，中成药、中药汤剂单药 4 ～ 6 周可达到 30% 左右的根除率，但证据级别低，确切的疗效还有待于更为设计严谨和长期 Hp 随访的随机对照研究以验证。与安慰剂相比，益生菌单药疗法平均根除率约 14%，在特殊人群中无禁忌证者可做一定尝试。特殊人群根除治疗方案：用于胃癌高风险、经评估需要根除治疗的特殊人群患者。

a）改良二联疗法：无青霉素过敏者，可选择 PPI+ 阿莫西林的改良二联疗法（PPI 为常规剂量每日 3 或 4 次，或双倍剂量每日 2 次；阿莫西林 1.0 g 每日 3 次或 0.75 g 每日 4 次，每日总剂量 3.0 g），疗程 14 天。肾功能不全患者阿莫西林应慎用，并根据肾功能水平调整剂量；PPI 也应根据不同药品特点进行选择。

证据质量：高；推荐强度：强；共识水平：96.9%。改良二联疗法目前被美国胃肠病学会推荐用于补救治疗。Meta 分析显示，PPI+ 阿莫西林二联疗法同当前主流共识所推荐的根除治疗方案疗效和依从性相当，不良反应发生率更低。我国几项随机对照临床研究结果显示，该方案作为初次治疗的根除率可达 90%，不良反应发生率更低。一项研究显示，我国患者 Hp 对阿莫西林的耐药率仍处于相对低水平，该药为时间依赖抗生素，且在胃内 pH ＞ 6 时能够发挥最大限度的杀菌作用，因而合理增加给药频率、选择受细胞色素氧化酶P4502C19（CYP2C19）代谢型影响小的PPI可提高疗效。改良二联疗法给药频率虽增加，全天总量仍在安全剂量内，相较于铋剂四联减少了药物种类，更适宜于特殊人群的根除治疗。

b）三联疗法：细菌耐药性检测提示克拉霉素敏感者，可应用含阿莫西林、克拉霉素的三联疗法14天方案。

证据质量：中；推荐强度：条件；共识水平：93.8%。

Masstricht V共识推荐在克拉霉素耐药率低于15%的地区可继续应用三联疗法。由于我国克拉霉素耐药率普遍已超过这一水平，故推荐仅在细菌耐药性检测提示克拉霉素敏感者可予以含克拉霉素的三联疗法。

（2）Hp根除后的治疗

1）临床症状的处理：Hp引起的胃炎消化不良症状多在根除治疗成功后缓解。仍有症状者，可予以中药汤剂、中成药辨证治疗，或予以黏膜保护剂、动力调节剂、消化酶制剂等对症处理。

证据质量：高；推荐强度：强；共识水平：100%。60%以上的患者在根除Hp后消化不良症状缓解。症状持续不缓解或6个月内再度复发，可能合并功能性消化不良。

2）胃黏膜病变的治疗：内镜下及组织学检测确诊的胃黏膜病变需根据其范围和程度决定干预策略。轻度非萎缩性胃炎一般无需进行专门的黏膜保护治疗，鸡皮样胃炎、胃体为主的中重度炎症者可予以中药辨证施治或胃黏膜保护剂，以促进病变的恢复。萎缩性胃炎在Hp根除后应根据胃癌风险分级管理，"可操作的与胃癌风险联系的胃炎评估"（OLGA）、"可操作的与胃癌风险联系的肠化生评估"（OLGIM）分级分期系统有助于评估胃癌风险。推荐采用以中医药辨证施治为基础的中医或中西医结合治疗。

证据质量：中；推荐强度：强；共识水平：100%。Hp根除后胃黏膜炎症可得到缓解或胃黏膜恢复正常。萎缩性炎症、肠上皮化生、严重的胃体胃炎等病变胃癌发生风险增加，需要干预和随访。缓解、逆转胃黏膜萎缩及肠上皮化生时中医药作用优势，辨证施治采用经方、自拟方、中成药对肠上皮化生均有一定的改善作用。

（3）中医辨证治疗

1）脾胃湿热证。治法：清热化湿。主方：连朴饮加减。主要药物组成：黄连、厚朴、石菖蒲、法半夏、芦根、薏苡仁、栀子、蒲公英、茯苓、竹茹、甘草。

2）寒热错杂证。治法：平调寒热。主方：半夏泻心汤加减。主要药物组成：法半夏、黄连、黄芩、干姜、甘草、人参、大枣。

3）肝胃不和证。治法：疏肝理气和胃。主方：柴胡疏肝散加减。主要药物组成：北柴胡、陈皮、白芍、川芎、枳壳、甘草、香附。

4）脾胃气虚证。治法：健脾益气。主方：香砂六君子汤加减。主要药物组成：党参、白术、茯苓、甘草、木香、砂仁、陈皮、法半夏。

5）脾胃虚寒证。治法：温中健脾。主方：黄芪建中汤加减。主要药物组成：黄芪、桂枝、白芍、生姜、大枣、茯苓、陈皮、法半夏、木香、砂仁、甘草。

6）胃络瘀阻证。治法：活血通络。主方：失笑散合丹参饮加减。主要药物组成：五灵脂、蒲黄、丹参、檀香、砂仁、三七粉、延胡索、川楝子、甘草。

根除治疗期间，中药使用的疗程参照前述根除治疗方案。用药可在辨证的原则上，选择具有抗Hp作用的中药，如大黄、黄连、黄芩、蒲公英、百药煎、吴茱萸、延胡索、大青叶等。Hp根除成功后，如需继续治疗，可在辨证施治基础上，根据患者胃镜及病理表现酌情用药，如针对肠上皮化生、上皮内瘤变，可选用白花蛇舌草、半枝莲、半边莲、藤梨根、白英等药。如长期用药，需注意不良反应。

证据质量：低；推荐强度：强；共识水平：96.9%。

（4）中成药：中成药对提高Hp根除率、缓解消化不良症状及改善胃黏膜病变有积极的作用，可结合现有循证医学证据，根据不同的治疗目的辨证选用。

证据质量：中；推荐强度：条件；共识水平：93.8%。

多中心随机对照临床研究显示荆花胃康胶丸、温胃舒胶囊、养胃舒胶囊同三联疗法组成的方案根除率与铋剂四联相当，可酌情辨证应用于中西医结合四联疗法，疗程可参照推荐的根除治疗方案；小建中胶囊、东方胃药胶囊、六味安消胶囊联合三联疗法的方案亦有报道，但证据质量低。胃复春片及摩罗丹对化生性萎缩的胃黏膜病变及临床症状有一定缓解作用，尚无公认疗程，可酌情辨证选用。

五、调摄

生活方式：养成良好的卫生习惯，包括手卫生、饮食及生活用水卫生、口腔卫生等；就餐采用分餐制或使用公筷、公勺；避免长期吸烟及大量饮酒。

饮食调节：规律饮食习惯；尽量避免食用对胃黏膜有刺激的食物和饮品，如辛辣、腌制及熏制食品、油炸食品等；可适当食用发酵奶制品、富含维生素C的水果、蔬菜。

心理调摄：应引导患者保持情绪舒畅，避免产生焦虑、恐慌情绪。

证据质量：中；推荐强度：条件；共识水平：100%。

良好的卫生习惯和分餐可减少Hp传播的风险。口腔可能是Hp的储藏地，并可能与感染复发有关。吸烟与饮酒是Hp感染及胃癌前病变的危险因素，也可能与Hp的根除治疗失败有关，服药期间饮酒还可能发生双硫仑样反应。

高盐饮食不仅加重Hp感染后的氧化应激反应，还增加化生性萎缩的风险。油炸食品摄入频率增加与胃癌及癌前病变发病相关。适当发酵奶制品的摄入可以帮助改善症状，新鲜水果和蔬菜对胃癌预防有益。

六、随访

Hp随访：Hp复发率高地区的患者，根除治疗成功后6个月至1年应再次复查呼气试验；胃癌风险高需定期监测胃镜，如患者不进行活组织检查，建议同期复查呼气试验。粪便抗原试验备选。

证据质量：中；推荐强度：条件；共识水平：100%。

Hp根除后可能复发，包括"复燃"和"再感染"。我国Hp年平均复发率低于3%，并与当地卫生经济水平呈负相关。停药6个月以上复发率相对增加，建议可在6个月后择期复查。

胃黏膜病变随访：非萎缩性炎症患者多数预后良好，成功根除Hp后慢性炎症能够逐渐好转或痊愈，但其他胃癌危险因素持续存在、鸡皮样胃炎、胃体重度炎症患者需酌情进行内镜随访。萎缩性胃炎注意病变程度及范围，OLGA分期、OLGIM分期Ⅲ期及Ⅳ期需定期监测内镜及病理，随访频率可参照《中国慢性胃炎共识意见（2017年，上海）》。

证据质量：高；推荐强度：强；共识水平：100%。胃癌发生涉及多种因素，Hp感染以外的危险因素持续存在患者仍需酌情随访。胃黏膜炎症在修复过程中可能以肠上皮化生的形式出现错误再生，严重非萎缩性胃炎患者应考虑内镜随访。OLGA分期、OLGIM分期结合使用有助于识别萎缩性胃炎中胃癌高危患者。

共同居住者的检测和治疗：建议Hp患者的家庭成员及共同居住者开展Hp检测和治疗，特别是胃癌患者的一级亲属。

证据质量：中；推荐强度：强；共识水平：100%。Hp感染存在家庭聚集现象，影响根除治疗成功率同感染复发相关。胃癌患者的一级亲属开展检测和治疗Hp，能够显著降低其胃癌发生风险。

七、疗效评价

1. 幽门螺杆菌根除判定　首选尿素呼气试验。复查前需停用根除治疗药物及其他可能影响呼气检测的药物（包括中药、益生菌等）至少4周。呼气试验结果在cut-off值附近时应择期复查。粪便抗原试验可作为备选。

证据质量：强；推荐强度：强；共识水平：100%。

2. 主要症状疗效评价方法　可参照慢性胃炎中医、中西医结合诊疗共识意见中的症状疗效评定方法，采用症状严重度指数的方法进行评估。对各证型中主症、次症发作的程度和频率进行分级赋分，症状指数＝症状程度分×频度分。症状疗效通过症状指数变化进行判定，症状指数变化＝治疗后访视点症状指数－基线症状指数。

证据质量：低；推荐强度：条件；共识水平：100%。

3. 内镜下胃黏膜病变疗效评价方法　可采用京都胃炎分类中关于内镜下Hp感染及

胃癌风险诊断的积分，评估治疗后内镜下黏膜病变，积分增加为加重，积分减低为好转。

证据质量：中；推荐强度：强；共识水平：100%。

京都胃炎分类积分根据5种内镜下表现（萎缩、肠上皮化生、粗大皱襞、结节、弥漫发红伴或不伴RAC）的范围、部位或有无进行赋分，总分为0～8分。可通过治疗前后积分改变判定疗效。

4. 胃黏膜组织学病变疗效评价方法 非高级别上皮内瘤变患者，病理组织学疗效评价应在根除治疗结束后6个月至1年进行。评价内容包括胃黏膜炎症活动性、炎症反应、萎缩、肠上皮化生、上皮内瘤变等。参考新悉尼系统的直观模拟评分法和《中国慢性胃炎共识意见（2017年，上海）》提供的慢性胃炎病理诊断分级标准，对不同程度的病变予以分级赋分，评价治疗前后病变范围和程度变化。需关注活动性、中度以上慢性炎症等与Hp密切相关的病理变化。萎缩性胃炎还可采用OLGA分期、OLGIM分期对疗效进行评估。

为得到更为准确的活组织检查结果，应重视活组织检查的部位、深度、数量、取材的方法，建议在胃窦、胃角、胃体部位取活组织检查，可疑病灶处需另取活组织检查。因病变呈灶性分布，定标活组织检查技术对疗效评价有一定局限性。

证据质量：高；推荐强度：强；共识水平：100%。

5. 生活质量评价 可采用《慢性胃炎中医诊疗专家共识意见（2017）》推荐的慢性胃肠疾病患者报告临床结局评价量表（PRO）及健康调查简表SF-36进行测评。

证据质量：中；推荐强度：强；共识水平：100%。

中医、西医在Hp感染引起的胃炎诊治中的各个环节各有优势。中医药以辨证论治为基础，针对不同感染者在Hp的根除治疗不同阶段发挥改善症状、减少不良反应、协同抗生素等作用，并且对改善胃黏膜病变有独特的理论认识和临床诊治方法。现代医学对Hp感染的精准诊断、危险分层、直接杀菌及高级别病变的内镜处理等方面具有优势。中西医协作，优势互补，则能够提高临床辨证的准确性和科学性、开展个体化论治、提高Hp根除率、延缓或阻断病变进展，实现对Hp感染胃炎的全程管理。进一步开展中西医协作根除治疗方案、特殊人群治疗新方案及胃黏膜病变中西医协作的高质量临床研究，提高证据水平，规范临床诊疗，将有助于Hp感染胃炎的中西医协作防治。

引自：中国中医药研究促进会消化整合医学分会.成人幽门螺杆菌引起的胃炎中西医协作诊疗专家共识（2020，北京）.中医杂志，2020，61（22）：2016-2024.

中成药治疗慢性胃炎临床应用指南（2020）

一、背景、目的及意义

慢性胃炎（CG）是消化系统常见疾病，我国CG患病率在消化系统疾病中居于首位，基于内镜诊断的CG患病率接近90%。其对患者的影响主要包括：①CG的消化不良症状对患者造成的生活质量影响；②CG胃黏膜糜烂、黏膜内出血及胆汁反流等所导致的临床不适；③慢性萎缩性胃炎等胃癌前疾病或肠化生、异型增生等癌前病变发展成胃癌的恐惧；④伴有焦虑或抑郁状态及其造成的躯体不适。

中成药干预是我国CG治疗的重要组成部分。临床可用于治疗CG的中成药较多，但相当数量的中成药缺乏相关的评价或评价结果未能公开。近年来，随着循证医学理论的普及和临床关注焦点的变化，CG相关中成药循证评价开始得到重视。目前中成药对CG的治疗覆盖面较广，涉及范围较广，与现代医学的干预同步发展，在我国的中医医院及西医医院中均有广泛的应用。其相对优势主要体现在以下方面：①在上腹痛、上腹饱胀、嗳气等消化不良症状方面，可以替代西医治疗；②对于相关中医证候的改善方面，中成药有着独特的作用；③对萎缩、肠化生、异型增生方面，中成药长期治疗对病情有益；④对于幽门螺杆菌（H.pylori，Hp）感染，中成药具有辅助治疗作用。本课题组在对CG相关中成药文献进行检索和评价的基础上，编制《中成药治疗慢性胃炎临床应用指南》，旨在为中成药在CG中的合理应用提供参考。

尽管中成药是在传统中医药理论指导下开发出来，其应用应当受中医药相关理论的指导。但随着现代医学的发展，现代中成药也出现了两种趋势：①以现代医学疾病和病理特征为主要对象，弱化中医辨证的因素，在相当程度上变成了专病、专症的治疗药物；②结合部分疾病的主要症状，但仍在相当程度上受中医药学理论的指导，针对某种证候下的临床症状用药。但无论是上述两种中的哪一种，基于患者症状（包括中医、西医）来理解药物的使用指征应当是合理的。因此，本指南推荐建议的拟订以临床疾病为主，并辅以相对通俗化的症状描述，以便于理解。与西药相比，我国对中成药不良反应的监测尚不完善，中成药的不良反应主要来源于以下方面：①中成药的药物组成中单味药物超药典剂量或用于某些敏感人群时可能带来不良反应；②中成药的使用与中医辨证相悖逆。在临床应用中，一方面，对于明确含有毒性的中成药注意服药疗程，不宜长期服用，并定期监测；另一方面，加强学习，尽可能的学习中医辨证方法，提高中医辨证的准确性。本指南以CG的中成药干预为目标，使用对象主要定位于西医师、全科医师。

二、指南制定方法

1. 临床问题构建　根据临床诊疗的关键环节，筛选出以下主要临床问题，并以PICO（P：指特定的患病人群，I：指干预，C：指对照组或可用于比较的干预措施，O：为结局）进行表述：①中成药单独应用与西药相比是否能改善CG患者胃黏膜糜烂、黏膜内出血等胃镜下表现？结局采用胃镜下黏膜改善情况进行评估；②中成药单独应用与西药相比是否能改善CG患者的胆汁反流？结局采用胆汁反流改善的程度进行评估；③西药联合使用中成药与常规西药相比是否能提高CG患者的Hp根除率？结局采用Hp根除率进行评估；④中成药单独应用与西药相比是否能改善CG患者的胃癌前病变和胃癌前疾病（包括萎缩、肠化生、异型增生）？结局采用胃癌前病变和胃癌前疾病的病理改善的程度进行评估；⑤中成药单独应用与西药相比是否能改善CG患者消化不良症状？结局采用消化不良症状的改善进行评估；⑥中成药单独应用或与西药联合应用与西药相比是否能改善CG伴焦虑或抑郁状态？结局采用焦虑量表或抑郁量表等专业量表进行评估。所有的中成药在用于CG的治疗时，应当符合说明书规定的适应证，不能超范围用药。P：CG伴黏膜糜烂、黏膜内出血，伴胆汁反流，伴Hp感染，伴消化不良患者；胃癌前疾病或胃癌前病变患者；CG伴焦虑抑郁患者。I：除CG伴Hp感染、伴焦虑抑郁外，可用中西药联合使用，余均以中成药单独干预为主。C：以西药、安慰剂对照为主。O：根据临床问题的不同分别采用不同的临床结局评价指标。

2. 中成药遴选　通过文献检索及在基本药物、医保、药典目录与已经发布的指南、共识及专家经验中遴选与CG治疗相关的中成药。通过说明书适应证比对，并结合文献纳入及排除标准，共纳入中成药10种（含重复2种）。其中CG伴胃黏膜糜烂、黏膜内出血2种，CG伴胆汁反流1种，CG伴Hp感染1种，胃癌前病变和胃癌前疾病1种，CG相关消化不良症状5种，CG伴焦虑、抑郁状态2种。

3. 检索策略　英文数据库选择Medline、EMBase、Cochranelibrary、NGC；中文数据库选择CNKI、万方、维普。中英文数据库检索日期均为建库至2018年12月30日（包含提前网络发布的文献）。检索词包括：①干预措施相关的检索词：中成药、成药及以具体中成药名称；②疾病相关的检索词：慢性胃炎、胃炎、胃脘痛、胃痛、慢性萎缩性胃炎、慢性非萎缩性胃炎、慢性浅表性胃炎、肠化生、异型增生、功能性消化不良及英文相对应的主题词等；③研究类型相关的检索词：随机、对照、临床试验、共识、指南、系统综述、Meta分析、专家经验等；④研究剂型检索词：胶囊、颗粒（冲剂）、片、丸、丹等。

4. 文献纳入及排除标准和资料提取

（1）纳入标准：①文献类型：中成药治疗CG的随机对照研究（RCT），目标中成药安全性、卫生经济学相关研究，基本药物、医保、药典目录与已经发布的指南、共识及专家经验；②研究对象：CG患者年龄＞18岁，性别、病例来源不限，第一诊断为CG[包括功能性消化不良（FD）、Hp感染、胃癌前病变和胃癌前疾病等]，并有相对明确的诊断标准；③主要干预措施为中成药治疗，对照措施为其他治疗措施（中成药除外）、安慰剂或空白对照治疗；④研究报告可提供明确的疗效指标和评价标准。

（2）排除标准：①重复报告，或文献类似经确认为同一临床试验；②使用中成药治疗进行临床研究，但同时合并使用其他西药或中药而影响治疗效果判断（非规定范围内的采用加载试验）；③针对疾病病种混杂，或干预措施复杂，难以评价疗效（如针对胃痛的评价，包含胃溃疡、十二指肠溃疡等）；或同一名称不同剂型混杂；④对照组采取的措施不符合现代诊疗规范（如对CG盲目采用抗生素等；或行Hp根除，无依据延长中成药疗程）；⑤文章篇幅太小，信息缺失严重者，重要原始数据不完整，重要的疗效评价指标不清晰者；或设计复杂，难以说明临床问题；或文献内容前后表述明显不一致；⑥综述、动物实验及理论性研究；⑦文献不具备全文，并使用除英语和汉语以外的第三种语言；⑧统计学方法错误且无法修正。

（3）资料提取：对符合纳排标准的文献，经全文阅读，按照项目组提供的文献资料提取表对资料进行提取。对于胃癌前疾病、胃癌前病变侧重于对萎缩、肠化生、异型增生治疗前后在病理取材部位一致性考察。对于Hp根除的疗效评价，仅限于采用我国各次Hp共识意见中所提供的标准治疗方案基础上进行辅助治疗，侧重于考虑用法的规范性（包括用药内容、用法用量、疗程、检测方法等）。经专家讨论，除针对特定临床问题（CG伴Hp感染，CG伴焦虑抑郁）外，其他临床问题均以单独中成药应用为主，不纳入中成药配合西药、中成药配合汤剂及2种以上中成药联合应用的文献。

5. 纳入文献的方法学质量评价　运用系统评价偏倚风险评价工具AMSTAR量表对纳入的系统评价进行偏倚风险评价。当AMSTAR评价结果显示现有系统评价的方法学质量高，但有最新发表的高质量文献时，对系统评价进行更新。当AMSTAR评价结果显示现有系统评价的方法学质量低，或者筛选之后发现某一PICO问题无系统评价时，检索原始研究证据进行评价和综合。采用应用Review Manager 5.3软件提供的工具ROB评价工具对RCT进行方法学质量评价。

6. 证据综合分析　应用Review Manager 5.3软件对研究类型相同、对照相同、结局指标相同、数据类别相同的RCT等原始研究的数据进行整合分析。通过该软件对研究数据进行录入、分析后生成相应的图表，包括ROB偏倚风险评估表、ROB偏倚风险总结图、Meta分析森林图和倒漏斗图。

7. 证据体质量评价与推荐标准（表25、表26、表27）　采用GRADE方法对纳入的中成药的有效性和安全性的证据体进行汇总和质量评价。根据GRADE方法，将证据质量分为高、中、低、极低4个等级。在证据分级过程中，考虑5个降级因素——偏倚风险、不精确性、不一致性、不直接性以及发表偏倚，和3个升级因素——效应量大、剂量反应关系以及可能的混杂因素（负偏倚）。

表25　GRADE证据质量分级与定义

证据分级	代码	说明
高质量	A	未来研究几乎不可能改变现有疗效评价结果的可信度
中等质量	B	未来研究可能对现有疗效评估有重要影响，可能改变评价结果的可信度
低质量	C	未来研究很有可能对现有疗效评估有重要影响，改变评价结果可信度的可能性大
极低质量	D	任何的疗效评估都很不确定

表26　GRADE推荐强度分级与表达

推荐等级	本指南推荐用语	代码
支持使用某种疗法的强推荐	强推荐	1
支持使用某种疗法的弱推荐	弱推荐	2
不能确定	暂不推荐	0
反对使用某种疗法的强推荐	反对	1
反对使用某种疗法的弱推荐	不建议	2

　　注：针对经典名方制剂、临床应用广泛、疗效确切，但无研究证据的药品，当专家认为有必要在指南中提及该药品时，可采用"弱推荐，仅依据专家共识"的形式推荐；对于部分中成药的使用条件，原文献不能够提供充分的依据，专家讨论后认为有必要补充时，在相关文字描述后面根据文献支持力度的不同，标注"基于专家经验的专家共识"或"基于证据的专家共识"。

表27　GRADE推荐强度分级的定义

定义	强推荐	弱推荐
对患者	几乎所有患者均会接受所推荐的方案；此时若未接受推荐，则应说明	多数患者会采纳推荐方案，但仍有不少患者可能因不同的偏好与价值观而不采用
对临床医师	应对几乎所有患者都推荐该方案；此时若未给予推荐，则应说明	应该认识到不同患者有各自适合的选择，帮助每个患者做出体现他偏好与价值观的决定
对政策制定者	该推荐方案一般会被直接采纳到政策制定中去	制定政策时需要充分讨论，并需要众多利益相关者参与

　　8. 推荐意见形成　在制作GRADE决策表的基础上，秘书组初步拟订推荐意见，并由共识小组通过投票的方法对推荐意见进行表决。推荐意见形成后，通过中、西医专家意见征求和修改，形成最终的指南推荐建议。

三、推荐意见及证据描述

　　针对CG的6个临床问题，检索相关药物系统评价或Meta分析7篇，在方法学上均有较大的缺陷，未予采纳；共纳入研究26个，均为RCT研究，文献总体质量较低，对相关临床问题的推荐以低级别的推荐为主。

　　1. 临床问题1　中成药单独应用与西药相比是否能改善CG患者的胃黏膜糜烂、黏膜内出血等镜下表现？

（1）推荐意见1：延胡胃安胶囊可单独用于CG伴糜烂的治疗，同时改善上腹部胀满、上腹部胀痛、嗳气、食欲缺乏等消化不良症状。（2C）安全性：上述推荐意见的安全性证据尚不充分，临床医生在使用时需注意观察患者实际用药安全性。证据描述：纳入文献1篇，文献风险偏倚较大。采用RCT评价延胡胃安胶囊治疗CG伴糜烂的临床疗效。试验组予以延胡胃安胶囊，0.8 g，每日3次，对照组予以铋剂0.2 g（具体药物未见说明），每日3次，疗程4周。两组样本量各45例，采用半定量方法，对胃镜下表现及症状（上腹部闷痛、闷胀、嗳气、食欲缺乏）进行评价。结果表明延胡胃安胶囊对胃镜下表现的改善优于铋剂 [MD = −0.50，95% CI（−0.81，−0.19），$P = 0.002$]。症状积分方面，延胡胃安胶囊优于铋剂 [MD = −1.00，95% CI（−1.50，−0.50），$P < 0.0001$]。

（2）推荐意见2：三九胃泰颗粒可单独用于CG伴胃黏膜红斑、糜烂、黏膜内出血和胆汁反流的治疗。（2B）使用条件：在症状方面，以反流、上腹部疼痛、堵闷为特点，上腹部怕凉者慎用。（基于专家经验的专家共识）安全性：可能的不良反应有胃痛、肝功能损伤、白细胞计数下降、胃灼热、皮疹等，不良反应发生率为5.2%。证据描述：纳入研究文献1篇（研究报告：三九胃泰颗粒治疗非萎缩性胃炎的上市后再评价临床试验总结报告，尚未发表）。研究采用多中心、随机、双盲、阳性药物及安慰剂平行对照试验评价三九胃泰颗粒干预慢性非萎缩性胃炎的临床疗效。纳入病例350例，其中替普瑞酮组118例，三九胃泰组116例，安慰剂组116例。疗程为4周。以胃镜下黏膜病变积分（包括红斑、糜烂、黏膜内出血和胆汁反流）为主要疗效评价指标。胃镜下黏膜病变疗效：三九胃泰疗效与替普瑞酮组疗效近似 [RR = 0.97，95% CI（0.79，1.18），$P = 0.75$]，疗效优于安慰剂 [RR = 1.43，95% CI（1.10，1.84），$P = 0.006$]。三九胃泰组发生6例不良反应，主要表现为胃痛、肝功能损伤、白细胞计数下降、胃灼热、皮疹，不良反应发生率为5.2%，3组间不良反应率差异均无统计学意义。

2. 临床问题2　中成药单独应用与西药相比是否能改善CG患者胆汁反流？推荐意见：对CG伴胆汁反流的治疗目前尚缺乏可靠的证据证明有效的药物。胆胃康胶囊可单独使用于CG伴胆汁反流患者的治疗。体质差，上腹部怕凉、易腹泻者谨慎使用。（弱推荐，仅依据专家共识）

3. 临床问题3　西药联合使用中成药与常规西药相比是否能提高CG患者的Hp根除率？推荐意见：荆花胃康胶丸联合PPI三联疗法在Hp根除率方面与四联疗法相似，可在临床替代铋剂使用。（2C）安全性：上述推荐意见的安全性证据尚不充分，临床医生在使用时需注意观察患者实际用药安全性。证据描述：共纳入2项研究，其中一项RCT比较荆花胃康胶丸联合PPI三联疗法（泮托拉唑40 mg，荆花胃康胶丸3粒，阿莫西林1000 mg，呋喃唑酮100 mg，每日2次，疗程为10日）与四联疗法（泮托拉唑40 mg，枸橼酸铋钾220 mg，阿莫西林1000 mg，呋喃唑酮100 mg，每日2次，疗程为10日），结果显示两者疗效差异无统计学意义 [RR = 0.91，95% CI（0.78，1.06），$P = 0.22$]。另一项

RCT采用荆花胃康胶丸联合四联（荆花胃康胶丸240 mg，艾司奥美拉唑20 mg，胶体果胶铋200 mg，阿莫西林1000 mg，呋喃唑酮100 mg，每日2次，疗程10日）与四联疗法（艾司奥美拉唑20 mg，胶体果胶铋200 mg，阿莫西林1000 mg，呋喃唑酮100 mg，每日2次，疗程10日）比较，疗效提升不明显［RR = 1.05，95% CI（0.94，1.17），$P = 0.43$］。

4. 临床问题4　中成药单独应用与西药相比是否能改善CG患者的胃癌前病变和胃癌前疾病（包括萎缩、肠化生、异型增生）？推荐建议：摩罗丹治疗胃癌前病变和胃癌前疾病（主要指萎缩、肠化生、异型增生），尤其是轻度异型增生的方面体现了一定的优势，可单独使用于临床。（2A）使用条件：在异型增生方面，仅限于轻度异型增生的治疗，且需每半年左右复查胃镜，观察病变发展情况。（基于专家经验的专家共识）

安全性：上述推荐意见的安全性证据尚不充分，临床医生在使用时需注意观察患者实际用药安全性。在临床上应尽量避免超量用药。

证据描述：纳入研究文献1篇。研究采用随机、对照、多中心、双盲双模拟临床试验，以叶酸片为对照，评价摩罗丹治疗胃癌前病变和胃癌前疾病（萎缩、肠化生、轻度异型增生）的疗效。共纳入196例患者，试验组与对照组按2∶1的比例纳入。试验组予以摩罗丹及叶酸片模拟药，对照组予以叶酸片及摩罗丹模拟药，均餐后服，疗程为6个月，采用黏膜定标活检的方法评价。在异型增生［RR = 1.62，95% CI（0.85，3.10），$P = 0.14$]、萎缩［RR = 1.65，95% CI（0.56，4.86），$P = 0.36$]、肠化生［RR = 5.63，95% CI（0.32，100.23），$P = 0.24$]的消失率与叶酸疗效接近。异型增生是明确的癌前病变，摩罗丹与叶酸干预后异型增生的消失率分别为24.6%与15.2%，摩罗丹在疗效方面表现了更好的趋势。3例患者发现轻度肝功能异常，3例患者发现肾功能异常，发生率与对照组差异无统计学意义，考虑与药物无关。另有文献表明摩罗丹可能导致肝功能损伤，但多数与超量用药相关，论证强度不足；另有研究对摩罗丹进行安全性分析，表明摩罗丹治疗CG具有较好的安全性。

5. 临床问题5　中成药单独应用与西药相比是否能改善CG患者消化不良症状？

（1）推荐建议1：可单独使用荆花胃康胶丸治疗慢性非萎缩性胃炎。（2C）

使用条件：以上腹痛、上腹胀、上腹不适、早饱、恶心呕吐及嗳气为主时推荐使用。（基于证据的专家共识）

安全性：上述推荐意见的安全性证据尚不充分，临床医生在使用时需注意观察患者实际用药安全性。

证据描述：共纳入文献3篇，均为RCT研究。其中2篇文献评价荆花胃康胶丸治疗慢性非萎缩性胃炎或FD的疗效，以多潘立酮为对照，疗程为2～4周。表明荆花胃康胶丸在症状改善方面与多潘立酮疗效接近［MD = −1.06，95% CI（−6.91，4.79），$P = 0.72$]，在胃排空改善方面，疗效不及多潘立酮［MD = −15.89，95% CI（−28.06，−3.72），$P = 0.01$]。另一项研究以依托必利为对照，结果表明荆花胃康胶丸效果优于依托必利

[RR＝1.44，95% CI（1.15，1.81），$P＝0.002$]。2例出现头昏、恶心等不良反应。采用荆花胃康胶丸治疗CG消化不良症状，与促胃动力药进行比较，研究文献偏倚较大，但研究结果表现出了较强的一致性，予以弱推荐使用。

（2）推荐建议2：在CG以消化不良症状为主要临床表现时，可单独使用气滞胃痛颗粒治疗。（2C）使用条件：以治疗上腹不适、胀痛为特点。（基于证据的专家共识）

安全性：上述推荐意见的安全性证据尚不充分，临床医生在使用时需注意观察患者实际用药安全性。

证据描述：共纳入2篇研究文献。其中一篇采用随机、双盲、安慰剂对照临床研究对气滞胃痛颗粒治疗FD的疗效及安全性进行评价，研究采用罗马Ⅲ标准，将FD分为餐后不适综合征（PDS）及上腹痛综合征（EPS）各20例，总样本量为40例，试验组与对照组各20例。治疗组采用气滞胃痛颗粒，2.5 g，每日3次，餐前服；对照组采用安慰剂（含5%原药），2.5 g，每日3次，餐前服，疗程为4周。观察症状包括上腹痛、上腹部烧灼感、餐后饱胀不适及早饱感。以等级疗效为评价指标。根据原文献，将PDS组及EPS组合并，采用主要终点指标4周愈显率为指标，表明气滞胃痛颗粒的疗效优于安慰剂[RR＝3.5，95% CI（1.39，8.80），$P＝0.008$]，两组间均未发现明显不良反应。尽管该研究RR效应量较大，但由于该研究的样本量较少，对此临床研究结果仍应谨慎对待。另一项RCT比较气滞胃痛颗粒与奥美拉唑干预Hp阴性的CG，以症状（疼痛、反酸、上腹部烧灼感、嗳气、腹胀、食欲缺乏）评价为主，结果表明两组有效率无统计学差异[RR＝1.12，95% CI（0.95，1.32），$P＝0.18$]。气滞胃痛颗粒是治疗CG的常用药物。纳入的2篇研究，1篇为随机、双盲、安慰剂对照临床研究，但研究样本量较少，另一篇与阳性药物奥美拉唑对照，以症状评价为主，文献偏倚风险较大。综合考虑患者接受度及普及性，予以弱推荐。

（3）推荐建议3：达立通颗粒治疗CG消化不良症状时，可选择单独使用。（2B）

使用条件：以治疗餐后饱胀不适为特点，对于上腹部畏凉感明显者谨慎使用。（基于专家经验的专家共识）

安全性：可能的不良反应有腹部不适、隐痛等。证据描述：纳入RCT1篇。以西沙必利为对照，评价达立通颗粒治疗痞满证FD的疗效。结果表明，在痞满证疗效[RR＝1.07，95% CI（0.88，1.29），$P＝0.51$]、中医证候疗效[RR＝1.04，95% CI（0.91，1.18），$P＝0.59$]及胃排空疗效[RR＝1.23，95% CI（0.80，1.90），$P＝0.34$]方面，两者疗效接近。达立通颗粒的不良反应有腹部不适、隐痛等，发生率为2.22%。另有文献报道达立通颗粒的主要不良反应有腹痛、呕吐、唇舌麻木，发生率约为9.52%。

（4）推荐建议4：枳术宽中胶囊单独治疗CG消化不良症状。（2C）

使用条件：以上腹部胀满或胀痛不适为特征。（基于证据的专家共识）

安全性：上述推荐意见的安全性证据尚不充分，临床医生在使用时需注意观察患者实际用药安全性。

证据描述：共纳入RCT4篇，包括与多潘立酮、莫沙必利及安慰剂比较。有2篇文献以多潘立酮为对照，其中1篇观察FD肝郁脾虚证疗效，结果表明枳术宽中胶囊疗效优于多潘立酮［$RR = 1.21$，95% CI（1.05，1.40），$P = 0.009$]，另一项研究观察枳术宽中胶囊治疗PDS疗效，表明两者疗效接近［$RR = 0.91$，95% CI（0.80，1.04），$P = 0.18$]。在与莫沙必利的比较中，枳术宽中胶囊在症状有效率［$RR = 1.24$，95% CI（1.10，1.39），$P = 0.0003$]及积分［$MD = -3.90$，95% CI（-5.32，-2.48），$P < 0.00001$]2个方面均优于莫沙必利。与安慰剂比较，以应答率为指标，结果表明枳术宽中胶囊效果优于安慰剂［$RR = 1.41$，95% CI（1.11，1.80），$P = 0.005$]。

（5）推荐建议5：六味安消胶囊可单独用于CG消化不良症状的治疗。（2C）

使用条件：推荐在消化不良合并有便秘症状时作为辅助用药，上腹部怕凉或全身易疲倦者谨慎使用。（基于专家经验的专家共识）

安全性：可能的不良反应包括大便次数增多、便稀、腹痛、腹泻等，其他不良反应需在临床中进一步观察。

证据描述：共纳入RCT6篇。其中2篇以莫沙必利为对照，观察指标包括症状积分、胃排空率及胃排空（钡条残留率）。结果显示在症状积分［$MD = 0.62$，95% CI（-2.89，4.13），$P = 0.73$]及胃排空率［$RR = 2.40$，95% CI（-0.34，5.14），$P = 0.09$]及胃排空（钡条残留率）［$RR = 2.30$，95% CI（-27.88，32.48），$P = 0.88$]方面，六味安消胶囊与莫沙必利差异无统计学意义，两者疗效接近。与西沙必利比较，结果表明六味安消胶囊优于西沙必利［$RR = 1.11$，95% CI（1.02，1.20），$P = 0.02$]。个别研究提示的不良反应有：大便次数增多、便稀、腹痛、腹泻等。个案报道六味安消胶囊其他不良事件，1例为服药30 min后出现全身寒战、乏力等症状，1例服药2 h后出现头晕、头痛、呼吸困难等症状，均停药后症状缓解，对不良反应的判断均为可能。总体而言，六味安消胶囊的疗效略优于胃动力药。从药物组成来看，该药药性偏寒，适用于伴有便秘症状时使用。

由于CG伴有的消化不良症状在中医学认识和治疗方面具有一定的独特性，并非前述的依证据推荐的药物所能覆盖。指南工作组参考《慢性胃炎中医诊疗专家共识意见（2017）》，补充了部分中成药，所增加的中成药具有与依据证据推荐的中成药不同的临床适应证，对推荐意见的拟订由专家会议及专家审阅后最终确认。

（1）虚寒胃痛颗粒：适用于CG临时遭受寒凉刺激而上腹痛、畏寒者。（弱推荐，仅依据专家共识）

（2）健胃消食口服液：适用于CG伴消化不良症状，以食欲缺乏，餐后饱胀为特征。（弱推荐，仅依据专家共识）

（3）延参健胃胶囊：适用于CG伴消化不良症状，以上腹部堵闷感为特征。（弱推荐，仅依据专家共识）

6. 临床问题6　中成药单独应用或与西药联合应用与西药相比是否能改善CG伴焦虑或抑郁状态?

（1）推荐建议1：在CG以消化不良为主要表现伴轻度焦虑的患者中，可单独使用枳术宽中胶囊治疗。（2C）

安全性：上述推荐意见的安全性证据尚不充分，临床医生在使用时需注意观察患者实际用药安全性。

证据描述：共纳入5项RCT，研究的风险偏倚较大。各研究间采取的对照、疗效评价指标均有一定的差别，难以合并分析。两研究与多潘立酮相比较，其中1篇以汉密尔顿抑郁量表（HAMD）-17评价抑郁情况，表明枳术宽中胶囊效果优于多潘立酮［MD = -1.44，95% CI（-2.59，-0.29），$P = 0.01$］。另一项研究以HAMD-24、症状积分、症状有效率为评价指标，表明其在抑郁积分[MD = -7.00，95% CI（-7.73，-6.27），$P <$ 0.00001]、症状积分［MD = -2.60，95% CI（-3.46，-1.74），$P < 0.00001$]方面均优于多潘立酮。一项研究以枳术宽中胶囊与多潘立酮、阿嗪米特比较，在汉密尔顿焦虑量表（HAMA）积分方面，疗效优于对照［MD = -1.90，95% CI（-3.65，-0.15），$P = 0.03$]，在抑郁量表积分方面，两者无明显差异［MD = -2.00，95% CI（-4.69，0.69），$P = 0.14$]，在症状积分改善方面，枳术宽中胶囊优于对照［MD = -1.40，95% CI（-2.59，-0.21），$P = 0.02$]。

有2篇研究分别以具有抗焦虑、抑郁功能的药物为对照，其中1篇以多潘立酮、路优泰为对照，表明枳术宽中胶囊在抑郁积分（HAMD-17）［MD = -6.12，95% CI（-16.62，4.38），$P = 0.25$]、焦虑积分（HAMA）［MD = -9.76，95% CI（-21.25，1.73），$P = 0.10$]及症状积分改善方面［MD = -2.65，95% CI（-14.34，9.04），$P = 0.66$]与对照组差异无统计学意义。另一项研究以多潘立酮、帕罗西汀为对照，在抑郁症状积分改善（HAMD-17）［MD = 0.52，95% CI（-0.53，1.57），$P = 0.33$]、焦虑积分（HAMA）改善［MD = 0.47，95% CI（-0.73，1.67），$P = 0.44$]，两者差异无统计学意义。在症状积分改善方面，枳术宽中胶囊优于对照组［MD = -1.39，95% CI（-1.67，-1.11），$P < 0.00001$]。个别研究发生腹泻、腹胀加重及嗳气的不良事件。综合证据表明，枳术宽中胶囊具有一定的抗焦虑抑郁作用，同时改善消化不良症状。

（2）推荐建议2：在CG以消化不良症状为主要表现，且伴有轻度焦虑、抑郁状态的患者中，可配合使用舒肝解郁胶囊。（2C）

安全性：肝功能不全者慎用。

证据描述：共纳入研究文献2篇，均为RCT，文献风险偏倚较大。一项研究评价对FD的疗效。试验组采用舒肝解郁胶囊、莫沙必利治疗，对照组采用莫沙必利治疗，疗程为30天。采用HAMA、HAMD对焦虑、抑郁情况进行评价。试验组33例，对照组32例，两组间在治疗前后HAMA［MD = -8.06，95% CI（-10.24，-5.88），$P < 0.00001$]、HAMD

［MD＝−8.07，95% CI（−9.87，−6.27），$P < 0.00001$]积分的减少方面差异有统计学意义，试验组优于对照组。另一项研究评价舒肝解郁胶囊治疗FD伴轻度抑郁的临床疗效及不良反应，共纳入患者245例，其中试验组135例，对照组110例。试验组采用雷贝拉唑、多潘立酮、舒肝解郁胶囊。对照组采用雷贝拉唑、多潘立酮、舒肝解郁胶囊安慰剂。使用医院焦虑抑郁量表（HADS）对抑郁症状进行评分。结果提示抑郁量表积分评定方面，试验组优于对照组［MD＝−6.29，95% CI（−6.57，−6.01），$P < 0.00001$]。

四、本指南的局限性及不足之处

目前存在证据的中成药绝大部分质量较低，在评价方法方面存在着较大的缺陷，且缺乏长时间、长疗程的观察，难以对中成药的远期疗效，长期使用的不良反应等做出评价。此次指南所依据的证据质量普遍较低，对临床使用的推荐意见结合了部分专家共识的意见，希望借此突出药物的使用特点，指导临床用药。

五、更新计划

本指南拟2～3年更新。更新的内容取决于：指南发布后是否有新的相关证据出现，证据变化对指南推荐意见的影响，指南推荐意见的强度是否发生变化。将按照目前国际上发布的指南更新报告规范"CheckUp"进行更新。

引自：《中成药治疗优势病种临床应用指南》标准化项目组.中成药治疗慢性胃炎临床应用指南（2020年）.中国中西医结合杂志，2021，41（2）：157-163.

中国幽门螺杆菌根除与胃癌防控的专家共识意见（2019）

胃癌是我国常见的消化道肿瘤之一，我国最新胃癌年发病率为29/10万（G1.0B0CAN2018），每年新发胃癌41万例，其中我国男性胃癌发病率在恶性肿瘤中位列第2，女性胃癌发病率位列第5，我国男性胃癌病死率在恶性肿瘤中位列第3，女性胃癌病死率位列第2，严重威胁我国人民的生命健康。因此，降低我国胃癌的发病率和病死率是亟待解决的重大公共健康问题和社会问题，也符合我国人民日益增长的美好生活需求。

H.pylori被认为是影响胃癌发生及环境中的重要可控因素之一，在国际H.pylori京都共识（2015）和H.pylori Maastricht V共识（2016）中都将H.pylori感染定义为一种感染性疾病，并认为H.pylori感染和胃癌的发生密切相关，根除H.pylori是预防胃癌的有效措施。但是，我国H.pylori感染率较高，对于如何看待H.pylori感染和胃癌的关系H.pylori根除后是否会带来不良后果、是否符合卫生经济学效益等问题，还存在一些争议，为此，2019年4月12日，由国家消化系疾病临床医学研究中心（上海）和国家消化道早癌防治中心联盟（GECA）牵头，组织消化病领域、卫生经济领域、健康管理领域的数十位专家，以及国际知名的胃癌和H.pylori研究领域专家学者，就H.pylori根除与胃癌防治的关系问题开展讨论，达成下列共识。本共识采用GRADE系统（建议评估、发展和评价的分级，Grading of Recommendations Assessment, Development and Evaluation）评估证据质量，以及Delphi方法达成相关陈述的共识由参与讨论的专家逐条无记名投票表决，表决意见分成6级：①完全同意（100.0%）；②基本同意（80.0%）；③部分同意（60.0%）；④部分反对（40.0%）；⑤较多反对（20.0%）；⑥完全反对（0）。表决意见①＋②占比＞80.0%的陈述条目属于达成共识，共识水平即①＋2占比本共识内容分为H.pylori感染与胃癌的关系、H.pylori根除与胃癌预防、H.pylori筛查与根除策略3个部分，共20条陈述。

一、H.pylori 感染与胃癌的关系

【陈述1】我国是H.pylori高感染率国家。

证据质量：高。共识水平：100.09%。

我国目前的H.pylori感染率为40%～60%。根据《中国幽门螺杆菌感染流行病学Meta分析》中相关数据显示，1990—2002年66项H.pylori流行病学感染率调查涉及22个省份，55个地区，累计检测人数25209人，H.pylori感染率为34.52%～80.55%，多数地区人群感染率在50%以上，平均感染率为58.07%。2005—2011年中国的另外一项涵盖24个地区51025名健康体检人群的H.pylori感染情况调查显示，H.pylori总体感染率为49.5%。不同年龄层次人群H.pylori感染率存在差异。值得注意的是，＜20岁人群H.pylori感染率仍高达37.1%。我国H.pylori感染的检测和治疗已有30余年的历史，随着H.pylori感染检测和治疗人数的不断增加。H.pylori感染率有不同程度的下降趋势，但与发达国家相比，中国仍是H.pylori高感染率国家，尤其是青年人群仍有较高的H.pylori感染率。

【陈述2】H.pylori感染是一种感染性疾病。

证据质量：高。共识水平：100.0%。

尽管H.pylori感染患者中仅15%～20%发生消化性溃疡，5%～10%发生H.pylori相关性消化不良，1%发生胃恶性肿瘤（胃癌、MALT淋巴瘤），多数感染者并无症状或并发症，但所有感染者都存在慢性活动性胃炎，即H.pylori胃炎。H.pylori感染与慢性活动性胃炎之间的因果关系符合科赫法则。

H.pylori可以在人与人之间传播（主要是经口传播）。因此，H.pylori感染无论有无症

状。伴或不伴有消化性溃场和胃癌，都是一种感染性疾病。

【陈述3】H.pylori 感染是我国胃癌的主要病因。

证据质量：高。共识水平：86.7%。

H.pylori 感染是胃癌发生的环境因素中最重要的因素，根据 WHO 资料，2012年我国胃癌新发病例和死亡病例约占全球的42.6%和45.0%。根据国家癌症登记中心资料，2015年胃癌发病率仅次于肺癌，居所有恶性肿瘤的第2位：新发病例679100例，死亡498000例。研究显示，胃癌发病举随年龄增长显著上升，74岁以上且感染 H.pylori 者发生胃癌的风险更高肠型胃癌（占胃癌极大多数）发生模式为正常胃黏膜，浅表性胃炎→萎缩性胃炎→肠化生→异型增生→胃癌。已获得公认，H.pylori 感染者均会引起慢性活动性胃炎、在胃黏膜萎缩和肠化生的发生和发展中也起重要作用，因此 H.pylori 感染在肠型胃癌发生中起关键作用。

【陈述4】H.pylori 不是一种人体共生细菌，更不是益生菌。

证据质量：中。共识水平：84.6%。

H.pylori 是一种古细菌，但不是一种共生菌。对于年幼儿童而言，其可能存在潜在的益处，但除此以外，该菌对人体而言是一种有害菌，随着人类的迁徙而呈现全球分布。H.pylori 感染所致的胃炎，作为一种感染性疾病，除非有抗衡因素，对所有的感染者均应予以根治。

【陈述5】除非采取主动干预措施，H.pylori 感染不会自行消除。

证据质量：高。共识水平：100.0%。

研究证实一旦感染 H.pylori，不经治疗难以自愈，10%、15%的 H.pylori 感染者发展为消化性溃疡，约5%发生胃黏膜萎缩，<1%的感染者发展为胃癌或 MALT 淋巴瘤。尽早根除 H.pylori 可有效预防此类疾病发生。此外，H.pylori 胃炎作为一种有传染性的疾病，根除 H.pylori 可有效减少传染源。尽管环境和饮水的改善也有助于降低 H.pylori 感染率，但除非采取主动干预措施，H.pylori 感染率不会自行下降。

二、H.pylori 根除与胃癌预防

【陈述6】目前认为 H.pylori 感染是胃癌最重要的、可控的危险因素。

证据质量：高。共识水平：92.9%。

早在1994年 WHO 下属的国际癌症研究机构就将 H.pylori 定义为 I 类致癌原。大量研究显示，肠型胃癌（占胃癌大多数）的发生是1.7感染、环境因素（包括饮食）和遗传因素共同作用的结果。H.pylori 感染高发地区并不意味着胃癌高发，例如非洲和部分亚洲国家（如印度和孟加拉）的 H.pylori 感染率很高，但是胃癌并不高发然而，在韩国、日本和中国，H.pylori 感染率和胃癌发生率具有极强的相关性。这些信息说明，其他因素也影响着胃癌发生的风险，例如当地 H.pylori 菌株毒性、宿主遗传基因和其他环境因素（高盐饮

食）等。无论如何，强有力的证据凸显出绝大部分胃癌患者是发生在H.pylori感染率最高的地区。

据估计，约90%非贲门部胃癌发生与H.pylori感染有关；环境因素在胃癌发生中的总体作用弱于H.pylori感染；遗传因素在1%～3%的遗传性弥漫性胃癌发生中起决定作用众多证据表明，根除H.pylori可降低胃癌及其癌前病变发生的风险。因此，H.pylori感染是日前预防胃癌最重要的可控危险因素，根除H.pylori应成为胃癌的一级预防措施。

【陈述7】根除H.pylori可降低我国的胃癌发生风险，有效预防胃癌。

证据质量：高。

共识水平：100.09%。

来自我国人群的队列研究一致认为H.pylori感染是胃癌最重要的危险因素，根除H.pylori可降低胃癌发生率，这主要基于3项随机对照研究的结果，其中2项来自山东省临朐县，1项来自福建省福州市长乐区。近期发表的一项meta分析显示根除H.pylori后胃癌发病率下降为0.53（95% CI 0.44～0.64），根除H.pylori对无症状患者和内镜下早癌切除术后患者尤其有益，根除H.pylori后胃癌风险降低34%。

近期在中国、英国、韩国正在进行相关研究，其中包括来自山东省临朐县一项大样本（n＝184786）前瞻性试验，可能会提供更可靠的数据来证明根除H.pylori在预防胃癌方面产生的任何益处或不良后果。

【陈述8】根除H.pylori后可以减少早期胃癌内镜黏膜下剥离术（ESD）术后的异时性胃癌发生。

证据质量：中。共识水平：100.0%。

胃癌的早期发现和治疗对于降低用癌病死率具有重要意义。早期胃癌治疗以内镜下切除和外科手术为主。然而，临床研究发现在早期胃癌ESD切除后仍有部分患者在胃内其他部位发生新的胃癌，也称为异时性胃癌，其原因是胃癌患者胃黏膜多伴有癌前病变发生，因此在切除胃癌后其他部位的癌前病变仍有演变成胃癌的可能。根除H.pylori对异时性胃癌的预防具有积极作用。一项发表于新英格兰杂志的随机双盲安慰剂对照研究，纳入了470例内镜下切除的胃早癌或高级别上皮内瘤变患者，分为抗生素根治组和安慰剂组，经过平均5.9年的随访观察发现抗生素根治组194例患者中有14例发生了异时性胃癌（7.2%），显著低于安慰剂组的13.4%（27/202），风险比（HR）为0.5（95% CI 为0.26～0.94）；进一步对H.pylori根除者与未根除者和安慰剂组进行比较，HR 为0.32（95% CI 为0.15～0.66）；此外，抗生素根治组有48.4%的患者胃体小弯胃黏膜萎缩程度明显改善，显著高于安慰剂组的15%（P＜0.01）。该项研究基于随机、双盲的研究设计，较好地避免了偏倚和混杂因素，研究实行统一评价标准和质量控制标准，提高了结果的可信度。但因为该研究的结论具有肯定性，将来类似的随机安慰剂对照研究恐存在伦理问题。

【陈述9】根除H.pylori预防胃癌在胃癌高风险地区有成本效益优势。

证据质量：高。共识水平：100.0%。

9项基于经济学模型的研究评估了人群H.pylori筛查和治疗策略对于预防胃癌的成本-效益。他们运用了不同的设想和方法，推测出H.pylori筛查和治疗有成本-效益优势。最关键的假设是H.pylori的根除降低了胃癌的风险，当然这也被系统回顾研究所支持。在胃癌高发地区这种优势更高。在发达国家同样也更具成本效益优势。因为随机试验也显示人群H.pylori筛查I治疗降低了用于治疗消化不良症状的费用。这可能导致方案成本保持中立。

【陈述10】在胃癌高风险地区开展根除H.pylori的基础上，应逐步推广H.pylori的广泛根除以预防胃癌。

证据质量：中。共识水平：93.3%。

一项回顾性所究纳入38984名无症状的健康体检人群，将其分为H.pylori未感染组、H.pylori根治组和H.pylori非根治组，采用Cox比例风险回归模型分析用癌的发病率结果显示H.pylori非根治组的累积胃癌发病率显著高于H.pylori未感染组和根治组，而H.pylori未感染组和根治组间累积胃癌发病率差异无统计学意义（$P > 0.05$）。因此，在胃癌高风险地区根治H.pylori的基础上，人群中广泛根除H.pylori可以预防胃癌。

【陈述11】应提高公众预防胃癌的知晓度，充分了解H.pylori感染的危害，有助于我国胃癌的防治。

证据质量：高。共识水平：100.0%。

在一些国家开展了集中于预防结直肠癌的公众认知活动，并产生了采用以结肠镜和（或）粪便隐血阳性为基础的国家筛查方案，他们针对的是50～65岁或70岁的高危人群。人们普遍认为，结肠癌筛查接受率与公众对这主题的认识程度有关。加强公众意识交流的具体策略包括付费媒体、公共服务公告、公共关系、媒体宣传、政府关系和社区活动。交流策略可以从3个方面进行评估：①短期效果（认知和态度转变）；②中间效果（只是态度或政策转变）；③长期效果（行为变化和患病率变化）。应鼓励公众提高对胃癌危险因素和高危地区疾病筛查的认识，让公众知晓胃癌及其预防的相关知识，有助于推动胃癌预防事业。公众需知晓的是，我国是胃癌高发国家，且多数发现时即为进展期或晚期，预后差，早期发现并及时治疗预后好早期胃癌无明显症状或症状缺乏特异性，内镜检查是筛查早癌的主要方法。根除H.pylori可降低胃癌发生率，尤其是早期根除；有胃癌家族史是胃癌发生的高风险因素；纠正不良因素（高盐、吸烟等）和增加新鲜蔬菜、水果摄入也很重要。

【陈述12】开展H.pylori的规范根除不会带来不良后果。

证据质量：中。共识水平：93.3%。

根除H.pylori的治疗方案中至少包含2种抗生素，疗程为10～14 d，抗生素的使用会使肠道菌群在短期内发生改变。一项最新研究结果发现H.pylori根除治疗后，肠道菌群多样性及组成发生的变化可在2个月后恢复。因此，开展H.pylori的规范根除不会带来不良后果（抗生素滥用，耐药菌播散、肥胖、GERD、BD、过敏性哮喘等）。既往有研究认为 H.pylori 对于嗜酸细胞性食管炎有保护作用，近期研究提示这种保护作用并不存在。

三、H.pylori 筛查与根除策略

【陈述 13】在胃癌高发区人群中，推荐 H.pylori "筛查和治疗"策略。

证据质量：高。共识水平：100.0%。

鉴于根除 H.pylori 预防胃癌在胃癌高发区人群中有成本效益优势，因此推荐在胃癌高发区实施 H.pylori "筛查和治疗"策略结合内镜筛查策略，可提高早期胃癌检出率，发现需要随访的胃癌高风险个体。

【陈述 14】在普通社区人群中，推荐 H.pylori "检测和治疗"策略。

证据质量：中。共识水平：100.0%。

H.pylori 检测和治疗策略广泛用于未经调查消化不良的处理在胃癌低发区，实施 H.pylori "检测和治疗"策略，排除有报警症状和胃瘤家族史者，并将年龄阈值降低至 35 岁可显著降低漏检上消化道肿瘤的风险。但建议在实施 H.pylori 检测和治疗过程中，也应根据需要同时进行胃镜检查，避免漏诊严重胃病或肿瘤。

【陈述 15】H.pylori 的筛查方法可以采用呼气试验、血清学方法或粪便抗原检测。

证据质量：高。共识水平：100.0%。

H.pylori 的血清学检测主要适用于流行病学调查，可与胃蛋白酶原和促胃液素 -17 同时进行，更适用于胃癌筛查胃黏膜严重萎缩的患者使用其他方法检测可能导致假阴性，血清学检测不受这些因素影响。呼气试验（C 或 C）是临床最常用的非侵入性试验，具有检测准确性较高、操作方便和不受胃内灶性分布影响等优点？对于部分 H.pylori 抗体阳性又不能确定是否有 H.pylori 现症感染时，呼气试验是有效的补充检测方法，适用于有条件的地区开展粪便抗原检测对于 H.pylori 筛查也有积极意义。

【陈述 16】血清胃蛋白酶原、促胃液素 -17 和 H.pylori 抗体联合检测，可用于筛查有胃黏膜萎缩的胃癌高风险人群。

证据质量：高。共识水平：92.3%。

血清胃蛋白酶原（I 和 II）、H.pylori 抗体和促胃液素 17 联合检测已被证实可用于筛查胃黏膜萎缩，包括胃窦或胃体黏膜萎缩，被称为"血清学活组织检查"。胃黏膜萎缩特别是胃体黏膜萎缩者是胃癌高危人群，非侵入性血清学筛查与内镜检查结合，有助于提高胃癌筛查效果。

来自我国 14929 例血清和内镜资料完整的样本表明，年龄、性别、胃蛋白酶原比值 < 3.89、促胃液素 -17 > 1.50 pmol/L、H.pylori 抗体阳性、腌制食物和油炸食物是胃癌发生的 7 种高危因素，并在此基础上制定了胃癌风险评分量表、已用于我国胃癌高危人群的筛查，并被我国最新的胃癌诊疗规范采纳。

【陈述 17】H.pylori 的细胞毒素相关基因 A（CagA）和空泡变性细胞毒素 A（VacA）血清抗体检测，亦可用于 H.pylori 筛查，对 H.pylori 毒力阳性的菌株更推荐根除。

证据质量：低。共识水平：80.0%。

H.pylori 毒力的主要标志是 Cag 致病岛，H.pylori 毒力因子和宿主的遗传背景可以影响感染个体所患疾病的转归，特别是对发生胃癌的风险产生影响。在 H.pylori 的毒力因子中，CagA 和 VacA 是目前被认为最重要的。中国、韩国和日本人群携带同一种 H.pylori 菌株类型，都含有比西方国家菌型感染性更强的 CagA 毒力因子。我国 H.pylori 感染株的毒力阳性率较高，更建议根除以预防胃癌。但是，在非胃癌高发区，是否需要开展只针对 H.pylori 毒力菌株的"选择性根除"值得进一步研究。

【陈述 18】在胃黏膜萎缩和肠化生发生前，实施 H.pylori 根除治疗可更有效地降低胃癌发生风险。

证据质量：高。共识水平：100.0%。

根除 H.pylori 可改善胃黏膜炎症反应，阻止或延缓胃黏膜萎缩、肠化生，可逆转萎缩，但可以逆转肠化生。

在胃萎缩或肠化生前根除 H.pylori，阻断了 Correa 模式"肠型胃癌演变"进程，几乎可完全消除胃癌发生风险。已发生胃黏膜萎缩或肠化生者根除 H.pylori，可延及胃黏膜萎缩和肠化生的进展，也可不同程度降低胃癌的发生风险。因此，根除 H.pylori 的最佳年龄为 18～40 岁。近期一项来自中国香港的回顾性研究显示，在 60 岁以上人群中开展 H.pylori 根除也可获益，但其降低胃癌发生率的效果要在根除 10 年后才能显现。

【陈述 19】H.pylori 根除建议采用标准的铋剂四联方案（10 d 或 14 d）。

证据质量：高。共识水平：93.3%。

国内共识推荐的 7 种经验性根除 H.pylori 治疗方案的临床试验均采用 10～14 d 疗程，根除率＞90。将疗程延长至 14 d 可一定程度上提高 H.pylori 根除率，但鉴于我国抗生素耐药率可能存在显著的地区差异，如果能够证实当地某些方案 10 d 疗程的根除率接近或超过 90%，则可选择 10 d 疗程。新型钾离子竞争性酸阻断剂（P-CAB）有望进一步提高 H.pylori 根除率。

【陈述 20】有效的 H.pylori 疫苗将是预防 H.pylori 感染的重要措施。

证据质量：低。共识水平：100.0%。

H.pylori 感染是胃癌发生的环境因素中最重要的因素，并且是慢性胃炎、消化道溃疡发生的主要病因。有针对性的特效疫苗用于预防和治疗 H.pylori 感染无疑是最佳选择。鉴于 H.pylori 免疫原性较弱且生长于胃上皮细胞表面等特征，有效的 H.pylori 疫苗研制已取得一些进展，但尚未开展大规模应用。

引自：国家消化系疾病临床医学研究中心（上海），国家消化道早癌防治中心联盟（GECA），中华医学会消化病学分会幽门螺杆菌学组，等.中国幽门螺杆菌根除与胃癌防控的专家共识意见（2019年，上海）.中华消化杂志，2019，39（5）：310-316.

慢性胃炎基层诊疗指南（2019）

一、概述

1. 定义　慢性胃炎是由多种病因引起胃黏膜慢性炎症或萎缩性病变。本质是胃黏膜上皮反复受到损害使黏膜发生改变，最终导致不可逆的胃固有腺体的萎缩，甚至消失。该病易反复发作，不同程度地影响患者生命质量。

2. 流行病学　慢性胃炎是基层消化内科门诊最常见的疾病，大多数慢性胃炎患者缺乏临床表现，因此在自然人群中的确切患病率难以获得。慢性胃炎发病率在不同国家与地区之间存在较大差异，其发病率与幽门螺杆菌（Hp）感染的流行病学重叠，并随年龄增长而增加。

3. 分类　慢性胃炎的分类尚未统一。国际疾病分类-11（ICD-11）强调了胃炎的病因学分类，但由于慢性胃（ICD-11）强调了胃炎的病因学分类，但由于慢性胃炎的主要潜在风险是癌变，而发生胃癌的风险因胃黏膜萎缩的范围及严重程度不同而异，因此对于胃炎的组织学分类及内镜下分类仍是必要的。

（1）基于病因分类：Hp感染是慢性胃炎的主要病因，可将慢性胃炎分为Hp胃炎和非Hp胃炎。病因分类有助于慢性胃炎的治疗。

（2）基于内镜和病理诊断分类：分为萎缩性和非萎缩性两大类。

（3）基于胃炎分布分类：分为胃窦为主胃炎、胃体为主胃炎和全胃炎三大类。胃体为主胃炎尤其伴有胃黏膜萎缩者，发生胃癌的风险增加；胃窦为主者胃酸分泌增多，发生消化性溃疡的风险增加。

（4）特殊类型胃炎的分类：包括化学性、放射性、淋巴细胞性、肉芽肿性、嗜酸细胞性以及其他感染性疾病所致。

二、病因和发病机制

1. 病因、诱因或危险因素

（1）Hp感染：是慢性胃炎最主要的原因，Hp感染者几乎都存在胃黏膜活动性炎症，长期感染可致部分患者发生胃黏膜萎缩、肠化生，甚至异型增生、胃癌。

（2）饮食和环境因素：进食过冷、过热以及粗糙、刺激性食物等不良饮食习惯可致胃黏膜损伤。流行病学研究显示，饮食中高盐和缺乏新鲜蔬菜水果与胃黏膜萎缩、肠化生以及胃癌的发生密切相关。

（3）自身免疫：自身免疫性胃炎是自身免疫机制所致的慢性萎缩性胃炎，患者体内产生针对胃组织不同组分的自身抗体。可伴有其他自身免疫病如甲状腺疾病、1型糖尿病、白微风、脱发、银屑病等。北欧多见，我国少有报道。

（4）其他因素：胆汁反流、抗血小板药物、非甾体抗感染药（NSAIDs）等药物、酒精等外在因素也是慢性胃炎相对常见的病因。其他感染性、嗜酸性粒细胞性、淋巴细胞性、肉芽肿性胃炎和其他自身免疫性疾病累及所致的胃炎则比较少见。

2. 发病机制

（1）Hp感染：Hp具有鞭毛，能在胃内穿过黏液层移向胃黏膜，释放尿素酶分解尿素产生氨气从而保持细菌周围中性环境。Hp通过产氨作用，分泌空泡毒素A（Vac A）等物质而引起细胞损害；细胞毒素相关基因（eng A）蛋白能引起强烈的炎症反应；其菌体胞壁还可作为抗原诱导免疫反应。这些因素可导致胃黏膜的慢性炎症。

（2）十二指肠-胃反流：与各种原因引起的胃肠道动力异常、肝和胆道疾病及远端消化道梗阻有关。长期反流可削弱胃黏脱屏障功能。

（3）药物和毒物：服用NSAIDs/阿司匹林，可通过直接损伤胃黏膜或抑制前列腺素等的合成导致胃黏膜的损伤，从而导致慢性用炎甚至清化道出血的发生。酒精摄入可引起胃黏膜损伤，甚至胃黏膜糜烂、出血。酒精与NSAIDs两者联合作用对胃黏膜产生更强的损伤。

（4）自身免疫：体内产生针对胃组织不同组分的自身抗体如抗内因子抗体（致维生素B_{12}吸收障碍），抗壁细胞抗体（破坏分泌胃酸的壁细胞），造成相应组织破坏或功能障碍。

（5）年龄和饮食环境：老年人黏膜可出现退行性改变，使胃黏膜修复再生功能降低，上皮增殖异常及胃腺体萎缩。饮食结构中高盐和缺乏新鲜蔬菜水果，水土中含有过多硝酸盐和亚硝酸盐，微量元素比例失调也与胃黏膜萎缩、肠化生有关。

三、诊断、鉴别诊断与转诊

（一）诊断

胃镜及活检组织病理学检在是慢性胃炎诊断和鉴别诊断的主要手段。

1. 临床表现　慢性胃炎无特异性临床表现，多数无明显症状，有症状者主要表现为上腹痛、腹胀、早饱感、嗳气等消化不良表现回，部分还伴焦虑、抑郁等精神心理症状。心理因素往往加重患者的临床症状。症状的严重程度与内镜所见及病理组织学分级并不完全一致。自身免疫性胃炎可长时间缺乏典型临床症状，首诊症状常以贫血和维生素B_{12}

缺乏引起神经系统症状为主。

2. 内镜检查　上消化道内镜检查是诊断慢性胃炎的最主要方法，对评估慢性胃炎的严重程度及排除其他疾病具有重要价值。有条件的医院对初诊的患者可先行内镜检查。以了解胃黏膜情况，并排除肿瘤等疾病。

由于多数慢性胃炎的基础病变都是炎性反应（充血、渗出）或萎缩，因此，将慢性胃炎分为慢性非萎缩性胃炎及慢性萎缩性胃炎是合理的，也有利于与病理诊断的统一。慢性非萎缩性胃炎内镜下可见黏膜红斑、粗糙或出血点，可有水肿、充血、渗出等表现；慢性萎缩性胃炎内镜下表现为黏膜红白相间、白相为主，皱襞变平、血管透见，伴有颗粒或结节状。

放大内镜结合色素染色或电子染色能清楚地显示胃黏膜微小结构，可指导活检部位，对肾炎的诊断和鉴别诊断及早期发现上皮内瘤变和肠化生具有参考价值。放大内镜下慢性萎缩性胃炎具有特征性改变，表现为胃小凹增宽分布稀疏等。

3. 病理组织学检查　对慢性胃炎的诊断至关重要，应根据病变情况和需要进行活检。临床实践时可取2～3块，分别在胃窦、胃角和胃体部位活检；科学研究时则应参照新悉尼标准，在胃窦和胃体各取2块，胃角1块；可疑病灶处另外多取活组织检查。病理切片的观察应采用"直观模拟评分法"，观察内容包括5项组织学变化和4个分级，5项组织学变化即Hp感染、慢性炎症反应（淋巴细胞、浆细胞和单核细胞浸润）、活动性（中性粒细胞浸润）、萎缩（固有腺体减少）及肠化生；4个分级为无轻度，中度和重度4级（0、+、++、+++）。临床医师可结合病理结果和内镜所见做出病变范围与程度的判断。慢性胃炎可操作的与胃癌风险联系的胃炎评估（OLGA）可操作的与胃癌风险联系的肠化生评估（OLGIM）系统是胃黏膜炎性反应和萎缩/肠化生程度及范围的分级、分期标准，其基于胃炎新悉尼系统对炎症和萎缩/肠化生程度的半定量评分方法，采用胃炎分期代表胃黏膜萎缩范围及程度，将慢性胃炎的组织病理学与癌变危险性联系起来，为临床医生预测病变进展和制定疾病管理措施提供更直观的信息，见表28、表29。

表28　慢性胃炎可操作的与胃癌风险联系的胃炎评估(OLGA)分期

胃窦（包括胃角）萎缩	胃体萎缩			
	无（0分）	轻度（1分）	中度（2分）	重度（3分）
无（0分）	0期	Ⅰ期	Ⅱ期	Ⅱ期
轻度（1分）	Ⅰ期	Ⅰ期	Ⅱ期	Ⅲ期
轻度（2分）	Ⅱ期	Ⅱ期	Ⅲ期	Ⅳ期
轻度（3分）	Ⅲ期	Ⅲ期	Ⅳ期	Ⅳ期

表29　慢性胃炎可操作的与胃癌风险联系的肠化生评估（OLGIM）分期

胃窦（包括胃角）肠化生	胃体萎缩			
	无（0分）	轻度（1分）	中度（2分）	重度（3分）
无（0分）	0期	Ⅰ期	Ⅱ期	Ⅱ期
轻度（1分）	Ⅰ期	Ⅰ期	Ⅱ期	Ⅲ期
轻度（2分）	Ⅱ期	Ⅱ期	Ⅲ期	Ⅳ期
轻度（3分）	Ⅲ期	Ⅲ期	Ⅳ期	Ⅳ期

4. 实验室检查

（1）Hp检测：Hp感染是慢性胃炎的最重要病因，对慢性胃炎患者建议常规检测。常用的Hp检测方法分侵入性和非侵入性方法。侵入性方法需要通过胃镜获取胃黏膜标本进行检测，主要包括快速尿素酶试验、胃黏膜组织切片染色镜检及细菌培养等。非侵入性方法以^{13}C或"^{14}C-尿素呼气试验（Hp-UBT）为首选，是评估根除治疗后结果的最佳方法，目前已广泛应用，但需避免抗菌药物、铋剂、抑酸药物的干扰；单克隆粪便抗原试验可作为备选；血清学试验只用于特殊情况，如流行病学调查、消化性溃疡出血、胃黏膜相关淋巴组织（MALT）淋巴瘤、严重的胃黏膜萎缩。

（2）胃蛋白酶原（PG）Ⅰ、Ⅱ以及胃泌素-17（G-17）的检测：有助于慢性萎缩性胃炎的诊断。PGⅠ是胃蛋白酶的前体，由胃底腺的主细胞和黏液细胞分泌；PGⅡ除胃底腺分泌外，胃窦部的幽门腺和十二指肠近端的Brunner腺也能分泌。当出现萎缩时，血清PGⅠ和PGⅡ水平均下降，PGⅠ下降更显著，PGⅠ/PGⅡ比值随之降低。胃泌素-17是由胃窦部G细胞分泌，其分泌主要受胃内pH值，G细胞数量和进食的影响。PGⅠ、PGⅠ/PGⅡ比值降低，血清G-17水平升高，提示胃体萎缩为主；若PGⅠ及PGⅠ/PGⅡ比值正常，血清G-17水平降低，提示胃窦萎缩为主；全胃萎缩者，PG及G-17均降低。因此PG和G-17的测定有助于胃黏膜萎缩的范围和程度的判断。

（3）血清抗壁细胞抗体、内因子抗体及维生素B$_{12}$水平测定：有助于诊断自身免疫性胃炎。最敏感的血清生物标志物是抗壁细胞抗体，但抗壁细胞抗体阳性并非自身免疫性胃炎的特异指标，也可出现在其他自身免疫疾病中。

（二）鉴别诊断

慢性胃炎患者可出现上腹部不适、疼痛、反酸、腹胀等消化不良症状，需要与消化性溃疡、胃癌、慢性胆囊炎、胆结石以及肝、胰腺疾病相鉴别。消化性溃疡常表现为上腹部疼痛，具有周期性、节律性的特点，常伴反酸；胃癌早期往往无明显症状，进展期可出现上腹部痛、呕吐、黑便，甚至呕血；胆囊结石患者常于餐后、夜间发生右上腹痛，涉及背部，呈发作性。

胃镜、肝胆胰超声、腹部CT或磁共振、血液生化检查、肿瘤标志物等可帮助诊断和鉴别，对于出现纳差、体重减轻、贫血、呕血或黑便、黄疸等报警征象，尤其是45岁以上、新近出现症状或症状加重者应及时进行上述检查。

（三）并发症

1. 上消化道出血　慢性胃炎伴有胃黏膜糜烂时可以出现黑便。甚至呕血。

2. 胃癌　慢性胃炎，尤其是伴有 Hp 持续感染者，少数可逐渐出现萎缩、肠化生、异型增生，有一定的胃癌发生风险。胃体为主的萎缩性胃炎，尤其是程度严重者，胃癌发生风险显著增加。队列研究显示，慢性萎缩性胃炎的年癌变率为0.1%。

3. 消化性溃疡　胃窦为主的胃炎，常有较高的胃酸分泌水平，易发生十二指肠溃疡；胃体为主的胃炎，胃黏膜屏障功能下降。发生胃溃疡的可能增加。

（四）诊断流程

慢性胃炎患者常无临床症状，有症状也缺乏特异性，因此难以通过临床表现进行诊断，确诊必须依靠胃镜及胃黏膜病理学检查，尤以后者的价值更大。特殊类型胃炎的内镜诊断需要结合病因和病理。

（五）病情评估

对慢性胃炎患者应评估其病因和类型、病理组织学诊断、心理和睡眠情况等，以帮助制定个体化的治疗和随访方案。

（六）转诊建议

1. 普通转诊

（1）对经验性治疗反应不佳，症状没有得到明显改善的患者。

（2）需要排除器质性、系统性或代谢性疾病引起的消化不良症状的患者。

（3）需行内镜微创治疗或外科手术治疗者。

2. 紧急转诊　有纳差、体重减轻、贫血、呕血或黑便等报警征象者。

四、治疗

治疗的目标是去除病因缓解症状、改善胃黏膜组织学、提高生命质量、预防复发和并发症。

（一）生活方式干预

饮食习惯的改变和生活方式的调整是慢性胃炎治疗的重要部分，建议患者清淡饮食，避免刺激、粗糙食物，避免过多饮用咖啡、大量饮酒和长期吸烟。对于需要服用抗血小板药物、NSAIDs 的患者，是否停药应权衡获益和风险，酌情选择。

（二）药物治疗

应根据患者的病因、类型及临床表现进行个体化治疗。增加黏膜防御能力，促进损伤黏膜愈合是治疗基础。

1. 对因治疗

（1）Hp阳性慢性胃炎：根除Hp有利于胃黏膜的修复，显著改善胃黏膜炎性反应，阻止或延缓胃黏膜萎缩、肠化生的发生和发展，甚至有可能部分逆转萎缩。目前推荐根除治疗方案为铋剂四联方案：质子泵抑制剂（PPI）＋铋剂＋2种抗菌药物。需要注意的是，Hp对克拉霉素、甲硝唑和左氧氟沙星的耐药率（包括多重耐药率）高，而对阿莫西林、四环素和呋喃唑酮的耐药率仍很低。我国多数地区为抗菌药物高耐药地区，推荐经验性铋剂四联治疗方案疗程为14 d，除非当地的研究证实10 d治疗有效（根除率＞90%）。

（2）伴胆汁反流的慢性胃炎：幽门括约肌功能不全导致胆汁反流入胃，削弱或破坏胃黏膜屏障功能，治疗可应用促动力药和（或）有结合胆酸作用的胃黏膜保护剂。促动力药物如多潘立酮（10 mg/次、3次/天），莫沙比利（5 mg/次、3次/天）等；铝碳酸镁（1 g/饮、3 ~ 4次/天）可以结合胆汁酸，增强胃黏膜屏障，减轻或消除胆汁反流所致胃黏膜损伤。熊去氧胆酸可以降低胆汁内的其他胆汁酸，缓解胆汁酸对细胞的毒性，对胃黏膜起保护作用。

（3）药物相关性慢性胃炎：首先根据患者使用药物的治疗目的评估患者是否可停相关药物；对于必须长期服用的患者应进行Hp检测，阳性者应根除治疗，并根据病情或症状严重程度加强抑酸和胃黏膜保护治疗。PPI是预防和治疗NSAIDs相关消化道损伤的首选药物，优于H_2受体拮抗剂（H_2RA）和黏膜保护剂。常用的PPI有奥美拉唑、兰索拉唑、泮托拉唑、艾司奥美拉唑、雷贝拉唑、艾普拉唑等。应避免长期服用，并注意PPI的不良反应。

2. 对症治疗　以上腹部灼热感或上腹痛为主要症状者，可根据病情或症状严重程度选用PPI或H_2RA、抗酸剂、胃黏膜保护剂。胃黏膜保护剂具有中和胃酸、保护胃黏膜等作用，有利于黏膜损伤愈合。一般分为外源性（如硫糖铝、铝碳酸镁等）和内源性（如替普瑞酮、瑞巴派特片等），其中内源性黏膜保护剂通过作用更为广泛，可增加黏膜的防御功能，是慢性胃炎治疗的基础。

以上腹饱胀、嗳气、早饱、恶心等为主要表现时，可选择促动力药物如莫沙必利、伊托必利等。与进食相关的中上腹部饱胀、纳差等可应用消化酶，如米曲菌胰酶片、复方阿嗪米特肠溶片、复方消化酶等。消化酶联合促动力药效果更为明显。

伴焦虑、抑郁等精神心理因素、常规治疗无效和疗效差的患者可给予抗抑郁药物或抗焦虑药物，临床上常用的药物有三环类抗抑郁药如阿米替林以及选择性5-羟色胺再摄取抑制剂如帕罗西汀等。宜从小剂量开始，注意药物的不良反应。此类药物起效慢，应向患者耐心解释，提高其依从性。如焦虑、抑郁症状比较明显，应建议患者就诊精神卫生专科。

3. 中医药及其他治疗　中医治疗胃炎有一定的效果，但需辨证施治。目前缺乏较高质量的临床研究证据；针灸治疗对慢性胃炎的症状改善有作用。

用温灸配合艾灸，可有效缓解慢性胃炎脾胃虚寒证患者的症状，适用于基层临床工作者。

五、疾病管理

1. 管理流程　慢性胃炎患者基层管理流程见图8。

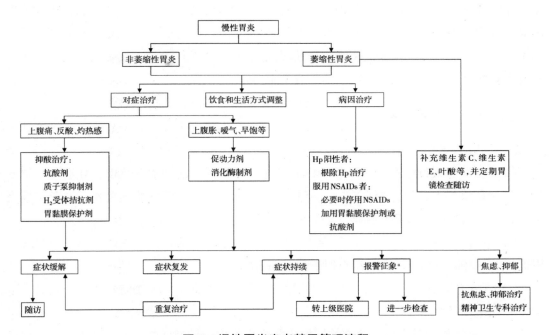

图8　慢性胃炎患者基层管理流程

注：Hp：幽门螺杆菌；NSAIDs：非甾体抗感染药；[a]：包括纳差、体重减轻、贫血、呕血或黑便。

2. 筛查　慢性胃炎症状无特异性，阳性体征少，仅根据临床表现难以与消化性溃疡、胃癌、肝、胆、胰腺疾病等鉴别。如果近期出现进行性加重的消化不良症状、吞咽困难、消瘦、黑便、贫血、腹部肿块、黄疸、水肿等症状或体征时需要做胃肠镜检查，包括相关的实验室检查或影像学检查，排查器质性、系统性或代谢性疾病。初步筛查方法包括外周血常规、尿常规、粪便常规＋潜血、肝肾功能、血糖、甲状腺功能、ESR、CRP、肿瘤标志物（CA199、CA125、CEA、AFP）以及腹部超声、胃肠镜检查等。

3. 随访评估

（1）全面病史评估，评估疾病诊治及症状复发情况、生活方式改善情况，应重视和警惕原发病不能解释的新发症状，以及治疗效果不佳的顽固病例，必要时转诊。

（2）评估Hp感染状态，对于已行根除治疗者要行^{13}C或^{14}C尿素呼气试验判断根除成功与否。

（3）血清PGI、II以及G-17的检测，结合抗Hp抗体有助于胃癌风险分层，辨识出高危个体进行胃镜检查。

（4）对于活检病理中有中、重度萎缩并伴有中、重度肠化生或上皮内瘤变者要定期行胃镜、病理组织学检查和随访。一般认为中、重度慢性萎缩性胃炎有一定癌变率，慢性萎缩性胃炎尤其是伴有中、重度肠化生或上皮内瘤变者，要定期行内镜、病理组织学检查和随访。为了既减少胃癌的发生，又方便患者且符合医药经济学要求，活检有中、重度萎缩并伴有肠化生的慢性萎缩性胃炎患者需1年左右随访1次，不伴有肠化生或上皮内瘤变的慢性萎缩性胃炎患者可酌情内镜和病理随访。伴有低级别上皮内瘤变并证明此标本并非来于癌旁者，根据内镜和临床情况缩短至6个月左右随访1次；而高级别上皮内瘤变需立即确认，证实后行内镜下治疗或手术治疗。

六、预防与健康教育

1. 一级预防

（1）在一般人群中开展健康教育，使其建立良好的生活和饮食习惯，如避免暴饮暴食，避免辛辣刺激食物，少吃熏制、腌制、富含亚硝酸盐和硝酸盐的食物，避免长期大量饮酒、吸烟，避免浓茶、咖啡、烟、酒，多食用新鲜水果、蔬菜。

（2）保持心身健康：要保持积极乐观的心理状态，生活规律，保证充足的睡眠；服用抗焦虑/抑郁药物者要遵医嘱规律服药，坚持随诊。

（3）Hp主要通过人与人密切接触的口－口或粪－口传播，应提倡公筷及分餐制，减少感染Hp的机会。

2. 二级预防　对于慢性萎缩性胃炎、肠上皮化生、异型增生，一级亲属中患有胃癌的危险人群纳入管理，定期随访。

对于低叶酸水平患者，可适量补充叶酸，改善慢性萎缩性胃炎的状态Hp感染者应给予根除治疗，选择最有效的根除方案和规范治疗有助于提高初次治疗的根除率。对于符合转诊条件的患者，应及时转诊上级医院。

3. 三级预防　针对慢性胃炎患者，指导合理用药，控制症状。Hp感染的慢性胃炎患者，根除治疗后遵医嘱复诊，情况允许时慎用对胃黏膜有损伤的药物。对于慢性胃炎伴有上皮内瘤变或早期癌变，需内镜下治疗者，同时应根据具体情况定期随访。慢性胃炎伴有中、重度萎缩和肠化生或上皮内瘤变者要定期内镜检查随诊。

七、预后

预后取决于病因。经治疗后大多数患者症状会减轻，但复发很常见部分萎缩性胃炎可以改善或逆转；肠上皮化生通常难以逆转；轻度异型增生可以逆转。但重度者易转变为胃癌。

引自：中华医学会，中华医学会杂志社，中华医学会消化病学分会，等. 慢性胃炎基层诊疗指南（2019 年），中华全科医师杂志，2020，19（9）：768-775.

全国中西医整合治疗幽门螺杆菌相关"病 – 证"共识（2018）

幽门螺杆菌与慢性胃炎、消化性溃疡、胃癌及胃黏膜相关淋巴组织（MALT）淋巴瘤的发生发展密切相关。1994 年幽门螺杆菌被世界卫生组织列为胃癌发生的 I 类致癌因子，胃癌发生与幽门螺杆菌感染密切相关，根除幽门螺杆菌可降低胃癌的发生率。中国是幽门螺杆菌高感染率国家，同时也是胃癌高发国家，幽门螺杆菌感染不仅是一个临床问题，更是一个公共卫生层面的健康管理大问题，其共识的制定对我国幽门螺杆菌相关疾病防治具有重大现实意义。

随着幽门螺杆菌治疗的广泛开展，其耐药性增加，根除率逐渐降低，有效治疗幽门螺杆菌感染面临着挑战。近 20 年来，幽门螺杆菌治疗方案从三联变成四联，疗程不断延长，某些抗生素剂量不断增加，但是疗效提高有限，且不良反应随之增加，不少患者反复治疗失败，当前幽门螺杆菌治疗已经进入瓶颈时期，寻求符合中国特色的幽门螺杆菌治疗方案，开创幽门螺杆菌治疗新路径是幽门螺杆菌治疗必由之路。近 10 多年来，国内已有一系列中西医整合治疗幽门螺杆菌的多中心临床研究，取得了很好疗效，得到了广泛交流和应用，这些研究为制定《全国中西医整合治疗幽门螺杆菌相关"病–证"共识》（下称"共识"）奠定了基础，提供了理论依据。

本共识已酝酿和讨论两年之久。两年来，共识草案经过十余次讨论，广泛征求意见，反复修订，并两次召集中西医专家征集书面意见。最终于 2018 年 4 月 1 日由共识专家组表决通过。本共识具有四个特点：符合整合医学理念；具有循证医学证据；强调个体化治疗；体现中国特色。本共识共包含 18 个临床问题，每个临床问题下面有一条相应陈述。每条陈述有三个选项（完全同意、基本同意及反对）供专家组选择，每条陈述完全同意＋基本同意超过 80% 为达成共识。

本共识结合了现代西医的治疗手段和传统中医的辨证施治理念，将西医的"病"和中医的"证"整合处理，提出了"难治性幽门螺杆菌感染"处理的基本原则和策略及"幽门螺杆菌治疗新路径"，其治疗策略体现了中国特色，并强调了个体化治疗。鉴于本共识是第一个整合医学共识，不可能做到尽善尽美，需要不断更新、完善，我们期待全国中西医专家做更多的基础研究和多中心临床研究，为共识提供更多更好的证据。

一、中国幽门螺杆菌治疗现状与挑战

临床问题1：疗程为14 d的铋剂四联疗法是目前国内外推荐的主要幽门螺杆菌根除方案，临床实践中如何理解和合理应用这一方案？

疗程为14 d的铋剂四联疗法是当前首选推荐方案，但抗生素的选择和疗程必须根据当地幽门螺杆菌耐药情况，因人因地而异。若联合中药治疗，不仅能提高幽门螺杆菌根除率，而且有利于缓解症状，减少治疗中的不良反应，还有可能缩短抗生素疗程周期（临床问题10 ~ 14）。

临床问题2：幽门螺杆菌根除率逐渐下降的原因是什么？

幽门螺杆菌根除失败的原因是多方面的，包括治疗不规范、治疗方案不适合该患者、患者依从性以及幽门螺杆菌耐药性等。其中幽门螺杆菌耐药性是导致幽门螺杆菌根除率越来越低的主要原因。所以，如何避免幽门螺杆菌耐药性是提高幽门螺杆菌根除率的关键。从群体角度，规范抗生素应用，是减少抗生素耐药的关键；从个体角度，选择敏感抗生素，进行"个体化整体治疗"是提高根除率的关键。

临床问题3：通过延长疗程和增加药物剂量可以提高幽门螺杆菌根除率吗？

为了提高幽门螺杆菌根除率，幽门螺杆菌治疗方案的疗程已经从7 d逐渐延至10 d、14 d，是否还能继续延长？目前无论国内外幽门螺杆菌治疗共识，其疗程都≤ 14 d，但在补救治疗中，对甲硝唑可以优化剂量（增至1.6 g/d）以克服其耐药性。

但无论延长疗程或增加药物剂量，不良反应都会随之增加。

临床问题4：幽门螺杆菌反复治疗是否对肠道菌群产生影响？

在反复治疗的患者中，有些患者由于抗生素的反复应用，有可能导致敏感细菌逐渐减少，耐药菌逐渐增加，肠道各类细菌数量比例发生变化而导致肠道菌群失调，其中有些患者的消化道症状可能与肠道菌群失调有关。

二、"难治性幽门螺杆菌感染"问题

临床问题5：如何正确理解和运用幽门螺杆菌相关共识？

共识对临床医生具有重要指导作用，但具体应用时必须因人因地而异，强调个体化治疗，对反复治疗失败者应根据当地幽门螺杆菌耐药监测及患者具体的情况来选择相应的治疗方案。如何正确理解和运用幽门螺杆菌相关共识，请参考图9。

临床问题6：如何理解"难治性幽门螺杆菌感染"？

共识的基本原则是符合大多数患者，但并不涵盖所有患者，有可能少部分患者虽然按照共识治疗，但还是反复失败，这些按共识处理反复失败者可归属为"难治性幽门螺杆菌感染"。

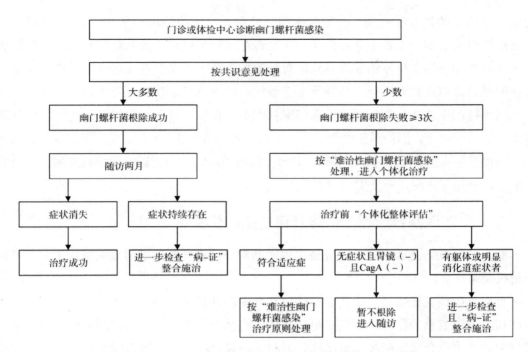

图9 幽门螺杆菌相关疾病处理策略流程图

临床问题7：如何界定"难治性幽门螺杆菌感染"？

鉴于地区和个体差异，难治程度有所不同，所以"难治性幽门螺杆菌感染"很难下一个确切定义，但整体而言必须遵循以下原则：①在3年内连续按"共识"中的"铋剂四联疗法"治疗失败≥3次；②每次疗程10～14 d（其中14 d疗程≥1次）；③每次治疗都按共识要求完成全疗程；④符合治疗适应证。

根据幽门螺杆菌共识，初次治疗一般选用根除率高、安全性好的，符合多数人的方案；第2次治疗为补救治疗，更换抗生素，疗程增至14 d；第3次治疗强调个体化处理，根据药敏选择敏感抗生素。3次治疗失败之后，抗生素调整空间有限，疗程已经延长到极限，治疗非常困难。因此，我们将"难治性幽门螺杆菌感染"界定为治疗失败≥3次。

临床问题8："难治性幽门螺杆菌感染"处理基本原则是什么？

实施个体化治疗，遵照以下基本原则：①首先选择不易产生耐药性或耐药率低的敏感抗生素，如阿莫西林、呋喃唑酮、四环素，敏感抗生素的选择因人因地而异；②但对曾经同时使用上述3种抗生素，或其中任2种仍然失败者，建议于治疗之前作药敏试验来选择敏感抗生素；③反复失败的患者，需要继续治疗时，必须首先对该患者进行"个体化整体评估"。

临床问题9：对多次幽门螺杆菌治疗失败的患者如何进行"个体化整体评估"？

对多次幽门螺杆菌治疗失败患者的"个体化整体评估"，是经验治疗的前提，也是再次治疗策略的选择依据。评估内容包括：①是否存在慢性萎缩性胃炎、肠化、不典型增生，等明显的胃黏膜病变；②根除幽门螺杆菌治疗失败原因，如耐药、患者依从性、对常用抗生素过敏、不良生活习惯等；③是否存在抗衡因素，如高龄、有严重躯体疾病等；④是否存在由于反复治疗而导致的胃肠菌群失衡；⑤是否存在青霉素过敏；⑥是否存在明显消化道症状而影响依从性等；⑦既往治疗方案、治疗时机是否恰当；⑧是否存在幽门螺杆菌生物学行为的改变（幽门螺杆菌定植在胃体时引起胃体黏膜萎缩，酸分泌减少，细菌球形变，因而其生物学行为发生改变而不容易被根除）；⑨其他因素，如宿主CYP2C19基因多态性对质子泵抑制剂（PPI）代谢的影响、幽门螺杆菌菌株类型及毒力的影响、药物相互作用，不良生活习惯等。

三、中西医整合治疗幽门螺杆菌感染的优势

临床问题10：是否有基础研究证实中医药对幽门螺杆菌的抑菌或杀菌作用？其可能作用机制是什么？

已有基础研究证实某些中药、单体以及含中药的黏膜保护剂在体外或动物在体实验有确切的抑菌或杀菌作用，而且对耐药菌株也有杀灭作用。研究其机制可能是抑制幽门螺杆菌功能蛋白合成、破坏细胞结构、抑制生物膜合成、抑制毒力因子释放、降低黏附力、调节免疫反应、抑制炎症因子释放、调节胃内微生态、增强抗生素抗菌活性等途径。

临床问题11：是否有临床研究证实中医药对幽门螺杆菌的根除作用及临床症状的缓解效果？

已有全国多中心随机平行对照的临床研究显示三联或四联疗法联合中药可以明显提高幽门螺杆菌根除率，而且能减少三联或四联疗法的药物不良反应，对幽门螺杆菌治疗失败的患者也能取得较好的疗效，包括根除率、症状等。在当前幽门螺杆菌耐药情况下，联合中医药治疗是当前治疗幽门螺杆菌感染相关疾病的新手段。

临床问题12：中药四联疗法（中药 + PPI三联）是否与铋剂四联疗法一样有效？

已有随机平行对照的全国多中心临床研究显示，在慢性胃炎患者首次和补救治疗中，某些中药四联疗法与铋剂四联疗法的幽门螺杆菌根除率相当，但中药四联疗法在改善消化不良症状方面具有优势，同时联合中药治疗组不良反应明显减少。

临床问题13：中西医整合治疗幽门螺杆菌相关疾病可以缩短抗生素治疗的疗程吗？

中西医整合治疗幽门螺杆菌相关疾病可缩短抗生素的疗程，减少治疗中不良反应。已有全国多中心临床研究显示铋剂四联10 d疗法联合中药在幽门螺杆菌相关疾病的补救治疗中获得很好的疗效，不仅减少了抗生素用量，而且获得了非常理想的幽门螺杆菌根除率。

临床问题14：疗程14 d的铋剂四联疗法在联合中药治疗幽门螺杆菌相关疾病时，其根除率是否优于单用疗程14 d的铋剂四联疗法？

目前已有临床研究证实疗程14 d的铋剂四联疗法联合中药治疗，不仅幽门螺杆菌根

除率可以优于铋剂四联疗法，而且不良反应明显减少，这对幽门螺杆菌治疗反复失败的患者是较好的选择。

四、反复治疗失败患者的"个体化整体评估"

临床问题15：对反复治疗失败的患者，应暂停抗幽门螺杆菌治疗（即"踩刹车"），如何理解和处理？

由于幽门螺杆菌在抗生素作用下自我保护而球形变，导致根除失败，为了使其恢复活性，通常停抗幽门螺杆菌治疗3～6个月，即所谓的踩刹车。但除了暂时停止抗幽门螺杆菌治疗之外，对这些反复治疗失败的患者同时还应该进行"个体化整体评估"（临床问题4，9）和整体治疗（临床问题8），首先应该做好下一次根除幽门螺杆菌的治疗前准备（临床问题16），然后进行标准的抗幽门螺杆菌治疗。

临床问题16：如何实现"难治性幽门螺杆菌感染"相关疾病的"个体化的整体治疗"？

对"难治性幽门螺杆菌感染"的经验治疗是"标本兼治的分阶段综合疗法"，具体分为以下3个阶段：①治疗前准备的个体化治疗，此阶段治疗目的是梳理患者不利于接受标准治疗的状况，如患者有肠道菌群失调应调整菌群，有明显消化道症状者，应缓解症状，以便增加患者接受标准治疗时的依从性。也可服用中药辨证论治。在准备阶段虽然用药时间和药物因人而异，但一律不可使用抗生素及任何对幽门螺杆菌有抑制作用的药物。患者症状缓解后停药至少2周，于治疗前必须重复$^{13/14}$C–UBT检测，确定为阳性者才能进入第2阶段的根除幽门螺杆菌治疗；②含抗生素的个体化杀菌治疗；③巩固疗效的个体化治疗，对有明显症状者可对症治疗，对治疗中发生过肠道菌群失调者可服用益生菌2周。

临床问题17：如何理解和运用"幽门螺杆菌治疗新路径"——幽门螺杆菌感染的非抗生素疗法？

治疗幽门螺杆菌感染有两个途径：①抗生素直接杀灭作用；②非抗生素药物的作用：通过影响炎症因子、增强黏膜屏障、改变胃内微环境以及影响幽门螺杆菌在胃内黏附与定植，从而抑制或清除幽门螺杆菌。"幽门螺杆菌治疗新路径"是指中药、益生菌、黏膜保护剂等非抗生素类药物在幽门螺杆菌感染相关疾病治疗中的合理应用。有研究显示（临床问题12～14），中药在治疗幽门螺杆菌及其相关疾病方面具有较好疗效，具有一定的临床应用前景。已有临床研究证实，对幽门螺杆菌相关"病–证"具有治疗作用的药物有荆花胃康、温胃舒、养胃舒、胃复春、摩罗丹等。目前临床研究显示不仅中药（临床问题10～14），而且还包括某些益生菌（如乳酸杆菌、布拉氏酵母菌等）和黏膜保护剂联合含抗生素的标准三联或四联疗法能提高幽门螺杆菌根除率，减少治疗中不良反应。其有效性和作用机制需要将来更多、更深入、更细致的基础和临床研究来证实。

五、幽门螺杆菌相关疾病治疗的中西医整合、"病－证"整合、标本兼治

临床问题18：如何进行"病－证"整合，标本兼治？

"证"是中医基础与临床的连接，也是中医治疗的关键环节。"病－证"结合、辨证论治是当今中医药治疗幽门螺杆菌相关疾病的基本原则。辨证论治是一种个体化治疗，就是根据每个患者症状、体征、舌脉特点，四诊合参，确定中医的证型，然后根据不同的证型给予不同的方药（包括中成药）治疗。中医药治疗主要是通过整体调节，同时也有一定的直接抑杀幽门螺杆菌的作用。中医药治疗能够改善幽门螺杆菌患者的临床症状、提高生活质量。中医药辨证论治方案、"难治性幽门螺杆菌感染"中西医结合治疗和评价推荐方案详见附录。

附录1 中医药辨证论治方案

一、治疗原则

幽门螺杆菌属中医"邪气"范畴，"邪之所凑，其气必虚"，"正气存内，邪不可干"，扶正祛邪是幽门螺杆菌相关病证的基本治则。根据其虚、实分治，实则泻之，虚者补之，虚实夹杂者补泻并用。实者以湿热为主，祛邪重在清热祛湿。虚者以脾虚为主，扶正重在健脾和胃，补中益气。

二、证治分类（主证必备，次症≥2项，参考舌象）

（一）脾胃湿热证

主症：①上腹痞满或疼痛；②口干或口苦。次症：①口干不欲饮水；②食欲减退；③恶心或呕吐；④小便黄。

舌象：舌红，苔黄厚腻。治法：清热化湿，理气和中。主方：连朴饮（《霍乱论》）。药物：厚朴10 g、黄连5 g、石菖蒲10 g、法半夏9 g、淡豆豉10 g、栀子10 g、芦根15 g。

（二）脾胃虚弱（寒）证

主症：①上腹隐痛或痞满；②喜温喜按。次症：①口吐清水；②食欲减退；③疲乏；④手足不温；⑤大便溏泻。

舌象：舌淡边有齿痕，苔白。治法：健脾益气，和胃安中。主方：香砂六君子汤（《古今名医方论》）。药物：木香6 g、砂仁3 g（后下）、陈皮10 g、法半夏9 g、党参15 g、白术10 g、茯苓10 g、炙甘草6 g。

（三）寒热错杂证主症：①上腹痞满或疼痛，遇冷加重；②口干或口苦。

次症：①食欲减退；②恶心或呕吐；③肠鸣；④大便溏泻。

舌象：舌淡，苔黄（图2C）。治法：辛开苦降，和胃消痞。主方：半夏泻心汤（《伤寒论》）。药物：法半夏9 g、黄芩10 g、黄连5 g、干姜10 g、炙甘草6 g、党参15 g、大枣6 g。

附录2 "难治性幽门螺杆菌感染"中西医结合治疗和评价推荐方案

治疗方案：①辨证口服中药治疗14 d，之后标准四联西药根除幽门螺杆菌治疗14 d；②辨证口服中药治疗14 d，之后标准四联西药根除幽门螺杆菌和辨证口服中药同时治疗14 d；③辨证口服中药治疗14 d，之后标准西药根除幽门螺杆菌治疗14 d，之后辨证口服中药治疗14 d（行标准四联西药根除幽门螺杆菌治疗前后，辨证口服中药的疗程推荐为14 d，但临床应根据患者具体情况酌情确定）。

评价指标：①检测幽门螺杆菌是否根除；②消化道症状改善情况；③全身症状改善情况。

引自：胡伏莲，张声生，全国中西医整合幽门螺杆菌处理共识专家组. 全国中西医整合治疗幽门螺杆菌相关"病－证"共识. 中国中西医结合消化杂志，2018，26（9）：715-723.

慢性胃炎中医诊疗专家共识意见（2017）

慢性胃炎是由多种原因引起的胃黏膜的慢性炎性反应，是消化系统常见病之一。该病症状易反复发作，严重影响患者的生活质量，慢性萎缩性胃炎伴肠上皮化生、上皮内瘤变者发生胃癌的危险度增加，在临床上越来越引起重视。中医药在本病的诊疗方面有着多年的积累，中华中医药学会脾胃病分会曾于2009年组织制定了《慢性浅表性胃炎中医诊疗共识意见》《慢性萎缩性胃炎中医诊疗共识意见》，对慢性胃炎的诊疗起到了一定的规范作用。近年来，中医药在诊治慢性胃炎方面取得诸多进展，有必要对共识意见进行更新，以满足临床需要，更好地指导临床工作。

中华中医药学会脾胃病分会于2014年8月在合肥牵头成立了《慢性胃炎中医诊疗专家共识意见》起草小组。小组成员依据循证医学的原理，广泛搜集循证资料，并先后组织国内脾胃病专家就慢性胃炎的证候分类、辨证治疗、诊治流程、疗效标准等一系列关键问题进行总结讨论，形成本共识意见初稿，之后按照国际通行的德尔斐法进行了3轮投票。2015年9月在重庆进行了第一次投票，并根据专家意见，起草小组对本共识意见进行了修改。2015年12月在北京进行了第二次投票。2016年6月在厦门中华中医药学会脾胃病分会召开核心专家审稿会，来自全国各地的20余名脾胃病学知名专家对本共识意见（草案）进行了第三次投票，并进行了充分地讨论和修改。2016年7月在哈尔滨第28届全国脾胃病学术会议上专家再次进行了讨论、修改和审定。并于2016年9月在北京召开了本共识的最终定稿会议，完成了本共识意见。（表决选择：①完全同意；②同意，但有一定保留；③同意，但有较大保留；④不同意，但有保留；⑤完全不同意。如果＞2/3

的人数选择①，或＞85%的人数选择①+②，则作为条款通过）。现将全文公布如下，供国内外同道参考，并希望在应用中不断完善。

一、概述

1. 病名　慢性胃炎中医病名诊断以症状诊断为主。以胃痛为主症者，诊为"胃脘痛"；以胃脘部胀满为主症者，诊为"痞满"。若胃痛或胃脘部胀满症状不明显者，可根据主要症状诊断为"反酸""嘈杂"等病。

2. 西医诊断　慢性胃炎的确诊主要依赖于内镜与病理检查，尤以后者的价值更大。对慢性胃炎的诊断应尽可能地明确病因，特殊类型胃炎的内镜诊断必须结合病因和病理。

（1）临床表现：慢性胃炎是胃黏膜的慢性炎性反应，多数慢性胃炎患者可无明显临床症状，有症状者主要表现为非特异性消化不良，如上腹部不适、饱胀、疼痛、食欲缺乏、嗳气、反酸等，部分还可有健忘、焦虑、抑郁等精神心理症状。消化不良症状的有无及其严重程度与慢性胃炎的组织学所见和内镜分级无明显相关性。

（2）内镜及病理检查：内镜诊断：①非萎缩性胃炎：内镜下可见黏膜红斑、黏膜出血点或斑块、黏膜粗糙伴或不伴水肿、充血渗出等基本表现；②萎缩性胃炎：内镜下可见黏膜红白相间，以白相为主，皱襞变平甚至消失，部分黏膜血管显露，可伴有黏膜颗粒或结节状等表现；③如伴有胆汁反流、糜烂、黏膜内出血等，描述为萎缩性胃炎或非萎缩性胃炎伴胆汁反流、糜烂、黏膜内出血等。

病理诊断：根据需要可取2块或以上活检组织，内镜医师应向病理科提供取材的部位、内镜检查结果和简要病史。病理医师应报告每一块活检标本的组织学变化，对幽门螺杆菌感染、慢性炎性反应、活动性、萎缩、肠上皮化生和异型增生（上皮内瘤变）应予以分级。慢性胃炎活检显示有固有腺体的萎缩（包括化生性萎缩和非化生性萎缩），即可诊断为萎缩性胃炎，不必考虑活检标本的萎缩块数与程度。临床医师可结合病理结果和内镜所见，做出病变范围与程度的判断。

（3）实验室检查：①幽门螺杆菌是引起慢性胃炎的最重要的原因，建议常规检测；②维生素B_{12}、自身抗体等在诊断萎缩性胃体炎时建议检测；③血清胃泌素G17、胃蛋白酶Ⅰ和Ⅱ可能有助于判断有无胃黏膜萎缩和萎缩部位。

二、病因病机

1. 病因　胃在生理上以和降为顺，在病理上因滞而病，本病主要与脾胃虚弱、情志失调、饮食不节、药物、外邪（幽门螺杆菌感染）等多种因素有关，上述因素损伤脾胃，致运化失司，升降失常，而发生气滞、湿阻、寒凝、火郁、血瘀等，表现为胃痛、胀满等症状。

2. 病位　慢性胃炎病位在胃，与肝、脾两脏密切相关。

3. 病机 慢性胃炎的病机可分为本虚和标实两个方面。本虚主要表现为脾气（阳）虚和胃阴虚，标实主要表现为气滞、湿热和血瘀，脾虚、气滞是疾病的基本病机。血瘀是久病的重要病机，在胃黏膜萎缩发生发展乃至恶变的过程中起着重要作用。

4. 病机转化 慢性胃炎的辨证应当审证求因，其病机与具体的临床类型有关，总体而言，在临床上常表现为本虚标实、虚实夹杂之证。早期以实证为主，病久则变为虚证或虚实夹杂；早期多在气分，病久则兼涉血分。慢性非萎缩性胃炎以脾胃虚弱，肝胃不和证多见；慢性萎缩性胃炎以脾胃虚弱，气滞血瘀证多见；慢性胃炎伴胆汁反流以肝胃不和证多见；伴幽门螺杆菌感染以脾胃湿热证多见；伴癌前病变者以气阴两虚、气滞血瘀、湿热内阻证多见。

三、辨证分型

结合现有共识和标准，采用定量的文献统计方法，对临床常用的相对单一证候进行统计，确定常用证候为肝胃不和证（包括肝胃气滞证和肝胃郁热证）、脾胃湿热证、脾胃虚弱证（包括脾胃气虚证和脾胃虚寒证）、胃阴不足证及胃络瘀阻证。上述证候可单独出现，也可相兼出现，临床应在辨别单一证候的基础上辨别复合证候。常见的复合证候有肝郁脾虚证、脾虚气滞证、寒热错杂证、气阴两虚证、气滞血瘀证、虚寒夹瘀证、湿热夹瘀证等。同时，随着病情的发展变化，证候也呈现动态变化的过程，临床需认真甄别。

（一）辨证标准

1. 肝胃不和证

（1）肝胃气滞证：主症：①胃脘胀满或胀痛；②胁肋部胀满不适或疼痛。次症：①症状因情绪因素诱发或加重；②嗳气频作。舌脉：①舌淡红，苔薄白；②脉弦。

（2）肝胃郁热证：主症：①胃脘灼痛；②两胁胀闷或疼痛。次症：①心烦易怒；②反酸；③口干；④口苦；⑤大便干燥。舌脉：①舌质红，苔黄；②脉弦或弦数。

2. 脾胃湿热证 主症：①脘腹痞满或疼痛；②身体困重；③大便黏滞或溏滞。次症：①食少纳呆；②口苦；③口臭；④精神困倦。舌脉：①舌质红，苔黄腻；②脉滑或数。

3. 脾胃虚弱证

（1）脾胃气虚证：主症：①胃脘胀满或胃痛隐隐；②餐后加重；③疲倦乏力。次症：①纳呆；②四肢不温；③大便溏薄。舌脉：①舌淡或有齿印，苔薄白；②脉虚弱。

（2）脾胃虚寒证：主症：①胃痛隐隐，绵绵不休；②喜温喜按。次症：①劳累或受凉后发作或加重；②泛吐清水；③精神疲倦；④四肢倦怠；⑤腹泻或伴不消化食物。舌脉：①舌淡胖，边有齿痕，苔白滑；②脉沉弱。

4. 胃阴不足证 主症：①胃脘灼热疼痛；②胃中嘈杂。次症：①似饥而不欲食；②口干舌燥；③大便干结。舌脉：①舌红少津或有裂纹，苔少或无；②脉细或数。

5. 胃络瘀阻证 主症：①胃脘痞满或痛有定处。次症：①胃痛日久不愈；②痛如针刺。舌脉：①舌质暗红或有瘀点、瘀斑；②脉弦涩。

证候诊断：具备主症2项，次症2项，参考舌脉，即可诊断。

（二）微观辨证

微观辨证是以胃镜为工具，在胃镜直视下，观察胃黏膜的颜色、色泽、质地、分泌物、蠕动及黏膜血管等情况，来识别证型。研究显示，胃镜下辨证有一定的临床价值，尤其是对于临床无症状或长期治疗而疗效不佳者。鉴于文献报道的微观辨证分型标准并不完全一致，共识制定小组经过讨论，拟订了微观分型的参考标准，以供临床参考。

1. 肝胃不和证　胃黏膜急性活动性炎性反应，或伴胆汁反流，胃蠕动较快；

2. 脾胃湿热证　胃黏膜充血水肿，糜烂明显，黏液黏稠混浊；

3. 脾胃虚弱证　胃黏膜苍白或灰白，黏膜变薄，黏液稀薄而多，或有黏膜水肿，黏膜下血管清晰可见，胃蠕动减弱；

4. 胃阴不足证　黏膜表面粗糙不平，变薄变脆，分泌物少。皱襞变细或消失，呈龟裂样改变，或可透见黏膜下小血管网；

5. 胃络瘀阻证　胃黏膜呈颗粒或结节状，伴黏膜内出血点，黏液灰白或褐色，血管网清晰可见，血管纹暗红。

四、临床治疗

（一）治疗目标

慢性胃炎中医药治疗以改善患者症状，提高患者生活质量为主，同时关注胃黏膜糜烂、萎缩、肠上皮化生、上皮内瘤变（异型增生）等病变。

（二）治疗原则

中医药对慢性胃炎的主要干预手段有药物治疗、针灸疗法等，临床可根据具体情况选择合适的治疗方式，并配合饮食调节、心理疏导等方法综合调治。治疗过程中，应当审证求因，辨证施治；对于病程较长、萎缩、肠上皮化生者，在辨证准确的基础上，可守方治疗。

（三）辨证论治

1. 肝胃不和证

（1）肝胃气滞证：治法：疏肝理气和胃。主方：柴胡疏肝散（《景岳全书》）。药物：柴胡、陈皮、枳壳、芍药、香附、川芎、甘草。加减：胃脘疼痛者可加川楝子、延胡索；嗳气明显者，可加沉香、旋覆花。

（2）肝胃郁热证：治法：清肝和胃。主方：化肝煎（《景岳全书》）合左金丸（《丹溪心法》）。药物：青皮、陈皮、白芍、牡丹皮、栀子、泽泻、浙贝母、黄连、吴茱萸。加减：反酸明显者可加乌贼骨、瓦楞子；胸闷胁胀者，可加柴胡、郁金。

2. 脾胃湿热证 治法：清热化湿。主方：黄连温胆汤（《六因条辨》）。药物：半夏、陈皮、茯苓、枳实、竹茹、黄连、大枣、甘草。加减：腹胀者可加厚朴、槟榔；嗳食酸腐者可加莱菔子、神曲、山楂。

3. 脾胃虚弱证

（1）脾胃气虚证：治法：益气健脾。主方：香砂六君子汤（《古今名医方论》）。药物：木香、砂仁、陈皮、半夏、党参、白术、茯苓、甘草。加减：痞满者可加佛手、香橼；气短、汗出者可加炙黄芪；四肢不温者可加桂枝、当归。

（2）脾胃虚寒证：治法：温中健脾。主方：黄芪建中汤（《金匮要略》）合理中汤（《伤寒论》）。药物：黄芪、芍药、桂枝、生姜、大枣、饴糖、党参、白术、干姜、甘草。加减：便溏者可加炮姜炭、炒薏苡仁；畏寒明显者可加炮附子。

4. 胃阴不足证　治法：养阴益胃。主方：一贯煎（《续名医类案》）。药物：北沙参、麦冬、地黄、当归、枸杞子、川楝子。加减：胃痛明显者加芍药、甘草；便秘不畅者可加瓜蒌、火麻仁。

5. 胃络瘀阻证　治法：活血化瘀。主方：失笑散（《太平惠民和剂局方》）合丹参饮（《时方歌括》）。药物：五灵脂、蒲黄、丹参、檀香、砂仁。加减：疼痛明显者加延胡索、郁金；气短、乏力者可加黄芪、党参。

对于临床症状复杂、多个证候相兼的患者，用成方组成相应的切合病机的合方治疗可提高治疗的效果，简化处方的程序。如慢性非萎缩性胃炎，其病机表现为脾胃虚弱，肝胃不和，故可用脾胃虚弱证的主方香砂六君子汤与肝胃不和证的主方柴胡疏肝散合方化裁。慢性萎缩性胃炎、慢性胃炎伴胆汁反流等也可据此方法处方。

（四）辨病论治

辨病论治、专病专方是慢性胃炎中医临床实践的重要组成部分，其原理是在认识慢性胃炎基本病机的基础上，拟订方剂，并随证化裁。从临床用方的组成来看，多数为各单一证候用方所组成的合方。

对于无明显临床症状者，可采用辨病论治并结合舌脉、内镜下胃黏膜表现的辨证结果施治，具体病机可参考"病机转化"及"微观辨证"部分。

在幽门螺杆菌阳性的慢性胃炎患者中，如果有明显的临床症状，或伴萎缩、糜烂、肠上皮化生、上皮内瘤变等，或有胃癌家族史者，根除幽门螺杆菌是必要的。关于幽门螺杆菌的根除指针及用药方案，具体可参照相关幽门螺杆菌共识意见。辨证属脾胃湿热证的患者也可配合使用具有清热化湿功效的方剂（如黄连温胆汤、半夏泻心汤）提高疗效。慢性胃炎伴胃黏膜充血、糜烂时，可加用中药三七粉、白及粉、珍珠粉治疗（随汤药冲服或用温水调成糊状口服，空腹时服用），但建议在辨证的基础上使用。伴黏膜内出血者，可在处方中加入化瘀止血之品，如三七粉、白及粉。对慢性胃炎伴癌前病变者的治疗，非脾胃虚寒者可在复方中加入白花蛇舌草、半枝莲、半边莲，或配合使用活血化瘀类中药丹参、三七、莪术等。

（五）常用中成药

1. 气滞胃痛颗粒　疏肝理气，和胃止痛。用于肝郁气滞，胸痞胀满，胃脘疼痛。

2. 胃苏颗粒　理气消胀，和胃止痛。用于气滞型胃脘痛，症见胃脘胀痛，窜及两胁，得嗳气或矢气则舒，情绪郁怒则加重，胸闷食少，排便不畅及慢性胃炎见上述证候者。

3. 温胃舒胶囊　温中养胃，行气止痛。用于中焦虚寒所致的胃痛，症见胃脘冷痛、腹胀嗳气、纳差食少、畏寒无力；慢性萎缩性胃炎、浅表性胃炎见上述证候者。

4. 虚寒胃痛颗粒　益气健脾，温胃止痛。用于脾虚胃弱所致的胃痛，症见胃脘隐痛、喜温喜按、遇冷或空腹加重；十二指肠球部溃疡、慢性萎缩性胃炎见上述证候者。

5. 健胃消食口服液　健胃消食。用于脾胃虚弱所致的食积，症见不思饮食，嗳腐吞酸，脘腹胀满；消化不良见上述证候者。

6. 养胃舒胶囊　扶正固体，滋阴养胃，调理中焦，行气消导。用于慢性萎缩性胃炎、慢性胃炎所引起的胃脘灼热胀痛，手足心热，口干、口苦，纳差，消瘦等症。

7. 荜铃胃痛颗粒　行气活血，和胃止痛。用于气滞血瘀引起的胃脘胀痛、刺痛；慢性胃炎见有上述证候者。

8. 摩罗丹（浓缩丸）　和胃降逆，健脾消胀，通络定痛。用于慢性萎缩性胃炎症见胃疼、胀满、痞闷、纳呆、嗳气等症。

9. 胃复春　健脾益气，活血解毒。用于治疗慢性萎缩性胃炎胃癌前期病变、胃癌手术后辅助治疗、慢性浅表性胃炎属脾胃虚弱证者。

10. 达立通颗粒　清热解郁，和胃降逆，通利消滞。用于肝胃郁热所致痞满证，症见胃脘胀满、嗳气、纳差、胃中灼热、嘈杂泛酸、脘腹疼痛、口干口苦；动力障碍型功能性消化不良见上述症状者。

11. 金胃泰胶囊　行气活血，和胃止痛。用于肝胃气滞、湿热瘀阻所致的急慢性胃肠炎、胃及十二指肠溃疡等。

12. 胃康胶囊　行气健胃，化瘀止血，制酸止痛。用于气滞血瘀所致的胃脘疼痛、痛处固定、吞酸嘈杂、胃及十二指肠溃疡、慢性胃炎见上述症状者。

13. 三九胃泰颗粒　清热燥湿，行气活血，柔肝止痛。用于湿热内蕴、气滞血瘀所致的胃痛，症见脘腹隐痛、饱胀反酸、恶心呕吐、嘈杂纳减；浅表性胃炎、糜烂性胃炎、萎缩性胃炎见上述证候者。

14. 荆花胃康胶丸　理气散寒，清热化瘀。用于寒热错杂症、气滞血瘀所致的胃脘胀闷疼痛、嗳气、反酸、嘈杂、口苦；十二指肠溃疡见上述证候者。

15. 甘海胃康胶囊　健脾和胃，收敛止痛。用于脾虚气滞所致的胃及十二指肠溃疡、慢性胃炎、反流性食管炎。

16. 东方胃药胶囊　舒肝和胃，理气活血，清热止痛。用于肝胃不和、瘀热阻络所致的胃脘疼痛、嗳气、吞酸、嘈杂、饮食不振、躁烦易怒等，以及胃溃疡、慢性浅表性胃炎见上述证候者。

17. 延参健胃胶囊　健脾和胃，平调寒热，除痞止痛。用于治疗本虚标实、寒热错杂之慢性萎缩性胃炎。症见胃脘痞满、疼痛、纳差、嗳气、嘈杂、体倦乏力等。

18. 胆胃康胶囊　舒肝利胆，清利湿热。用于肝胆湿热所致的胁痛、黄疸，以及胆汁反流性胃炎、胆囊炎见上述症状者。

（六）针灸治疗

针灸治疗对慢性胃炎的症状改善有作用，用温针配合艾灸，可有效地缓解慢性胃炎脾胃虚寒证患者的症状，提高生活质量。

针灸治疗常用取穴有足三里、中脘、胃俞、脾俞、内关等。肝胃不和加肝俞、太冲、期门；伴郁热加天枢、丰隆；脾胃虚弱者加脾俞、梁丘、气海；胃阴不足加三阴交、太溪；脾胃虚寒重者，可灸上脘、中脘、下脘、足三里；兼有恶心、呕吐、嗳气者，加上脘、内关、膈俞；痛甚加梁门、内关、公孙；消化不良者加合谷、天枢、关元、三阴交；气滞血瘀证加太冲、血海、合谷；气虚血瘀证加血海、膈俞等；兼有实证者用针刺，虚证明显者用灸法；虚实夹杂，针灸并用。

（七）心理干预

精神刺激是引起慢性胃炎的重要因素，而慢性胃炎患者的焦虑与抑郁量表评分也较正常人高。常见的心理障碍包括丧失治疗信心、恐癌心理及对特殊检查的恐惧等。加强对慢性胃炎患者的心理疏导对缓解慢性胃炎的发病、减轻症状，提高生活质量有一定的帮助。

（八）慢性胃炎诊治流程

见图10。

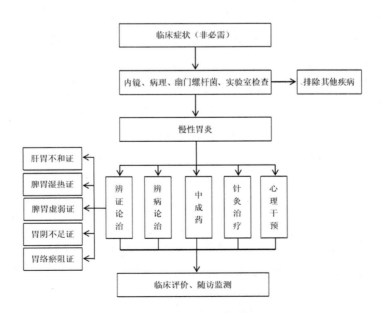

图 10　慢性胃炎治疗流程图

五、疗效评定

1. 明确主要疗效指标 慢性胃炎的疗效评价包括证候疗效评价、症状评价、内镜下胃黏膜表现评价、病理组织学评价、生活质量评价等。临床研究中应根据主要研究目的的不同，选择主要疗效指标与次要疗效指标。

（1）证候疗效评价：证候疗效评价是体现中医临床疗效评价特色的部分，常用尼莫地平法进行疗效的评估，其是以症状，部分结合舌苔、脉象为基础的评定。尼莫地平法计算方法：疗效指数（%）＝（治疗前积分－治疗后积分）/治疗前积分×100%。①临床痊愈：主要症状、体征消失或基本消失，疗效指数≥95%；②显效：主要症状、体征明显改善；70%≤疗效指数＜95%；③有效：主要症状、体征明显好转，30%≤疗效指数＜70%；④无效：主要症状，体征无明显改善，甚或加重，疗效指数＜30%。

（2）症状评价：症状评价主要是针对慢性胃炎的消化不良症状的评价，如上腹部疼痛、饱胀、早饱、食欲缺乏等，处理方法多是参照《中药新药临床研究指导原则》，将其分为主要症状与次要症状，从程度和频次两个方面进行分级，并按照权重赋值。但目前对症状的选择、分级标准的制定、权重的赋值均存在较大的主观性，其信度、效度及反应度均得不到验证，需要进一步规范。

（3）临床评定：《慢性胃炎的内镜分型分级标准及治疗的试行意见》曾提出慢性胃炎内镜下黏膜表现的分级，该标准主要用于临床评定。内镜下胃黏膜疗效评价指标可暂时参照该标准制定，但其价值仍有待于进一步认定。

（4）其他评价：对于胃黏膜萎缩、肠上皮化生、上皮内瘤变的评价是病理组织学为主。病理组织学病变包括萎缩、肠上皮化生、上皮内瘤变、炎性反应、活动性等。可参考《中国慢性胃炎共识意见》提供的直观模拟评分法对各病变予以分级赋分，应当区分主要指标和次要指标，并结合病变范围，综合评价。对于上皮内瘤变的评价，建议在采用黏膜定标活检技术的基础上，进行病理组织学的定性和半定量评价。

（5）生活质量评价：在生活质量方面可采用慢性胃肠疾病患者报告临床结局评价量表（PRO）及SF-36健康调查量表等进行测评。PRO从中医药治疗脾胃病的特点出发，分消化不良、反流、排便、社会、心理、一般状态6个维度对患者进行测评，其信度、效度已得到验证。

（6）焦虑抑郁评价：对于焦虑抑郁状态测评，可以采用医院焦虑与抑郁量表（HAD）、焦虑自评量表（SAS）、抑郁自评量表（SDS）等工具。

2. 不推荐使用复合指标评价 是将几个相关指标按照一定的关系，重新组合成新的指标体系；如将临床症状、内镜表现及病理组织三者组合，综合制定治愈、显效、有效及无效的标准，这种组合看似精确，但数据无法回溯，实际执行时容易流于粗糙。临床疗效评价中，推荐对各个临床疗效评价指标单独评价和解释，不推荐使用复合指标。

3. 关注远期疗效　慢性胃炎临床疗效评价应将近期疗效与远期疗效评价相结合。慢性胃炎的病程是一个长期的、慢性、反复的过程，除症状外，萎缩、肠上皮化生、上皮内瘤变等病变应当是观察的重要内容。慢性胃炎的临床疗效评价时间推荐在3个月以上，以便于疗效的准确评估。治疗结束后进行长期随访，观察胃癌发生率等终点结局指标及疾病复发情况。

4. 胃黏膜定标活检技术　对于慢性萎缩性胃炎、慢性萎缩性胃炎伴肠上皮化生、上皮内瘤变等评价具有较高的价值。

六、预防调摄

1. 饮食控制　关于饮食行为与慢性胃炎的关系研究显示：进餐无定时、进食过快、暴饮暴食、喜食热烫食、烧烤、口味偏咸、饮酒等为慢性胃炎的危险因素。慢性胃炎患者应尽量避免服用对胃黏膜有刺激或损伤的食物（如辛辣食物、含亚硝酸盐食物等）及药物（如非甾体类抗感染药等）。

2. 心理调摄　慢性胃炎患者应保持心情舒畅，避免不良情绪的刺激，必要时可向心理医师咨询。

3. 生活调摄　慢性胃炎患者应当避免长期过度劳累；在冬春季节尤需注意生活调摄。

4. 随访监测　慢性萎缩性胃炎伴有上皮内瘤变和肠上皮化生者有一定的癌变概率。有研究显示，癌前病变人群95%癌变所需时间：萎缩性胃炎为11.6年，肠上皮化生为11.4年，异型增生为5.7年，中重度肠上皮化生伴中重度异型增生为4.5年。《中国慢性胃炎共识意见》建议：活检有中-重度萎缩并伴有肠化生的慢性萎缩性胃炎1年左右随访1次，不伴有肠化生或上皮内瘤变的慢性萎缩性胃炎可酌情行内镜和病理随访，伴有低级别上皮内瘤变并证明此标本并非来于癌旁者，根据内镜和临床情况缩短至每3个月左右随访1次；而高级别上皮内瘤变需立即确认，证实后行内镜下治疗或手术治疗。

引自：中华中医药学会脾胃病分会.慢性胃炎中医诊疗专家共识意见（2017）.中华中医药杂志（原中国医药学报），2017，32（7）：3060-3064.

中国慢性胃炎共识意见（2017）

自2012年11月在上海召开的全国慢性胃炎研讨会制定了《中国慢性胃炎共识意见》以来，国际上出台了《幽门螺杆菌胃炎京都全球共识意见》（以下简称为京都共识），既强调了幽门螺杆菌（Hp）的作用，又更重视慢性胃炎的"可操作的与胃癌风险联系的胃炎评估（OLGA）"甚至"可操作的与胃癌风险联系的肠化生评估（OLGIM）"分级分期系统，以及 ABC 分级标准、Maastricht-5 共识和我国第五次全国 Hp 感染处理共识意见，慢性胃炎与胃癌的关系以及根除 Hp 的作用、慢性胃炎内镜和病理诊断手段的进步等均要求我们更新共识意见。为此，由中华医学会消化病学分会主办、上海交通大学医学院附属仁济医院消化内科暨上海市消化疾病研究所承办的 2017 年全国慢性胃炎诊治共识会议于 2017 年 7 月 1 日在上海召开。

本共识意见共包含 48 项陈述（条款），由中华医学会消化病学分会的部分专家撰写草稿，撰写原则按照循证医学 PICO 原则，会前对共识意见草案进行了反复讨论和修改。会议期间来自全国各地的 75 名消化病学专家首先听取了撰写小组专家针对每一项陈述的汇报，在充分讨论后采用改良 Delphi 法无记名投票形式通过了本共识意见。陈述的证据来源质量和推荐等级标准参照美国内科医师协会临床指南委员会标准（表 30）。每一项陈述的投票意见为完全同意或（和）基本同意者超过 80% 则被视为通过；相反，则全体成员再次讨论，若第 2 次投票仍未达到前述通过所需要求，则当场修改后进行第 3 次投票，确定接受或放弃该项陈述。

表30　美国内科医师协会临床指南委员会标准

证据质量	推荐强度	
	获益显著超过风险或负担，或相反	获益与风险或负担接近
高质量	强推荐	条件推荐（即弱推荐）
中等质量	强推荐	条件推荐（即弱推荐）
（很）低质量	强推荐	条件推荐（即弱推荐）

一、流行病学

1. 由于多数慢性胃炎患者无任何症状，因此难以获得确切的患病率。估计的慢性胃炎患病率高于当地人群中 Hp 感染率。

推荐等级：强；证据质量：中等；陈述同意率：97.2%。Hp 现症感染者几乎均存在慢性活动性胃炎，即 Hp 胃炎，绝大多数血清学检测（现症感染或既往感染）阳性者存在慢性胃炎。除 Hp 感染外，胆汁反流、药物、自身免疫等因素也可引起慢性胃炎。因此，人群中慢性胃炎的患病率高于或略高于 Hp 感染率。目前我国基于内镜诊断的慢性胃炎患病率接近 90%。

2. 慢性胃炎尤其是慢性萎缩性胃炎的发生与 Hp 感染密切相关。

推荐等级：强；证据质量：中等；陈述同意率：82.1%。京都共识指出，Hp 胃炎无论有无症状、伴或不伴有消化性溃疡和胃癌，均应定义为一种感染性疾病。根据病因分类，Hp胃炎是一种特殊类型的胃炎。Hp感染与地域、人口种族和经济条件有关。在儿童时期感染Hp可导致以胃体胃炎为主的慢性胃炎，而在成人则以胃窦胃炎为主。我国慢性胃炎的发病率呈上升趋势，而Hp感染率呈下降趋势。我国Hp感染率已由2000年前的60.5%降至目前的52.2%左右。除Hp感染外，自身免疫性胃炎也可导致胃黏膜萎缩，约20%的50～74岁人群中抗壁细胞抗体阳性。

3. 慢性胃炎特别是慢性萎缩性胃炎的患病率一般随年龄增加而上升。

推荐等级：强；证据质量：高；陈述同意率：98.7%。无论慢性萎缩性胃炎还是慢性非萎缩性胃炎，患病率均随年龄的增长而升高。这主要与Hp感染率随年龄增加

而上升有关，萎缩、肠化生与"年龄老化"亦有一定关系。慢性萎缩性胃炎与Hp感染有关，年龄越大者的发病率越高，但其与性别的关系不明显。这也反映了Hp感染产生的免疫反应导致胃黏膜损伤所需的演变过程。

4. 慢性胃炎人群中，慢性萎缩性胃炎的比例在不同国家和地区之间存在较大差异，一般与胃癌的发病率呈正相关。

推荐等级：强；证据质量：高；陈述同意率：93.2%。慢性萎缩性胃炎的发生是Hp感染、环境因素和遗传因素共同作用的结果。在不同国家或地区的人群中，慢性萎缩性胃炎的患病率大不相同；此差异不但与各地区Hp感染率差异有关，而且与感染的Hp毒力基因差异、环境因素不同和遗传背景差异有关。胃癌高发区慢性萎缩性胃炎的患病率高于胃癌低发区。Hp感染后免疫反应介导慢性胃炎的发生、发展。外周血Runx3甲基化水平可作为判断慢性萎缩性胃炎预后的指标。慢性胃炎患者的胃癌、结直肠肿瘤、胰腺癌患病率较正常者增高。

5. 我国慢性萎缩性胃炎的患病率较高，内镜诊断萎缩性胃炎的敏感性较低，需结合病理检查结果。

推荐等级：条件；证据质量：中等；陈述同意率：93.2%。2014年，由中华医学会消化内镜学分会牵头开展了一项横断面调查，纳入包括10个城市、30个中心、共计8892例有上消化道症状且经胃镜检查证实的慢性胃炎患者。结果显示，在各型慢性胃炎中，内镜诊断慢性非萎缩性胃炎最常见（49.4%），其次是慢性非萎缩性胃炎伴糜烂（42.3%），慢性萎缩性胃炎比例为17.7%；病理诊断萎缩占25.8%，肠化生占23.6%，上皮内瘤变占7.3%。以病理诊断为"金标准"，则内镜诊断萎缩的敏感性仅为42%，特异性为91%。说明我国目前慢性萎缩性胃炎的患病率较高，内镜和病理诊断的符合率有待进一步提高。

二、慢性胃炎的病因及其分类

1. Hp感染是慢性胃炎最主要的病因。推荐等级：强；证据质量：高；陈述同意率：93.2%。70%～90%的慢性胃炎患者有Hp感染；慢性胃炎活动性的存在高度提示Hp感染。

2. Hp 胃炎是一种感染性疾病。推荐等级：强；证据质量：高；陈述同意率：83.8%。所有 Hp 感染者几乎均存在慢性活动性胃炎，即 Hp 胃炎。Hp 感染与慢性活动性胃炎之间的因果关系符合 Koch 原则。Hp 感染可在人-人之间传播。因此 Hp 胃炎不管有无症状和（或）并发症，均是一种感染性疾病。

3. 胆汁反流、长期服用非甾体消炎药（NSAIDs）（包括阿司匹林）等药物和乙醇摄入是慢性胃炎相对常见的病因。推荐强度：强；证据质量：中等；陈述同意率：97.3%。胆汁、NSAIDs（包括阿司匹林）等药物和乙醇可通过不同机制损伤胃黏膜，这些因素是 Hp 阴性胃炎的相对常见的病因。

4. 自身免疫性胃炎在我国相对少见。

推荐强度：条件；证据质量：中等；陈述同意率：86.3%。自身免疫性胃炎是一种自身免疫功能异常所致的胃炎，主要表现为以胃体为主的萎缩性胃炎，伴有血和（或）胃液壁细胞抗体和（或）内因子抗体阳性，严重者因维生素 B_{12} 缺乏而有恶性贫血表现。其确切的诊断标准有待统一。此病在北欧国家报道较多，我国少见报道，确切患病率尚不清楚。

5. 其他感染性、嗜酸粒细胞性、淋巴细胞性、肉芽肿性胃炎和 Ménétrier 病相对少见。

推荐强度：条件；证据质量：低；陈述同意率：97.1%。除 Hp 感染外，同属螺杆菌的海尔曼螺杆菌可单独（＜1%）或与 Hp 共同感染引起慢性胃炎。其他感染性胃炎（包括其他细菌、病毒、寄生虫、真菌）更少见。嗜酸粒细胞性、淋巴细胞性、肉芽肿性胃炎和 Ménétrier 病相对少见。随着我国克罗恩病（CD）发病率的上升，肉芽肿性胃炎的诊断率可能会有所增加。

6. 慢性胃炎的分类尚未统一，一般基于病因、内镜所见、胃黏膜病理变化和胃炎分布范围等相关指标进行分类。

推荐强度：强；证据质量：中等；陈述同意率：98.6%。目前一般基于悉尼系统和新悉尼系统进行慢性胃炎分类。WHO 国际疾病分类（ICD）第 10 版（1989 年推出）已过时，以病因分类为主的 ICD-11 版仍在征询意见中（预期 2018 年推出）（部分内容见附录一）。

7. 基于病因可将慢性胃炎分成 Hp 胃炎和非 Hp 胃炎两大类。

推荐强度：强；证据质量：中等；陈述同意率：83.8%。病因分类有助于治疗。Hp 感染是慢性胃炎的主要病因，将慢性胃炎分成 Hp 胃炎和非 Hp 胃炎有助于慢性胃炎处理中重视对 Hp 的检测和治疗。

8. 基于内镜和病理诊断可将慢性胃炎分萎缩性和非萎缩性两大类。

推荐强度：强；证据质量：高；陈述同意率：98.5%。

这是慢性胃炎新悉尼系统分类方法。胃黏膜萎缩可分成单纯性萎缩和化生性萎缩，胃黏膜腺体有肠化生者属于化生性萎缩。

9. 基于胃炎分布可将慢性胃炎分为胃窦为主胃炎、胃体为主胃炎和全胃炎三大类。

推荐强度：强；证据质量：中等；陈述同意率：85.5%。

这是慢性胃炎悉尼系统分类方法。胃体为主胃炎尤其是伴有胃黏膜萎缩者，胃酸分泌多减少，胃癌的发生风险增加；胃窦为主者胃酸分泌多增加，十二指肠溃疡的发生风险增加。这一胃炎分类法对预测胃炎并发症有一定作用。

三、慢性胃炎的临床表现

1. 慢性胃炎无特异性临床表现。有无消化不良症状及其严重程度与慢性胃炎的分类、内镜下表现、胃黏膜组织病理学分级均无明显相关性。

推荐强度：强；证据质量：中等；陈述同意率：100%。在前述（流行病学部分第5条陈述）的一项纳入8892例慢性胃炎患者的全国多中心研究显示，13.1%的患者无任何症状，有症状者常见表现依次为上腹痛（52.9%）、腹胀（48.7%）、餐后饱胀（14.3%）和早饱感（12.7%），近1/3的患者有上述2个以上症状共存，与消化不良症状谱相似。日本一项纳入9125例慢性胃炎的临床研究中，40%的患者有消化不良表现，慢性胃炎与功能性消化不良在临床表现和精神心理状态上无明显差异。国内Wei等对符合罗马Ⅲ功能性消化不良诊断标准的233例患者进行胃镜活检，发现Hp胃炎占37.7%，症状以上腹痛综合征（EPS）为主，但缺乏大样本研究进一步证实。Carabotti等比较了胃窦局灶性胃炎与全胃炎患者的消化不良症状，结果显示两者之间无明显差异。Redéen等发现不同内镜表现和组织病理学结果的慢性胃炎患者症状的严重程度与内镜所见和组织病理学分级无明显相关性。

2. 自身免疫性胃炎可长时间缺乏典型临床症状，胃体萎缩后首诊症状以贫血和维生素B_{12}缺乏引起的神经系统症状为主。

推荐强度：条件；证据质量：低；陈述同意率：98.6%。传统观点认为自身免疫性胃炎好发于老年北欧女性，但最新流行病学调查显示以壁细胞抗体阳性为诊断标准，该病在人群中的总发病率为2%，老年女性的发病率可达4% ~ 5%，且无种族、地域特异性。患者在胃体萎缩前无典型临床表现，进展至胃体萎缩后多以贫血和维生素B_{12}缺乏引起的神经系统症状就诊。有研究表明因胃体萎缩、胃酸减少引起的缺铁性小细胞性贫血可先于大细胞性贫血出现。自身免疫性胃炎恶性贫血合并原发性甲状旁腺亢进与Ⅰ型糖尿病的发病率较健康人群增高3 ~ 5倍。一项国外最新的横断面研究纳入了379例临床诊断为自身免疫性胃炎的患者，其中餐后不适综合征（PDS）占有消化道症状者的60.2%，独立相关因素为低龄（＜55岁）（OR = 1.6，95% CI：1 ~ 2.5）、吸烟（OR = 2.2，95% CI：1.2 ~ 4）、贫血（OR = 3.1，95% CI：1.5 ~ 6.4）。国内尚无自身免疫性胃炎的大样本研究。

3. 其他感染性、嗜酸粒细胞性、淋巴细胞性、肉芽肿性胃炎和Ménétrier病症状表现多样。

推荐强度：条件；证据质量：低；陈述同意率：98.6%。淋巴细胞性胃炎（lymphocytic gastritis）：内镜下表现为绒毛状、疣状胃炎伴糜烂，病理特征为胃黏膜上皮内淋巴细胞＞25/100上皮细胞。临床表现多样，1/3 ～ 1/2的患者表现为食欲下降、腹胀、恶心、呕吐，1/5的患者合并低蛋白血症和乳糜泻。

肉芽肿性胃炎：其为CD累及上消化道的表现之一，Horjus Talabur Horje等在108例新诊断的CD患者中发现，55%的病例伴有胃黏膜损伤，病理表现为局灶性胃炎、肉芽肿性胃炎。

四、内镜诊断

1. 慢性胃炎的内镜诊断系指肉眼或特殊成像方法所见的黏膜炎性变化，需与病理检查结果结合作出最终判断。

推荐等级：强；证据质量：中等；陈述同意率：94.2%。慢性萎缩性胃炎的诊断包括内镜诊断和病理诊断，而普通白光内镜下判断的萎缩与病理诊断的符合率较低，确诊应以病理诊断为依据。

2. 内镜结合组织病理学检查可诊断慢性胃炎为慢性非萎缩性胃炎和慢性萎缩性胃炎两大基本类型。

推荐等级：强；证据质量：低；陈述同意率：98.5%。多数慢性胃炎的基础病变均为炎性反应（充血渗出）或萎缩，因此将慢性胃炎分为慢性非萎缩性胃炎和慢性萎缩性胃炎，此也有利于与病理诊断的统一。慢性非萎缩性胃炎内镜下可见黏膜红斑、黏膜出血点或斑块、黏膜粗糙伴或不伴水肿、充血渗出等基本表现。慢性萎缩性胃炎内镜下可见黏膜红白相间，以白相为主，皱襞变平甚至消失，部分黏膜血管显露；可伴有黏膜颗粒或结节状等表现。慢性胃炎可同时存在糜烂、出血或胆汁反流等征象，这些在内镜检查中可获得可靠的证据。其中糜烂可分为两种类型，即平坦型和隆起型，前者表现为胃黏膜有单个或多个糜烂灶，大小从针尖样到直径数厘米不等；后者可见单个或多个疣状、膨大皱襞状或丘疹样隆起，直径5 ～ 10 mm，顶端可见黏膜缺损或脐样凹陷，中央有糜烂。糜烂的发生可与Hp感染和服用黏膜损伤药物等有关。因此，在诊断时应予以描述，如慢性非萎缩性胃炎或慢性萎缩性胃炎伴糜烂、胆汁反流等。

3. 特殊类型胃炎的内镜诊断必须结合病因和病理检查结果。

推荐等级：强；证据质量：低；陈述同意率：98.5%。

特殊类型胃炎的分类与病因和病理有关，包括化学性、放射性、淋巴细胞性、肉芽肿性、嗜酸粒细胞性以及其他感染性疾病所致者等。

4. 放大内镜结合染色对内镜下慢性胃炎病理分类有一定帮助。

推荐等级：强；证据质量：中等；陈述同意率：100%。

放大内镜结合染色能清楚显示胃黏膜微小结构，可指导活检，对胃炎的诊断和鉴别诊断以及早期发现上皮内瘤变和肠化生具有参考价值。目前亚甲蓝染色结合放大内镜对肠化生和上皮内瘤变仍保持了较高的准确率。苏木精、靛胭脂、乙酸染色也显示了对上皮内瘤变的诊断作用。

5. 电子染色放大内镜和共聚焦激光显微内镜对慢性胃炎的诊断和鉴别诊断有一定价值。

推荐等级：强；证据质量：中等；陈述同意率：98.6%。电子染色放大内镜对慢性胃炎和胃癌前病变具有较高的敏感性和特异性，但其具体表现特征和分型尚无完全统一的标准。共聚焦激光显微内镜光学活检技术对胃黏膜的观察可达到细胞水平，能实时辨别胃小凹、上皮细胞、杯状细胞等细微结构变化，对慢性胃炎的诊断和组织学变化分级（慢性炎性反应、活动性、萎缩和肠化生）具有一定的参考价值。同时，光学活检可选择性对可疑部位进行靶向活检，有助于提高活检取材的准确性。

6. 规范的慢性胃炎内镜检查报告中，描述内容至少应包括病变部位和特征。

推荐等级：强；证据质量：高；陈述同意率：94.2%。

建议规范慢性胃炎的内镜检查报告，描述内容除胃黏膜病变部位和特征外，建议包括病变性质、胃镜活检部位和活检块数、快速尿素酶检测 Hp 的结果等。

7. 活检组织病理学对慢性胃炎的诊断至关重要，应根据病变情况和需要进行活检。用于临床诊断时建议取 2 ~ 3 块组织，分别在胃窦、胃角和胃体部位取活检；可疑病灶处另取活检。有条件时，活检可在色素或电子染色放大内镜和共聚焦激光显微内镜引导下进行。

推荐等级：条件；证据质量：中等；陈述同意率：91.3%。

对慢性胃炎内镜活检的块数，历届共识意见研讨会争议较多，不利于规范我国慢性胃炎的内镜活检和病理资料库的积累，建议有条件的单位根据新悉尼系统的要求取 5 块标本，即在胃窦和胃体各取 2 块、胃角 1 块，有利于我国慢性胃炎病理资料库的建立；仅用于临床诊断时可取 2 ~ 3 块标本。

五、慢性胃炎的病理诊断标准

1. 应重视贲门炎诊断，必要时增加贲门部黏膜活检。

推荐等级：条件；证据质量：中等；陈述同意率：84.1%。贲门炎是慢性胃炎中未受到重视的一种类型，与胃食管反流病、Barrett 食管等存在一定关系，值得今后加强研究。反流性食管炎如疑合并贲门炎时，宜取活检。

2. 标本应足够大，达到黏膜肌层。不同部位的标本需分开装瓶。内镜医师应向病理科提供取材部位、内镜所见和简要病史等临床资料。

推荐等级：强；证据质量：高；陈述同意率：100%。标本过浅（少）未达黏膜肌层者，失去了判断有无萎缩的依据。活检组织学检查对诊断自身免疫性胃炎十分重要，诊断时应核实取材部位（送检标本需分开装瓶）。此外，临床和实验室资料亦非常重要，严重的Hp感染性胃炎中胃体黏膜亦可有明显炎性反应或萎缩。内镜医师应向病理科提供取材部位、内镜所见和简要病史等临床资料，加强临床与病理的联系，可取得更多的反馈信息。

3. 慢性胃炎有5种组织学变化要分级，即Hp、活动性、炎性反应、萎缩和肠化生，分成无、轻度、中度和重度4级（0、+、++、+++）。分级标准采用我国慢性胃炎的病理诊断标准和新悉尼系统的直观模拟评分法。

推荐等级：强；证据质量：高；陈述同意率：100%。

直观模拟评分法是新悉尼系统为提高慢性胃炎国际间交流一致率而提出的。我国慢性胃炎的病理诊断标准采用文字描述，比较具体，容易操作，与新悉尼系统基本类似。我国文字描述的病理诊断标准与新悉尼系统评分图结合，可提高我国慢性胃炎病理诊断与国际诊断标准的一致性。对炎性反应明显而HE染色切片未发现Hp者，应作特殊染色仔细寻找，推荐采用较简便的Giemsa染色，也可按各病理室惯用的染色方法，有条件的单位可行免疫组化检测。胃肠黏膜是人体免疫系统的主要组成部分，存在着生理性免疫细胞（主要为淋巴细胞、组织细胞、树突细胞、浆细胞），这些细胞形态在常规HE染色切片上难以与慢性炎性细胞进行区分。病理医师建议在内镜检查无明显异常的情况下，高倍镜下平均每个腺管有1个单个核细胞浸润可不作为"病理性"胃黏膜对待。

4. 慢性胃炎病理诊断应包括部位分布特征和组织学变化程度。有病因可循者应报告病因。胃窦和胃体炎性反应程度相差二级或以上时，加上"为主"修饰词，如"慢性（活动性）胃炎，胃窦为主"。病理检查应报告每块活检标本的组织学变化，推荐使用表格式的慢性胃炎病理报告。推荐等级：强；证据质量：中等；陈述同意率98.6%。病理诊断应报告每块活检标本的组织学变化，可向临床医师反馈更详细的信息，有利于减少活检随机误差所造成的结论偏倚，方便临床做治疗前后的比较。表格式的慢性胃炎病理报告可克服活检随机性的缺点，信息简明、全面，便于治疗前后比较。

5. 慢性胃炎病理活检显示固有腺体萎缩，即可诊断为萎缩性胃炎，而不必考虑活检标本的萎缩块数和程度。临床医师可根据病理结果并结合内镜表现，最后作出萎缩范围和程度的判断。

推荐等级：强；证据质量：中等；陈述同意率：98.6%。

早期或多灶性萎缩性胃炎的胃黏膜萎缩呈灶性分布。即使活检块数少，只要病理活检显示有固有腺体萎缩，即可诊断为萎缩性胃炎。需注意的是，一切原因引起黏膜损伤的病理过程均可造成腺体数量减少，如于糜烂或溃疡边缘处取活检，不能视为萎缩性胃炎；局限于胃小凹区域的肠化生不算萎缩；黏膜层出现淋巴滤泡不算萎缩，应观察其周围区域的腺体情况来决定；此外，活检组织太浅（未达黏膜肌层者）、组织包埋方向不当等因素均可影响萎缩的判断。

6. 肠化生范围和肠化生亚型对预测胃癌发生危险性均有一定的价值，AB-PAS和HID-AB黏液染色能区分肠化生亚型。

推荐等级：强；证据质量：中等；陈述同意率：87.0%。

研究强调应重视肠化生范围，肠化生范围越广，发生胃癌的危险性越高。Meta分析提示肠化生分型对胃癌的预测亦有积极意义，不完全型/大肠型肠化生与胃癌发生更相关。但从病理检测的实际情况来看，慢性胃炎的肠化生以混合型多见，不完全型/大肠型肠化生的检出与活检数量密切相关，即存在取样误差的问题。AB-PAS染色对不明显肠化生的诊断很有帮助。

7. 异型增生（上皮内瘤变）是最重要的胃癌癌前病变。

引自：中华医学会消化病学分会.中国慢性胃炎共识意见（2017年，上海）.中华消化杂志，2017，37（11）：721-732.

慢性萎缩性胃炎中西医结合诊疗共识意见（2017）

慢性萎缩性胃炎（CAG）是临床常见病，其发病率及检出率随年龄增长而增加。本专业委员会于1989年、2003年、2011年相继制定了《慢性胃炎中西医结合诊断、辨证和疗效标准》《慢性胃炎的中西医结合诊治方案》《慢性胃炎中西医结合诊疗共识意见》，对慢性胃炎包括CAG的诊治和评价进行了规范。近年来，国内外在CAG的研究方面取得了许多进展，以前制定的中西医结合共识意见已不能满足目前临床诊治的需求，有必要对共识意见进行更新。为此，在充分参考中华医学会消化病学分会《中国慢性胃炎共识意见（2012年，上海）》等基础上，对2011年发布的《慢性胃炎中西医结合诊疗共识意见》进行更新，先后组织国内中西医消化病专家就CAG的中医证型、辨证治疗、疗效评定标准等一系列关键问题进行讨论，按照国际通行的德尔斐法进行3轮次投票，讨论《慢性萎缩性胃炎中西医结合专家共识意见（2016年）》（表决选择：①完全同意；②同意，但有一定保留；③同意，但有较大保留；④不同意，但有保留；⑤完全不同意。如果＞2/3的人数选择①，或＞85%的人数选择①+②，则作为条款通过）。全文如下。

一、概论

CAG是慢性胃炎的一种类型，系指胃黏膜上皮遭受反复损害导致固有腺体的减少，

伴或不伴肠腺 化生和（或）假幽门腺化生的一种慢性胃部疾病。

幽门螺杆菌（Hp）感染是CAG最重要的病因。Hp感染后可出现慢性非萎缩性胃炎、萎缩性胃炎（萎缩、肠上皮化生）、异型增生及癌变。荷兰一项对92250例胃癌前病变患者随访10年的队列研究显示，萎缩性胃炎和肠化的胃癌发生率为0.1%/年和0.25%/年。瑞典的一项队列研究显示，有1/85的慢性胃炎、1/50的CAG、1/39的肠化，以及1/19的胃黏膜异型增生在20年内发展为胃癌。因此，有必要对CAG进行合理的评估与随访。

二、西医诊断

（一）临床表现

1. 症状　CAG的临床表现无特异性，可无明显症状，有症状者主要表现为上腹部不适、饱胀、疼痛等非特异性消化不良症状，可伴有食欲缺乏、嘈杂、嗳气、反酸、恶心、口苦等消化道症状，其病理的严重程度与症状之间无相关性。

患者临床表现无特异性，可无明显症状，也可表现为非特异的消化不良症状，如上腹部不适、饱胀、疼痛等。部分患者可同时存在胃食管反流病，表现为反酸、胃灼热等。部分患者可存在胆汁反流样表现，如口苦、嘈杂、嗳气。但不同内镜表现及其病理的严重程度与症状之间无相关性。A型CAG易发生恶性贫血，一般消化道症状较少。

2. 体征　多无明显体征，有时可有上腹部轻度压痛或按之不适感。

3. 消化道外表现　少数患者伴有舌炎、消瘦和贫血。部分患者可以合并有焦虑、抑郁等精神症状。

（二）相关检查

1. 内镜检查和胃黏膜组织学检查　CAG的确诊主要依靠内镜检查和胃黏膜组织学检查，尤其是后者的诊断价值更大。

2. 血清胃蛋白酶原Ⅰ、Ⅱ（pepsinogen Ⅰ、Ⅱ，PGⅠ、PGⅡ）以及胃泌素-17（Gastrin-17）的检测有助于判断有无胃黏膜萎缩及萎缩部位PG和Gastrin-17测定有助于判断萎缩的范围，胃体萎缩者，PGⅠ、PGⅠ/Ⅱ比值降低，血清Gastrin-17-17水平升高；胃窦萎缩者，血清Gastrin-17水平降低，PGⅠ、PGⅠ/Ⅱ比值正常；全胃萎缩者则两者均降低。通常使用PGⅠ水平≤70G/L且PGⅠ/Ⅱ比值≤3.0作为萎缩性胃炎的诊断临界值。国内胃癌高发区筛查常采用PGⅠ水平≤70G/L且PGⅠ/Ⅱ≤7.0的标准，目前尚缺乏大样本的随访数据加以佐证。

3. 怀疑自身免疫所致慢性萎缩性胃炎（AIG），建议检测血清Gastrin、维生素B$_{12}$，以及抗壁细胞抗体、抗内因子抗体等。AIG主要特点为壁细胞抗体阳性，胃体萎缩而胃窦不受累，可发展为恶性贫血。Gastrin黏膜的萎缩是渐进的过程，在未完全萎缩阶段，缺乏典型表现，不易诊断。AIG患者胃酸分泌减弱或缺失，部分患者存在内因子抗体，

影响维生素 B_{12} 吸收，导致巨幼细胞性贫血。对于可疑者需行 Gastrin、维生素 B_{12}、抗内因子抗体等检查。Hp 感染与 AIG 发病的关系尚有争议，有研究认为 Hp 可通过 T 淋巴细胞水平的分子模拟机制，激活自身反应性 T 淋巴细胞，触发自身免疫机制，从而导致 AIG。研究发现 58.8% 的恶性贫血患者存在 Hp 既往或现症感染。也有研究认为 Hp 感染并非 AIG 的病因，因为在亚洲、南美洲等 Hp 感染高发地区，AIG 的发病率低。

（三）诊断

1. 诊断思路　对于怀疑 CAG 的患者，诊断应包括以下方面：①确定诊断：通过胃镜及病理；②评估萎缩（及肠化）的程度和范围：应用胃镜检查进行判断、多处活检病理，以及结合血清 PG 和 Gastrin-17 测定；③明确是否 Hp 感染；④评估癌变风险：结合萎缩程度和范围［胃黏膜炎性反应和萎缩程度的分期标准（OLGA）、胃黏膜肠化的分期标准（OLGIM）、血清 PG 等］、Hp 感染状况、危险因素、年龄、胃癌家族史等综合判断。

（1）明确有无萎缩：对怀疑有萎缩性胃炎的患者应进行胃镜和病理学检查，白光内镜是判断胃黏膜萎缩的基本方法，采用放大胃镜、NBI、共聚焦内镜等内镜新技术，可提高诊断的准确性。最终确定依靠病理检查。

（2）评估萎缩（和肠化）的程度和范围：①内镜下可采用 Kimura-Takemoto 分型：根据胃镜下萎缩的部位和范围，将 CAG 分为闭合型（C-Ⅰ—C-Ⅲ）和开放型（O-Ⅰ—O-Ⅲ）；②OLGA，OLGIM 分期（表31、表32）：胃镜下取胃窦、胃体黏膜标本，采用病理对萎缩/肠化进行部位和程度的评定；③血清 PG 和 Gastrin-17 测定：胃黏膜萎缩时，血清 PGⅠ、PGⅠ/Ⅱ 降低，结合血清 Gastrin-17 测定可以判断萎缩的部位。胃体萎缩者 PGⅠ 和 PGⅠ/Ⅱ 降低，而胃窦萎缩者，血清 Gastrin-17 降低，全胃萎缩者，PGⅠ、PGⅠ/Ⅱ 及 Gastrin-17 均降低。

（3）评估是否感染 Hp：引起胃黏膜萎缩最重要的病因是 Hp 感染，Hp 感染几乎都会引起胃黏膜活动性炎症反应，胃黏膜活动性炎症反应的存在高度提示 Hp 感染。长期 Hp 感染所致的炎症反应、免疫反应可使部分患者发生胃黏膜萎缩和肠化，宿主（如白细胞介素-1β 等细胞因子基因多态性）、环境（吸烟、高盐饮食等）和 Hp 因素（毒力基因）的协同作用决定了 Hp 感染相关性胃炎的类型以及萎缩和肠化的发生和发展。Hp 感染患者中 CAG、肠化的发生率明显高于阴性者，且 Hp 感染可使肠化发生提前 10 年左右。Hp 感染可引起基因突变、染色体错配、DNA 异常甲基化、非可控性炎症等引起区域性癌变。Watanabe 等研究发现蒙古沙土鼠在 Hp 感染后 62 周时有胃癌发生，Honda 等用 Hpatcc 43504 菌株感染沙鼠，发现胃黏膜经历了萎缩、肠化等病变，18 个月后 40% 发展为高分化腺癌。因此 Hp 感染与胃癌密切相关，1994 年被世界卫生组织列为胃癌的Ⅰ类致癌原。

表31 OLGA

萎缩		胃体			
		无	轻度	中度	重度
胃窦	无	0	I	II	II
	轻度	I	I	II	III
	中度	II	II	III	IV
	重度	III	III	IV	IV

表32 OLGIM

肠化		胃体			
		无	轻度	中度	重度
胃窦	无	0	I	II	II
	轻度	I	I	II	III
	中度	II	II	III	IV
	重度	III	III	IV	IV

（4）评估癌变风险：应对CAG患者进行癌变的风险评估，主要根据萎缩的范围、程度、Hp感染状况，结合年龄、胃癌家族史等进行综合判断。

CAG多数稳定，但有一定的癌变概率，有必要对其进行胃癌发生风险评估。Masuyama等的研究显示，Kimura-takemoto分型C-Ⅰ—C-Ⅲ的癌变率分别为0.04%、0.25%、0.71%，而O-Ⅰ—O-Ⅲ的癌变率分别为1.32%、3.70%、5.33%。有研究认为将近10%胃癌患者有家族因素，而仅有1%～3%是本身固有的家族综合征，如遗传性弥漫性胃癌，lyNCH综合征等。胃癌一级亲属胃癌的风险是正常人的2～10倍，肠型胃癌的遗传性高于弥漫性胃癌。Meta分析显示，胃癌患者的一级亲属中，Hp感染、CAG及肠化的发生率均明显升高。因此，针对CAG，应该综合判断、进行风险评估。

1）萎缩的范围、程度与癌变风险：2005年，国际萎缩研究小组提出了不同于新悉尼胃炎系统的OLGA分级分期评估系统。2010年，又提出OLGIM，OLGIM与OLGA相比，病理医生之间判断的一致性更高。该类系统综合了萎缩/肠化的部位和程度进行分期，可以反映癌变的不同风险。Rugge等对93例慢性胃炎进行随访12年，发现在OLGA Ⅲ/Ⅳ期中癌变率明显增多。Cho等回顾性分析了474例胃癌患者及健康体检者，发现胃癌组OLGA Ⅲ～Ⅳ（46.2%）高于对照组（26.6%，$P < 0.001$），肠型胃癌（62.2%）高于弥漫型胃癌（30.9%），因此，OLGA Ⅲ/Ⅳ与胃癌风险增高相关，主要是肠型胃癌。

2）Hp感染与癌变风险：流行病学调查显示，Hp感染率和胃癌发病率在很多地区存在正相关。一项包含12个前瞻性、巢式病例对照研究的Meta分析结果显示，Hp感染对非贲门胃癌的相对危险度为5.9。Hsu等通过一项大样本、前瞻性队列研究（中位随访期6.3年）发现，618例Hp感染患者中7例（1.1%）发生胃癌，而607例非Hp感染患者未发生胃癌。早期胃癌内镜下治疗后行Hp根除治疗，可以显著降低异时胃癌的发生。一项纳入13项研究、共6237例患者的Meta分析显示根除组发生异时癌的OR值为0.42。日本的资料显示99%的胃癌是Hp感染相关，而Hp阴性的胃癌患者少于1%。因此，日本和韩国制定了消灭胃癌的路线图，其核心就是根除Hp。

3）PG和Gastrin-17与癌变风险：多项研究证明，血清PG检测有助于胃癌高危人群的风险分层，PG检测诊断萎缩者，以及PG检测虽诊断萎缩阴性、但PGⅠ/Ⅱ比值较低者，有较高的胃癌风险，应进一步进行胃镜检查。血清PG联合血清抗Hp抗体检测可将人群分为A、B、C、D 4组，不同组别其胃癌的发生率不同，是一项有价值的胃癌风险的预测指标，日本以此作为胃癌风险的分层方法（ABCD法），制定相应的检查策略。国内采用上述ABCD法的研究显示，4组胃癌的检出率分别为0.63%、4.03%、13.04%、21.4%。

2. 诊断标准　CAG的诊断依靠胃镜及病理检查。而内镜下判断的萎缩与病理诊断的符合率较低，确诊应以病理诊断为依据。

（1）内镜诊断：CAG可见黏膜红白相间，以白为主，皱襞变平甚至消失，黏膜血管显露；黏膜颗粒或结节状等基本表现。

高清内镜结合放大内镜可使胃黏膜观察更为精细，能清楚看到胃小凹的结构，对胃炎的诊断和鉴别诊断具有一定价值。采用NBI、FICE、激光共聚焦显微内镜（CLE）等检查能提高诊断准确性。放大胃镜结合NBI观察肠化区域时，可见来自上皮细胞边缘蓝色的反射光，称之为蓝亮嵴（LBC）。Savari-no等发现LBC对于肠化诊断的敏感性和特异性达80%和96%。共聚焦激光显微内镜对胃黏膜的观察可达到细胞水平，能够实时辨认胃小凹、上皮细胞、杯状细胞等细微结构变化，对慢性胃炎的诊断和组织学变化分级（慢性炎性反应、活动性、萎缩和肠化）具有较好的价值。同时，光学活检可选择性对可疑部位进行靶向活检，有助于提高活检取材的准确性。

（2）病理诊断：慢性胃炎病理活检示固有腺体萎缩或肠化，即可诊断为CAG，但需多处活检评估萎缩范围和程度。临床医师可根据病理检查结果并结合内镜所见，最后作出萎缩范围和程度的诊断。取材活检根据病变情况和需要，用于研究时，希望根据悉尼系统要求取5块标本，胃窦2块取自距幽门2～3 cm的大弯和小弯，胃体2块取自距贲门8 cm的大弯和小弯（约距胃角近侧4 cm）和胃角1块。对可能或肯定存在的病灶要另取。标本要足够大，达到黏膜肌层；用于临床时，建议取2～3块：胃窦小弯、胃体小弯及胃角各1块；不同部位的标本须分开装瓶；须向病理科提供取材部位、内镜所见和简要病史。

慢性胃炎有5种组织学变化应分级，即Hp感染、慢性炎症、活动性、萎缩和肠化，分成无、轻度、中度和重度4级。

诊断标准采用CAG的病理诊断标准和直观模拟评级法并用。

（3）病理诊断标准

1）Hp：观察胃黏膜黏液层、表面上皮、小凹上皮和腺管上皮表面的Hp。无：特殊染色片上未见Hp；轻度：偶见或小于标本全长1/3有少数Hp；中度：Hp分布超过标本全长1/3～2/3或连续性、薄而稀疏地存在于上皮表面；重度：Hp成堆存在，基本分布于标本全长。肠化黏膜表面通常无Hp定植，宜在非肠化处寻找。对炎症明显而苏木精–伊红染色切片未见Hp的，要作特殊染色仔细寻找，推荐使用较简便的GieMsA染色，也可按各病理室惯用的染色方法。

2）活动性：慢性炎症背景上有中性粒细胞浸润。轻度：黏膜固有层有少数中性粒细胞浸润；中度：中性粒细胞较多存在于黏膜层，可见于表面上皮细胞、小凹上皮细胞或腺管上皮内；重度：中性粒细胞较密集，或除中度所见外还可见小凹脓肿。

3）慢性炎症：根据黏膜层慢性炎性细胞的密集程度和浸润深度分级，以前者为主。正常：单个核细胞每高倍视野不超过5个。如个数虽略超过正常而

内镜下无明显异常，病理诊断为基本正常；轻度：慢性炎性细胞较少并局限于黏膜浅层，不超过黏膜层的1/3；中度：慢性炎性细胞较密集，不超过黏膜层的2/3；重度：慢性炎性细胞密集，占据黏膜全层。计算密度程度时要避开淋巴滤泡及其周围的小淋巴细胞区。

4）萎缩：萎缩指胃固有腺减少，分为2种类型：①化生性萎缩：胃固有腺被肠化或被假幽门化生腺体替代；②非化生性萎缩：胃固有腺被纤维或纤维肌性组织替代，或炎性细胞浸润引起固有腺数量减少。萎缩程度以胃固有腺减少各1/3来计算。轻度：固有腺体数减少不超过原有腺体的1/3；中度：固有腺体数减少介于原有腺体的1/3～2/3；重度：同有腺体数减少超过2/3，仅残留少数腺体，甚至完全消失。一切原因引起黏膜损伤的病理过程都可造成腺体数量减少，如取白溃疡边缘的活检，不一定就是CAG。

5）肠化：轻度：肠化区占腺体和表面上皮总面积＜1/3：中度：肠化区占腺体和表面上皮总面积的1/3～2/3：重度：肠化区占腺体和表面上皮总面积＞2/3。AB–PAS染色对不明显肠化的诊断很有帮助。

三、中医辨证

CAG主要证型有：肝胃气滞证、肝胃郁热证、脾胃虚弱证（脾胃虚寒证）、脾胃湿热证、胃阴不足证、胃络瘀血证。以脾胃虚弱、肝胃气滞多见。

1. 肝胃气滞证

主症：①胃脘胀满或胀痛；②胁肋胀痛。次症：①症状因情绪因素诱发或加重；②嗳气频作；③胸闷不舒。

舌脉：舌质淡红，苔薄白或白，有齿痕，脉弦细。证型确定：主症和舌象必备，加次症2项以上，参考脉象。

2．肝胃郁热证

主症：①胃脘饥嘈不适或灼痛。次证：①心烦易怒；②嘈杂反酸；③口干口苦；④大便干燥。

舌脉：舌质红苔黄、脉弦或弦数。证型确定：主症和舌象必备，加次症2项以上，参考脉象。

3．脾胃虚弱证（脾胃虚寒证）

主症：①胃脘胀满或隐痛；②胃部喜按或喜暖。次症：①食少纳呆；②大便稀溏；③倦怠乏力；④气短懒言；⑤食后脘闷。

舌脉：舌质淡，脉细弱。

证型确定：主症和舌象必备，加次症2项以上，参考脉象。

4．脾胃湿热证

主症：胃脘痞胀或疼痛。

次症：①口苦口臭；②恶心或呕吐；③胃脘灼热；④大便黏滞或稀溏。

舌脉：舌质红，苔黄厚或腻，脉滑数。证型确定：主症和舌象必备，加次症2项以上，参考脉象。

5．胃阴不足证

主症：①胃脘痞闷不适或灼痛。

次症：①饥不欲食或嘈杂；②口干；③大便干燥；④形瘦食少。

舌脉：舌红少津，苔少；脉细。证型确定：主症和舌象必备，加次症2项以上，参考脉象。

6．胃络瘀血证

主症：胃脘痞满或痛有定处。

次症：①胃痛拒按；②黑便；③面色暗滞。舌脉：舌质暗红或有瘀点、瘀斑；脉弦涩。证型确定：主症和舌象必备，加次症2项以上，参考脉象。

上述证候可单独出现，也可相兼出现，临床应在辨别单一证候的基础上辨别复合证候。同时，随着时间的推移，证候可出现动态变化，需认真甄别。

CAG主要归属于祖国医学中的"胃脘痛""痞满""呃逆"等范畴，虽然病证不一，但究其病因，不外乎外感六淫、饮食不节、情志不畅、劳逸不调、素体脾虚等引起。对病机的认识，各医家各有见解。其病变脏腑主要在胃，与肝、脾关系密切，由于胆附于肝，与肝同主疏泄，所以与胆也有联系；由于CAG病程较久、反复发作、久病多虚，往往表现为本虚标实、虚实夹杂证。本虚主要是脾胃虚寒，胃阴亏虚为主；邪实重在气滞血瘀、湿热、肝郁。在疾病的发展过程中，脾胃虚弱与气滞血瘀常常互为因果，交错出现，贯穿于整个疾病的始终。魏玉霞对CAG近10年的中医文献进行研究，共得到规范后的证候52种，较多的证候为脾胃虚弱、胃阴亏虚、脾胃湿热、肝胃不和、脾胃虚寒、肝郁脾虚、瘀阻胃络、气阴两虚。唐旭东教授应用"名老中医临床诊疗信息采集系统"进行分析，发现CAG主要证型为肝郁气滞证、脾胃湿热证、脾胃虚弱证、肝胃郁热证和胃阴不足证。

四、治疗

（一）治疗原则

CAG的治疗目标是延缓或阻滞病变的进展、降低癌变风险，改善患者的临床症状。

（二）治疗

1. 一般治疗 一项日本公共健康中心的队列研究显示，每周1 d以上的新鲜蔬菜与水果摄入者与每周少于1 d相比可以降低胃癌的相对危险度，其中黄色蔬菜、白色蔬菜和水果的相对危险度（OR值）分别为0.64、0.48和0.7。新鲜蔬菜能降低胃癌发生的危险度可能与含有叶酸、维生素C、β-胡萝卜素等有关。某些具有生物活性功能的维生素、维生素C以及微量元素硒可能降低胃癌发生的危险度。因此，CAG患者应规律饮食，多食新鲜蔬菜、水果等，优质蛋白质饮食，饮食清淡、低盐，少食或忌食腌制、熏烤和油炸等食物。建立良好的医患关系，对患者进行科普宣教，保持乐观向上的心态，正确认识CAG的风险，提高监测、随访的依从性。

2. 改善胃黏膜炎症，延缓进展。对于Hp阳性的患者，根除治疗目前仍是CAG和肠化最基本的治疗。多项Meta分析显示根除Hp可以逆转萎缩，虽不能逆转肠化，但可以延缓肠化进展。Devries等的研究显示根除Hp后，部分患者1～2年后萎缩发生逆转。萎缩越轻，逆转概率越大；胃体萎缩的改善优于胃窦的萎缩。Lu等对CAG患者进行Hp根除，随访3年，发现根除Hp后胃黏膜炎症、活动性明显减轻，萎缩评分明显下降，虽然肠化没有减轻，但未根除组肠化进展比例明显大于根除组，说明根除Hp治疗至少能阻止肠化的进一步发展。Correa等对萎缩性胃炎进行Hp根除，然后再给予叶酸、β-胡萝卜素等补充治疗，随访6年时，发现部分肠化可以发生逆转，在随访12年时，萎缩与肠化得到进一步的好转。根除Hp可逆转或减缓萎缩的进展，但降低胃癌风险的程度取决于根除Hp时黏膜萎缩是否存在、严重程度和范围。Wong等对Hp阳性者进行根除治疗后随访7.5年的研究发现，无胃癌前病变的Hp感染者根除Hp可明显降低胃癌发生风险，而已发生胃癌前病变者则不能因此获益。中国山东的随访研究显示，根除Hp可使胃癌发生风险降低39%。按照我国Hp共识意见，推荐铋剂＋PPI＋2种抗菌药物组成的四联疗法。

补充叶酸、维生素C、β-胡萝卜素、非甾体类药物等可作为CAG预防胃癌的方法，但仍有争议。对于部分体内低叶酸水平者，适量补充叶酸可改善CAG病理组织状态而减少胃癌的发生。维生素C和β-胡萝卜素是抗氧化剂，有研究认为可降低胃癌的发生。但多项抗氧化剂预防胃癌的研究存在争议，在我国胃癌高发区山东临朐，通过补充维生素C、维生素E、硒，发现并不能降低胃癌的发生风险。有几项RCT及Meta分析研究CAG在Hp根除后，再给予非甾体类药物预防胃癌的发生，但研究结果不一，甚至有矛盾，需进一步临床研究。

3. 中医治疗 CAG中医治疗主要根据辨证论治，采用相应方剂。

（1）中医辨证治疗

1）肝胃气滞证：治则：疏肝理气，和胃降逆。方药：柴胡疏肝散加减（柴胡、白芍、枳壳、川芎、香附、陈皮、佛手、苏梗、甘草）。加减：偏寒者加高良姜或荜茇；偏热者加川黄连或山栀子；嗳气者加柿蒂，胀甚者加广木香、厚朴、砂仁；吞酸者加选乌贼骨、煅瓦楞子、浙贝母；痛甚者加延胡索。

2）肝胃郁热证：治则：清肝泄热，和胃止痛。方药：化肝煎合左金丸加减（丹皮、栀子、青皮、陈皮、泽泻、浙贝母、白芍、黄连、吴茱萸、延胡索、甘草）。加减：嘈杂泛酸明显者，加乌贼骨、煅瓦楞子。嗳气频繁者，加旋复花、广郁金。烦躁易怒者，加龙胆草。

3）脾胃虚弱证（脾胃虚寒证）：治则：温中健脾，和胃止痛。方药：黄芪建中汤加减（生黄芪、桂枝、白芍、生姜、大枣、茯苓、陈皮、法半夏、广木香、砂仁、炙甘草）。加减：胃脘怕冷明显者，加良附丸或干姜、肉桂；大便稀溏者加炮姜、炒扁豆、炒薏苡仁；食后腹胀者加枳实、佛手；泛吐清水者加姜半夏、草豆蔻；纳呆食少者，加炒焦三仙。

4）脾胃湿热证：治则：清热化湿，和中醒脾。方药：连朴饮加减（黄连、厚朴、法半夏、石菖蒲、茯苓、陈皮、芦根、蒲公英、生薏苡仁、甘草）。加减：胃痛甚者加延胡索、金铃子、郁金；大便不爽者加苍术、白术；恶心呕吐者加枳实、竹茹、生姜；纳呆者加鸡内金、谷芽、麦芽。

5）胃阴不足证：治则：养阴和胃，理气止痛。方药：一贯煎合芍药甘草汤加减（北沙参、麦冬、生地、枸杞子、当归、白芍、香橼皮、佛手、鸡内金、甘草）。加减：嘈杂似饥，饥不欲食者，加左金丸；口干甚、舌红赤者加天花粉、石斛；大便干结者加枳实、全栝蒌、火麻仁；纳呆者加谷芽、麦芽、乌梅、山楂。

6）胃络瘀阻证：治则：理气活血，化瘀止痛。方药：失笑散合丹参饮加减〔五灵脂、蒲黄、丹参、檀香（后下）、砂仁、三七粉（冲服）、延胡索、郁金、枳壳、甘草〕。加减：胃痛明显者，加元胡；大便色黑者，加白及、血余炭。

（2）中成药治疗

中成药对于逆转、减缓萎缩进展有一定疗效。

1）胃复春：适用于脾虚气滞或胃络瘀阻证，4片/次，3次/天。

2）荆花胃康胶丸：适于肝胃不和，寒热错杂与胃络瘀阻证，2粒/次，3次/天。

3）摩罗丹：适用于脾虚气滞或胃络瘀阻证，55～110颗/次，3次/天。

4）达立通颗粒：适用于肝胃郁热证，1袋/次，3次/天。

5）气滞胃痛颗粒：适用于肝郁气滞证，1袋/次，3次/天。

6）荜铃胃痛颗粒：适用于气滞血瘀证，1袋/次，3次/天。

7）温胃舒胶囊：适用于脾胃虚寒证，3粒/次，2次/天。

8）小建中胶囊：适用于脾胃虚寒证，2～3粒/次，3次/天。

9）养胃舒胶囊：适用于气阴两虚证，3粒/次，2次/天。

10）枳术宽中胶囊：适用于脾虚气滞证，3粒/次，3次/天。

11）胃苏颗粒：适用于气滞胃痛证，15 g/次，3次/天。

4. 对症治疗　根据患者症状可选用促动力药、消化酶制剂等。上腹饱胀、恶心或呕吐等为主要症状者可用促动力药，而伴胆汁反流者则可应用促动力药和（或）有结合胆酸作用的胃黏膜保护剂；具有明显的进食相关的腹胀、纳差等消化不良症状者，可考虑应用消化酶制剂；上腹痛、反酸等，可适度选用PPI、H_2受体阻断剂或中和胃酸药物；伴有精神心理因素、睡眠障碍或有明显精神因素者，常规治疗无效和疗效差者，可考虑进行精神心理治疗，消除或缓解患者心理压力以及临床症状的对症治疗，对改善预后有一定意义。

5. 中西医结合治疗

（1）西医理论，中药治疗：西医认为，CAG主要是固有腺体数目减少，伴或不伴有肠上皮化生和上皮内瘤变等胃癌前病变，因此可选用具有逆转萎缩和癌前病变作用的中成药，如胃复春、摩罗丹、三九胃泰等进行治疗，亦可按中医根据具体病情辨证选药组方进行个体化治疗。另外，可以针对Hp阳性的CAG患者，在中医辨证论治基础上，可选用黄连、连翘、败酱草、蒲公英、半枝莲、白花蛇舌草、乌梅、仙鹤草等具有较好的抑菌和杀菌作用的中药。针对有胃动力障碍或胆汁反流胆汁者，可选用枳实、白术、莱菔子、藿香、广木香、香橼、香附、青皮等具有调节胃肠道动力作用的中药。针对病理方面伴有肠上皮化生和上皮内瘤变等癌前病变者，可选用白花蛇舌草、半枝莲、半边莲、藤梨根等具有抗肿瘤作用的中药。

（2）中医理论，西药治疗：CAG属中医学"胃脘痛""痞满"等病证范畴，系多由肝郁气滞、脾失健运、胃气上逆，或肝郁化火，灼伤胃阴，湿浊内阻，终致郁热、虚热、湿热等证所引起。对此可按中医辨证论治给予中药治疗；但亦可按中医"证"的本质内涵给予西药治疗：针对肝郁的本质系指肝疏泄情志之功能障碍可给予心理疏导或酌情应用抗抑郁药治疗；针对痞满气滞的本质系指胃运动功能失调给予胃肠运动调节剂或促胃肠动力剂；针对热证本质系指胃黏膜炎症活动、充血水肿糜烂明显，或有Hp感染，可给予抑酸剂、黏膜保护剂、根除Hp三联或四联疗法。也可以在应用中成药的基础上，联合应用西药，如荆花胃康胶丸联合三联疗法等。

（3）病证合参，中西医结合治疗：根据中医证型与胃黏膜病变关系研究的文献报告，进行病证结合治疗的探索，提出设想和初步实践如下：对每个患者要进行具体地辨证与辨病，实行病证合参个体化治疗。一般多数情况下，肝郁气滞证常有抑郁易怒等情志变化、胃肠运动功能失调、胆汁反流等改变，则给予舒肝解郁理气导滞与心理疏导抗抑郁、调节胃肠动力、结合胆汁等相结合的治疗；肝胃郁热证胃镜下多有胃黏膜充血水肿明显，可见糜烂或散在出血点，则给予清肝泄热、和胃止痛与护膜生肌、消炎止血相结合的治疗；脾胃湿热证胃镜下胃黏膜多有显著充血水肿糜烂和 Hp 感染，则给予清热化湿、和中醒脾与抑酸护膜、抗菌消炎相结合的治疗；胃络瘀阻证胃镜下胃黏膜常见萎缩、癌前病变和陈旧性出血，则给予理气活血，化瘀止痛与改善微循环、抗癌止血相结合的治疗；脾胃虚弱证胃镜下常表现胃黏膜炎症缓解，胃肠功能低下，体质虚弱，则应给予温中健脾和胃止痛与护膜生肌、增强功能相结合的治疗；胃阴不足证胃镜下胃黏膜常有充血水肿或兼少许糜烂及萎缩性病变，则应给予养阴健脾、益胃止痛与抑酸消炎、逆转萎缩相结合的治疗。以上仅是一般规律，对每个患者要根据中医基本理论具体辨证，同时按病史症状、内镜病理和实验室检查结果进行辨病，明确每个患者的胃黏膜病变和病生理改变，将病证合参进行个体化的中西医结合治疗。针对 Hp 阳性的 CAG 患者，也可采用中医辨证施治联合西药三联、四联疗法，在临床症状、胃镜和病理等方面提高临床疗效。

文献研究结果显示，中西医结合改善 CAG 较单纯西医治疗有优势，中西医结合治疗CAG 是符合中国国情的治疗模式，也是今后发展的必然趋势。

五、疗效评定标准

1. CAG 的疗效评价　按照改良悉尼系统对萎缩（肠化）程度进行分级，根据治疗后病理程度变化分为进展、稳定、改善。由于萎缩性胃炎的治疗目标主要是降低癌变风险，因此可采用 OLGA、OLGIM 分期对疗效进行评估，治疗后改善者分期降低、进展者分期加重。

2. 临床症状的疗效　临床症状的疗效主要根据消化不良症状评分改变加以评价，详见表 33。

表33　症状疗效采用消化不良的积分

严重程度	发作程度	发作频率
1	没有	—
2	轻度	每周＜2次
3	中度	每周＞3次，不是每天发作
4	重度	每天发作，间歇性
5	极重度	每天发作，几乎持续性

根据 Likertscale，①没问题；②轻度：不关注几乎没有症状；③中度：症状持续存在，但不影响日常活动；④重度：影响每天日常活动；⑤非常严重：不管是否休息，非常严重的影响每天日常活动。对治疗前后所有观察的总体症状计算其症状指数（程度×

频度）。对于常见的消化不良症状（如上腹痛、上腹胀、胃灼热、上腹不适、反酸、腹部不适），进行单个症状计算。

3. 中医证候疗效判定标准　中医证候疗效判定标准：①临床痊愈：主要症状、体征消失或基本消失，疗效指数≥95%；②显效：主要症状、体征明显改善，70%≤疗效指数<95%；③有效：主要症状、体征明显好转，30%≤疗效指数<70%；④无效：主要症状、体征无明显改善，甚或加重，疗效指数<30%。疗效指数＝（治疗前积分－治疗后积分）/治疗前积分×100%。所有症状均分为无，轻、中、重4级，在主证分别记0、2、4、6分，在次证则分别记0、1、2、3分。单项症状包括主要症状和其次要症状，主要症状包括胃脘疼痛、饱胀、痞闷、暖气、纳差等，次要症状包括疲乏、睡眠差、嘈杂、反酸等。应用积分法进行症状疗效评估，要求主要症状从频率和程度两方面进行综合评价，分为无、轻、中、重4级，主要症状赋予较高分值和权重，比较治疗前后各症状积分变化或症状总积分变化。

六、转归与随访

CAG是重要的胃癌前疾病，定期随访监测可以明显提高早期胃癌的检出率，改善胃癌患者生存率，在随访中，应充分考虑成本-效益，随访的主要监测手段是胃镜和病理。萎缩或肠化的范围和严重程度可参考OLGA和OLGIM。对于不伴肠上皮化生和异型增生的CAG的患者可1～2年行胃镜和病理随访1次，有中、重度萎缩或伴有肠上皮化生的CAG患者应每1年左右随访1次。对伴有低级别癌变，但没有可视性病变的，随访时间6～12个月。有可视性病灶，并排除取于癌旁或局部病灶者，根据胃镜及临床情况应缩短至6个月随访1次，或直接行内镜下切除，高级别癌变需立即复查胃镜和病理，必要时可行手术治疗或胃镜下切除。

引自：中国中西医结合学会消化系统疾病专业委员会.慢性萎缩性胃炎中西医结合诊疗共识意见（2017年）.中国中西医结合消化杂志，2018，26（2）：121-131.

ACG 临床指南：幽门螺杆菌感染的治疗（2017）

前言

幽门螺杆菌（H.pylori）感染仍是影响人类健康最常见的慢性细菌感染之一。自从美国胃肠病学学院（ACC）2007临床指南出版以来，H.pylori感染的治疗已取得显著进步。

因此，本指南旨在为在北美洲工作的临床医师提供治疗 H.pylori 感染治疗的最新建议。就本文而言，北美是指美国和加拿大，该指南主要基于高水平的北美洲相关文献，也参照了一些国际范围的研究和专家共识数据。

本指南使用 CRADE（推荐分级的评价、制定与评估）系统确定建议级别，它用 PICO（患者群体、干预措施或指征的评价、分组、结果）格式，为指南的生成提供了证据等级和推荐强度。在编写指南之前，我们专门进行了 H.pylori 感染相关 PICO 专题讨论，并和 McMaste：大学科研方法学家合作，收集高水平文献。主要检索了 MEDLINE，EMBASE 和 Cochrane CEN-TRAL 数据库里 2000—2014 年 9 月 11 日的相关文献。检索词包括"pylori、treat、therap、manag、eradicat"，全文检索策略见在线附件。在评价偏差、间接性、不一致性和不确定的风险后，对每一项建议的证据水平分级，"高"（进一步研究不影响证据的可信性），"中"（进一步研究可能会对证据有效性有影响），"低"（进一步研究会对证据效果有明显影响），或"非常低"（证据效果很不确定）。建议的可靠性确定为"强"或"有条件的"是基于证据的质量、治疗的效果和不良反应、患者的情况、数据应用是否合理。本指南内容简要列举在表 34 中。每个陈述的证据质量评估的理由见下文。

表34 推荐陈述

问题1：H.pylori 感染在北美地区的流行情况如何？高危群体有哪些？

H.pylori 感染是一种慢性感染，感染通常始于儿童时期，获得感染的确切途径尚不清楚。其发病率和患病率通常在北美之外出生的人群中高于北美地区出生的人群。在北美地区、H.pylori 感染的患病率在特定的种族和少数民族、社会弱势群体和移民到北美的人群中更高（事实陈述；低质量证据）

问题2：H.pylori 感染检测和治疗的指征是什么？

由于所有 H.pylori 活动性感染检测阳性的患者都应该接受治疗，因此关键问题是哪些患者应接受感染检测（强烈推荐；证据质量：不适用）

所有活动性消化性溃疡（PUD）、既往有 PUD 病史、低度胃黏膜相关淋巴组织（MALT）淋巴瘤或者有内镜下早期胃癌（EGC）切除术病史的患者，应接受 H.pylori 感染检测（强烈推荐：证据等级：活动性感染或 PUD 病史证据等级高；MALT 淋巴瘤、EGC 切除证据等级低）

＜60 岁无预警症状的不明原因消化不良患者，可考虑非内镜 H.pylori 检测。检测阳性的患者应接受根除治疗（有条件的推荐；证据质量：疗效高，年龄划界低）

当对消化不良患者进行上消化道内镜检查时、应同时进行胃黏膜活检以评估 H.pyori 感染。感染的患者应接受根除治疗（强烈推荐，高质量证据）。

无 PUD 病史、但有典型症状的胃食管反流病（GERD）患者不需要进行 H.pylori 感染检测，然而对于那些接受检测发现被感染的患者，应对其进行治疗，治疗对于这些患者 GERD 症状改善效果不明（强烈推荐，证据质量，高）。

对于长期服用低剂量阿司匹林的患者，检测 H.pylori 可降低溃疡出血的风险，检测阳性患者需要接受根除治疗（有条件的推荐，中等质量证据）。

使用非甾体抗感染药（NSAIDs）开始进行慢性治疗的患者应接受 H.pylori 感染检测。检测阳性患者应接受根除治疗（强烈推荐，中等质量证据）。对于已服用 NSAIDs 的患者进行 H.pylori 检测和治疗的益处尚不清楚（有条件的推荐，低质量证据）。

不明原因缺铁性（ID）贫血的患者应对 H.pylori 感染进行适当评估，检测阳性的患者应接受根除性治疗（有条件的推荐，高质量证据）。

使用非甾体抗感染药（NSAIDs）开始进行慢性治疗的患者应接受 H.pylori 感染检测检测阳性患者应接受根除治疗（强烈推荐，中等质量证据）。对于已服用 NSAIDs 的患者进行 H.pylori 检测和治疗的益处尚不清楚（有条件的推荐，低质量证据）。

不明原因缺铁性（ID）贫血的患者应对 H.pylori 感染进行适当评估，检测阳性的患者应接受根除性治疗（有条件的推荐，高质量重量证据）。

患有原发性血小板减少性紫癜（TTP）的患者应检测 H.pylori 感染，检测阳性的患者应该接受根除性治疗（有条件的推荐，极对其低质量证据）

没有充分证据支持对有胃癌家族史的无症状个体及淋巴细胞性胃炎、增生性胃息肉和妊娠剧吐的患者进行 H.pylori 常规检测与治疗（不推荐；极低质量证据）。

问题3：北美地区基于循证的一线治疗策略是什么？

1. 当选择 H.pylori 治疗方案时，应间诊和考虑患者之前的抗生素暴露史（有条件的推荐；中等质量证据）。

2. 在 H.pylori 克拉霉素耐药率<15% 的地区及无其他任何疾病而使用大环内酯类药物史的患者，仍然推荐使用由一种质子泵抑制剂（PPI）、克拉霉素、阿莫西林或甲硝唑组成的克拉霉素三联疗法进行 14 d 治疗（有条件的推荐；低质量证据。治疗持续时间：中等质量证据）。

3. 由一种 PPI1、铋剂、四环素和一种硝基咪唑组成的铋剂四联疗法进行 10～14 d 治疗，是推荐的一线治疗方案之一。对于有任何大环内酯类抗生素暴露史的或者对青霉素过敏的患者，是一可行治疗方案（强烈推荐；低质量证据）。

4. 使用由一种 PPI、克拉霉素、阿莫西林和一种硝基咪唑组成的联合疗法进行 10～14 d 治疗，是推荐的一线治疗方案之一（强烈推荐；低质量证据。治疗持续时间：极低质量证据）。

5. 先使用一种 PPI 和阿莫西林进行 5～7 d 治疗，再使用一种 PPI、克拉霉素和一种硝基咪唑进行 5～7 d 治疗的贯续疗法是推荐的一线治疗方案之一（有条件的推荐；低质量证据。治疗持续时间：极低质量证据）。

6. 先使用一种 PPI 和阿莫西林进行 7 d 治疗，再使用一种 PPI、阿莫西林、克拉霉素和一种硝基咪唑进行 7 d 治疗的镶嵌疗法是推荐的一线治疗方案之一（有条件的推荐；低质量证据。治疗持续时间：极低质量证据）。

7. 使用由一种 PPI、左氧氟沙星和阿莫西林组成的左氧氟沙星三联疗法进行 10～14 d 治疗是推荐的一线治疗方案之一（有条件的推荐；低质量证据。治疗持续时间：极低质量证据）。

8. 使用一种 PPI 和阿莫西林进行 5～7 d 治疗，再使用一种 PPI、氟喹诺酮和硝基咪唑进行 5～7 d 治疗的氟喹诺酮序贯疗法是推荐的一线治疗方案之一（有条件的推荐；低质量证据。治疗持续时间：极低质量证据）。

问题4：哪些是 H.pylori 根除诊疗的预测因素？

H.pylori 根除治疗成功的决定因素是治疗方案的选择，患者对频繁发生不良反应的多种药物治疗方案的依从性及 H.pylori 对于联合使用抗生素的敏感性（事实陈述，中等质量证据）。

问题5：北美地区 H.pylori 耐药情况如何？

缺乏北美地区 H.pylori 菌株耐药性数据。需要有组织的协作调研，了解局地、区域和国家 H.pylori 耐药模式，以指导抗 H.pylori 治疗方案（强烈推荐；低质量证据）。

问题6：有哪些方法可用来检测 H.pylori 抗生素耐药性，何时检测？

虽然 H.pylori 抗生素耐药性可通过菌种培养和（或）分子检测来确定（强烈推荐；中等质量证据），这些检测目前在美国未被广泛应用。

问题7：在进行 H.pylori 根除治疗后，我们是否应检测治疗是否成功？

H.pylori 感染一旦被确诊并且治疗，在抗生素治疗结束 4 周后以及 PPI 治疗停止 1～2 周后，都应使用尿素呼气试验、粪便抗原测试以及基于活检的检测了解根除治疗效果（强烈推荐；低质量证据。根治检测方法的选择：中等质量证据）。

问题8：初次治疗失败后，如何挽救治疗方案？

　　对于持续 H.pylori 感染的患者，应尽量避免使用既往使用过的抗生素（与之前 NCG 指南一致）（强烈推荐；中等质量证据）。

　　如患者既往接受过包含克拉霉素的一线治疗，优选铋剂四联疗法或左氧氟沙星挽救疗法。最佳挽救治疗方案需要结合当地的抗生素耐药数据以及患者既往抗生素暴露史来制定（有条件的推荐；证据质量见以下个别陈述）。

　　如果患者既往接受过铋剂四联一线治疗，优选包含克拉霉素或者左氧氟沙星的补救治疗方案。最佳补救治疗方案需要结合当地的抗生素耐药数据以及患者既往抗生素暴露史来制定（有条件的推荐；证据质量见以下个别陈述）

以下治疗方案可以考虑用作补救治疗：

　　14 d 铋剂四联治疗是推荐的补救治疗方案（强烈推荐，低质量证据）。

　　14 d 左氧氟沙星三联疗法是推荐的补救治疗方案（强烈推荐；中等质量证据。治疗持续时间：低质量证据）。

　　10 ~ 14 d 的联合疗法是建议的补救治疗方案（有条件的推荐；极低质量证据）。

　　应该避免使用克拉霉素三联疗法作为补救治疗方案（有条件的推荐；低质量证据）。

　　使用一种 PPI、阿莫西林和利福布汀进行 10 d 治疗的利福布汀三联疗法是建议的补救治疗方案（有条件的推荐；中等质量证据。治疗持续时间：极低质量证据）。

　　使用一种 PPI 和阿莫西林进行 14 d 治疗的大剂量二联疗法是建议的补救治疗方案（有条件的推荐；低质量证据。治疗持续时间：极低质量证据）。

问题 9：何时考虑 H.pylori 感染的患者青霉素过敏试验？

　　大部分有青霉素过敏病史的患者并非真正的青霉素过敏反应。在一线治疗失败后，这类患者应该考虑推荐其进行过敏原检，绝大多数患者最终可安全地使用含阿莫西林的补救治疗方案（强烈推荐；低质量证据）。

问题 1：北美地区 H.pylori 感染的流行情况如何？哪些是高危人群？见表 2-24。

　　H.pylori 感染通常在儿童时期获得，其确切感染途径仍不明确。感染危险因素包括社会经济地位低、兄弟姐妹较多、父母有 H.pylori 感染（尤其是母亲受感染）。来自德国乌尔姆出生队列研究分析发现，如果孩子母亲是感染者，孩子感染的危险度（OR）为 13.0（95% CI 3.0 ~ 55.2）。除了家庭内传播，感染也可通过被污染的水传播，特别是在发展中国家。

　　虽然男性和女性儿童的感染率相似，但男性似乎更高些。一项荟萃分析报道，男性 H.pylori 阳性率略高于女性，OR = 1.16（95% CI 1.11 ~ 1.22）。加拿大 Ontario 的研究证实，H.pylori 总血清阳性率为 23.1%，其中男性（29.4%）高于女性（14.9%）。女性血清阳性率较低的原因之一可能是女性患者因其他疾病使用抗生素的概率更高、更可能清除 H.pylori。有证据表明，出生时期对 H.pylori 患病率有影响：例如，20 世纪 30 年代出生的人比 60 年代出生的人在童年时期更容易被感染。美国 7310 个退伍军人胃肠道症状的一项研究显示：1920 年前出生的退伍军人其感染率为 73%，1980 年后出生的感染率为 22%。这些退伍军人的整体患病率从 1997 年的 70.8% 下降到 2002 年后的 50% 并保持稳定。

　　在美国北部，H.pylori 感染患病率随社会经济地位和种族/族裔的不同而发生变化。一般来说，非西班牙裔白人比其他种族/族裔群体（包括非裔美国人、西班牙裔美国人、印第安人和阿拉斯加土著人）的患病率要低。有报道显示，非洲血统较高的非裔美国人比非洲血统较低的非裔美国人的H.pylori感染率要高，这表明H.pylori易感性可能和种族/遗传因素相关，而与社会经济因素无关。住在靠近美国和墨西哥边境地区的居民具有高患病率；一项研究显示这一地区居民粪便H.pylori抗原检出率为38.2%。据报道，阿拉斯加土著人和加拿大第一民族人口的患病率也很高。

和世界其他许多地方相比，美国H.pylori感染率普遍较低，特别是亚洲和美国的中部和南部相比较。但是，初步证据表明一些以前患病率较高地区的感染率可能会下降。从亚洲和世界其他地方移民到北美的人比在美国北部出生的人有更高的感染率。一项研究显示，来自东亚的移民的血清阳性率为70.1%。从西班牙移民到北美居民的感染率高于出生于这里的第一代或第二代西班牙裔人。

问题2：H.pylori感染检测和治疗的指征是什么？见表2-24。

ACC's2007治疗指南对H.pylori感染的处理列出以下诊治指征：活动性PUD（胃或十二指肠）曾诊断为PUD（没有针对H.pylori感染进行过治疗）胃黏膜相关淋巴组织（MALT）淋巴瘤（低级别）内镜下早期胃癌（ECC）切除术后本指南扩展了H.pylori感染检测的指征。不同程度的证据在下面详述。其中一些检测指征受临床判断和患者病情的影响。并非所有潜在指征都给予了明确的建议，所以临床医师可针对患者具体情况具体分析。没有证据提示必须在北美洲进行全面的或人群H.pylori筛查。

一、PUD

2007年指南的依据已经很充分，相关建议仍可应用。新诊断出PUD或有PUD既往史的患者都应进行H.pylori感染检测。识别H.pylori活动性感染的测试包括尿素呼气试验、粪便抗原测试，或基于内镜检查的黏膜活检。由于患者感染的可能性较高，有PUD记录的患者代表着一组罕见人群，可用H.pylori抗体检测。在大多数其他感染可能性较低情况下，更适合使用检测活动性感染的方法。有PUD病史且接受过H.pylori感染治疗的患者应当用尿素呼气试验或粪抗原检测，以明确是否清除了H.pylori。有持续感染的患者应接受适当治疗。

二、胃黏膜相关淋巴组织（MALT）淋巴瘤

"MALT淋巴瘤"这一术语在很大程度上被"边缘带B细胞淋巴瘤MALT型"所取代。鉴别这一肿瘤仍是检验和根除H.pylori感染的关键指征。

2009年发表了总结6项关于H.pylori感染的胃MALT淋巴瘤（也被称为"胃局部B细胞淋巴瘤"）治疗的前瞻性队列研究，但却没有系统综述或RCTs。根除H.pylori感染后，有60% ~ 93%患者的肿瘤消退，但反应并不一致，一些患者在治疗后延迟出现反应，患者在治疗后1年内肿瘤复发。

最近的许多研究证实了这些结果。日本一项系列研究中，420例进行H.pylori感染

治疗的患者中，虽然有10例（3%）患者平均在6.5年内复发，但77%的患者显示存在完全的组织学应答或可能的微小残留灶（研究者对反应的定义）。对根除治疗无反应患者中，有27%的患者疾病发生进展。德国的120例患者中（随访时间中位数为122个月），H.pylori感染治疗后有80%患者完全缓解。其中3%患者在24个月内出现疾病复发，17%的患者在48个月（中位数为48个月）后发现有组织学残留灶。

最近的一项研究表明，胃弥漫性大B细胞淋巴瘤患者也可受益于H.pylori感染的治疗。

三、早期胃癌

最近的三项荟萃分析发现，胃肿瘤内镜下切除术后，根除H.pylori感染可减少异时性胃癌的发病率。Yoon等报道最全面，包括13项研究（3项前瞻性和10项回顾性），共6687例患者。治愈H.pylori感染后发生胃癌的OR值为0.42（95% CI 0.32 ～ 0.56）；3个前瞻性研究的亚组分析中，OR为0.39（95% CI 0.20 ～ 0.75）。其他两个荟萃分析得到类似结果。最近一个包括了24项研究的荟萃分析（其中亚洲22项）证实了治愈H.pylori感染后异时性ECC发病率降低，其发病率OR为0.54（95% CI 0.46 ～ 0.65）。

四、消化不良（未调查的）

消化不良（定义为上腹部的疼痛或不适）在北美洲和其他地方非常常见。在北美洲，多数消化不良患者没有严重的潜在器质性疾病来解释他们的症状。也就是说，大多数是功能性消化不良（FD），本指南的其他地方另行讨论。ACG 2007H.pylori处理指南将消化不良（取决于H.pylori的流行）作为H.pylori感染诊治指征。55岁以下有消化不良症状和无预警症状的人群需要进行H.pylori诊治。

英国BristolH.pylori项目随机抽取1517名H.pylori阳性的成人并给予抗H.pylori感染治疗或安慰剂治疗，并对其进行前瞻性随访。90%以上根除成功，治疗组再次因消化不良到初级医疗机构就诊的人数有一个小的但有差异的减少（$P < 0.05$）。

2005年Cochrane协作组发表了对消化不良初始处理策略的综述截至2016年初，尚未更新。H.pylori"检测和治疗"策略对于消化不良的疗效比使用质子泵抑制剂（PPI）或H_2受体拮抗剂进行经验性抑酸更有效（相对危险度RR = 0.59；95% CI 0.42 ～ 0.83）。这一结论不同于一项个体患者数据的荟萃分析，该文包括1537例患者的3个RCTs，患者随机接受"检测和治疗"或经验性抑酸治疗虽然在12个月时症状改善在两组间无显著差异，但"测试和治疗"组有总花费降低的趋势。

另一个体患者资料的荟萃分析（包括5个RCTs研究），将1924例患者随机分为"检测和治疗"组或即刻上消化道内镜检查组，对消化不良症状进行评估。1年后，仍然有症状的RR为0.95（95% CI 0.92 ～ 0.99），更支持即刻内镜检查。然而，"检测和治疗"方案的成本较低。对所有消化不良患者进行内镜检查既不可行，费用也高。

五、功能性消化不良（FD）

发表于2006年的Cochrane系统评价得出一个具有统计学意义的结论：治疗H.pylori感染对FD患者有益。17个RCTs（3500多例患者）发现H.pylori感染治疗后的RR减少了10%（95% CI 6% ～ 14%），14例需要治疗人数（NNT）中有1例成功根除（95% CI 10% ～ 25%）。随后更新的Cochrane评价研究了包括4331例患者的21个试验。大多数试验都是评估治疗12个月后患者的症状。这一研究证实NNT为14，但95% CI较窄：10 ～ 20。

罗马Ⅳ标准建议将FD患者分为两组：上腹痛综合征［腹痛和（或）烧灼感）或餐后不适综合征（用餐相关早饱和（或）胀满］，同时也承认这两组之间可能会有相当大的重叠。虽然旧的治疗试验并没有采用这些新的标准，但是这些试验表明根除H.pylori感染治疗后，上腹部疼痛或运动功能障碍型的症状得到改善。

由于H.pylori感染的FD患者根除治疗后会持久获益，因此我们推荐对FD患者行H.pylori的检测和治疗。这和美国胃肠病协会最近的一项指南相符，它建议对有消化不良症状的患者在内镜检查时取正常胃黏膜组织对H.pylori进行活检。

在编制本指南时，ACC；和加拿大胃肠病学协会正在编写未明确的消化不良和FD的诊疗指南。

六、CERD

无H.pylori感染与胃食管反流存在因果关系的明确证据。在地理分布上，H.pylori感染的患病率与CERD的患病率和严重程度呈负相关。Barren's食管在未感染H.pylori的个体中更常见。Barren's食管患者患食管腺癌的风险较H.pylori感染患者低。

ACC2007年指南对根除H.pylori感染后CERD症状和严重程度进行回顾。北美最有可能感染H.pylori的是胃窦炎、高胃泌素血症、壁细胞增生和胃酸分泌增加等相关人群，根除H.pylori后患者CERD症状可能会改善，因为胃酸分泌下降，胃窦炎和高胃泌素血症得以缓解。8个十二指肠溃疡H.pylori治疗的RCTs的因果分析显示，根除治疗是否成功对糜烂性食管炎或CERD症状的影响无显著性差异］。既往有CERD患者中，治愈感染后7%患者恶化，持续感染患者15%恶化（OR = 0.47，95% CI：0.24 ～ 0.91，P = 0.02）。

根除H.pylori后胃体胃炎患者理论上可能出现CERD症状或CERD症状恶化，因为胃壁细胞数量增加和胃酸分泌增多。然而，这种情况在北美相对少见。

英国BristolH.pylori项目中一项社区研究发现，H.pylori感染的治疗和胃烧灼感或其他反流症状的患病率增加是不相关的。同样，治疗H.pylori感染并没有改善患者原有的症状。

对27项研究进行系统回顾分析发现，十二指肠溃疡患者根除H.pylori感染后不影响CERD进程或使CERD症状加重。

有报道称，在使用PPI治疗糜烂性食管炎之前，先根除H.pylori感染并不影响治愈率或症状。

因此，根据现有的可靠证据，无任何迹象表明需要对有CERD症状的患者进行H.pylori感染检测，除非患者有PUD病史或消化不良症状。CERD患者若因其他原因进行H.pylori感染检测并阳性，应进行根除治疗，尽管不太可能改善CERD症状。H.pylori阳性胃体炎患者长期用PPIs可能会促进萎缩性胃炎的进展。虽然PPI治疗根除H.pylori前可能会阻止萎缩性胃炎的进展，但临床相关性还不清楚。

七、服用低剂量阿司匹林

阿司匹林（乙酰水杨酸，ASA）常用于有心血管危险因素或曾有心血管病的患者。ASA增加上消化道溃疡的风险。低剂量阿司匹林治疗时，H.pylori感染是公认的溃疡发展和出血的危险因素。

在加拿大、澳大利亚、英国和西班牙进行的187例中老年患者的一项研究表明，每日服用ASA75 ~ 325 mg，内镜下消化性溃疡的患病率为10.7%（95% CI 6.3% ~ 15.1%）。H.pylori感染是ASA相关十二指肠溃疡发生的一个显著风险因素（OR = 18.5，95% CI：2.3 ~ 149.4），但不是胃溃疡的风险因素（OR = 2.3，95% CI，0.7 ~ 7.8）。

一项来自香港的研究观察，服用低剂量ASA时可出现消化性溃疡出血H.pylori感染患者情况。H.pylori感染被治愈后重新服用ASA的患者，出血复发率和无出血史初次小剂量服用ASA的未出血患者类似。ASA相关溃疡出血的患者根除H.pylori可减少出血复发的风险。

至于其他抗血小板药物，由ACG、美国心脏病基金会和美国心脏协会联合发表的2010专家共识指出：使用噻吩砒啶类抗血小板药物的患者中，H.pylori感染是上消化道出血的明确风险因素，但对于服用这些药物的患者没有针对检测、治疗的明确建议。然而，服用这类药物的患者大多数也服用ASA，因此通常也进行H.pylori检测。

在北美，针对根除H.pylori治疗是否增加不良心血管事件的风险缺乏前瞻性随机对照研究，我们建议对预防性服用低剂量阿司匹林的患者行H.pylori检测，尽管这个建议的证据较弱。

八、使用非街体类抗感染药（NSAIDs）

H.pylori感染是NSAID引起溃疡及溃疡出血的一个独立危险因素。服用NSAID前根除H.pylori感染可减少溃疡和溃疡出血的危险性。

2005年一个包括五个RCTs的荟萃分析表明，服用NSAID患者根除H.pylori，消化性溃疡的发病率减少57%（OR = 0.43，95% CI 0.20 ~ 0.93）。对于未服用过NSAID的患者，根除H.pylori意义最显著。开始NSAID治疗前根除H.pylori，可能是成人预防NSAID、相关溃疡单项成本效益比最佳的策略。

已服用 NSAID 患者，根除 H.pylori 的益处尚不完全明确。RCTs 表明，长期服用 NSAID 患者根除 H.pylori 不降低新的消化性溃疡的发生率；PPI 治疗比根除 H.pylori 能更有效地降低溃疡发生的风险。

ACG 关于预防 NSAID 相关溃疡并发症的最新指南指出：H.pylori 感染增加了 NSAID 相关消化道并发症的风险，需要长期服用 NSAID 治疗的患者进行 H.pylori 检测有一定益处；当确诊感染时需要进行根除治疗。

九、缺铁性贫血（IDA）

H.pylori 感染与缺铁（ID）和 IDA 有关。一项观察性研究的荟萃分析发现，H.pylori 感染的 ID 和 IDA 的合并 OR 分别为 1.4（95% CI 1.2 ~ 1.6）和 2.0（95% CI 1.5 ~ 2.9）。另一个 15 项观察性研究的荟萃分析还发现，H.pylori 感染的患者与 H.pylori 阴性患者相比，IDA 的发生更多见（OR = 2.2，95% CI 1.5 ~ 3.2）。据报道，患 IDA 的青少年更易发生 H.pylori 感染。

H.pylori 感染的青少年和成人 IDA 不论是否同时进行根除 H.pylori 口服铁剂治疗均有效。但有 H.pylori 感染的 IDA 患者根除 H.pylori 可增强铁剂的治疗效果。16 个 H.pylori 感染的 IDA 的 RCTs 荟萃分析发现：口服铁剂的同时根除 H.pylori 优于单独口服铁剂，它可增加血红蛋白（Hgb）、血清铁和血清铁蛋白（SF）的水平（$P < 0.00001$）。包含 4 个干预试验的荟萃分析发现，根除 H.pylori 治疗联合口服铁剂和单独口服铁剂 Hgb 水平的加权平均差为 4.1 g/dl（95% CI 2.6 ~ 10.7）；另 5 项临床试验的 SF 差值为 9.5 μg/L（95% CI 0.5 ~ 19.4）。

正在进行一项针对 ID 患者根除 H.pylori 感染的 Cochrane 系统评价，但其研究结果尚未报道。

十、原发性血小板减少性紫癜（ITP）

小规模的随机和非随机试验的证据表明，在部分成人 ITP 患者中，根除 H.pylori 感染后血小板计数持续改善。儿童 ITP 患者的试验证据尚不确切。

包括 25 项研究（1555 例成人患者）的一项系统回顾显示，至少 15 例 ITP 患者，在 H.pylori 根除后血小板计数有增加趋势。696 例可评价的患者中，43% 达到完全缓解（定义为血小板计数 $\geq 100 \times 10^9$ 个 /L），另 50% 有治疗反应（血小板计数 $\geq 30 \times 10^9$ 个 /L 并比基线血小板计数至少增加一倍）。基线血小板计数 $< 30 \times 10^9$ 个 /L 的患者反应率较低。总体来说，H.pylori 流行地区和轻度血小板减少症患者的应答率较高。

美国血液学协会（ASH）发表于 2011 年的实践指南。建议："如果检测是阳性可接受根除治疗的成人 ITP 患者，考虑进行 H.pylori 筛查"（证据等级 2C）。ASH 还建议，检测出活动性 H.pylori 感染的成人 ITP 患者需进行根除治疗（证据等级 1B）。ASH 不支持儿童 ITP 患者进行 H.pylori 感染检测。

十一、无症状的个体与胃癌发生风险

根除 H.pylori 感染和逆转胃黏膜萎缩、肠上皮化生的胃癌前病变是矛盾的。2009 年发表的一个包括 12 项研究（2658 例）的荟萃分析显示，根除治疗可降低胃体萎缩性胃炎的发生（$P = 0.006$）而不降低胃窦萎缩性胃炎的发生（$P = 0.06$）；没有证据表明对胃体（$P = 0.42$）或胃窦（$P = 0.76$）的肠上皮化生有影响。

一项 Cochrane 系统评价了 6 个 RCTs（5 个亚洲种群），无症状患者、成年健康感染者进行根除 H.pylori 治疗、安慰剂或不进行治疗，对比其胃癌发生情况。所有试验项目随访至少 2 年，证据质量评定为中等。3294 例治疗组胃癌发病率为 1.6%，3203 例未治疗的对照组发病率为 2.4%（$RR = 0.66$，95% CI 0.46 ~ 0.95）。总 NNT 为 124（95% CI 78 ~ 843）。然而，假设根除 H.pylori 的持续终生，在中国男性中 NNT 可低至 15。在美国由于胃癌的风险较低，相应的 NNT 男性为 95，女性为 1630。

最近一项含 24 篇研究的荟萃分析（22 项在亚洲进行）对无症状成人感染者根除 H.pylori 治疗可降低胃癌发生率。胃癌发病率最高地区的人们获益最大；胃癌发生率低、中与高地区的 RR 分别为 0.80、0.49、0.45。

十二、其他胃肠道和非胃肠道疾病

H.pylori 感染与许多其他疾病相关。大多数情况下，生物学的合理性和证据支持水平欠缺。因此，无正式建议可提供。

对照试验表明，根除 H.pylori 对于淋巴细胞性胃炎的治疗和改善增生性胃息肉有益。

有一些数据表明，肝硬化患者中 H.pylori 感染与高血氨症和肝性脑病（HE）之间有微弱的关联；对 HE 患者治疗 H.pylori 感染试验的评估取得了和预期相矛盾的结果。

一项观察性研究的荟萃分析发现，妊娠剧吐孕妇的 H.pylori 感染率明显高于对照组。

有学者假定 H.pylori 感染与常见心血管疾病（包括心肌梗死和中风）相关。然而，低质量的证据不足以证明因果关系。

有关帕金森病和 H.pylori 感染的 Cochrane 系统评价分析了 3 个临床试验无足够的证据支持在这一人群中进行 H.pylori 感染的筛查。少量证据表明，根除 H.pylori 可能会改善帕金森病的症状，这可能是增加了左旋多巴的吸收和生物利用度，需进一步的 RCTs 验证。

证据调查显示荨麻疹患者治疗 H.pylori 感染之间的联系，仅存在一些低质量证据；10 个相关试验中有 9 个表明根除 H.pylori 后患者无收益。

一项荟萃分析提示，H.pylori 阳性的 I 型糖尿病患者与非感染患者相比，糖化血红蛋白水平更高。然而，在根除 H.pylori 后短期内血糖控制并没有改善。

H.pylori 感染与肥胖的患病率呈负相关。H.pylori 感染与过敏性或变应性疾病之间存在一种微弱的负相关，包括嗜酸性粒细胞性食管炎及腹腔疾病和炎症性肠病。

问题3：北美地区基于循证的一线治疗策略是什么？

H.pylori 是一种感染性疾病，治疗时通常用2～3种抗生素和 PPI 一起服用，根据协同方案或序贯方案，治疗周期从3～14 d。在临床上，初始根除治疗，即"一线"治疗，根除的可能性最大。因此，应谨慎选择最合适的一线根除方案。无任何一个治疗方案能保证100%治愈 H.pylori 感染，事实上，目前很少有治疗方案能始终超过90%根除率。在北美制定这一指南时，我们进行了全面的美国和加拿大的随机、对照试验文献检索。我们尽量用这些数据作为指南的基础。然而，虽然在21世纪前十年北美进行很多 H.pylori 的随机、对照试验，评估新疗法试验的数量依然较少。因此，在考虑治疗方案时，我们还需依靠世界其他地区的临床试验数据。指南中已明确，在北美地区，对于新治疗方案的疗效、H.pylori 的耐药性，需要更多的临床试验。为了让读者理解作者的倾向性，在列举每一个治疗方案时，我们在有意用"推荐"和"建议"这两个词。可用的一线治疗见表35。图11是帮助选择最佳治疗方法的流程。

表35　推荐的治疗 H.pylori 一线治疗方案

方案	药物（剂量）	使用频率	疗程（d）	FDA 批准
克拉霉素三联疗法	PPI（标准或双倍剂量）	BID	14	是[a]
	克拉霉素（500 mg）			
	阿莫西林（1 grm）或甲硝唑（500 mg TID）			
铋剂四联疗法	PPI（标准剂量）	BID	10～14	否[b]
	枸橼酸铋钾（120～300 mg）或次水杨酸铋（300 mg）	QID		
	四环素（500 mg）	QID		
	甲硝唑（250～500 mg）	QID（250）TID to QID（500）		
伴同疗法	PPI（标准剂量）	BID	10-14	否
	克拉霉素（500 mg）			
	阿莫西林（1 grm）			
	硝基咪唑（500 mg）[c]			
序贯疗法	PPI（标准剂量）+ 阿莫西林（1 grm）	BID	5～7	否
	PPI，克拉霉素（500 mg）+ 硝基咪唑（500 mg）[c]	BID	5～7	
混合疗法	PPI（标准剂量）+ 阿莫西林（1 grm）	BID	7	否
	PPI，阿莫西林，克拉霉素（500 mg），硝基咪唑（500 mg）[c]	BID	7	
左氧氟沙星三联疗法	PPI（标准剂量）	BID	10～14	否
	左氧氟沙星（500 mg）	QD		
	阿莫西林（1 grm）	BID		
左氧氟沙星序贯疗法	PPI（标准或双倍剂量）+ 阿莫西林（1 grm）	BID	5～7	否
	PPI，阿莫西林，左氧氟沙星（500 mg QD），硝基咪唑（500 mg）[c]	BID	5～7	
负荷疗法	左氧氟沙星（250 mg）	QD	7～10	否
	PPI（双倍剂量）	QD		
	硝唑尼特（500 mg）	BID		
	多西环素（100 mg）	QD		

注：BID：2次/d；FDA：食品与药物管理局；PPI：质子泵抑制剂；TID：3次/d；QD：1次/d；QID：4次/d。[a]：一些 PPI、克拉霉素和阿莫西林的组合已经获得 FDA 批准。PPI、克拉霉素和甲硝唑不是 FDA 批准的治疗方案。[b]：PPI、铋、四环素和甲硝唑单独规定不是 FDA 批准的治疗方案。然而，Pylera，一个含铋、四环素结合的产物，与甲硝唑结合 PPI 10d 是 FDA 批准的治疗方案。[c]：甲硝唑或替硝唑。

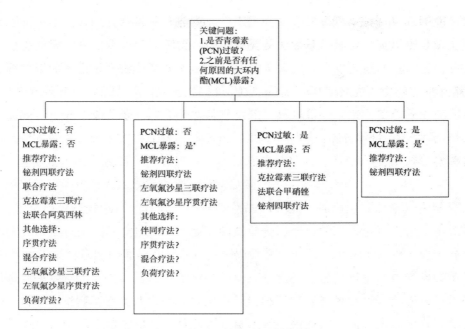

图 11　一线 H.pylori 治疗方案的选择

注：＊：在已知克拉霉素耐药率＞15％的地区且有大环内酯类药物暴露史的患者推荐用药方案。
对于药物、剂量和持续时间的具体的一线治疗方案，见表1–31。

除了极少数例外，用于治疗 H.pylori 感染的抗生素相关的最常见不良反应是胃肠道方面的（例如：恶心、味觉障碍、消化不良、腹痛、腹泻）。因此，我们未列出大多数疗法的不良反应，特殊的不良反应有相应说明。

十三、克拉霉素三联疗法

2007年的ACC指南推荐用PPI、克拉霉素和阿莫西林（克拉霉素三联疗法）14 d治疗，当患者对青霉素过敏时，用甲硝唑替代阿莫西林。当时，克拉霉素三联疗法的根除率为70％～85％，并受到克拉霉素耐药的影响。然而，人们越来越关注克拉霉素三联疗法的疗效问题。在制定本指南时，考虑的关键问题包括在北美克拉霉素三联疗法的预期根除率、最合适的疗程及根除率是否随着时间的推移而下降。

世界其他地区的数据表明，克拉霉素三联疗法根除率低于80％。在更新指南时，我们评估了美国或加拿大所有RCTs，这些试验评价了2000年以来该方案的疗效。与其他的荟萃分析结果一致，在美国或加拿大7 d或10 d克拉霉素三联疗法的根除率确实低于80％。14 d的三联疗法根除率较高，但仅包括2个研究、195名受试者。该发现和最新最完整的荟萃分析以及Cochrane协作网发表的相关文献是一致的。关于克拉霉素三联疗法，14 d疗法比7 d疗法根除率要高（34个研究，RR＝0.65，95％ CI：0.57～0.75；NNT＝12，95％ CI：9～16），14 d比10 d疗法根除率也要高（10个研究，RR＝0.69，95％

CI.0.52 ~ 0.91）。根据现有数据，在北美使用三联疗法时应给予14 d。

由于缺少最近克拉霉素三联疗法的RCT数据，无法说明其根除率的时间趋势。为解决该问题，我们回顾性分析密歇根大学2001—2015年克拉霉素三联疗法的根除率。数据分为5年一组，作为一线治疗10 ~ 14 d。在662例患者中，总根除率为79.5%（95% CI：77.2% ~ 82.4%），按3年或5年分组的根除率无显著性差异（数据未公布）（图12）。

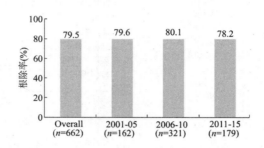

图12　密歇根大学一线的克拉霉素三联疗法根除率（2001—2015）

克拉霉素耐药性对克拉霉素三联疗法疗效的影响报道已很多。2010年的一项荟萃分析指出克拉霉素耐药菌株的根除率为22%，克拉霉素敏感性菌株的根除率为90%。因此，在克拉霉素耐药率高的地区不能应用克拉霉素三联疗法。2012年发表的Maastricht/Fiorentina共识文件要求：克拉霉素耐药率超过15% ~ 20%时不使用三联疗法。虽然目前尚无北美地区对H.pylori抗生素耐药性的大规模数据，但最近来自休斯敦的数据表明，克拉霉素耐药率在该地区降至这一范围。如果无该地区H.pylori耐药数据，询问患者因其他原因的抗生素使用史非常重要，尤其是大环内酯类和氟喹诺酮类，不作为H.pylori耐药性参考。最近的一项研究证实了用过抗生素的数量与抗生素耐药风险增加有关。同样，大环内酯类药物治疗的持续时间＞2周则克拉霉素三联疗法治疗失败的风险更大。

根据现有的数据我们推荐：由PPI、克拉霉素、阿莫西林或甲硝唑组成的克拉霉素三联疗法14 d治疗在H.pylori克拉霉素耐药较低地区仍可作为一线治疗。在克拉霉素耐药率＞15%的地区，如北美的许多地区，应避免使用克拉霉素三联疗法。所有患者都应询问大环内酯类药物暴露史。用过大环内酯类抗生素的患者中，应避免使用克拉霉素三联疗法。

在已知克拉霉素耐药率＞15%的地区且有大环内酯类药物暴露史的患者推荐用药方案。对于药物、剂量和持续时间的具体的一线治疗方案（表2-26）。

十四、铋剂四联疗法

以前的ACG指南也支持由PPI或H_2受体拮抗剂、铋剂、甲硝唑和四环素组成的铋剂四联疗法使用10 ~ 14 d，在北美资料有限。文献检索发现只有2个RCTs，其中包括铋剂四联疗法组（n＝172）。此方案10 d的平均根除率为91%（95% CI：81% ~ 98%）。一项荟萃分析比较了世界各地的克拉霉素三联与铋剂四联疗法后发现，这两种治疗方案具有相似的疗效、耐受性和依从性。一项最新的荟萃分析（包括12个RCTs和2753例患者）报道：铋剂四联疗法意向治疗（ITT）根除率为77.6%，克拉霉素三联疗法根除率68.9%（风险差异为0.06，95% CI –0.01 ~ 0.13）。这些数据集存在显著的不均一性，包括治疗时间、药物剂量和区域。10 d的铋剂四联疗法比7 d的克拉霉素三联疗法更有效。然而，当都给予10 ~ 14 d治疗时，两个方案的疗效无显著性差异。最近的H.pylori治疗荟萃分析还发现，10 ~ 14 d铋剂四联疗法优于7 d克拉霉素三联疗法（85% vs 73%，RR＝1.17，95% CI 1.12 ~ 1.21）。根据这些数据，我们推荐铋剂四联疗法的治疗时间为10 ~ 14 d。美国曾有一段时间存在四环素供应问题，限制了铋剂四联疗法。目前这些问题均已解决。

与克拉霉素三联疗法不同，铋剂四联疗法的疗效不受克拉霉素耐药性的影响。此外，虽然甲硝唑耐药性对铋剂四联疗法的疗效有一定的影响，但它不如克拉霉素耐药性对克拉霉素三联疗法的影响那样深刻。因此，在已知克拉霉素耐药率较高的地区，或患者先前因任何原因曾用大环内酯类抗生素药物治疗，应强烈推荐铋剂四联疗法作为初始的治疗方案。

十五、伴同疗法

所谓的"伴同疗法"包括PPI、阿莫西林、克拉霉素和硝基咪唑（替硝唑或甲硝唑），3 ~ 10 d的治疗。在北美尚无伴同疗法RCTs的疗效。一项针对伴同疗法的荟萃分析（包括19个临床试验，2070例H.pylori感染者）显示平均治愈率为88%（95% CI 85% ~ 91%）。比较伴同疗法（481例）与克拉霉素三联疗法（503例）的RCTs，ITT根除率分别为90%和78%（OR＝2.36，95% CI 1.67 ~ 3.34）。几乎所有的试验都在欧洲或亚洲进行，只有一项研究在拉丁美洲进行。最近的一次网络荟萃分析得到了非常相似的结果。对超过2000例患者、6项研究的序贯疗法数据进行综合荟萃分析后发现，10 d序贯疗法（81.3%，95% CI 74.9% ~ 87%）与5 ~ 10 d伴同疗法（81.7%，95% CI 76.1% ~ 86.7%）的疗效无显著性差异。

Gisbert等的荟萃分析显示治疗时间延长治愈率也随之增高。拉丁美洲最近的一项大型、多中心、RCTs显示：14 d克拉霉素三联疗法比5 d伴同疗法（82.2% vs.73.6%，差异＝8.6%，95% CI 2.6% ~ 14.5%）有更高根除率，间接指出伴同疗法至少需要7 d时间。目前尚无RCTs评价14 d伴同疗法疗效。有限的数据表明，克拉霉素耐药H.pylori感染患者伴同疗法的疗效可能会降低，但降低幅度要小于克拉霉素三联疗法。试验表明，伴同疗法的耐受性和依从性与克拉霉素三联疗法或序贯疗法相似。

由于北美的相关数据缺乏，我们的结论是，伴同疗法治疗是一种很有前途的治疗方案，在国际研究报道中有很高的治愈率，但尚需在北美的验证。因为伴同疗法与克拉霉素三联疗法一样有效且具有相似的耐受性，因此它可作为北美推荐的一线治疗方案。如果推荐伴同疗法，10 ~ 14 d的疗程较合适。延长伴同疗法的治疗时间至14 d是否可提高根除率，亟须进一步研究。

十六、序贯疗法

序贯疗法，先服用PPI＋阿莫西林5 d，然后服用PPI、克拉霉素和硝基咪唑类药物5 d，在2000年开始作为一种替代克拉霉素三联疗法的方案。最近的一项系统回顾和荟萃分析（46个RCTs包括13532例患者）比较了序贯疗法和现有的新疗法。序贯治疗的总根除率为84.3%（95% CI 82.1% ~ 86.4%）。序贯疗法优于7 d的克拉霉素三联疗法（RR ＝ 1.21，95% CI 1.17 ~ 1.25）。然而，序贯治疗只是略优于10 d克拉霉素三联疗法（RR ＝ 1.11，95% CI 1.04 ~ 1.19），并未优于14 d克拉霉素三联疗法（RR ＝ 1，95% CI 0.94 ~ 1.06）或10 ~ 14 d铋剂四联疗法（RR ＝ 1.01，95% CI 0.95 ~ 1.06）。

不同地区序贯疗法的疗效差异较大，虽然来自意大利的研究报告显示有很高的根除率，但一个多中心临床试验（包含六个拉美国家的1463名成年人）发现14 d克拉霉素三联疗法比10 d序贯疗法的根除率更高（82.2% vs.76.5%，差异＝5.6%；95% CI –0.04% ~ 11.6%）。另一项来自台湾的大样本研究发现，克拉霉素耐药时序贯治疗根除率降低，但与克拉霉素三联疗法相比降低程度较低。这也是率先建议可通过延长序贯疗法治疗时间至14 d来提高根除率的研究之一。

文献检索发现只有2个RCTs评估了在美国和加拿大的序贯治疗。在2014年的一篇摘要中，来自达拉斯州和德克萨斯州的研究人员将134例H.pylori感染患者随机分为10 d序贯疗法或克拉霉素三联疗法。观察发现两种治疗方案的根除率之间无显著性差异（RR ＝ 0.95，95% CI 0.79 ~ 1.15）。在加拿大的另一个试验中，126例患者被随机分配到10 d的序贯疗法或克拉霉素三联疗法。这次试验仍未能确定两个方案疗效之间的显著性差异（RR ＝ 0.83，95% CI 0.62 ~ 1.06）。这两个试验的随机效应荟萃分析显示，合并RR为0.91（95% CI 0.78 ~ 1.06）。序贯疗法的耐受性和依从性与克拉霉素三联疗法相似。

现有数据表明，10 d序贯疗法可替代14 d克拉霉素三联疗法。然而，在北美洲10 d的序贯治疗并不优于14 d克拉霉素三联疗法。同时，序贯治疗的复杂性降低了其在北美作为一线治疗方案的应用。延长序贯疗法治疗时间到14 d可能会提高根除率，但仍需进一步研究。

十七、混合疗法

混合疗法是连续和伴随疗法的结合。混合疗法包括：首先服用PPI、阿莫西林7 d后，再服用PPI、阿莫西林、克拉霉素和一种硝基咪唑类药物7 d。

迄今为止，在北美尚无RCTs评估混合疗法的疗效或耐受性。最近几个荟萃分析总结了在世界其他地区进行的RCT、结果。Wang等荟萃分析确定6个RCTs评估混合疗法与序贯疗法/伴同疗法，混合疗法的ITT根除率为88.6%。其他两个最近的荟萃分析证实了这一ITT根除率（Li等89%（95% CI：81% ~ 94%），He等86.6%（95% CI 82% ~ 91%）。混合疗法比7 d克拉霉素三联疗法更有效（89% vs 73%，网络分析RR = 1.22；95% CI 1.11 ~ 1.29）。混合疗法的耐受性与克拉霉素三联疗法相似。此外，混合疗法、序贯疗法和伴同疗法的疗效、耐受性和依从性似乎无显著性着差异。

由于缺乏北美数据，从现有的数据可以看出：为期14 d的混合疗法是一种很有前途的治疗方案，在国际研究中已取得很高的治愈率，但有待在北美得到验证。由于混合疗法与克拉霉素的三联疗法有相似的耐受性和疗效，所以建议作为克拉霉素三联疗法的一种替代方案。混合治疗的复杂性可能会限制其在临床实践中的使用。

十八、左氧氟沙星为基础的疗法

左氧氟沙星是一种氟喹诺酮类药物，在体外具有抗革兰阳性菌和革兰阴性菌的抗菌活性（包括H.pylori），已用于抗H.pylori的一线治疗和补救治疗方案。左氧氟沙星主要被用作三种一线治疗方案：①PPI、阿莫西林三联疗法；②改良序贯疗法包括5 ~ 7 d的PPI和阿莫西林后5 ~ 7 d PPI，左氧氟沙星和一种硝基咪唑类；③左氧氟沙星四联疗法：PPI、硝唑尼特和多西环素给药7 d或10 d。

目前尚无RCTs评估北美一线左氧氟沙星三联疗法的疗效。来自世界其他地区七项试验的荟萃分析发现，7 d左氧氟沙星三联疗法和7 d克拉霉素三联疗法有类似的根除率（分别为79%和81%，风险比为0.97，95% CI 0.93 ~ 1.02）。另一项荟萃分析（9项研究和2502例患者）证实了这些结果，根除率有区域差异性，左氧氟沙星三联疗法在欧洲根除率更好，克拉霉素三联疗法根除率在亚洲地区会更高。另一方面，Li等网络荟萃分析发现，10 ~ 14 d左氧氟沙星三联疗法被证明优于7 d克拉霉素三联疗法（90%，95% CI，84% ~ 94%与73%，95% CI 71% ~ 75%；RR = 1.23，95% CI 1.16 ~ 1.29）。虽然未正式比较，左氧氟沙星三联疗法的合并根除率也高于10 ~ 14 d克拉霉素三联疗法（81%，95% CI 78% ~ 84%）。左氧氟沙星三联疗法的耐受性与克拉霉素三联疗法相似。

左氧氟沙星和环丙沙星也被用于修订版的序贯疗法（一种PPI和阿莫西林治疗5 ~ 7 d后再由一种PPI，氟喹诺酮类和硝基咪唑治疗5 ~ 7 d）。目前尚无来自北美的、评价氟喹诺酮类疗效和耐受性的研究。一项荟萃分析（包括六个试验和来自世界其他地区的738个初始治疗的患者）比较了10 ~ 14 d氟喹诺酮类序贯疗法与7 ~ 14 d克拉霉素三联疗法或10 d标准序贯疗法的疗效。使用随机效应模型，氟喹诺酮类药物序贯疗法合并根除率为87.8%，克拉霉素三联疗法和标准序贯疗法合并根除率为71.1%（RR = 1.21，95% CI 1.09 ~ 1.35）。亚组分析显示左氧氟沙星序贯疗法优于克拉霉素三联疗法（83.6% v.s 64%，RR = 1.32，95% CI 1.09 ~ 1.60）或标准序贯疗法（87.4%，78.9%，RR = 1.12，

95% CI 1.04 ～ 1.21）。氟喹诺酮类药物序贯疗法的根除率和治疗时间、PPI药物选择或氟喹诺酮类药物的剂量关系不大。这两组治疗方案总的不良事件发生率与脱落事件的发生率是相似的。

一线四联疗法中有一种被称为"LOAD疗法"的治疗方案，由左氧氟沙星、奥美拉唑、硝唑尼特（Alinia）和多西环素组成。一项开放试验随机研究了270例美国患者，给予7 d或10 d的LOAD疗法，根除率分别为89%和90%，而10 d兰索拉唑、阿莫西林、克拉霉素疗法的根除率为73%。关于左氧氟沙星耐药性影响LOAD疗法疗效尚无报道，对于这种非传统、昂贵的治疗方案的其他研究值得期待。

和许多其他新的H.pylori治疗方法类似，缺少北美左氧氟沙星的一线治疗方案疗效的数据。北美氟喹诺酮类药物的耐药率或耐药对含氟喹诺酮类药物治疗方案疗效的影响方面的数据很少。现有少数数据表明，在北美氟喹诺酮类药物的耐药可能很高，或许要高于克拉霉素耐药。10 ～ 14 d左氧氟沙星三联疗法似乎可替代克拉霉素三联疗法。10 ～ 14 d包括氟喹诺酮类药物的序贯疗法或7 ～ 10 d LOAD疗法是最有前途的。

十九、一线治疗中益生菌的选择

在美国，益生菌作为H.pylori感染的辅助治疗越来越引起人们的兴趣。新的证据表明乳酸杆菌和双歧杆菌类可抑制H.pylori。此外，这些益生菌菌株也可能有助于减少清除治疗的不良反应，提高治疗的依从性。

包含益生菌在H.pylori感染患者中疗效的荟萃分析（包括10个临床试验）显示，补充益生菌可增加治愈率（合并OR = 2.07，95% CI 1.40 ～ 3.06）。益生菌也降低不良反应的发生率（合并OR = 0.31，95% CI 0.12 ～ 0.79）。然而，这些研究大多在中国进行，由于缺乏双（单）盲和随机分配隐藏不足而导致高偏倚风险。此外，在选择治疗方案时，使用的益生菌和方案有很大的差异。虽然益生菌治疗H.pylori感染很有前途，但仍存在许多问题，包括最佳剂量、服用时机（根除治疗之前，期间或之后）和治疗时间。

问题4：治疗H.pylori感染时，哪些因素可预测根除治疗成功？见表2-24。

成功根除H.pylori的决定因素可分为宿主因素和H.pylori相关因素。宿主方面，在使用铋剂–四环素–甲硝唑三联疗法根除H.pylori时，患者的依从性是重要因素。随后的研究发现，临床试验中的脱失率与每天给药次数例有关。发生不良事件的可能性和严重性也影响依从性。然而，如果患者意识到可能发生的潜在不良事件并了解哪些在停止治疗后会消失，那患者更易接受治疗。因此，与患者全面而坦诚地讨论H.pylori清除疗法的益处和面临的挑战非常重要，可提高患者的依从性。

遗传因素也可能影响H.pylori根除治疗的成功率。例如，PPI是根除H.pylori治疗方案的重要组成部分，有多种抗H.pylori机制，包括直接的抗菌性能及降低胃内酸度来提高抗生素在胃黏膜和胃腔内的效应。CYP2C19（肝细胞色素酶P450系统的一个组成部分）的基因多态性决定PPI的代谢率。东南亚地区普遍缺乏有功能的CYP2C19变异体，它和含PPI治疗方案的根除率有重要联系（亚洲人为10%～20%，美国人低于5%）。这种"弱代谢者"变异体导致PPI的生物利用度增加，显著提高抑酸性和H.pylori根除率。CYP2C19基因多态性在北美洲的影响尚未得到系统评价。

其他多种临床因素在根除治疗的成功率中发挥作用，荟萃分析发现，与治疗失败相关因素中主要是吸烟和糖尿病，吸烟治疗失败的OR为1.95，糖尿病为2.19。然而，关于糖尿病分析只有8项研究，其中4项来自土耳其，缺少来自北美的研究。可以想象的是，这些结果可能会受低药物依从性或抗生素暴露史导致的耐药影响，因为这些研究没有对这些重要的因素加以控制。

H.pylori相关因素中，抗生素敏感性是最重要的因素，是临床试验和以人群为基础的H.pylori根除重要的预后因素。克拉霉素、甲硝唑和越来越多的左氧氟沙星耐药性限制了常用根除方案成功率，多重耐药的频率正在增加。H.pylori通常对阿莫西林、四环素、利福布汀发生耐药较小（目前＜5%）。

如前所述，使克拉霉素三联疗法成功率降低50%。虽然关于左氧氟沙星耐药性对临床影响的数据非常有限，但现有数据显示左氧氟沙星耐药性降低左氧氟沙星方案的成功率的20%～40%。对于甲硝唑，全球范围体外试验的耐药率相当高，对于H.pylori根除效果难以预测。甲硝唑耐药可降低三联疗法根除率的25%，但在四联疗法以及含PPI方案根除率降低较小。增加甲硝唑剂量和治疗时间也改善甲硝唑耐药菌株的治疗效果，这表明，不同于克拉霉素和左氧氟沙星，体外甲硝唑耐药不是预测根除失败的绝对因素。事实上，H.pylori甲硝唑耐药有多种机制，H.pylori甲硝唑耐药性的定义和检测仍有待规范。

问题5：我们所了解的北美地区H.pylori耐药性情况如何？ 见表2-24。

在2008年进行的一项多中心欧洲调查显示，甲硝唑耐药率为35%，克拉霉素为17.5%（10年前的一倍），左氧氟沙星为14%。在个别欧洲国家，耐药性与门诊使用喹诺酮类药物和长效的大环内酯类药物相关，这表明H.pylori耐药性和社区抗生素使用具有因果关系。同样，在南美洲和世界大多数其他地区，对克拉霉素耐药率较高，甲硝唑耐药率更高。一般来说，随着时间推移，抗生素耐药率有上升趋势。在世界其他地区相关报道中，克拉霉素为50%，甲硝唑为65%，左氧氟沙星为50%。

与许多国家精心挑选菌株和记录抗生素耐药率以期指导选择更合理的治疗方案相比，北美国家尚未组织开展对H.pylori耐药模式的系统化研究。最近在美国抽样研究了从1998—2002年11家医院的347株菌株，显示甲硝唑的耐药率为21%，克拉霉素的耐药率为13%。十年后，对来自休斯敦退伍军人医疗中心的128株菌株进行研究发现甲硝唑耐药率和以前相似（20%），而对克拉霉素耐药已上升至16%，左氧氟沙星耐药率为31%。菌株的多重耐药率为17%，只有一半菌株对所有5种抗生素均敏感。阿拉斯加土著人2000年的样本发现，甲硝唑的耐药率为42%，克拉霉素为30%和左氧氟沙星为19%。来自北美少量数据提示，H.pylori的抗生素耐药率值得关注（表36）。可以想象，美国人平均每人每年接受一个门诊抗生素处方，其中大环内酯类抗生素阿奇霉素是最常见的处方抗生素，将这些有限数据扩展到更广泛的人群中时，需要谨慎小心。这些初始数据提示系统监测北美的抗生素耐药情况的紧迫性。

问题6：有哪些方法可评估H.pylori抗生素耐药性，可进行哪些检测？

胃组织活检分离培养可检测H.pylori的抗生素耐药性。H.pylori培养需要几天时间，即使有经验的医师也很不易。PPI和抗生素使用让H.pylori培养更为复杂。因此，北美多数医疗中心H.pylori培养成功后，有几种不同的方法来测试抗生素耐药性，包括琼脂稀释法、药物纸片扩散法和E-test法，每种方法各有利弊。

已开发和应用的更为简单快捷的分子检测方法，可用于新鲜、冷冻或石蜡包埋的胃黏膜活检样本，也可用于粪便样本，减少了内镜检查的需求。分子生物学方法如聚合酶链反应或荧光标记的核酸杂交技术可用于检测多个抗生素耐药有关的突变。目前的检测集中在少数已知的克拉霉素和左氧氟沙星耐药突变，这两种抗生素对于临床治疗更重要。克拉霉素耐药通常是由于H.pylori的23S核糖体亚基RNA的两个位点之一发生突变，23SrRNA的多个位点或其他基因均可发生突变，但通常和耐药无关。左氧氟沙星耐药通常由DNA解旋酶亚基A两个位点中的一个发生突变引起。另外，分子生物学技术不适用于甲硝唑耐药性的研究，因为甲硝唑耐药性是由多种机制引起的。目前，美国FDA和CLIA尚未批准分子检测。

表36   H.pylori在美国的耐药率（2009—2011）

抗生素	耐药率（%）
甲硝唑	20
克拉霉素	16
左氧氟沙星	31
四环素	<2
阿莫西林	<2
利福布汀	<2

注：数据来源于参考文献122，200。

细菌感染的抗生素常规治疗包括根据微生物的体外敏感试验，或者根据当地微生物敏感数据选择。而H.pylori治疗依赖于经验性抗生素治疗。在美国以外地区，根除H.pylori的难度越来越大，这促使一些专家提倡进行更为开放的抗生素耐药性检测，尤其是在一次或多次失败的治疗后或是在高耐药人群。因此，Maastricht指南推荐：在克拉霉素耐药常见地区（在许多地区存在耐药性），尤其二线治疗失败后，若选择克拉霉素三联治疗前应进行克拉霉素耐药测试。

根据细菌对抗生素敏感性和经验性选择抗生素孰优孰劣一直存在争议。新近一项针对12篇文献的荟萃分析更加青睐依据敏感性选择抗生素。选择7～10 d三联疗法时，需进行内镜活检和培养检测抗生素敏感性。其他研究表明，依据抗生素敏感性的二线治疗和三线治疗具有很高的清除率，但这种策略的成本效益需要得到严格的评估。在美国，治疗失败后的重复的胃镜活检成本高昂。非侵入（粪便或其他）的药敏检测更为划算。同时，临床医师应常规询问患者既往抗生素使用史和推定的抗生素暴露史，以便在左氧氟沙星、克拉霉素、甲硝唑发生耐药时选择替代方案。

毫无疑问，在北美需要对H.pylori抗生素敏感性进行分析和跟踪，尤其在美国，确定最合适的一线和抢救治疗方案对于H.pylori感染者很重要。目前在欧洲进行一项广泛的研究，每年登记数以千计的病例，从而提供H.pylori抗生素耐药性的实时数据，用来指导最合适的治疗。在美国缺乏抗生素耐药性的相关数据与欧洲的情形形成了鲜明的对比，是循证治疗的障碍。

问题7：H.pylori根除治疗后，是否应该检测治疗是否成功？

随着H.pylori根除治疗成功率的下降，许多患者在治疗后持续存在感染，并有发生H.pylori相关并发症的风险，例如消化性溃疡和胃恶性肿瘤。不依靠内镜的呼气试验或粪便测试可检测治疗是否成功且价格相对便宜，尽管患者应当在根除治疗结束后4周并停用PPI类药物2周后才能接受测试。尿素呼气试验、粪便抗原测试和基于活检的测试对于检测持续H.pylori感染都具有高度敏感性和特异性，因此，患者的测试选择取决于一些其他因素，包括需要重复胃镜检查的必要性、局部可用性、成本和第三方支付。

H.pylori治疗后若有明确治疗指征，治疗后检测理所应当。然而，从成本-效益方面的考虑并不支持这一观点。但是也存在例外：H.pylori相关的消化性溃疡出血的模型研究支持用常规检测H.pylori根除；与此相反，这种策略不适用于简单的十二指肠溃疡，即使根除率低至70%

患有FD的情况下，即使成功根除H.pylori后症状依然存在，治疗后的检测有助于决定是否寻求其他诊断或针对病因的经验性治疗。不到10% FD患者根除治疗后症状缓解，因此再次测试比再次治疗更重要，甚至产生了"H.pylori"。同时，需要考虑患者是否愿意接受根除性检测，如果他们希望摆脱这些潜在性致癌细菌，他们就会接受再次检测。

最后一个支持治疗后测试重点是要提供证据帮助社区医疗决策。如果没有再次检测，就无法获得从业者或社区居民根除成功信息和方案调整。

在临床中，可能会出现以下情况：如无条件进行根除测试或者医师、患者认为不必要。然而，在绝大多数情况下，如果给患者抗H.pylori治疗，就应当进行根除测试。

问题8：初次治疗失败后，补救治疗方案该如何选择？

在一个或多个根除方案失败后选择合适补救方案是胃肠病专家所面临的普遍问题。和一线治疗一样，我们不得不在补救治疗依靠经验做出选择而不是基于细菌培养和药敏试验结果。虽然大部分补救治疗的试验是在北美以外区域进行，我们尽可能从2000年以来北美进行的相关研究的基础上制订推荐建议。如果没有相关数据，我们就关注相关的国际研究。值得注意的是，亚洲报告的补救治疗根除率一直高于北美或欧洲。下面列出的所有根除率来自ITT分析。

正如本指南其他部分所解释的，根除治疗成功的最重要因素是H.pylori对抗生素的敏感性或耐药力；反之，对抗生素的耐药性与既往使用过这种特定抗生素使用史密切相关（对于H.pylori感染或其他感染）。这主要适用于克拉霉素、氟喹诺酮类、利福布汀（一种不常用的一线抗生素），应避免经验性的重复使用，因为增加剂量、延长治疗时间或增加给药频率不能改善抗生素耐药。然而，阿莫西林或四环素可重新使用，即使以前曾使用这两种抗生素，出现耐药仍很少见。即使甲硝唑的耐药性可通过增加其剂量、使用时间或给药频率而部分克服重复使用一般也应避免。如果预计其他方案不佳，甲硝唑可纳入14 d铋剂四联疗法重复使用，特别是以前只是短暂或低剂量使用。表2-26中列出了可用的补救治疗方案选项。图13提供了一个推荐建议流程，以协助持续性H.pylori感染的治疗方案选择。

二十、铋剂四联疗法

自2000年以来，有30个RCTs比较了铋剂四联疗法与其他方案，或一种或几种根除治疗失败后铋剂四联疗法不同的治疗时间作为补救治疗方案。其中，23项研究是一线治疗失败的患者；有20项研究是克拉霉素三联疗法失败的患者。剩下3个一线治疗方案不明，其中一项既往接受铋剂四联疗法的患者特别排除。

Marin等荟萃分析发现，在克拉霉素三联疗法失败后，使用铋剂四联疗法时延长治疗时间的清除率无显著性差异，7 d为76%，10 d为77%，14 d为82%对2000年以来的4个RCTs进行系统回顾，确定了（两个来自亚洲，两个来自欧洲比较了14 d与7 d铋剂四联疗法，14 d铋剂四联疗法的根除率更高（RR = 1.14，95% CI 1.02 ~ 1.28）。鉴于通过延长疗程可部分克服甲硝唑耐药，14 d铋剂四联补救方案是合理的。

自2000年以来，共有11个RCTs进行作为补救治疗的14 d铋剂四联疗法与其他治疗方案的比较，其中一个在美国，三个在欧洲和其余七个在亚洲。这些研究中的八个研究包含了使用克拉霉素三联疗法治疗一次根除失败的患者。美国唯一研究包括多种方案中的一种治疗方案治疗失败的患者（有67%的患者是选择铋剂四联疗法或雷尼替丁枸橼酸铋、甲硝唑、四环素方案治疗后失败）。一个来自欧洲，一个来自亚洲的两项研究也是一种或多种根除治疗失败的患者。14 d铋剂四联疗法的合并根除率为80%（95% CI：76% ~ 84%），与欧洲或美国相比（74%，68% ~ 81%），来自亚洲研究根除率更高（82%，77% ~ 86%）。美国14 d铋剂四联疗法的根除率为71%，但对于曾使用7 ~ 14 d铋剂四联治疗失败的患者（根除率53%，28% ~ 77%）和不含铋剂的三联或双联克拉霉素治疗失败的患者（根除率100%，72% ~ 100%）根除率存在差别。

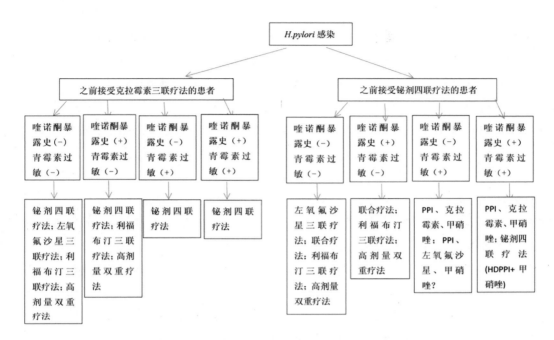

图 13　持续 H.pylori 感染补救方案的选择

注 :（－）表示无 ;（＋）表示有。

发表自2000年以来的15个RCTs比较了作为补救治疗时的左氧氟沙星三联疗法和其他方案。只有一个研究评估了14 d左氧氟沙星三联疗法 ; 它研究了台湾101例7 d克拉霉素三联疗法治疗失败的患者，发现7 d左氧氟沙星三联疗法和14 d左氧氟沙星三联疗法（86%，95% CI 77% ~ 96%）和14 d铋剂四联疗法（PBMT，86%，76% ~ 96%）之间的根除率无显著性差异。

4个在欧洲进行的RCTs评估了为期10 d的左氧氟沙星三联疗法方案，发现合并根除率为84%（73% ~ 92%）。10个RCTs（7个来自亚洲，3个来自欧洲）评估了7 d的左氧氟沙星三联疗法，合并根除率为66%（95% CI 60% ~ 73%），亚洲和欧洲之间的研究无显著性差异。RCTs的队列研究和类似研究的荟萃分析表明，在19项研究中克拉霉素三联疗法治疗失败后再使用左氧氟沙星三联疗法，其根除率为76%（95% CI 72% ~ 81%）; 在5项研究中，序贯疗法治疗失败后再使用左氧氟沙星三联疗法，其根除率为81%（95% CI 71% ~ 91%）。

左氧氟沙星三联疗法作为三线治疗方案似乎有效，Gisbert 等总结了欧洲6个队列研究，为两次治疗失败后选择10 d左氧氟沙星三联疗法（大多数患者选择克拉霉素三联疗法作为一线治疗，铋剂四联疗法作为二线治疗），总清除率为73%。

关于左氧氟沙星三联补救治疗最合适的治疗时间，对来自本指南的荟萃分析进行的亚组分析（所做的研究之间比较）表明，10 d或14 d的左氧氟沙星三联疗法比7 d左氧氟沙星三联疗法更有效。只有一个RCTs比较了左氧氟沙星三联疗法治疗时间的差异；Di Caro等比较了在意大利两种类型的10 d PAL方案和两种类型的7 d PAL方案，发现持续时间较长的疗效更好（88% vs.78%）。来自土耳其的RCTs证实了这一观点，PAL作为一线治疗时间较长时，其疗效更好（14 d的治疗方案清除率为72%，7 d治疗时其清除率为34%）。

左氧氟沙星的最佳剂量尚不清楚。两个RCTs评估了在补救治疗时不同剂量的左氧氟沙星，发现500 mg左氧氟沙星每日1次或2次在7 d治疗方案和10 d治疗方案中无显著差异。

即使铋剂四联疗法用于治疗的初始过程，左氧氟沙星三联疗法依然可用于持续性H.pylori感染的患者。在64例持续性H.pylori感染的青霉素过敏患者中，尽管一线治疗中使用了铋剂四联疗法或甲硝唑–克拉霉素三联疗法，10 d的左氧氟沙星–克拉霉素三联疗法还具有64%的根除率。在同一试验中，甲硝唑–克拉霉素为基础的三联疗法治疗失败后给予铋剂四联疗法，其根除率为37%（24例中有9例治愈）。曾报道过28例日本青霉素过敏患者（包括17例之前未能根除患者），使用1周或2周的PPI、甲硝唑和西他沙星方案，其根除率为100%（95% CI：90% ～ 100%）。西他沙星是一种对H.pylori具有高抗菌活性的喹诺酮类药物，甚至对左氧氟沙星耐药菌株也有很好的疗效；但目前在北美尚未使用。

自2000年以来，只有两个RCTs比较了作为补救治疗的伴同疗法与另外一种补救治疗方案。两个试验中的患者都是接受一线克拉霉素三联疗法失败的患者。日本试验随机选取了104例患者分别给予7 d PPI、阿莫西林、甲硝唑三联疗法或7 d伴同疗法，发现其根除率分别为83%（95% CI：73% ～ 93%）和89%（95% CI：80% ～ 97%）。然而，这些结果不一定适用于其他国家；日本的H.pylori对甲硝唑的耐药率较低，因此含甲硝唑治疗方案的疗效在日本特别高，这反过来又可能是由于甲硝唑在全国限制使用。在韩国的试验，随机选取124例患者接受10 d铋剂四联疗法或10 d伴同治疗，发现其根除率大致一样（根除率分别为92%和90%）。

间接证据表明，伴同疗法作为一线治疗和作为二线治疗疗效相似。首先，它是一种最有效的一线治疗方案之一。其次，来自西班牙和中国台湾的有限数据表明，对克拉霉素和甲硝唑都耐药的患者，伴同疗法仍有效。

关于伴同疗法最佳疗程的证据很有限。无RCTs比较作为补救治疗时的治疗时间。RCTs的19个队列研究和系统评价表明，作为一线治疗时，随着治疗时间延长，伴同疗法疗效无显著增加，3 d（85%），4 d（88%），5 d（83%），7 d（91%）和10 d（90%）。

二十一、克拉霉素三联疗法

在北美的临床实践中，克拉霉素常用于一线治疗，除非患者具有高风险的克拉霉素耐药。从理论上讲，无证据显示需要避免克拉霉素用于二线治疗。指南委员会推荐采用包含克拉霉素的伴同疗法，而不是克拉霉素三联疗法。

支持克拉霉素三联疗法作为补救治疗的证据是有限的。2000年以后，在美国或欧洲的三个RCTs评估了作为二线治疗时的PPI、克拉霉素、阿莫西林三联疗法；而没有作为二线治疗用甲硝唑取代阿莫西林的三联疗法的相关报道。在美国，Magaret等所做RCTs结果，将接受过一种一线治疗失败的患者随机分为14 d PAC或14 d铋剂四联疗法。虽然文中没有报道，但其中32例患者接受10～14 d铋剂四联疗法或7～10 d雷尼替丁、枸橼酸铋、甲硝唑、四环素作为一线治疗，克拉霉素三联疗法根除率为79%（95% CI：49%～95%），铋剂四联疗法（P＝NS）根除率为53%（28%～77%）。在德国所做的RCTs，84例患者接受一线的7 d PPI、克拉霉素、甲硝唑治疗失败；毫无疑问，7 d克拉霉素三联疗法要劣于7 d铋剂四联疗法［43%（28%～59%）和68%（51%～81%），P＝0.03］，在一线治疗后79%有克拉霉素耐药菌株的患者中差异更明显。法国RCTs表明，172例患者在一线克拉霉素三联疗法（克拉霉素三联疗法为87%，PPI、阿莫西林、甲硝唑为7%，克拉霉素三联疗法＋甲硝唑3%，H2RA、克拉霉素、阿莫西林3%）失败后，7 d或14 d的PPI、克拉霉素和阿莫西林三联疗法与14 d的PPI、克拉霉素、甲硝唑三联相比有较低的清除率（47% vs 63%）。

综上所述，应避免重复使用三联疗法作为补救治疗。RCTs队列研究荟萃分析表明，所进行的8项重复使用克拉霉素三联疗法作为二线治疗的研究（同方案一线治疗失败后）中，其合并根除率非常低（46%；95% CI：34%～58%）。

基于利福布汀的三联疗法（PPI、阿莫西林、利福布汀：PAR）

利福布汀在H.pylori感染治疗中的疗效应和其高成本相平衡，它很少发生骨髓抑制（几乎总是可逆）和诱导结核分枝杆菌菌株耐药。

4个RCTs比较由PPI、利福布汀、阿莫西林组成的利福布汀三联疗法与其他治疗方案。Perri等在欧洲对接受1～3种一线治疗失败患者135例进行一个RCTs，评估了10 d利福布汀三联疗法。300 mg/d利福布汀的10 d三联疗法（利福布汀三联疗法根除率87%；95% CI，76%～96%）150 mg/d 10 d疗法和10 d铋剂四联治疗更有效，后两者有相同的67%清除率（95% CI：53%～80%）。其他三个RCTs，包括欧洲的两个和亚洲一个，评估了7 d 150 mg bid利福布汀的三联疗法；合并根除率为66%（45%～83%），但这些研究存在大量异质性。在西班牙，Navarro等发现利福布汀三联疗法的清除率低于其他的RCTs：99例克拉霉素三联疗法失败的患者，7 d利福布汀三联疗法根除率为44%，明显低于7 d铋剂四联疗法（根除率70%）。

RCTs队列研究荟萃分析表明，使用PAR作为补救治疗，作为二线治疗时其合并根除率为79%（95% CI：67% ~ 92%），作为三线治疗根除率为66%（55% ~ 77%），作为四线或五线治疗为70%（60% ~ 79%）。

很少有证据显示PAR作为补救治疗的最佳治疗时间。还没有RCTs比较不同的治疗时间。亚组（研究间比较）间荟萃分析表明，当PAR作为二线治疗时，10 ~ 12 d治疗方案根除率高于7 d治疗方案（95% vs 69%）。值得注意的是，发生骨髓抑制的概率很低，即使利福布汀 > 600 mg/d的剂量或长期使用。因此，利福布汀三联疗法的推荐剂量为300 mg/d，持续时间10 d为宜。

二十二、阿莫西林高剂量二联疗法

高剂量二联治疗作为补救治疗的原因是：H.pylori很少发展为阿莫西林耐药，阿莫西林的疗效随胃 pH 增加而增加。

自2000年以来，有三个RCTs比较了作为补救治疗时14 d高剂量双重疗法（每日阿莫西林 ≥ 3 g/d，每日给药 ≥ 3/次以试图避免每日2次阿莫西林的低水平）与其他方案。其中两项研究由 Miehlke 等在德国进行。第一项研究包括至少一种治疗失败的84例患者（大多数患者有两种或两种以上治疗失败），并比较了14 d的高剂量二联疗法（奥美拉唑40 mg和750 mg阿莫西林，qid）与14 d铋剂四联疗法。两种方案根除率无显著性差异（双重疗法：76%，95% CI，60% ~ 88%，铋剂四联疗法：81%，95% CI：67% ~ 92%）。第二项研究纳入145例，至少有根除失败一次且甲硝唑与克拉霉素双耐药）的患者，随机分到14 d高剂量二联治疗或7 d利福布汀三联疗法。两组之间比较差异无显著性（双重治疗：70%，95% CI：58% ~ 80%与利福布汀三联疗法：74%，62% ~ 84%）。通过荟萃分析，在欧洲高剂量双重补救治疗的合并根除率为71%（63% ~ 79%）。最后，Yang 等在台湾的研究，包括168例一种或多种先前根除失败的患者，发现14 d高剂量双重疗法（雷贝拉唑20 mg、阿莫西林750 mg，qid）的根除率为89%（81% ~ 98%），和7 d左氧氟沙星三联疗法无显著差异（79%，67% ~ 90%），但明显高于10 d序贯疗法（52%，38% ~ 65%）。在所有三项研究中，高剂量二联补救治疗的合并根除率为78%（95% CI 65% ~ 89%）。

值得注意的是，其他三个研究均来自日本，评估10 ~ 14 d的高剂量二联补救方案，本方案包含高剂量PPI（标准剂量但4次/天）与标准剂量阿莫西林（即500 mg 4次/天）。这些研究结果具有高度异质性，根除率分别为0、54%和91%。

二十三、其他补救的治疗：序贯疗法、混合疗法、含呋喃唑酮方案

序贯疗法主要作为一线治疗，只有两个RCTs评估其作为补救治疗的疗效，结果令人沮丧。一个在台湾进行的RCTs，共纳入168例一种或多种方案根除治疗失败的患者；10 d序贯疗法根除率（52%，95% CI 38% ~ 65%）显著低于14 d高剂量双重阿莫西林治

疗（89%，81% ~ 98%）或7 d左氧氟沙星三联疗法（79%，67% ~ 90%）。另一个RCT、在韩国进行，包括158例克拉霉素三联疗法治疗失败的患者；10 d序贯疗法明显不如10 d铋剂四联疗法（根除率57% vs 84%。由于缺乏来自北美的数据和令人沮丧的亚洲数据，不推荐序贯疗法为补救治疗（表37）。

表37 H.pylori感染的补救治疗

方案	药物（剂量）	使用频率	疗程（d）	FDA 批准
铋剂四联疗法	PPI(标准剂量)	BID	14	否[a]
	枸橼酸铋钾（120 ~ 300 mg）或次水杨酸铋（300 mg）	QID		
	四环素（500 mg）	QID		
	甲硝唑（500 mg）	TID or QID		
左氧氟沙星 三联疗法	PPI(标准剂量)	BID	14	否
	左氧氟沙星（500 mg）	QD		
	阿莫西林（1 grm）	BID		
伴同疗法	PPI(标准剂量)	BID	10 ~ 14	否
	克拉霉素（500 mg）	BID		
	阿莫西林（1 grm）	BID		
	硝基咪唑（500 mg）	BID or TID		
利福布汀 三联疗法	PPI(标准剂量)	BID		
	利福布汀（300 mg）	QD		
	阿莫西林（1 grm）	BID		
高剂量双 联疗法	PPI(标准或双倍剂量)	TID or QID	14	否
	阿莫西林（1 grm TID 或 750 mg QID）	TID or QID		

注：BID：2次/d；FDA：食品与药物管理局；PPI：质子泵抑制剂；TID：3次/d；QD：1次/d；QID：4次/d。[a]：PPI、铋、四环素和甲硝唑单独规定不是FDA批准的治疗方案。然而，Pylera，一个含铋、四环素结合的产物，与甲硝唑结合PPI 10 d是FDA批准的治疗方案。

我们未检索到作为补救治疗的混合疗法与其他方案的比较资料。因此，无足够证据支持混合疗法可作为补救治疗。

目前在美国不能使用硝基呋喃类抗生素呋喃唑酮。无文献显示呋喃唑酮在北美洲可用于补救治疗。

来自俄罗斯、爱尔兰和澳大利亚的非随机研究利用3种和4种药物方案，报道显示呋喃唑酮补救治疗方案的ITT根除率为60% ~ 86%。有关呋喃唑酮作为补救治疗时的疗效及其危害（包括低血压、荨麻疹、胃肠道症状和可逆性溶血）缺少RCTs，使它不可能推荐作为补救治疗。

问题9：在H.pylori感染的患者中，如何考虑青霉素过敏者？见表1–30。

阿莫西林是治疗H.pylori感染的一线治疗和补救治疗的重要药物。幸运的是，有许多已获证明的方案不包含阿莫西林，这些方案（尤其是铋剂四联疗法）可用于真正过敏患者。如果"青霉素过敏"的患者尝试1 ~ 2次根除治疗均失败，最好考虑患者是否有真正的青霉素过敏。许多研究表明，虽然5% ~ 10%的美国人表示他们对青霉素过敏，但这些患者中有90%的人皮试为阴性，并且能耐受青霉素而不过敏。此外，对证实过敏的患者，逃避使用青霉素在美国是公认的一个公共健康问题，它促使非 β 内酰胺类抗生素的过度使用（http：//www.choosingwisely.org/clinician-lists/american-academy-allergy-asthma-immunlogynonbeta-lac-tam-antibiotics-penicillin-allergy/）。因此，这些"青霉素过敏"患者的皮肤测试可发现大多数非真正的过敏。排除真正过敏的患者后，他们可安全地使用含有阿莫西林的补救治疗。

总　结

　　自 2007 版 ACC 指南出版以来，H.pylori 感染治疗可选方案大幅增加（表 2-25、2-27）。所有现代治疗方案，包括伴同疗法、混合疗法、包含左氧氟沙星的方案，已被国际研究证实最有效，但在北美洲未进行相关评估。因此在北美，关于这些治疗方案的有效性，我们不可能给出有足够证据的建议。由于伴同疗法、序贯疗法和混合疗法一般都是由相同的四种药物组成，现有数据表明它们的疗效和耐受性类似，因此相对简单实用的方案更具有重要性。因此，克拉霉素四联的伴同疗法似乎为一线和补救治疗的最佳选择。关于左氧氟沙星治疗方案，尚无在北美进行的评估，基于已有的国际试验，我们认为左氧氟沙星序贯疗法是最强有力的一线疗效数据。目前，从循证角度考虑左氧氟沙星三联疗法仍是可选的补救治疗方案。我们鼓励临床医师根据当地抗生素耐药性数据选择治疗方案。因在大多数北美地区缺乏相关数据，因此推荐临床医师在选择治疗方案时询问既往抗生素暴露史和是否有青霉素过敏。这些信息可用来缩小个体患者的治疗选择。本指南与最近公布多伦多治疗成人 H.pylori 感染的共识具有一致性，但多伦多共识仅局限于治疗选择。这两个指南都试图限制克拉霉素三联疗法的使用，并强调铋剂四联疗法和伴同疗法的作用。这两个指南都提倡选择治疗时间较长的方案（多伦多共识建议均治疗 14 d；ACC 指南建议均治疗 10 ~ 14 d）。两个指南之间存在差异很小，且受到区域限制，是低质量证据。多伦多共识建议反对使用序贯疗法（不作为一线治疗和补救治疗），而 ACC 指南有条件地推荐作为一线治疗。混合疗法和高剂量二联疗法未经过多伦多共识认可，而 ACC 指南推荐作为一线治疗和补救治疗。

　　鉴于抗生素耐药性概率的上升和 H.pylori 治疗的复杂性，预防或治疗性疫苗对于 H.pylori 感染管理仍是一个有吸引力的长期解决方案。虽然进展缓慢，Zeng 等目前在中国进行的 3 期临床试验为 H.pylori 疫苗提供了方向性证据。在这份报告中，基于重组尿素酶 B 的日服 H.pylori 疫苗为儿童提供了约 70% 的保护。尽管一年后该疫苗疗效开始减弱，但这一具有里程碑意义的研究将可能促使进一步研发能用于临床上的疫苗，并促进抗生素替代疗法的进展来预防 H.pylori 相关疾病，而不仅仅是清除已有的 H.pylori 感染。

　　引自：李雨濛，译．马军，段芳龄，审．ACG 临床指南：幽门螺杆菌感染的治疗．胃肠病学和肝病学杂志，2017，26（6）：601-624．

慢性萎缩性胃炎中医诊疗共识意见（2009）

慢性萎缩性胃炎（CAG）是消化系统常见病与疑难病，中国中西医结合学会消化系统疾病专业委员会于1989年在南昌制定了《慢性胃炎中西医结合诊断、辨证和疗效标准》，并于2004年发表了《慢性胃炎的中西医结合诊治方案》，对慢性胃炎包括CAG的诊治和评价进行了规范。近些年，国内外对于CAG的研究取得了不少进展，但在中医药诊治和评价方面尚存在不少分歧，影响和制约了临床研究和学术推广。2008年中华中医药学会脾胃病分会组织成立了"慢性萎缩性胃炎中医诊疗共识意见"起草小组，在广泛征求业内专家意见的基础上，结合国内外现有诊治指南，初步拟订了"慢性萎缩性胃炎中医诊疗共识意见（讨论稿）"，针对CAG的证候分类、辨证治疗、诊治流程、疗效标准等一系列关键问题，按照国际通行的德尔斐法进行的3轮次投票，并根据投票结果不断进行修订和完善，2009年10月，借中华中医药学会脾胃病分会第21届全国脾胃病学术会议在深圳召开之际，来自全国各地的近百名中医消化病学专家对共识意见（草案）再次进行了充分地讨论和修订，并以无记名投票方式通过了《慢性萎缩性胃炎中医诊疗共识意见》（表决选择：①完全同意；②同意，但有一定保留；③同意，但有较大保留；④不同意，但有保留；⑤完全不同意。如果＞2/3的人数选择①，或＞85%的人数选择①＋②，则作为条款通过）。并由核心专家组于2010年1月9日在北京进行了最后的审定。现将全文公布如下，供同道参考，并希望在应用中定期修订，不断更新，以加强其实用性和指导性。

一、概念及主要发病机制

1. 定义　CAG是慢性胃炎的一种类型，系指胃黏膜上皮遭受反复损害导致固有腺体的减少，伴或不伴纤维替代、肠腺化生和（或）假幽门腺化生（IM）的一种慢性胃部疾病。该病可归属中医"胃痞""虚痞""痞满""胃痛""嘈杂"等病范畴。

2. 流行病学　目前有关CAG的流行病学资料较少。各研究因采用的诊断标准不一致（胃镜或血清学）而缺乏可比性。但目前比较一致的看法是CAG患病率人群变异较大，在胃癌高发的东亚、东欧、南美等地区，CAG及肠化的患病率也相对较高，CAG发病无明显性别差异。我国自开展纤维和电子胃镜检查以来，CAG检出率占胃镜受检患者总数的7.5% ~ 13.8%；世界范围内均以老年人高发，随年龄增长发病率也随之增高。国际卫生组织调查发现20 ~ 50岁患病率仅10%左右，而51 ~ 65岁则高达50%以上。有报道CAG每年的癌变率为0.5% ~ 1%，伴有异型增生（ATP）时癌变率更高。

3. 发病机制　长期以来认为CAG的发生是多种因素综合作用的结果。有证据支持幽门螺杆菌（H.pylori，Hp）感染为CAG的发病原因，且与CAG活动性改变及反复难愈有关。此外与环境因素、宿主对Hp感染反应性、胆汁反流、免疫、遗传、年龄、高盐及低维生素饮食等因素有关。

4. 病因病机　胃在生理上以和降为顺，在病理上因滞而病。该病主要与情志失和、饮食不调、外邪犯胃（包括Hp感染）、药物所伤以及先天禀赋不足脾胃素虚等多种因素有关。上述病因损脾伤胃，致使脾失健运，胃失和降，中焦枢机不利，气机升降失调，从而产生气滞、食停、湿（痰）阻、寒凝、火郁、血瘀等各种病理产物，诸郁阻胃，进一步妨碍脾胃气机之升降；另一方面由于脾胃运纳功能受损，气血生化乏源而致胃络失养。该病病位在胃，与肝、脾两脏密切相关。CAG病程较长，临床常表现为本虚标实、虚实夹杂之证，本虚主要是脾气虚和胃阴虚，标实主要是气滞、湿热和血瘀，脾虚、气滞、血瘀是其基本病机，其中，血瘀是最重要的病理因素，是疾病发生发展甚至恶变的关键病理环节。

二、诊断

CAG的确诊有赖于胃镜与病理检查，尤以后者的价值更大。

1. 临床表现　CAG临床表现形式多样，部分患者可无明显症状，有症状者主要表现为非特异性消化不良，上腹部不适、饱胀、疼痛是该病最常见的临床症状，可伴有食欲缺乏、嘈杂、嗳气、反酸、恶心、口苦等消化道症状，部分患者还可有乏力、消瘦、健忘、焦虑、抑郁等全身或精神症状。上述症状可由饮食不当、情绪激动或抑郁、劳累和气候变化而诱发。消化不良症状的有无及其严重程度与组织学所见和胃镜分级无明显相关性。采集病史时需了解：①症状发生的性质、程度和频率；②可能的诱发或加重因素，如进餐、情绪、受凉、药物等，有无夜间症状；③食欲、进食量有无变化，有无体重下降以及营养不良状况；④患者的进食行为、心理状态以及是否影响生存质量；⑤有无重叠症状，如胃灼热、反酸、胸骨后疼痛、腹泻或便秘等；⑥仔细询问有无报警征象，如消瘦、贫血、上腹包块、黑便等，对有报警征象者建议进行血清肿瘤标志物筛查及影像学检查，并尽早行胃镜及病理组织学检查；⑦注意有无消化道肿瘤家族史；⑧对焦虑、抑郁明显者，建议行专科诊断和评估。

2. 胃镜及病理组织学诊断

（1）胃镜诊断：CAG胃镜诊断依据：黏膜红白相间、以白为主，黏膜皱襞变平甚至消失，黏膜血管显露，黏膜呈颗粒状或结节样。如伴有胆汁反流、糜烂、黏膜内出血等，描述为萎缩性胃炎伴胆汁反流、糜烂、黏膜内出血等。

胃镜下萎缩性胃炎有2种类型，即单纯萎缩性胃炎和萎缩性胃炎伴增生。单纯萎缩性胃炎主要表现为黏膜红白相间，以白为主，皱襞变平甚至消失，血管显露；萎缩性胃炎伴增生主要表现为黏膜呈颗粒状或结节状。

（2）病理活检取材：用于研究时，建议根据新悉尼分类系统要求取5块标本：见图14。1，2＝胃窦（距幽门2～3 cm的大弯和小弯），3＝胃角（中间），4，5＝胃体（取自距贲门8 cm的大弯和小弯（约距胃角近侧4 cm）），对可能或肯定存在的病灶要另取。标本要足够大，并深达黏膜肌层。用于临床时，建议取2～3块：胃窦小弯1块、胃窦大弯1块和胃体小弯1块。不同部位的标本须分瓶装。病理检查申请单须向病理科提供取材部位、胃镜所见和简要病史。

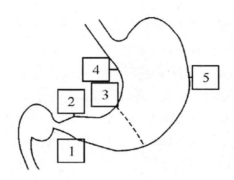

图14　5块标本取材部位示意图

（3）萎缩的病理诊断：参考2006年慢性胃炎上海共识，病理诊断标准定为只要慢性胃炎病理活检显示有固有腺体萎缩，即可诊断为萎缩性胃炎，而不管活检标本的萎缩块数和程度。临床医师可根据病理结果并结合胃镜所见，最后做出萎缩范围和程度的判断。

（4）病理组织学病变分级：对5种形态学变量（Hp感染、萎缩、肠化、慢性炎症、活动性）分成无、轻度、中度和重度4级。诊断标准采用我国制定标准与悉尼系统的直观模拟评分法并用。如有ATP要注明，可分为轻度和重度（或低级别和高级别）2级，但考虑临床可操作性，专家建议仍采用轻度、中度和重度3级分法。

色素胃镜、放大胃镜对胃镜下胃炎分类有一定帮助；血清促胃液素G17、胃蛋白酶Ⅰ和Ⅱ有助于判断有无萎缩和萎缩部位；对腹胀、嗳气、食量减少症状明显者，可行X线钡条通过试验或胃电图检查以了解胃动力情况；合并明显焦虑、抑郁者建议专科检查和测评。

3. 中医病名　CAG临床以胃脘疼痛、饱胀、痞闷、嗳气、纳呆等为主要表现，属中医"痞满""胃痞""虚痞""胃痛""嘈杂"等范畴。其中以胃脘胀满痞闷为主症者，属于"痞满""胃痞"或"虚痞"范畴；以胃脘疼痛为主症者，属"胃痛"范畴；以"胃中空虚不适，似痛非痛，似饥非饥，似胀非胀，莫可名状"为主要表现者，属"嘈杂"范畴。经胃镜和（或）病理确诊为CAG而无明显症状者，可参照本篇诊治。

4．证候分类标准

（1）肝胃气滞证：主症：①胃脘胀满或胀痛；②胁肋胀痛。次症：①症状因情绪因素诱发或加重；②嗳气频作；③胸闷不舒；④舌苔薄白；⑤脉弦。

（2）肝胃郁热证：主症：①胃脘饥嘈不适或灼痛；②脉弦或弦数。次证：①心烦易怒；②嘈杂反酸；③口干口苦；④大便干燥；⑤舌质红苔黄。

（3）脾胃虚弱证（脾胃虚寒证）：主症：①胃脘胀满或隐痛；②胃部喜按或喜暖。次症：①食少纳呆；②大便稀溏，③倦怠乏力，④气短懒言，⑤食后脘闷，⑥舌质淡，脉细弱。

（4）脾胃湿热证：主症：①胃脘痞胀或疼痛，②舌质红，苔黄厚或腻。次症：①口苦口臭；②恶心或呕吐；③胃脘灼热；④大便黏滞或稀溏；⑤脉滑数。

（5）胃阴不足证：主症：①胃脘痞闷不适或灼痛；②舌红少津，苔少。次症：①饥不欲食或嘈杂；②口干；③大便干燥；④形瘦食少；⑤脉细。

（6）胃络瘀血证：主症：①胃脘痞满或痛有定处；②舌质暗红或有瘀点、瘀斑。次症：①胃痛拒按；②黑便；③面色暗滞；④脉弦涩。

证候确定：主症必备，加次症2项以上即可诊断。此外，上述证候可单独出现，也可相兼出现，临床应在辨别单一证候的基础上辨别复合证候。同时，随着时间的推移，证候可出现动态变化，需认真甄别。

三、治疗

1．辨证治疗

（1）肝胃气滞证：治法：疏肝解郁，理气和胃。主方：柴胡疏肝散（《景岳全书》）加减。药物：柴胡、香附、枳壳、白芍、陈皮、佛手、百合、乌药、甘草。

（2）肝胃郁热证：治法：疏肝和胃，解郁清热。主方：化肝煎（《景岳全书》）合左金丸（《丹溪心法》）加减。药物：柴胡、赤芍、青皮、陈皮、龙胆草、黄连、吴茱萸、乌贼骨、浙贝母、丹皮、山栀、甘草。

（3）脾胃湿热证：治法：清热化湿，宽中醒脾。主方：黄连温胆汤（《六因条辨》）加减。药物：黄连、半夏、陈皮、茯苓、枳实、苍术、厚朴、佩兰、黄芩、滑石。

（4）脾胃虚弱证（含脾胃虚寒证）：治法：健脾益气，运中和胃。主方：六君子汤（《太平惠民和剂局方》）加减。药物：黄芪、党参、炒白术、干姜、茯苓、半夏、陈皮、砂仁、炙甘草。

（5）胃阴不足证：治法：养阴生津，益胃和中。主方：沙参麦冬汤（《温病条辨》）加减。药物：沙参、麦冬、生地、玉竹、百合、乌药、石斛、佛手、生甘草。

（6）胃络瘀阻证：治法：活血通络，理气化瘀。主方：丹参饮（《时方歌括》）合失笑散（《太平惠民和剂局方》）加减。药物：丹参、檀香、砂仁、蒲黄、五灵脂、香附、元胡、三七粉。

2. 随症加减　呃逆嗳气者，加柿蒂、沉香；嘈杂、胃灼热、反酸者，加乌贼骨、浙贝母、瓦楞子；便秘者，加瓜蒌仁、火麻仁、枳实；伤食者，加神曲、炒莱菔子；胃脘冷痛，喜温喜按，得食痛减者加桂枝、白芍；痞满明显者，加苏梗、香橼皮；脾虚便溏者，加炒白术、炮姜炭；热迫血行，吐血、便血者，加白及粉、三七粉、大黄粉；口黏，舌苔白腻者，加苍术、厚朴、白蔻仁；伴有胃癌前病变者，选加白花蛇舌草、半枝莲、半边莲、三七粉、薏苡仁等。

3. 中成药治疗

（1）摩罗丹：每次55～110粒，每日3次。和胃降逆、健脾消胀、通络定痛，适用于本虚标实证。

（2）养胃舒胶囊：每次3粒，每日2次，适于气阴两虚证。

（3）气滞胃痛颗粒：每次5 g，每日3次；胃苏颗粒15 g/次，口服，每日3次，适用于气滞证。

（4）保和丸：每次6 g，每日2次，适用于湿滞食积证。

（5）香砂六君丸：每次9 g，每日2次，适用于脾胃虚弱证。

（6）香砂养胃丸：每次9 g，每日2次；附子理中丸水蜜丸6 g/次，大蜜丸1粒，每日2～3次，适用于脾胃虚寒证。

（7）阴虚胃痛冲剂：每次10 g，每日2次，适用于胃阴不足证。

4. 其他疗法

（1）针灸治疗：针灸治疗有助于改善CAG的临床症状，可减轻胃脘痛、胀满、嗳气、反酸、纳呆等症状。各证型均可配合应用，尤其适用于胃动力障碍引起的疼痛或胀满，或寒性、急性胃痛。基本取穴：足三里、中脘、胃俞、脾俞、内关。辨证配穴：肝胃不和加肝俞、太冲、期门；中焦郁热加天枢、丰隆；脾胃虚弱加脾俞、梁丘、气海；胃阴不足加三阴交；脾胃虚寒可用灸法，选取上中下三脘、足三里；气滞血瘀证加太冲、曲池、合谷；气虚血瘀证加血海、膈俞等；兼有恶心、呕吐、嗳气者加上脘、膈俞。

（2）饮食治疗：根据患者体质情况和证型特点提出饮食宜忌，并应用食疗方等进行调养，可起到辅助治疗作用，促进疾病恢复，体现中医护理特色。

（3）精神心理治疗：紧张、焦虑等不良情绪会诱发或加重CAG症状，无知或漠视会贻误病情。在药物治疗的同时，应重视心理调适，并积极开展健康宣教，按各证型特点，进行有针对性的心理疏导，帮助患者正确地认识疾病，消除恐癌心理，树立战胜疾病信心，更好地配合医生治疗，提高临床疗效。

四、诊治流程

见图15。

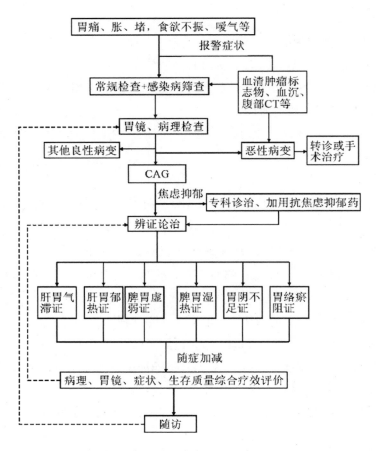

图 15　CAG 诊治流程示意图

五、疗效评定

1. 病理组织学评价　病理组织学指标是评价CAG疗效的主要指标。根据CAG病理组织学特点，将不同变量分为主要变量和次要变量，主要变量包括萎缩、IM、ATP，次要变量包括慢性炎症、活动性和Hp。参考我国标准（侧重于文字描述）与悉尼系统的直观模拟评分法对各变量予以分级赋分，各变量均分为"无""轻度""中度""重度"4级，给主要变量赋予较高分值和权重，如ATP、IM、萎缩4级分别记"0、3、6、9分"；而慢性炎症、活动性和Hp感染分别记"0、1、2、3分"。对各变量积分及病理总积分进行治疗前后比较，作为病理组织学疗效。当同一部位的多块标本或多块病理切片病变程度不一时，按病变较重赋予分值。除关注某一活检部位病变程度外，还要兼顾病变范围大小，全面评估病情。

2. 胃镜评价　CAG胃镜下黏膜主要病变为黏膜白相或花斑、血管透见、皱襞低平、黏膜粗糙、肠化结节，次要病变如红斑、糜烂、黏膜内出血、胆汁反流等。由于现有胃镜分类存在人为主观因素或过于繁琐等缺点，难以根据胃镜所见做CAG严重程度的分级，合理而实用的分级有待进一步研究。临床研究中应注意规范镜下胃黏膜病变特征描述，区分主要病变和次要病变，制定合理的分类及分级量化标准，应用积分法进行治疗前后各病变和镜下总疗效的比较。

3．症状评价　合理划分主要症状和其次要症状，CAG的主要症状包括胃脘疼痛、饱胀、痞闷、嗳气、纳差等，次要症状包括疲乏、睡眠差、嘈杂、反酸等。应用积分法进行症状疗效评估，要求主要症状从频率和程度两方面进行综合评价，分为无、轻、中、重4级，主要症状赋予较高分值和权重，比较治疗前后各症状积分变化或症状总积分变化，其中胃脘疼痛也可参照数字疼痛评分法制定。

4．生存质量量表测评　在改善疾病症状的同时全面提高生存质量是中医药治疗的特色和优势。建议采用汉化版SF-36健康调查量表等普适性量表进行生存质量测评，采用HAD等量表进行焦虑抑郁状态测评。并积极研制CAG疾病专用的测评量表；鉴于CAG临床以患者主观症状为主，且与其他胃肠疾病症状重叠，应积极引入患者报告结局指标（PRO），制定并完善基于慢性胃肠疾病患者报告临床结局评价量表，对患者报告的主观症状和状态变化进行规范的量化，从患者角度进行疗效测评，对医生评价和理化检查评价进行补充。

5．终点指标评价　本病的治疗是一个长期的、慢性、反复的过程，萎缩、IM、ATP诊断和分级容易受炎症干扰，疗程应该在3个月以上，有利于疗效的准确评估。治疗结束后进行长期随访，观察胃癌发生率等终点PRO及疾病复发情况。

6．ATP的组织学半定量评价　ATP是CAG的重要的组织学变化，是慢性胃炎进展为胃癌的病理环节，是真正的胃癌前病变，应予充分的重视。

鉴于ATP的难治性和顽固性，为了能够及时客观地反映病情变化，建议对ATP病理组织变化进行半定量评价，包括腺体结构，细胞形态、大小、极性，细胞核大小、性状、核仁、核/浆比、染色质等方面。

7．其他　其他评价指标有基础胃酸测定、胃蛋白酶原测定、血清促胃液素测定、血清促胃液素细胞抗体（GCA）或壁细胞抗体（PCA）评价等。

六、转归与随访

CAG是重要的胃癌前疾病，每年的癌变率为0.5% ～ 1%。定期随访监测可以明显提高早期胃癌的检出率，改善胃癌患者生存率。不伴IM和ATP的CAG可1 ～ 2年行胃镜和病理随访1次，有中、重度萎缩或伴有IM的CAG患者应每一年左右随访1次，伴轻度ATP并排除取于癌旁或局部病灶者，根据胃镜及临床情况应缩短至6个月左右随访1次，重度ATP需立即复查胃镜和病理，必要时可行手术治疗或胃镜下局部治疗。也有研究者认为由于某些胃癌患者并不经历萎缩性胃炎、IM和ATP等阶段，若只对有癌前病变的患者进行胃镜随访，势必使一部分胃癌患者失去早期诊断机会。如何对这部分患者进行监测尚有待进一步研究。

引自：中华中医药学会脾胃病分会.慢性萎缩性胃炎中医诊疗共识意见（2009，深圳）.中国中西医结合消化杂志，2010，18（5）：345-349.

内镜诊断

中国消化道黏膜下肿瘤内镜诊治专家共识（2023 版）

随着于内镜和超声内镜（EUS）检查技术的发展与成熟，以及居民健康意识的增强，消化道黏膜下肿瘤（SMT）的检出率大幅提高。为了规范内镜微创治疗 SMT，从而改善 SMT 患者生活质量、减轻家庭和社会负担、节约国家医疗资源，2018 年由复旦大学附属中山医院牵头，制订了 SMT 内镜诊治共识意见——《中国消化道黏膜下肿瘤内镜诊治专家共识（2018 版）》。为了更好地服务临床，本版更新主要结合国内外内镜诊疗的新理念、新技术、新经验，在原有共识的基础上对近年新的证据结果进行分析并形成相关推荐意见，以期对内镜诊治 SMT 临床决策的制订提供具有参考价值的推荐意见。

一、共识更新流程

本共识由复旦大学附属中山医院内镜中心牵头，成立共识更新工作组启动共识的更新工作，在《中国消化道黏膜下肿瘤内镜诊治专家共识（2018 版）》的基础上对国内外内镜诊疗的新理念、新技术、新经验进行评价形成相关推荐意见，使其更加符合中国国情及医疗现状。

1. 专家共识发起机构与专家组成员：本共识由中华医学会消化内镜学分会外科学组、中华医学会消化内镜学分会经自然腔道内镜手术学组、中国医师协会内镜医师分会消化内镜专业委员会、中华医学会外科学分会胃肠外科学组发起，共识更新启动时间为 2022-09-20。

2. 临床问题的遴选和确定：共识更新工作组通过系统查阅国内外 SMT 内镜诊治领域已发表的系统评价和指南，初步拟订了 13 个临床问题。第 1 轮问卷调查邀请全国 107 位专家对拟订临床问题进行重要性评价，并通过共识指导委员会会议，最终遴选出本共识拟解决的问题。

3. 证据的检索：共识更新工作组成立了证据检索与评价小组，针对最终纳入的关键临床问题进行中英文数据库检索，检索截至 2022 年 9 月 30 日。具体检索数据库包括 PubMed、WebofScience、中国知网、万方数据库，同时利用数据库的相似文献功能追踪 SMT 相关综述和系统评价或 Meta 分析的参考文献，继续补充检索。

4. 推荐意见的形成：专家组针对基于证据检索与评价小组提供的临床问题进行系

统评价，并基于证据给出推荐意见，同时考虑我国患者的偏好与价值观、干预措施的成本和利弊后，提出了符合我国诊治实践的推荐意见，于2022年12月进行第二轮德尔菲法推荐意见调查，收集到50位专家反馈建议并进一步修改，形成本共识文本的推荐意见（表38）。

表38　中国消化道黏膜下肿瘤内镜诊治关键问题及推荐意见汇总表

临床问题	推荐意见
SMT流行病学特征	
问题1：SMT在消化道不同部位的发病率和病理类	（1）SMT在消化道各部位的发病率不均衡，胃是SMT最好发部位。（98%的专家赞同） （2）SMT的组织病理学类型复杂，但大多SMT为良性病变，仅少部分表现为恶性。（100%的专家赞同）
SMT术前检查和评估	
问题2：单独使用常规白光内镜评估SMT的效果	常规白光内镜用以观察病变位置、大小、活动度、隆起部位黏膜的色泽、形态、糜烂出血情况，无法提供病变性质和来源相关信息，不推荐单独使用常规白光内镜作为SMT的术前检查。（100%的专家赞同）
问题3：白光内镜联合EUS评估SMT的效果	EUS可以在常规白光内镜的基础上观察病变的内部回声、来源、异质性、生长方式和血管的关系等，可以初步提供病变的良恶性信息。推荐所有SMT患者在自愿的前提下采用常规白光内镜联合EUS作为术前检查。（98%的专家赞同）
问题4：其他影像学检查评估SMT的价值	（1）CT和MRI在临床对肿瘤进行分级、治疗和预后评估中发挥重要作用，对怀疑潜在恶性或瘤体较大（长径＞2 cm）的SMT，建议CT和MRI评估。（94%的专家赞同） （2）EUS弹性成像和对比增强EUS作为新兴的鉴别GIST的检查手段，是具有发展前景的诊断模式，常规检查中不做推荐。（96%的专家赞同）
问题5：SMT活组织病理学	不推荐对可通过常规内镜联合EUS确诊的良性SMT等进行组织取样。建议对怀疑恶性的病变或常规内镜联合EUS无法对病灶良恶性进行评估时，可采用EUS-FNA/FNB、MIAB等进行活组织取样从而进行病理评估。考虑EUS-FNA对SMT诊断准确性的局限和后续对内镜切除手术的影响，对于符合内镜下手术适应证者，在保证肿瘤可完整切除的前提下，可在内镜治疗技术成熟的单位，由经验丰富的内镜医师直接内镜下切除，术前可不做病理诊断。（94%的专家赞同）
SMT的内镜下治疗	
问题6：内镜治疗SMT的原则	没有淋巴结转移或淋巴结转移风险极低、使用内镜技术可以完整切除、残留和复发风险低的病变，有治疗必要的均适合进行内镜下切除。内镜切除过程中应遵循无瘤治疗原则，需完整切除肿瘤，且切除时应保证瘤体包膜完整。（100%的专家赞同）
问题7.1：内镜治疗SMT的适应证	（1）对于术前检查怀疑或活检病理证实存在恶性潜能的肿瘤，特别是对于术前评估肿瘤长径≤2 cm疑似GIST或NET且复发转移风险低并可能完整切除的可内镜下切除；对于肿瘤长径＞2 cm的疑似低风险GIST，术前评估除外淋巴结或远处转移者，在保证肿瘤可完整切除的前提下，可考虑在内镜治疗技术成熟的单位由经验丰富的内镜医师开展内镜下切除。为了准确评估肿瘤复发风险及减少肿瘤播散风险，不建议对切除的肿瘤标本进行切割后取出。（100%的专家赞同） （2）有症状（如出血、梗阻）的SMT。（84%的专家赞同） （3）术前检查怀疑或病

续表

临床问题	推荐意见
问题7.2：内镜治疗SMT的禁忌证	（1）明确发生淋巴结或远处转移的病变。（98%的专家赞同） （2）对于部分明确发生淋巴结或远处转移的SMT，为获取病理需大块活检，可视为相对禁忌证。（100%的专家赞同） （3）经过详细的术前评估，确定为一般情况差、无法耐受内镜手术者。（96%的专家赞同）
问题8：SMT内镜切除方式的选择	（1）对于较为表浅、术前EUS和CT检查确定突向腔内且通过圈套器可以一次性完整切除的SMT，可采用内镜圈套切除。（98%的专家赞同） （2）对于长径≥2 cm的SMT或术前EUS和CT等影像学检查确定肿瘤突向腔内，内镜圈套切除困难的SMT，可行ESE。（100%的专家赞同） （3）对于食管、贲门、胃体小弯、胃窦和直肠等易于建立隧道部位的固有肌层来源SMT，横径≤3.5 cm者，STER可作为首选的治疗方式。（100%的专家赞同） （4）对于难以建立隧道部位的SMT或肿瘤最大横径＞3.5 cm不适合STER者，肿瘤突向浆膜下或部分腔外生长、术中发现瘤体与浆膜层紧密粘连而无法分离者可选用EFTR进行内镜下治疗。（94%的专家赞同） （5）为了准确评估肿瘤复发风险及减少肿瘤播散风险，不建议在EFTR过程中对切除的
问题9：内镜治疗SMT操作相关并发症	术中出血：导致患者血红蛋白下降20 g/L以上的出血。 术后出血：术后出血表现为呕血、黑粪或便血等，严重者可有失血性休克的表现，多发生于术后1周内，但也可出现于术后2～4周。 迟发性穿孔：通常表现为腹胀、腹痛加重、腹膜炎体征、发热，影像学检查有积气或积气较前增多。 气体相关并发症：包括皮下气肿、纵隔气肿、气胸和气腹等。 消化道瘘：因内镜手术造成的消化液经过瘘管流入胸腔或腹腔。（100%的专家赞同）。
SMT术后管理	
问题10：内镜治疗SM	术者应及时书写操作报告，详细描述操作过程中的发现和治疗方法、步骤及结果，如有必要还应描述操作过程中出现的特殊情况。（100%的专家赞同）
问题11：内镜治疗SMT后用药规范	术后伴有全身感染、穿孔或免疫力低下者，可参考相关抗生素应用指南规范使用抗生素。上消化道术后患者常规给予质子泵抑制剂，恢复进食后持续口服质子泵抑制剂和黏膜保护剂至术后6～8周，以促进创面修复。（100%的专家赞同）
问题12：SMT术后标本的处理规范	术后对整块切除的标本进行冲洗和展平等处理，观察、测量并记录新鲜标本的大小、形状、SMT的肉眼所见（大小、形状、颜色、硬度、包膜完整程度等），再将标本浸泡于甲醛进行下一步病理学检查。对于HE染色鉴别困难的病例，需加做免疫组织化学染色明确诊断。（100%的专家赞同）
问题13：SMT治疗后的内镜随访策略选择	（1）良性病变：病理提示为良性病变如脂肪瘤、平滑肌瘤，无需强制规律随访。（100%的专家赞同）。 （2）无恶性潜能SMT：如＜1 cm且分化良好的直肠NET，一般病程良好，完整切除后五年生存率高且复发率极低。术后病理检查确定边缘阴性后，常规随访。（100%的专家赞同）。 （3）低恶性潜能SMT：如低风险GIST，需在治疗后每6～12个月进行EUS或影像学评估，再按临床指示进行处理。（96%的专家赞同）。 （4）中高恶性潜能SMT：如术后病理证实为3型胃NET、长径＞2 cm的结直肠NET及中高风险GIST，应行完整的分期并强烈考虑追加治疗（手术、放化疗、靶向治疗）。方案的制订要基于多学科会诊，以个体为基础。（100%的专家赞同）。

二、关键问题及推荐意见

（一）SMT流行病学特征

问题1：SMT在消化道不同部位的发病率和病理类型在消化道不同部位的发病率和病理类型。

推荐意见：

（1）SMT在消化道各部位的发病率不均在消化道各部位的发病率不均衡，胃是SMT最好发部位最好发部位。（98%的专家赞同）

（2）SMT的组织病理学类型复杂的组织病理学类型复杂，但大多但大多SMT为良性为良性病变，仅少部分表现为恶性仅少部分表现为恶性。（100%的专家赞同）

SMT是起源于黏膜肌层、黏膜下层或固有肌层的隆起性病变，也可以是腔外病变。国外指南较常应用胃肠道上皮下肿瘤（SEL）这一术语。一般情况下，<2 cm的SMT多无明显的临床症状，多在内镜体检中偶然发现。但一部分特殊类型或特殊部位的病变，随着疾病的进展和病变的增大，也可发生腹痛、出血和梗阻等症状。国外的研究表明，在常规内镜检查中，每300例就能发现1例SMT。近年来，由于内镜检查的普及和EUS检查技术的发展与成熟，SMT的检出率也在不断上升。

SMT在消化道各部位的发病情况不均衡，以上消化道较为多见。其中，2/3发生在胃部，其次是食管、十二指肠和结肠。SMT包括异位胰腺组织等非肿瘤性病变和肿瘤性病变。在肿瘤性病变中，胃肠道平滑肌瘤、脂肪瘤、布氏腺瘤、颗粒细胞瘤、神经鞘瘤和血管球瘤等多表现为良性，仅少于15%的可表现为组织学恶性。SMT中胃肠道间质瘤（GIST）和神经内分泌肿瘤（NET）是具有一定的恶性潜能的肿瘤，但这取决于它的大小、位置和分型。据文献报道，<2 cm的胃GIST，无论其有丝分裂指数多少，其转移风险较低，而病变大小为3~5 cm时，在有丝分裂指数较低的情况下，其转移风险增加到3%，在有丝分裂指数较高的情况下增加到16%；而在小肠中，有丝分裂指数较高的情况下，无论病变大小，GIST的转移率高达50%。Ⅰ型和Ⅱ型小于1~2 cm的胃NET，通常分化良好，有丝分裂指数低，很少转移；Ⅲ型分化程度较低，具有一定的侵袭性。

不同类型SMT的好发部位与其组织病理学有一定的相关性，因此，SMT的发生部位在临床诊断中也具有一定的意义。平滑肌瘤是食管常见的SMT病理类型，占食管SMT的60%~80%，好发于食管中下段。胃SMT病理类型较为复杂，以GIST、平滑肌瘤和异位胰腺较为多见。胃SMT中，GIST最常见于胃底和胃体，平滑肌瘤通常在贲门和胃体上部，异位胰腺和脂肪瘤多见于胃窦部。在十二指肠降部和球部，脂肪瘤和囊肿较为多见。下消化道SMT中，在结肠以脂肪瘤为主，而在直肠以NET为主。对于SMT的诊治要综合其组织学类型、位置、大小和症状以及患者自身情况。

（二）SMT术前检查和评估

问题2：单独使用常规白光内镜评估单独使用常规白光内镜评估SMT的效果的效果。

推荐意见：常规白光内镜用以观察病变位置常规白光内镜用以观察病变位置、大小、活动度，隆起部位黏膜的色泽、形态、糜烂出血情况，无法提供病变性质和来源相关信息，不推荐单独使用常规白光内镜作为SMT的术前检查的术前检查。（100%的专家赞同）

常规白光内镜是检测SMT的基础和起点，可以提供病变位置、大小、活动度、黏膜色泽、形态、糜烂出血情况等信息，但其无法判断病变的性质和来源，尤其是表现出外生性生长模式的SMT，不能单独通过常规白光内镜诊断。对于具有特殊特征的SMT，结合其好发部位和特征性颜色及表现，提高基于其内镜特征诊断SMT的能力并制订下一步诊疗方案对内镜医生来说也至关重要。例如，当SMT呈淡黄色时，可考虑为脂肪瘤或颗粒细胞瘤；呈蓝色时，可考虑为血管瘤；当SMT具有明显的液体成分时，可考虑囊肿的诊断；当SMT有明确的开口、脐孔和（或）中央凹陷时，可考虑为异位胰腺；当SMT表现为糜烂或溃疡时，其为恶性病变的可能性增加。

问题3：白光内镜联合白光内镜联合EUS评估SMT的效果。

推荐意见：EUS可以在常规白光内镜的基础上观察病变的内部回声、来源、异质性异质性、生长方式和血管的关系等，可以初步提供病变的良恶性信息。推荐所有SMT患者在自愿的前提下采用常规白光内镜联合EUS作为术前检查。（98%的专家赞同）

EUS是诊断SMT的一线检查方法，可以提供病变来源、壁内或壁外位置、大小和形状、回声、血管和相关淋巴结病变的信息。通过这些特征，我们可以评估组织学甚至恶性潜能。EUS能够以92%的敏感度区分腔外压迫和腔内的病变，其对GIST诊断的准确率为77%～89%。一项回顾性研究比较了EUS与CT诊断SMT的准确率，结果提示EUS和CT对GIST的诊断准确率分别为83.9%和74.2%，对平滑肌瘤的诊断准确率分别为37.5%和0.0%，对异位胰腺的诊断准确率分别为57.1%和14.3%，EUS的诊断准确率均高于CT。但EUS诊断也具有一定的局限性，对胃小SMT的鉴别诊断准确性较差，诊断准确率仅为45.5%～48.0%。同时，EUS仅能显示肿物的某一个截面，该截面显示出的肿物起源层次可能与其他截面不符合；其次，EUS对操作者的操作手法和经验要求较高，操作熟练的医师和有经验的专家才能达到较高的EUS诊断准确率。人工智能在医学图像诊断领域显示出了卓越的性能，在辅助诊断SMT中也有一定的价值，内镜专家通过EUS图像诊断GIST的准确率为73.3%～75%，而非专家的准确率仅为54.9%，人工智能的诊断准确率高于内镜专家，但其在临床实践中的应用和涉及的医学伦理有待进一步深入研究。

问题4：其他影像学检查评估SMT的价值

推荐意见：

（1）通过CT和MRI对肿瘤进行分级、治疗和预后评估，对怀疑潜在恶性或瘤体较大

（长径长径＞2 cm）的SMT，建议建议CT和MRI评估。（94%的专家赞同）

（2）EUS弹性成像和对比增强EUS（CE-EUS）作为新兴的鉴别GIST的检查手段，是具有发展前景的诊断模式，常规检查中不做推荐。（96%的专家赞同）

包括CT和MRI在内的其他影像学手段对SMT的诊断也具有重要意义，能直接显示肿瘤发生的部位、生长方式、病灶大小、形态、有无分叶、密度、均质性、强化程度以及边界轮廓等，并能发现胃肠壁是否增厚及增厚的程度。更重要的是，这些影像学检查能发现病灶邻近结构有无侵犯以及周围腹膜、淋巴结和其他脏器有无转移，是临床对肿瘤进行分级、治疗和预后评估的主要方法。虽然CT在SMT诊断准确率方面低于EUS，但与EUS相比，对于较大瘤体，CT可清晰显示肿瘤的整体情况，在EUS的基础上可作为诊断SMT的一种补充手段。

随着EUS技术的发展，EUS弹性成像和CE-EUS等附加技术也显示出了提高EUS诊断性能的潜力。2012年一项包含17例胃或食管黏膜下病变患者的初步研究中，8例GIST均表现为CE-EUS高增强，而9例脂肪瘤和平滑肌瘤表现为低增强，初步揭示了CE-EUS在鉴别GIST与良性SMT中的潜在价值。目前研究提示以CE-EUS高增强作为诊断GIST的准确率为82%～98%，但在这些诊断分析中，增强程度是由观察者主观决定的。因此，需要进一步评估这种非侵入性方法鉴别GIST的实用性。EUS弹性成像是根据目标病灶的硬度，通过显示彩色频谱进行诊断。研究显示，GIST相较于其他SMT硬度更硬，在弹性成像中倾向于显示蓝色，但与平滑肌瘤的鉴别仍较为困难。随后的研究发现以应变率比值作为评价指标，可将平滑肌瘤与GIST相鉴别，且具有良好的敏感度和特异度。EUS弹性成像和CE-EUS作为新兴的鉴别GIST的检查手段，具有发展前景，但需要进一步的大规模临床研究证实其有效性。

问题5：SMT活组织病理学检查的必要性和评估效果。

推荐意见：不推荐对可通过常规内镜联合EUS确诊的良性SMT，如脂肪瘤如脂肪瘤、囊肿和异位胰腺等进行组织取样。对怀疑恶性的病变或常规内镜联合EUS无法对病灶良恶性进行评估时，可采用EUS引导细针穿刺抽吸术/活检术（EUS-FNA/FNB）、黏膜切开活检（MIAB）等进行活组织取样从而进行术前病理评估。鉴于EUS-FNA的局限性和后续对内镜切除手术的影响，对于符合内镜下手术适应证者，在保证肿瘤可完整切除的前提下可在内镜治疗技术成熟的单位，由经验丰富的内镜医师直接内镜下切除，无需获取术前病理诊断。（94%的专家赞同）

组织病理学检查是确诊SMT的金标准，由于SMT被正常黏膜覆盖，常规内镜活检技术难以获取足够的组织样本，采用同一部位多次活检，虽能获得深部病变组织，但出血风险增加，并且获得的组织也可能不足以用于明确诊断。

因此，相继出现了其他针对SMT组织病理检查的方法，例如MIAB、EUS-FNA、EUS-FNB等。EUS-FNA和EUS-FNB的诊断准确率为46%～93%，其准确率因病灶大小等因素而异。EUS-FNA对大小为2 cm和2 ~ 4 cm的病灶诊断准确率分别为71%和86%，而在＞4 cm的病灶中诊断准确率为95% ~ 100%。对于＜2 cm的病灶，EUS-FNA/FNB可能由于取材不足导致无法获得准确的病理学诊断。一项Meta分析报道对于小SMT，MIAB表现出了更好的诊断准确率，诊断准确率为89%（95% CI 82.65% ~ 93.51%，I2 = 0.00%）。

值得注意的是，任何一种术前获取病理标本的方式都具有侵入性，会损伤黏膜或造成与黏膜下组织粘连，从而增加手术难度，还可能增加出血穿孔、肿瘤播散等风险，因此术前活检不一定是必要的，尤其对于可通过常规内镜结合EUS确诊的SMT，如脂肪瘤、囊肿和异位胰腺等，无需组织取样。另外，对于符合内镜下手术适应证的潜在恶性的SMT，由经验丰富的内镜医师经过术前评估，在保证肿瘤可完整切除的前提下，可在内镜治疗技术成熟的单位由经验丰富的内镜医师直接内镜下切除，术前可不做病理诊断。

（三）SMT的内镜下治疗

问题6：内镜治疗SMT的原则。

推荐意见：没有淋巴结转移或淋巴结转移风险极低、使用内镜技术可以完整切除、残留和复发风险低的病变，有治疗必要的均适合进行内镜下切除。完整切除肿瘤可以最大限度降低肿瘤残留和复发风险。内镜切除过程中应遵循无瘤治疗原则，切除过程中应保证瘤体包膜完整。（100%的专家赞同）

问题7：内镜治疗SMT的适应证和禁忌证。

（1）内镜下切除的适应证

推荐意见：①对于术前检查怀疑或活检病理证实存在对于术前检查怀疑或活检病理证实存在恶性潜能的肿瘤，特别是对于术前评估肿瘤长径≤2 cm疑似GIST且复发转移风险低并可能完整切除的可内镜下切除；对于肿瘤长径对于肿瘤长径＞2 cm的疑似低风险的疑似低风险GIST，术前评估除外淋巴结或远处转移者，在保证肿瘤可完整切除的前提下，可考虑在内镜治疗技术成熟的单位由经验丰富的内镜医师开展内镜下切除。（100%的专家赞同）②有症状（如出血、梗阻）的SMT。（84%的专家赞同）③术前检查怀疑或病理证实良性，但患者不能规律随访或随访期内瘤体短时间增大及内镜治疗意愿强烈的患者。（94%的专家赞同）

（2）内镜下切除的禁忌证

推荐意见：①明确发生淋巴结或远处转移的病变。（98%的专家赞同）；②对于部分明确发生淋巴结或远处转移的SMT，为获取病理需大块活检，可视为相对禁忌证。（100%的专家赞同）；③经过详细的术前评估，确定为一般情况差、无法耐受内镜手术者。（96%的专家赞同）脂肪瘤、异位胰腺等良性病变一般不会引起疼痛、出血、梗阻等症状。而当SMT表现为糜烂、溃疡，或短时间内迅速增大时，其为恶性病变的可能性增加。所有的GIST都具有恶性潜能，目前西方指南仅推荐对于有症状的GIST、≥2 cm的GIST或具有高危特征的GIST行手术切除。一大型流行病学研究提示，＜2 cm的GIST患者与无论任何大小的GIST接受手术切除治疗的患者相比，疾病特异性死亡率没有显著差异。结合临床实践，内镜和EUS作为侵入性的检查，部分患者随访依从性较低，对于这类不能规律随访及内镜治疗意愿强烈的患者，可以进行内镜下治疗。

问题8：SMT内镜切除方式的选择。

推荐意见：

（1）内镜圈套切除术：对于较为表浅、术前EUS和CT检查确定突向腔内且通过圈套器可以一次性完整切除的SMT，可采用内镜圈套切除。（98%的专家赞同）

（2）内镜黏膜下挖除术（ESE）：对于长径对于长径≥2 cm的SMT或术前或术前EUS和CT等影像学检查确定肿瘤突向腔内等影像学检查确定肿瘤突向腔内，内镜圈套切除困难内镜圈套切除困难的SMT，可行可行ESE。（100%的专家赞同）

（3）经黏膜下隧道内镜肿瘤切除术经黏膜下隧道内镜肿瘤切除术（STER）：对于食管对于食管、贲门、胃体小弯、胃窦和直肠等易于建立隧道部位的固有肌层来源SMT，横径≤3.5 cm者，STER可作为首选的治疗方可作为首选的治疗方式。（100%的专家赞同）

（4）内镜全层切除术内镜全层切除术（EFTR）：对于难以建立隧道部位的SMT或肿瘤最大横径＞3.5 cm不适合STER者，肿瘤突向浆膜下或部分腔外生长、术中发现瘤体与浆膜层紧密粘连而无法分离术中发现瘤体与浆膜层紧密粘连而无法分离者可选用EFTR进行内镜下治疗。（94%的专家赞同）

对于内镜圈套切除术切除SMT，国内外研究已证实其在＜2 cm的浅表SMT中是安全有效的，其出血风险为4%～13%，穿孔风险为2%～7%。

ESE沿用了内镜黏膜下剥离术（ESD）及内镜黏膜切除术的技术习惯，常规在肿瘤周边采用环形"掀盖"的切口以切除覆盖在SMT上方的黏膜，充分暴露肿瘤，达到保留肿瘤完整性、提高手术根治性、降低术中并发症的目的。文献报道ESE的完全切除率可达92%，对于≤1.5 cm的肿瘤，可达到100%的完全切除率；对于＞1.5 cm的肿瘤，ESE完全切除率也可达到77.8%。

STER技术是在经口内镜下食管括约肌切开术（POEM）基础上发展而来的一项新技术，也是ESD技术的延伸。STER治疗SMT的整块切除率达84.9%～97.5%。气体相关并发症是STER最常见的并发症，但这些并发症大多是轻微的，一般可自行吸收或经保守治疗后好转，术中全程应用CO_2气体，可有效减轻气体相关并发症的严重性。

EFTR治疗SMT的完全切除率可达100%，且并发症发生率极低，仅有少数研究报道患者行EFTR后发生腹腔感染。EFTR后妥善缝合穿孔部位是EFTR成功的关键。为了准确评估肿瘤复发风险及减少肿瘤播散风险，不建议在EFTR过程中对切除的肿瘤标本进行切割后取出。如确需分块取出瘤体，则需先修复穿孔，以减少肿瘤种植播散风险。

金属夹缝合术是EFTR术中修补最为基础的缝合技术。内镜直视下应用金属夹自创面两侧向中央完整对缝创面。由于金属夹跨度有限，不能一次性将穿孔夹闭，适当吸引消化道腔内气体，充分缩小穿孔，利用多个金属夹夹闭穿孔，即"吸引－夹闭缝合"。如果创面较大，无法关闭，可负压吸引大网膜进入消化道腔，应用金属夹沿创面边缘夹闭大网膜和黏膜闭合创面，为"网膜垫缝合"技术。亦可换用双钳道内镜，一个钳道置入尼龙绳圈于穿孔创面切缘，经另一钳道置入多枚金属夹夹闭切缘黏膜组织和尼龙绳，最后收紧尼龙绳关闭创面，为尼龙绳结合金属夹的"荷包缝合"方法。近年来，也有采用耙状金属夹闭合系统（OTSC）、OverStitch缝合等新型技术修补消化道损伤和处理出血。同时，一种EFTR和缝合结合的全层切除装置（FTRD）开始应用于临床，此装置头部安装了一个带圈套器的透明帽，透明帽上带有OTSC，手术过程中将病灶拉入透明帽切除病灶的同时缝合创面。在近期一项前瞻性多中心试点研究中，应用胃FTRD治疗胃SMT的完全切除率为89.7%，但31%的患者围手术期出现轻微出血。

问题9：内镜治疗SMT操作相关并发症定义

推荐意见：

（1）术中出血：导致患者血红蛋白下降20 g/L以上的出血。

（2）术后出血：术后出血表现为呕血、黑粪或便血等，严重者可有失血性休克的表现，多发生于术后1周内，但也可出现于术后2～4周。

（3）迟发性穿孔：通常表现为腹胀、腹痛加重、腹膜炎体征、发热，影像学检查有积气或积气较前增多。

（4）气体相关并发症：包括皮下气肿、纵隔气肿、气胸和气腹等。

（5）消化道瘘：因内镜手术造成的消化液经过瘘道流入胸腔或腹腔。（100%的专家赞同）

术中出血：为了预防术中大量出血，在手术过程中黏膜下注射要充分，可使较大血管显露，有利于电凝止血。术中出血可使用各种切开刀、止血钳或金属夹等治疗，剥离过程中对发现裸露的血管进行预防性止血。术后出血：如出现呕血、黑便量较多、色较鲜艳、血红蛋白下降较明显等症状时，应及时行内镜检查，仔细观察创面，若发现有活动性出血，用热电咬钳或金属夹夹闭止血。术后出血往往与术后血压控制不佳、胃酸对残留血管的腐蚀等因素有关。此外，术后出血与病变的部位也有一定关系，多见于胃窦部和低位直肠。迟发性穿孔：术后迟发性穿孔多与创面缝合不佳、过度电凝、过早起床活动、过早进食、血糖控制不佳、胃酸对创面的腐蚀等因素有关。为减少术后迟发性穿孔的发生，如创面大、深或者创面出现裂隙样改变，术后应适当延长卧床时间及禁食时间、胃肠减压（下消化道术后患者置肛管引流）；对于糖尿病患者应严格控制血糖；对于穿孔较小、胸腹腔感染程度较轻者，给予禁食、抗感染、抑酸等治疗；对于积液者可进行胸腔闭式引流、腹腔穿刺置管等保持引流通畅；经保守治疗感染无法局限或合并严重的胸腹腔感染，则应尽早行外科腹腔镜手术探查，行穿孔修补、腹腔引流术。气体相关并发症：术中皮下气肿（表现为面部、颈部、胸壁和阴囊等气肿）和纵隔气肿（胃镜可发现会厌部肿胀）常无需特殊处理，气肿一般会自行消退。术中发生严重气胸［手术过程中气道压力超过 20 mmHg（1 mmHg = 0.133 kPa），SpO_2 < 90%，行急诊床旁胸片证实］者，予胸腔闭式引流后，常可继续手术。术中明显气腹者，通过气腹针于右下腹麦氏点穿刺放气并留置穿刺针至术毕，确认无明显气体排出时再拔除。消化道瘘：常见食管纵隔瘘和食管胸腔瘘等，一旦瘘出现，行胸腔闭式引流等，保持通畅引流，并给予充分的营养支持，必要时可采用金属夹及各种闭合器械，或全覆膜可回收支架等方式堵塞瘘口。严重者需及时外科手术干预。

（四）SMT 术后管理

问题 10：内镜治疗 SMT 操作报告的书写规范。

推荐意见：术者应及时书写操作报告，详细描述操作过程中的发现和治疗方法法、步骤及结果，如有必要还应描述操作过程中出现的特殊情况。（100% 的专家赞同）

对病变的描述：包括病变的位置、形态、大小、颜色、表面黏膜状态、边界、活动度、触感、距门齿或距肛门的距离。

操作过程的详细记录：采用的手术方式，手术过程中应用的器械，操作步骤按顺序详细记录。

术中特殊情况、特殊操作的描述：术中病灶相关特殊情况记录，如与肌层粘连情况等；术中操作过程相关的特殊情况记录，如术中并发症及处理情况；术中非操作相关特殊情况记录，如麻醉导致不良反应记录。

问题 11：内镜治疗 SMT 后用药规范。

推荐意见：

（1）术中全层切除、术后伴有全身感染、孔或免疫力低下者，可参考相关抗生素应用指南规范使用抗生素。

（2）上消化道术后患者常规给予质子泵抑制剂（PPI）恢复进食后持续口服 PPI 和黏膜保护剂至术后 6 ~ 8 周，以促进创面修复。（100% 的专家赞同）

内镜治疗 SMT 后相关菌血症等鲜有报道，国外早期文献推荐对于囊性病变在 EUS-FNA 前预防性使用抗生素，但缺乏前瞻性大样本的临床研究。近期国内的一项研究结果显示，对于胃 ESD 或 ESE 后无穿孔、无严重并发症患者的发热，无需应用抗生素。术后使用抗生素的目的在于预防手术创面周围的纵隔、后腹膜或游离腹腔的感染及术后可能发生的全身性感染。对于操作范围较大、操作时间长或并发消化道穿孔和大量出血者，或术后伴有全身感染及免疫力低下者，可根据患者情况，具体参考相关抗生素应用指南规范使用抗生素根据文献报道，ESD 治疗后黏膜伤口处的血小板聚集和凝血功能强烈依赖于胃内 pH 值。先前的研究表明 PPI 在内镜治疗后伤口愈合和预防迟发性出血方面有一定的作用。同时，黏膜保护剂可以上调血管生长因子的表达，对伤口愈合也发挥促进作用。近期一项纳入 156 例患者的随机对照研究提示，PPI 联合黏膜保护剂（瑞巴派特）在降低

ESD后溃疡残留率方面的效果比单用PPI更佳。因此，对上消化道SMT患者内镜治疗后常规给予PPI，恢复进食后持续口服PPI和黏膜保护剂至术后6 ~ 8周，以促进创面修复。

问题12：SMT术后标本的处理规范。

推荐意见：术后对整块切除的标本进行冲洗和展平等处理，观察、测量并记录新鲜标本的大小、形状、SMT的肉眼所见（大小、形状、颜色、硬度、包膜完整程度等），再将标本浸泡于甲醛进行下一步病理学检查。（100%的专家赞同）

由于病理学的最终诊断关系到后续治疗方案的选择，是诊断SMT性质、鉴别良恶性病变的金标准，故切除肿瘤及获取准确、完整的病理诊断是必要的。规范化的病理报告需包括：

（1）标本类型、肿瘤部位、病变肉眼下形态及大小。

（2）组织学类型及分级（注明核分裂象数/10HPF）。

（3）标本包膜是否完整。

（4）标本侧切缘及基底切缘的状态。

（5）被覆黏膜有无病变。

常规苏木精–伊红染色（HE染色）鉴别困难的病例，需加做免疫组化染色（包括CD117、CD34、DOG–1、SMA、Desmin、S–100、Ki–67、CgA、Syn等指标）以明确诊断。对于有恶性潜能的SMT，如GIST及NET等病理评估更应准确仔细。

问题13：SMT治疗后的内镜随访策略选择。

推荐意见：

（1）良性病变：病理提示为良性病变如脂肪瘤、平滑肌瘤，无需强制规律随访。（100%的专家赞同）

（2）无恶性潜能SMT：如<1 cm且分化良好的直肠NET，一般病程良好，术后常规随访。（100%的专家赞同）

（3）低恶性潜能SMT：如低风险GIST，需在治疗后每需在治疗后每6 ~ 12个月进行EUS或影像学评估或影像学评估，再按照临床指示进行处理。（96%的专家赞同）

（4）中高恶性潜能SMT：如术后病理证实为如术后病理证实为3型胃NET，长径长径>2 cm的结直肠NET及中高风险GIST，应行完整的分期并强烈考虑追加治疗整的分期并强烈考虑追加治疗（手术、放化疗、靶向治疗）。

方案的制订要基于多学科会诊，以个体为基础。（100%的专家赞同）

术后病理学诊断是明确SMT性质的金标准，而内镜下完整切除SMT是准确充分的病理学评估的基础。病理学最终诊断后，根据不同病理类型和切除的完整性选择不同的处理方式。术后病理为良性病变，如脂肪瘤、平滑肌瘤等，可无需随访。低风险且<2 cm的直肠NET可选择局部切除，且内镜治疗可达到较高的完整切除率。一项中位随访时间长达61个月的研究表明，内镜治疗<2 cm的NET具有较高的完全切除率，研究结果提

示切缘阳性并不影响直肠NET患者的生存；此外，与切缘阳性的患者相比，行挽救性ESD的患者表现出了更高的并发症发生率，对患者来说却无明显的生存获益。同时，以往也有关于＞1 cm的直肠NET复发转移的报道。综合考虑，对＜1 cm且分化良好的直肠NET，一般病程良好，术后仅需常规随访。对于术后病理提示具有恶性潜能的肿瘤，对其复发风险的评估尤为重要，主要关注局部复发、肝转移以及腹腔播散等。对比增强CT对复发的监测具有优势，在多个GIST临床实践指南中均被推荐为随访检查方法。另外，高危SMT在EUS下可表现出一些特定的高危回声特征，故对于具有恶性潜能的SMT，推荐EUS为随访检查的方法。对于完整切除的低风险GIST，在最初10年每6 ～ 12个月的随访间隔中很少观察到复发。如前所述，术后提示为中高恶性潜能的SMT具有极高的复发和转移风险，应通过多学科会诊讨论，根据患者的个体情况精确评估受益和风险，考虑进一步追加手术、放化疗或靶向治疗。诊疗流程见图16。

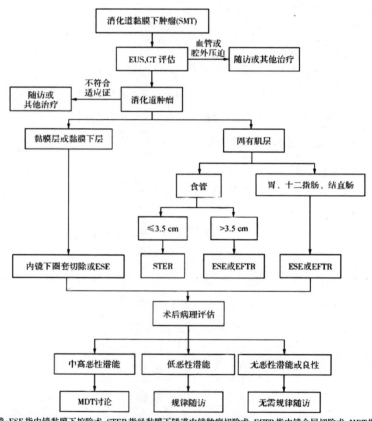

注：EUS指超声内镜；ESE指内镜黏膜下挖除术；STER指经黏膜下隧道内镜肿瘤切除术；EFTR指内镜全层切除术；MDT指多学科会诊

图16　消化道黏膜下肿瘤的诊疗流程

注：EUS：指超声内镜；ESE：指内镜黏膜下挖除术；STER：指经黏膜下隧道内镜肿瘤切除术；
EFTR：指内镜全层切除术；MDT：指多学科会诊。

引自：中华医学会消化内镜学分会外科学组，中华医学会消化内镜学分会经自然腔道内镜手术学组，中国医师协会内镜医师分会消化内镜专业委员会，等．中国消化道黏膜下肿瘤内镜诊治专家共识（2023版）．中华消化内镜杂志，2023，40（4）：253-261．

胃低级别上皮内瘤变规范化诊治专家共识（2019）

一、引言

胃癌是严重威胁我国人民生命健康的重大疾病之一，其发病率和死亡率均高居恶性肿瘤的第二位。2000年，世界卫生组织（WHO）消化系统肿瘤新分类引入了上皮内瘤变的概念。这一分类明确将胃黏膜上皮内瘤变根据细胞和结构的异型程度分为低级别上皮内瘤变（LGIN）和高级别上皮内瘤变（HGIN）。其中，LGIN相当于胃黏膜轻、中度异型增生。LGIN属于癌前病变，具有癌变的潜能，在临床工作中，是密切随访还是进行一定的干预措施，目前国内外均无相关共识意见。为此，解放军总医院令狐恩强教授组织国内30余位消化、内镜、病理及相关领域的专家，参考国内外相关指南、最新进展及前期临床研究结果，通过集体讨论与投票等方式，共同制定本共识意见。

二、共识制定方法

本共识意见的具体制定采用国际通用的Delphi程序。首先成立共识意见起草小组，通过进行系统文献检索，制定共识意见草案。文献检索采用中文数据库（中国生物医学文献数据库、万方中文期刊数据库）和英文数据库，关键词为：胃、低级别上皮内瘤变、异型增生、stomach、gastric、low grade intraepithelial neoplasia、dysplasia。随后，共识意见草案由专家委员会进行多轮讨论、修改并投票，直至达成共识。

投票意见的推荐等级（表39）与证据等级（表40）。

表39　投票意见的推荐等级

A+	非常同意
A	同意但有少许保留意见
A-	同意但有较多保留意见
D-	不同意但有较多保留意见
D	不同意但有少许保留意见
D+	完全不同意

表40　投票意见的证据等级

质量	进一步研究也不可能改变该疗效评估结果的可信度
中等质量	进一步研究很可能影响该疗效评估结果的可信度，且可能改变该评估结果
低质量	进一步研究极有可能影响该疗效评估结果的可信度，且该评估结果很可能改变
极低质量	任何疗效评估结果都很不确定

三、定义

上皮内瘤变（IN）：是病理学诊断术语，是明确的肿瘤性病变、相当于胃黏膜的异型增生，即细胞形态和组织结构上与其起源的正常胃黏膜组织存在不同程度的不典型性。其特征是一种形态学上以细胞和结构异常、遗传学上以基因克隆性改变、生物学行为上有进展为具有侵袭和转移能力的浸润性胃癌为特征的癌前病变。根据细胞和腺体结构异型增生的程度分为LGIN和HGIN，其中LGIN相当于轻、中度异型增生。

四、LGIN的转归及规范化内镜下评估

胃黏膜LGIN进展缓慢，国外的研究显示，38%～75%的患者可发生逆转，异型性消失；19%～50%的患者病变长期维持不变；仅少数发展为进展期胃癌。另一项更早的研究则显示，在随访的10～48个月内0～23%的LGIN患者发生了癌变，每年胃癌的进展率为0.6%左右。而国内一项最长达10年临床随访的大样本研究显示，51.0%～78.7%的LGIN患者可发生逆转，另有0.45%～14.3%的患者则发生癌变。由此可见，LGIN长期临床转归有两种结局，部分有病变的潜力，故而对临床处理造成困扰。什么情况下需要监测，什么情况下需要积极干预，还需要进一步探讨。近期有国外文献报道，内镜下活检病理诊断的LGIN病变大小超过2 cm是提示最终病理升级的独立危险因素（OR：3.27，95% CI：1.28～8.39），而表面形态呈现出Paris分型中的0-Ⅱc及0-Ⅲ型、表面色泽出现红斑及表型糜烂的LGIN病变，也提示存在最终病理升级的可能。2016年的一项研究则显示，在放大内镜（ME）结合窄带成像技术（NBI）的观察下，若LGIN病变具有明确的边界，并且其表面微结构中的腺管开口形态和（或）微血管形态存在异常，即提示存在最终病理升级的可能。

因此，我们建议对所有活检病理诊断为LGIN病变，均应再次进行规范化的内镜下的精细评估，具体包括：病变大小、表面形态、表型及色泽，特别是应用ME+NBI对于病变边界和表面微结构（必要时可结合色素内镜，如靛胭脂、醋酸等）进一步观察。若病变＞2 cm和（或）存在明确边界且表面微结构存在异常，提示最终有病理升级可能，应视为LGIN中的高危因素，有必要进行内镜下干预治疗。LGIN具有一定的癌变潜力，应进行规范化的内镜下精细评估。（推荐级别：A+：83.3%，A：10%，A-：6.7%；证据等级：中等质量）。若LGIN病变＞2 cm和（或）存在明确边界且表面微结构存在异常，提

示最终有病理升级可能，应视为LGIN中的高危因素（推荐级别：A+：60%，A：26.7%，A-：13.3%；证据等级：低质量）。

五、LGIN的临床管控

胃LGIN随访观察或积极进行内镜下干预的目的是及时阻断病变的进展，另一方面，也防止因活检病理诊断的局限性等造成对整体病变评估不足所导致的误诊。基于前述对于LGIN的转归及规范化内镜下评估内容的阐述以及近年来部分文献对于LGIN处置方法的建议，我们推荐以下管理措施：

（一）对于存在病理升级高危因素的LGIN，建议3个月后再次内镜精细评估及精准活检。

1. 若再次活检病理诊断为HGIN或早期胃癌，建议参考《早期胃癌内镜下规范化切除的专家共识意见（2018，北京）》相关内容（推荐级别：A+：96.7%，A：3.3%；证据等级：中等质量）。

2. 若再次活检病理仍诊断为LGIN，建议行内镜下诊断性完整切除（推荐级别：A+：30%，A：43.3%，A-：16.7%；证据等级：低质量）。此外，欧洲指南推荐，对于合并幽门螺杆菌（Hp）感染的LGIN，应于内镜下诊断或治疗后进行根除。另有国外相关文献报道，根除Hp可减少LGIN切除后复发的概率，且根除Hp可在一定程度上改变进展为胃癌的过程。

因此，对于内镜下存在病理升级高危因素的LGIN，若合并Hp感染，建议于内镜下完整切除后根除Hp（推荐级别：A+：50%，A：33.3%，A-：13.3%；证据等级：低质量）。

（二）对于暂不存在病理升级高危因素的LGIN，仍建议在初次发现LGIN3个月后再次内镜精细检查并对可疑病变处再次活检。此外，如合并有Hp感染，建议先行根除Hp治疗。

1. 对于无高危因素的胃LGIN，若再次活检病理诊断无LGIN存在，建议1年后胃镜复查（推荐级别：A+：36.7%，A：43.3%，A-：13.3%；证据等级：低质量）。

2. 对于无高危因素的胃LGIN，若再次活检病理仍诊断为LGIN，推荐行内镜下毁损治疗或胃镜密切随访；其中内镜下黏膜毁损治疗方法，包括射频消融治疗（RFA）和氩离子凝固术（APC），胃镜密切随访间期为3个月（推荐级别：A+：26.7%，A：26.7%，A-：30%；证据等级：低质量）。

（1）射频消融治疗（RFA）：射频消融的原理是通过高频交流电的作用引起组织内的带电粒子运动产生热量，从而使细胞内外水分蒸发、干燥、固缩脱落以致无菌性坏死。Baldaque-Silva等在2013年首先进行了3例胃异型增生的治疗，随访18个月，无异型增生复发。

2015年，Leung等报道对4例胃LGIN进行射频治疗，结果病变都成功消除，治疗过程中无出血、穿孔等并发症发生。国内令狐恩强教授于2014年10月首先开展了胃LGIN

的治疗研究，其治疗有效率达91.3%，且无严重并发症的发生。另外，令狐恩强教授团队在随后的一项大样本研究中，对比分析了RFA115例和内镜下黏膜剥离术（ESD）126例治疗胃LGIN的疗效和安全性，结果显示：①RFA治疗LGIN的短期有效率与ESD相比无明显差异（93.9% vs.94.4%，$P > 0.05$）；②术后12个月复发率RFA组略高于ESD治疗组（4.8% vs 1.4%，$P = 0.031$）；③在严重并发症发生率、瘢痕的发生率、手术时间及住院天数等方面，RFA组明显优于ESD。

内镜下RFA治疗胃黏膜病变的特点：与其他方法相比，每一次毁损覆盖面积较大，作用面深度较一致；器械接触面不产生焦痂，对周围黏膜无损伤；电流传输不通过全身，无辐射，对神经肌肉无兴奋刺激作用，一般不会诱发心血管意外，安全性高；无烟雾、视野清晰、可操作性好。RFA操作前评估：RFA操作前，建议常规使用GIF-H260Z胃镜再次对上消化道进行细致全面的检查，特别是胃内提示LGIN病变处，要进行仔细评估，并保证内镜留图的数量和质量，必要时进行染色内镜下放大评估，并建议在RFA治疗前于LGIN病变较重处再次取材活检，如病变较大，一般单处病变超过1 cm时，建议标记病变边界，确保射频部位准确。操作方法：完成放大胃镜精查后，撤出内镜，在体外于内镜头端安装射频消融电极片，进镜对病变区域黏膜行射频消融治疗，射频消融后病灶表面凝固坏死、颜色变白。一次烧灼完成后再进行下一次烧灼前，清除表面已凝固坏死组织，胃部病变重复消融3次，功率57 W，能量密度15 J/cm^2，观察确定消融效果，明确无活动性出血后，退镜。操作后处理：如无特殊并发症发生，术后禁食1 d后进食流食，3 d后进食半流食，后逐渐过渡至正常饮食，并给予口服质子泵抑制剂（PPI）、胃黏膜保护剂等药物。疗效判断：术后3个月进行胃镜检查，依据在原治疗部位活检的病理结果为判断疗效的标准。术后复查病理如为阴性，可于1年后再复查内镜；如复查病理提示仍为LGIN，可建议患者再次接受治疗或者间隔3个月再次密切随访；如果复查病理提示为HGIN，建议补充ESD治疗。补充说明：对于RFA治疗前所取的活检，目的是于术前再次确认，个别患者如手术后病理回报为HGIN，建议补充ESD治疗。解放军总医院9例RFA后追加ESD治疗，治疗过程中仅有报轻度的粘连，未发现RFA会影响病变部位再次ESD治疗（未发表）。

术后并发症：RFA术后的主要并发症仅有少数患者出现腹痛、出血和穿孔，发生率低。研究显示，以Wong-Baker面部表情量表作为疼痛评分依据，术后并发腹痛评分多为2 ~ 6分，以术后1 ~ 8 d为疼痛高峰期。令狐恩强教授团队的一项研究显示，黏膜下注射液体垫有助于缓解疼痛：术后1周，无黏膜下注射组62.3%的患者为B级以上疼痛，而黏膜下注射组78.9%的患者为A级疼痛；术后2周，疼痛程度逐渐缓解，无黏膜下注射组半数以上患者表现为A级疼痛，而黏膜下注射组则可达89.4%。患者疼痛多在口服抑酸剂、胃黏膜保护剂等药物治疗后缓解，考虑与射频治疗造成黏膜轻度损伤有关（表41）。

表41 疼痛分级

疼痛分级	具体标准
A级	疼痛评分为0分，偶有2~4分（出现天数<50%）
B级	2~4分疼痛的出现天数≥50%，且无6分以上疼痛
C级	偶有6分以上疼痛（出现天数<50%）
D级	6分以上疼痛的出现天数≥50%

RFA治疗时，对消融区域是否要进行黏膜下注射，目前尚无明确的对照研究数据。我们前期的研究显示，RFA术后1个月复查胃镜，无黏膜下注射组与黏膜下注射组的总瘢痕形成率（56.4% vs.56.3%）及完全愈合率（43.6% vs.43.8%）相当，但无黏膜下注射组以红色瘢痕形成为主（40%），黏膜下注射组以白色瘢痕形成为主（37.5%）。因此，黏膜下注射液体垫在胃LGIN毁损过程中，在维持治疗效能的同时，可发挥保护黏膜下层及固有肌层的作用，减轻患者术后疼痛，促进组织愈合，减少瘢痕的形成及纤维性粘连，降低对日后追加ESD治疗的不利影响。此外，对于一些特殊部位，如胃角、胃体小弯等部位，黏膜下注射后病变隆起，可与电极片贴合更紧密，更利于操作。

（2）氩离子凝固术（APC）：APC是一种非接触毁损方法，其原理是将离子化的氩气喷射到靶黏膜，从而将高频电能传递到组织，使其在高温的条件下凝固。国外文献报道，APC治疗早期胃癌及胃异型增生的短期局部复发率为4%~10%；而国内的研究则显示，APC术后1个月的复查结果提示其治疗有效率为81.8%。另有回顾性研究表明，APC与ESD相比较，其复发率高于ESD组（3.8%，4/106 vs.0.5%，1/188，$P=0.036$），但是，所有患者通过追加APC治疗并随访无进一步复发。虽然ESD治疗的有效率高，但其并发穿孔、出血高于APC组，且操作时间也明显长于APC组 [（53.1±38.1）min vs.（7.8±5.1）min]，$P<0.01$。目前尚无关于APC与RFA治疗胃LGIN疗效差异对比的相关临床研究，但根据现已报道的两者治疗效果来看，RFA略优于APC。APC的喷射消融与RFA的贴合消融相比，可能存在消融处深浅不一致，这也可能是导致较大病变残留或复发的重要原因，从而导致治疗有效率下降。同时，基于上述内容，APC还存在着对于黏膜下层及固有肌层的进一步破坏、加重瘢痕粘连致创面愈合延缓或追加ESD治疗时操作难度加大、增加并发穿孔风险等不足之处。

3. 对无高危因素的胃LGIN，若3个月后再次活检病理诊断为HGIN或早期胃癌，建议参考《早期胃癌内镜下规范化切除的专家共识意见（2018，北京）》相关内容（推荐级别：A+：83.3%，A：16.7%；证据等级：中等质量）。

六、胃LGIN治疗后随访监测

目前国内外关于LGIN内镜下治疗术后的随访时间间隔尚无明确定论，这方面的文献报道也很有限。为此，令狐恩强教授团队回顾分析了解放军总医院197例术前诊断为胃

LGIN 的患者接受 RFA 治疗后随访情况（表42），在第一次复查（术后3个月）时，有11例残留、3例病理升级。在第二次复查（术后12个月）时，有6例复发、1例病理升级。2次复查共有17例残留或复发的患者，其中8例追加了 RFA/APC 治疗、6例追加 ESD、3例未追加治疗继续随访；4例病理升级的患者均追加 ESD 或外科手术治疗（未发表）。这些数据对于 LGIN 随访时间的选择和干预措施的应用有着重要的参考价值。

表42 197例胃 LGIN 患者 RFA 术后随访情况

项目	有效率（%）	残留率（%）	复发率（%）	病理升级率（%）
第一次复查（术后3月）	90.2（156/173）	6.4（11/173）	—	1.7（3/173）
第二次复查（术后12月）	89.1（115/129）	—	4.6（6/129）	0.78（1/129）

注：197例中失访9例、15例未达第一次复查时间（术后3个月）。173例进行了第一次复查的患者、44例未达第二次复查时间（术后12个月）。残留：术后第一次复查原病变部位活检病理仍为 LGIN。复发：术后第一次复查原病变部位活检病理无特殊，以后的复查中发现原病变部位活检病理为 LGIN。病理升级：复查原病变部位活检病理为 HGIN 或癌。

（一）接受内镜下完整切除术患者的随访建议

1. 若完整切除的标本术后病理证实为 HGIN 或早期胃癌的患者，随访意见建议参考《早期胃癌内镜下规范化切除的专家共识意见（2018，北京）》相关内容（推荐级别：A+：76.7%，A：23.3%；证据等级：中等质量）。

2. 若术后病理证实仍为 LGIN 的患者，建议在术后1年再次复查胃镜（推荐级别：A+：50%，A：46.7%，A-：3.3%；证据等级：低质量）。

（1）若1年后随访的活检病理诊断无 LGIN，可认为完全治愈（推荐级别：A+：50%，A：46.7%，A-：3.3%；证据等级：低质量）。

（2）若1年后治疗部位的随访活检病理诊断为 LGIN，建议再次参考前述管控流程（推荐级别：A+：50%，A：46.7%，A-：3.3%；证据等级：中等质量）。

（二）接受内镜下毁损患者的随访建议

建议术后3个月复查胃镜，在治疗部位活检复查病理，依据病理结果制定随访监测计划。

1. 若活检病理诊断无 LGIN，建议1年后胃镜复查（推荐级别：A+：50%，A：16.7%，A-：26.7%；证据等级：低质量）。

2. 若活检病理诊断为 LGIN，建议患者可接受再次黏膜消融治疗，或参见前述 LGIN 处理流程密切监控（推荐级别：A+：40%，A：50%，A-：10%；证据等级：中等质量）。

3. 若活检病理诊断为 HGIN，随访意见建议参考《早期胃癌内镜下规范化切除的专家共识意见（2018，北京）》相关内容（推荐级别：A+：86.7%，A：13.3%；证据等级：中等质量）。

（三）未行内镜下治疗的胃LGIN患者的随访监测建议

建议3个月后胃镜复查。

1. 若活检病理诊断无LGIN，建议1年后胃镜复查（推荐级别：A+：33.3%，A：40%，A-：26.7%；证据等级：低质量）。

2. 若活检病理诊断仍为LGIN，建议参见前述胃LGIN管控流程3个月后再次密切随访，或建议患者接受内镜下毁损治疗（推荐级别：A+：23.3%，A：33.3%，A-：26.7%；证据等级：低质量）。

七、胃LGIN的管控流程图（图17）

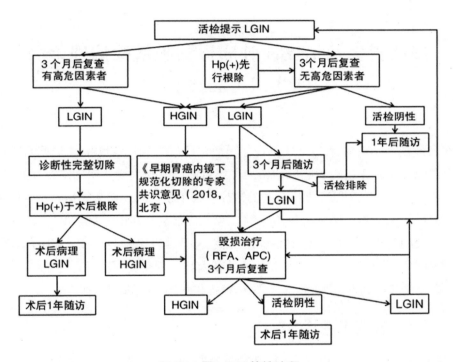

图17 胃LGIN管控流程

附表1 中英文缩略词表

英文缩写	英文名称	中文名称
APC	Argon plasma coagulation	氩离子凝固术
EMR	Endoscopic mucosal resection	内镜下黏膜切除术
ESD	Endoscopic submucosal dissection	内镜黏膜下剥离术
HGIN	High Grade Intraepithelial Neoplasia	高级别上皮内瘤变
Hp	Helicobacter pylori	幽门螺杆菌
IN	Intraepithelial Neoplasia	上皮内瘤变

续表

英文缩写	英文名称	中文名称
LGIN	Low Grade Intraepithelial Neoplasia	别上皮内瘤变
ME	Magnifying endoscopy	放大内镜
NBI	Narrow — band imaging	窄带成像技术
RFA	Radiofrequency Ablation	射频消融术

引自：北京医学会消化内镜学分会.胃低级别上皮内瘤变规范化诊治专家共识（2019，北京）. 中华胃肠内镜电子杂志，2019，6（2）：49-56.

慢性胃炎及上皮性肿瘤胃黏膜活检病理诊断共识（2017）

随着内窥镜技术的普及与发展，胃黏膜活检已成为病理诊断中最常见的项目之一，并在各级医院开展临床进行胃黏膜活检的主要目的是发现病变并明确病变性质，而准确的病理诊断可以指导临床医师做出精确的治疗。为了使得病理诊断能达到更好的一致性. 能够准确、科学地为临床医师提供治疗的参考，特制定本共识。本共识结合我国实际情况，在《胃炎的分类和分级：悉尼系统修正版》《日本胃癌分类》和《WHO消化系统肿瘤分类（2010版）》基础上，补充相关领域的新内容，旨在进一步提高胃黏膜活检标本病理诊断的重复性和准确性. 为临床进一步诊疗提供可靠、合理的病理依据。

一、关于内窥镜下活检的建议

1. 常规胃黏膜活检　建议取5块活检，2块取自距幽门2～3 cm的胃窦处（1块取自胃小弯远端，另1块取自胃大弯远端），2块取自距贲门8 cm处的胃体（1块取自胃小弯，1块取自胃大弯），1块取自胃角。取自不同部位的标本应该分开放置，并将部位标记清楚。

2. 怀疑早期肿瘤性病变的胃黏膜活检　由于早期胃癌及高级别上皮内肿瘤目前可进行内镜下切除治疗，反复/多点活检后局部纤维组织增生粘连会给后续内镜治疗带来困难。内镜切除后标本也会因多点活检造成病理诊断困难。一般建议直径2 cm以下病变取1～2块活检. 直径每增加1 cm可增加1块活检，最好取正常和病变交界部的黏膜，以便于病理医师对病变的诊断。当病变的边界不好确定时，可在病变中央部位活检。如必要可适当增加活检数量。

3. 倾向进展期癌的胃黏膜活检   建议在内镜下明确肿瘤区域，避开坏死部分，取材 6～8 块活检，以增加活检阳性率，并备 HER2 检测。

4. 早期肿瘤性病变需确定病变范围和进展期癌需确定手术范围的活检，建议根据临床的实际需要进行多点活检。

5. 内窥镜医师应注意到标本取材后的定向问题，用小镊子从黏膜钳子中取出标本后，应先仔细认清标本的方向，然后将标本的基底面贴到固定用的小纸片上。否则，做出的病理切片有看不到黏膜纵切面的可能。粘在小纸片上的标本应立即投入充足（大于 10 倍标本体积）的 3.7% 中性缓冲甲醛液中，固定时间不应少于 6 h。

6. 患者的临床病史、内镜所见、活检部位等信息应当完整地提供给病理医师。

二、关于病理取材、切片和染色的建议

1. 要严格遵守查对制度，即核对患者姓名、取材部位、取材块数、编号是否有误，检查器械、台面、捞片水面有无污染物。防止张冠李戴、组织遗漏、标本交叉污染而造成的漏诊、误诊。

2. 病理医师在取材时应滴加伊红或其他染料于胃黏膜标本上，以便观察，每个包埋盒内不宜超过 3 块标本。标本固定时间为 6～48 h。

3. 包埋时，烧烫的镊子不能直接接触标本。先在蜡面减热后再夹取组织，防止灼伤组织。

4. 包埋时要注意包埋面，争取立埋。

5. 每个蜡块要切 6～8 片组织。

6. 注意辅助染色的应用，在有炎性改变的标本中，应适当进行针对幽门螺杆菌（pylori，HP）的免疫组织化学标记或特殊染色。需要识别肠上皮化生时，可进行阿辛蓝过碘酸雪夫（AB．PAS）染色，或免疫组织化学 CD10、MUC2 染色等。

三、关于胃炎病理诊断的建议

各种病因所致的胃黏膜炎性病变称为胃炎。临床发病迅速，以中性粒细胞浸润为主，伴充血、糜烂等表现时称为急性胃炎，以淋巴细胞、浆细胞浸润为主时称为慢性胃炎。当胃黏膜在淋巴细胞、浆细胞浸润的同时见到中性粒细胞浸润时，称为慢性"活动性"胃炎或慢性胃炎伴活动。慢性胃炎根据固有腺体有无减少，分为非萎缩性胃炎和萎缩性胃炎两类；按照病变部位分为胃窦胃炎、胃体胃炎和全胃炎。另有少部分特殊类型的胃炎或胃病，如化学性胃炎、淋巴细胞性胃炎、肉芽肿性胃炎、嗜酸细胞性胃炎、胶原性胃炎、放射性胃炎、感染性（细菌、病毒、真菌和寄生虫）胃炎和巨大肥厚性胃炎（Menetrier 病）等，强调病理诊断必须结合临床病史、病因和内窥镜所见。对于最常见的慢性胃炎，需评估 5 种组织学变化（HP、慢性炎性病变、活动性、萎缩和肠上皮化生），

每种组织学改变评估程度，分为无、轻度、中度和重度4级（0、+、++、+++）。分级方法用下述标准，与新悉尼系统的直观模拟评分法并用，病理诊断要报告每个部位活检标本的组织学变化。

1．HP　观察胃黏膜黏液层、表面上皮、小凹上皮和腺管上皮表面的HP。无：特殊染色片上未见HP；轻度：偶见或小于标本全长1/3有少数HP；中度：HP分布超过标本全长1/3而未达2/3或连续性、薄而稀疏地存在于上皮表面；重度：HP成堆存在，基本分布于标本全长。肠上皮化生黏膜表面通常无HP定植。宜在非肠上皮化生处寻找。对炎性病变明显而HE染色切片未见HP的，要作辅助染色仔细寻找，可以使用免疫组织化学染色或Giemsa染色．也可按各病理室惯用的染色方法进行检测。

2．活动性　慢性炎性病变背景上有中性粒细胞浸润。轻度：黏膜固有层有少数中性粒细胞浸润；中度：中性粒细胞较多存在于黏膜层，可见于表面上皮细胞、小凹上皮细胞或腺管上皮内；重度：中性粒细胞较密集，或除中度所见外还可见小凹脓肿。

3．慢性炎性病变　根据黏膜层慢性炎性细胞的密集程度和浸润深度分级，两者不一致时以前者为主。正常：单个核细胞（淋巴细胞、浆细胞和单核细胞）每高倍视野不超过5个，如数量略超过正常而内窥镜下无明显异常，病理可诊断为基本正常；轻度：慢性炎性细胞较少并局限于黏膜浅层，不超过黏膜层的1/3；中度：慢性炎性细胞较密集，不超过黏膜层的2/3；重度：慢性炎性细胞密集，占据黏膜全层。计算密度程度时要避开淋巴滤泡及其周围的小淋巴细胞区。

4．萎缩　萎缩指胃固有腺减少，分为两种类型。

（1）化生性萎缩：胃固有腺被肠上皮化生腺体或被假幽门化生腺体替代。

（2）非化生性萎缩：胃固有腺被纤维或纤维肌性组织替代，或炎性细胞浸润引起固有腺数量减少。萎缩程度以胃固有腺减少各1/3来计算。轻度：固有腺体数减少不超过原有腺体的1/3；中度：同有腺体数减少介于原有腺体的1/3～2/3；重度：固有腺体数减少超过2/3，仅残留少数腺体，甚至完全消失。局限于胃小凹区域的肠上皮化生不能计入萎缩。黏膜层出现淋巴滤泡的区域不用于评估萎缩程度，应观察其周围区域的腺体情况来决定。所有原因引起黏膜损伤的病理过程都可造成腺体数量减少，如活检取自溃疡边缘，腺体减少不一定代表萎缩性胃炎。标本过浅未达黏膜肌层者可参考黏膜层腺体大小和密度以及间质反应情况推测是否萎缩，同时加上取材过浅的评注，提醒临床医师仅供参考。

5．肠上皮化生：轻度：肠上皮化生区占腺体和表面上皮总面积1/3以下；中度：肠上皮化生区占腺体和表面上皮总面积的1/3～2/3；重度：肠上皮化生区占腺体和表面上皮总面积的2/3以上。AB—PAS染色或免疫组织化学CDIO、MUC2对不明显肠上皮化生的诊断很有帮助。以AB—PAS黏液染色区分肠上皮化生亚型预测胃癌发生危险性的价值仍有争议。

6．其他组织学特征　出现不需要分级的组织学变化时需注明，分为非特异性和特异性两类。前者包括淋巴滤泡、小凹上皮增生、胰腺化生和假幽门腺化生等，后者包括肉芽肿、密集的嗜酸性粒细胞浸润、明显上皮内淋巴细胞浸润和特异性病原体等。假幽门腺化生是泌酸腺萎缩的指标，判断时要核实取材部位，胃角部活检见到黏液分泌腺不宜诊断为假幽门腺化生。

病理诊断应包括部位分布特征和组织学变化程度．有病因可循的要报告病因。萎缩性胃炎的诊断标准：只要慢性胃炎的病理活检显示固有腺体萎缩即可诊断为慢性萎缩性胃炎，而不需考虑活检标本出现萎缩的标本块数和萎缩程度。临床医师可根据病理结果并结合内窥镜所见，最后做出萎缩范围和程度的判断。

四、关于胃上皮性肿瘤及其前驱病变的分类和诊断建议

（一）名词及含义

1. 异型增生　上皮有明显的细胞和（或）结构异常，呈现肿瘤生长性质．无固有膜浸润．

2. 不典型性　因炎性病变等原因导致上皮出现反应性的增生，组织学可出现细胞和结构异常，但无肿瘤性质、可应用"不典型增生"来表达，但容易造成混淆，实际工作中并不建议使用"不典型增生"的词语，而应用描述性词语。如"不典型性改变""反应性不典型性"等。

3. 上皮内肿瘤　细胞学和组织学存在改变，这些改变可反映能够引发浸润性癌的分子学异常。胃黏膜上皮内肿瘤具有细胞和结构的异常，具有明确肿瘤性增生特征，但尚无侵袭性生长的证据。胃黏膜的上皮内肿瘤与异型增生含义相近，推荐使用"十二皮内肿瘤"的诊断用语。

（二）胃黏膜活检病理报告推荐采用5级分类系统

胃黏膜活检病理报告推荐采用5级分类系统。在镜下描述之后进行进一步分类，便于临床医师处理。基于维也纳/WHO 2010分类系统，方法简单易行，可重复性强，综合了东西方国家的诊断经验，使得临床医师与病理医师能够很好地沟通，尤其是有利于癌前病变的诊断和处理。

下列情况不能用于诊断：①无法分类：活检标本不能满足活检组织诊断；②活检标本中没有上皮成分（即临床没有活检到组织或因脱水等造成的组织丢失）。即使活检到了上皮成分，但因为热凝固和组织明显挤压等，标本不能进行活检诊断。

具体分类如下：

1. 无上皮内肿瘤　即正常组织及非肿瘤性病变。包括正常组织、化生性黏膜、炎性黏膜、增生性黏膜等情况。当出现糜烂、溃疡、增生性息肉等再生性改变/反应性改变时，若能判断为非肿瘤性改变，也包括在该组中。

2. 不确定的上皮内肿瘤　即诊断肿瘤（腺瘤或癌）性病变还是非肿瘤性病变困难

的病变。诊断该组病变要告知临床医师诊断困难的理由。理由一般分为以下3种：①可见形态异常细胞，但组织量不够。从细胞异型性上很难判断是肿瘤性异型性还是反应性导致的形态改变（临床应重新活检，需要确定性诊断）；②可见形态异常细胞，但糜烂和炎性改变很明显，是肿瘤性病变还是非肿瘤性病变判断困难的病例（临床需消炎治疗后重新活检，要充分进行随访、观察）；③可见形态异常细胞，但组织挤压和损伤明显，是肿瘤性病变还是非肿瘤性病变诊断困难的病例（临床应重新活检，需要确定性诊断）。当诊断为此类病变时，病理医师首先应深切或连续切片，必要时加做免疫组织化学 Ki-67、p53 等染色辅助诊断，但应注意免疫组织化学染色的价值有限，最终诊断应依据 HE 切片做出。当该病例再次活检还考虑为此类时。建议进行专科病理会诊。

3. 低级别上皮内肿瘤　该组病变为肿瘤性病变，但发展为癌的概率较低，可随诊或局部切除。组织形态学与周围组织有区别。表现为腺体拥挤、密集，但多数为圆形、椭圆形腺体，很少有复杂的分支或乳头状结构。细胞核杆状、拥挤、深染、无明显核仁，呈单层或假复层，位于腺管的近基底部，细胞核的极向仍保持。核分裂象可增多，无病理性核分裂象。

4. 高级别上皮内肿瘤　该组病变为肿瘤性病变，形态与上皮内的癌难以区分，发生浸润及转移的风险很高，应局部或手术切除。病变与周围组织形态学变化截然不同。腺体的结构混乱，除密集拥挤外，常见复杂的分支和乳头状结构，大小差距显著。细胞核多形性明显。近圆形且不规则，深染，核质比增大，易见明显核仁。单层或多层排列，且细胞核的方向混乱，极向消失。可以见到病理性核分裂象。当出现不确定的浸润时，可归入"高级别上皮内肿瘤，可疑浸润"。

5. 癌　出现浸润时。诊断为癌。当出现黏膜固有膜及黏膜肌层浸润时，称"黏膜内浸润性癌/黏膜内癌"。早期的浸润，组织学表现仍有争议。单个或小团肿瘤细胞出现在间质中，无腺管样结构，可判断为浸润。此外，广泛的筛状，广泛复杂多分支的腺管样结构，腺体互相融合呈迷路状，均可认为是浸润的形态学表现。腺腔内坏死虽不能诊断浸润，但是很重要的提示指标。

明确出现黏膜下层浸润时诊断为黏膜下浸润癌。除在标本中明确见到癌浸润黏膜下层外，癌周出现明显的促间质纤维结缔组织增生反应，也是黏膜下层浸润的证据。应报告组织学类型，当存在两种肿瘤组织学类型时，按组织类型从多到少的顺序写报告。应报告有无脉管瘤栓。病理诊断明确为癌的病例推荐行 HER2 免疫组织化学染色或荧光原位杂交检测，为患者提供靶向治疗及预后的依据。

需注意不要将低、高级别上皮内肿瘤与以前的轻、中、重度异型增生直接对应。两种体系的判断标准不完全相同，其中"中度异型增生"混杂有不同性质的病变，因此两种体系无法直接对应。推荐按照低、高级别上皮内肿瘤的分类体系并按照相应诊断标准予以判断。

　　针对胃黏膜活检标本的特点，规范地获取和处理标本，推行悉尼胃炎分类标准和肿瘤性病变5级分类标准，将有助于提高不同病理医师对胃黏膜病理诊断的准确性和可重复性，进而为临床治疗提供规范化与一致性的病理诊断依据。

　　引自：中华医学会病理分会消化病理学组筹备组.慢性胃炎及上皮性肿瘤胃黏膜活检病理诊断共识.中华病理学杂志，2017，46（5）：289-293.

诊疗方案与临床路径

难治性幽门螺杆菌相关性胃病中医诊疗方案（2018）

一、诊断

（一）疾病诊断

1. 西医诊断标准　参考中华医学会消化病学分会全国幽门螺杆菌研究协作组2017年发布的《第五次全国幽门螺杆菌感染处理共识报告》，难治性幽门螺杆菌感染相关性胃病包括难治性消化性溃疡、难治性胃炎、难治性消化不良。

（1）幽门螺杆菌感染诊断标准：参考中华医学会消化病学分会幽门螺杆菌学组2017年发布的《第五次全国幽门螺杆菌感染处理共识报告》。

符合下述3项中任1项可判断为Hp现症感染：①胃黏膜组织快速尿素酶检测（RUT）、组织切片染色或培养3项中任1项阳性；②^{13}C或^{14}C呼气试验（UBT）阳性；③粪便抗原检测（单克隆抗体法）阳性。血清Hp抗体检测阳性提示曾经感染，从未治疗者可视为现症感染。

（2）难治性幽门螺杆菌相关性溃疡诊断标准：参考中华中医药学会脾胃病分会2017年发布的《消化性溃疡中医诊疗专家共识意见》。

难治性溃疡，是指西药规范治疗8周，溃疡仍不能愈合的消化性溃疡。其中幽门螺杆菌感染是其主要病因。

难治性幽门螺杆菌相关性溃疡诊断主要依据特征性临床表现、内镜学检查和幽门螺杆菌检测。

临床表现：消化性溃疡的中上腹痛呈周期性、节律性发作。胃溃疡的腹痛多发生于餐后0.5～1.0 h，而十二指肠溃疡的腹痛则常发生于空腹及夜间。难治性溃疡胃镜下典型改变：①溃疡深而大，甚至直径可达2 cm、3 cm，溃疡壁如凿；②溃疡周边隆起不平呈结节状；③溃疡周边黏膜皱襞集中显著；④溃疡呈线状或伴弧形样改变；⑤底苔厚且多色；⑥多发性霜雪样溃疡。

同时符合（1）幽门螺杆菌感染诊断标准。

（3）难治性幽门螺杆菌相关性胃炎诊断标准：参考中华医学会消化病学分2017年发布的《中国慢性胃炎共识意见》及中华医学会病理分会消化病理学组筹备组2017年发布的《慢性胃炎及上皮性肿瘤胃黏膜活检病理诊断共识》。

难治性慢性胃炎是指反复发作，多次治疗效果不佳的慢性胃炎；一般包含非萎缩性胃炎伴重度糜烂，萎缩性胃炎伴轻度上皮内瘤变。幽门螺杆菌感染是其主要病因。

难治性幽门螺杆菌相关性胃炎缺乏特异的临床表现，常见症状：上腹部疼痛，早饱，食欲下降，饮食减少，或伴有胃灼热反酸等。确诊依赖于胃镜、病理及幽门螺杆菌检测。

内镜诊断：①非萎缩性胃炎：可见黏膜红斑，黏膜出血点或斑块，黏膜粗糙伴或不伴水肿，及充血渗出等基本表现。且伴有重度糜烂；②萎缩性胃炎：可见黏膜红白相间。白相为主，皱襞变平甚至消失。部分黏膜血管显露；可伴有黏膜颗粒或结节状等表现。

病理诊断：以慢性炎性细胞（单个核细胞，主要是淋巴细胞、浆细胞）浸润为主时称为慢性胃炎。当胃黏膜在慢性炎性细胞浸润同时见到急性炎性细胞浸润时称为慢性活动性胃炎或慢性胃炎伴活动。萎缩指固有腺体减少，为两种类型：a化生性萎缩：胃固有腺被肠上皮化生腺体或被假幽门化生腺体替代；b非化生性萎缩：胃固有腺被纤维或纤维肌性组织替代，或炎性细胞浸润引起固有腺数量减少。腺体可见轻中度异性增生。同时符合1.1幽门螺杆菌感染诊断。

（4）难治性幽门螺杆菌相关性消化不良：参考中华医学会消化病学分会胃肠动力学组2016年发布的《中国功能性消化不良专家意见》、中华医学会消化病学分会幽门螺杆菌学组2016年发布的《幽门螺杆菌胃炎京都全球共识研讨会纪要》。

难治性幽门螺杆菌相关性消化不良指伴有幽门螺杆菌感染的消化不良，且病情迁延日久，反复发作，严重影响生活质量的消化不良，通常伴有焦虑或抑郁。消化不良诊断参考罗马Ⅳ诊断标准：①符合以下标准中的1项或多项：a.餐后饱胀不适；b.早饱感；c.上腹痛；d.上腹部烧灼感；②无可以解释上述症状的结构性疾病的证据（包括胃镜检查等），必须满足餐后不适或上腹痛综合征的诊断标准，且医院焦虑与抑郁量表（HAD）、焦虑自评量表（SAS）、抑郁自评量表（SDS）阳性；幽门螺杆菌诊断参考（1）诊断标准。

2. 证候诊断　参考中华中医药学会脾胃病分会2017年发布的《胃脘痛中医诊疗专家共识意见》《实用中医内科学》、中华中医药学会脾胃病分会2017年发布的《消化性溃疡中医诊疗专家共识意见》、中华中医药学会脾胃病分会2017年发布的《慢性胃炎中医诊疗专家共识意见》、中华中医药学会脾胃病分会2017年发布的《功能性消化不良中医诊疗专家共识意见》。

（1）脾胃湿热证

主症：胃脘嘈杂，连绵不断；或胸脘痞塞。

兼症：纳呆食少，嗳腐，身重困倦，口中异味，口渴不喜饮，大便黏滞。

舌脉：舌质红，苔黄厚腻、脉滑，或兼弦、数。

（2）肝胃气滞证

主症：胃脘胀痛，连及两胁，攻撑走窜，每因情志不遂加重；或胸脘不舒，痞塞满闷。

兼症：喜太息，不思饮食，精神抑郁，夜寐不安。

舌脉：舌质淡红，苔薄白，脉弦。

（3）肝胃郁热证

主症：胃脘灼痛，痛势急迫；或胸脘痞塞。

兼症：嘈杂反酸，口干口苦，渴喜凉饮，烦躁易怒。

舌脉：舌质红，苔黄，脉弦数。

（4）胃中炽热证

主症：胃脘灼热，得凉则减，遇热则重。

兼症：反酸，口干喜冷饮，或口臭不爽，口舌生疮，大便秘结。

舌脉：舌质红，苔黄少津，脉滑数。

（5）胃络瘀阻证

主症：胃脘疼痛，状如针刺或刀割，痛有定处而拒按。

兼症：病程日久，胃痛反复发作而不愈；呕血、便血之后，面色晦暗无华，唇暗；女子月经延期，色暗。

舌脉：舌质暗有瘀点瘀斑，苔薄白，脉涩。

（6）脾胃虚弱（寒）证

主症：胃脘隐痛，遇寒或饥时痛剧，得温熨或进食则缓，喜暖喜按；或胸脘不舒，痞塞胀满，时宽时急，得温则舒。

兼症：面色不华，神疲肢怠，四末不温，食少便溏，或泛吐清水。

舌脉：舌质淡胖，边有齿痕，苔薄白，脉沉细。

（7）胃阴不足证

主症：胃脘隐痛或隐隐灼痛兼症：嘈杂似饥，饥不欲食，口干不欲饮，咽干唇燥，大便干结。

舌脉：舌体瘦，质嫩红，少苔或无苔，脉细而数。

二、治疗方法

难治性幽门螺杆菌相关性胃病的中医药治疗分为两个阶段，第一阶段为辅助根除幽门螺杆菌，推荐采用四联疗法+中医治疗同时使用；第二部分为针对疾病的中医治疗。两者中医治疗采用的方法均为辨证论治，但在第一阶段治疗后须对病情进行评估，调整治疗方案。

（一）辨证论治

1. 脾胃湿热证

治法：清热化湿，消痞止痛。

推荐方药：黄连温胆汤《六因条辨》加减。药物组成：黄连，竹茹，枳实，半夏，甘草，生姜，茯苓，黄芩，滑石。或具有同类功效的中成药。

2. 肝胃气滞证

治法：疏肝和胃，理气调中。

推荐方药：柴胡疏肝散《景岳全书》加减。药物组成：柴胡，赤芍，川芎，香附，陈皮，枳壳，旋覆花，郁金，川楝子，延胡索，炙甘草。或具有同类功效的中成药。

3. 肝胃郁热证

治法：疏肝和胃，清泻郁热。

推荐方药：化肝煎《景岳全书》合左金丸《丹溪心法》加减。药物组成：牡丹皮，栀子，黄连，吴茱萸，陈皮，法半夏，茯苓，川楝子，延胡索，枳实，瓜蒌，煅瓦楞子，浙贝母，蒲公英，龙胆草，炙甘草。或具有同类功效的中成药。

4. 胃中炽热证

治法：清胃泻热，制酸止痛。

推荐方药：泻心汤《金匮要略》合金铃子散《素问病机气宜保命集》加减。

药物组成：黄连，黄芩，大黄，乌贼骨，浙贝母，煅瓦楞子，蒲公英，陈皮，茯苓，清半夏，川楝子，延胡索，焦三仙。或具有同类功效的中成药。

5. 胃络瘀阻证

治法：理气活血，化瘀通络

推荐方药：失笑散《太平惠民和剂局方》合丹参饮《时方歌括》加减。

药物组成：丹参，檀香，砂仁，蒲黄，五灵脂，三七粉，川楝子，延胡索，陈皮，法半夏，茯苓，炙甘草。或具有同类功效的中成药。

6. 脾胃虚弱（寒）证

治法：健脾益气，温中散寒。

推荐方药：黄芪建中汤《金匮要略》加减。

药物组成：黄芪，桂枝，白芍，干姜，吴茱萸，煅瓦楞子，陈皮，法半夏，茯苓，延胡索，炙甘草。或具有同类功效的中成药。

7. 胃阴不足证

治法：养阴益胃。

推荐方药：益胃汤《温病条辨》合芍药甘草汤《伤寒论》加减。

药物组成：北沙参，生地黄，麦冬，当归，白芍，石斛，延胡索，香橼皮，炙甘草。或具有同类功效的中成药。

（二）其他中医特色疗法

1. 针刺治疗　针刺具有健脾养胃、化瘀止痛功效。辨证取穴主穴以足阳明、手厥阴经穴及相应募穴为主，取穴：足三里、内关、中脘；随证配穴：脾胃湿热者加支沟，胃中炽热者加劳宫，肝胃气滞者、肝胃郁热者加太冲，胃络瘀阻证加膈俞，脾胃虚寒者加气海、关元、脾俞、胃俞、足三里，胃阴不足者加三阴交、内庭。

2. 艾灸治疗　艾灸具有温通经络、调和气血、直达病所功效。取穴：内关、中脘、足三里、胃俞；采用艾条灸，每日1次，每次20～30 min，以皮肤潮红为度，可与针刺配合使用。本法适用于反复发作的上腹胀满、怕冷、嗳气等脾胃虚寒型、气滞型胃痛或胃痞病。

3. 腹部膏摩疗法　膏摩疗法具有散寒止痛、活血化瘀、解痉消肿功效。临床可选用肉桂、干姜、桂枝、香附、川芎等药物研成粉末，用酒和蜂蜜拌匀制成膏剂，将药膏涂均匀涂抹腹部，按摩治疗时间30 min左右。本法适用于脾胃虚寒、气虚、寒湿、血瘀型胃痛或胃痞病。

4. 穴位敷贴治疗　穴位敷贴具有畅通经络气血、调和阴阳功效。选用当归、乳香、没药、吴茱萸等药物研成粉末，用酒和蜂蜜拌匀，制成1.5 cm的圆形药丸。取穴：胃俞、上脘、中脘、至阳、足三里等。本法适用于寒凝、气滞、血瘀和脾胃虚寒型胃痛或胃痞病。

（三）西药治疗

参考中华医学会消化病学分会全国幽门螺杆菌研究协作组2017年发布《第五次全国幽门螺杆菌感染处理共识报告》。

铋剂四联方案（表43：标准剂量（质子泵抑制剂＋铋剂）（每日2次，餐前半小时口服）＋2种抗生素（每日2～4次，餐后口服）。疗程为10～14天。

表43　推荐的幽门螺杆菌根除四联方案中抗生素组合、剂量和用法

方案	抗生素1	抗生素2
1	阿莫西林1000 mg，每日2次	克拉霉素500 mg，每日2次
2	阿莫西林1000 mg，每日2次	左氧氟沙星500 mg，每日1次/d或200 mg，每日2次
3	阿莫西林1000 mg，每日2次	呋喃唑酮100 mg，每日2次
4	四环素500 mg，每日3～4次	甲硝唑400 mg，每日3～4次
5	四环素500 mg，每日3～4次	呋喃唑酮100 mg，每日2次
6	阿莫西林1000 mg，每日2次	甲硝唑400 mg，每日3～4次
7	阿莫西林1000 mg，每日2次	四环素500 mg，每日3～4次

注：标准剂量质子泵抑制剂为艾司奥美拉唑20 mg、雷贝拉唑10 mg（或20 mg）、奥美拉唑20 mg、兰索拉唑30 mg、泮托拉唑40 mg、艾普拉唑5 mg，以上选一；标准剂量铋剂为枸橼酸铋钾220 mg（果胶铋标准剂量待确定）。

（四）护理调摄要点

1. 饮食控制关于饮食行为与幽门螺杆菌相关性胃病的关系研究显示：饮食卫生差或多人一起进餐会直接增加幽门螺杆菌感染及相关性胃病的发生率，因此难治性幽门螺杆菌相关性胃病患者应尽量注意饭前便后要洗手，加强手卫生，并注意分餐及加强公筷使用。

2. 心理调摄难治性幽门螺杆菌相关性胃病患者应保持心情舒畅，积极治疗，放下心里包袱，必要时可向心理医师咨询。

3. 生活调摄难治性幽门螺杆菌相关性胃病患者应当避免长期过度劳累；在冬春季节尤需注意生活调摄，避免饮酒、吸烟，避免过多油腻饮食，规律进餐，规律作息。

三、疗效评价

参照中华中医药学会脾胃病分会2017年发布的《消化性溃疡中医诊疗专家共识意见》、中华中医药学会脾胃病分会2017年发布的《慢性胃炎中医诊疗专家共识意见》、中华中医药学会脾胃病分会2017年发布的《功能性消化不良中医诊疗专家共识意见》、中华医学会病理分会消化病理学组筹备组2017年发布的《慢性胃炎及上皮性肿瘤胃黏膜活检病理诊断共识》及《中药新药临床研究指导原则》。

对难治性幽门螺杆菌相关性胃病的评价既有共性，也有根据单独的疾病疗效相关评价。根据我国相关共识的要求，幽门螺杆菌根除治疗后4～8周以上可以复查。因此，在院期间适宜的检查有症状评价、中医证候评价、生存质量评价及精神心理相关方面的评价；出院后行幽门螺杆菌复查、胃溃疡的胃镜复查等。

（一）评价标准

1. 症状评价（表44） 主要是针对难治性幽门螺杆菌相关性胃病消化不良症状的评价，如上腹部疼痛、饱胀、早饱、食欲缺乏等，处理方法多是参照《中药新药临床研究指导原则》，将其分为主要症状与次要症状，从程度和频次两个方面进行分级，并按照权重赋值。症状疗效指数应采用尼莫地平法计算，计算公式：症状积分减少百分率（%）＝（治疗前积分～治疗后积分）/治疗前积分×100%。

（1）主要症状疗效评价（推荐作为主要疗效指标）：可采用主要症状总体积分法，包括餐后饱胀不适、早饱感、中上腹痛、中上腹烧灼感的评分之和。如果药物临床定位只针对餐后不适综合征，可选取餐后饱胀不适、早饱感两项症状评分；如果药物临床定位只针对上腹痛综合征，可选取中上腹痛、中上腹烧灼感两项症状评分。（入选患者的初始症状评分要求1项及以上主症评分≥2分）。

患者每日通过日记卡进行评分，每周的平均积分与基线时比较下降50%认为是每周应答，应答周数大于整个观察期周数的50%认为有效。同时组间可进行积分变化比较。

表44 消化不良症状评价标准

无症状（0分）	轻度（1分）	中度（2分）	重度（3分）
无	症状轻微，只有关注时才能感觉到,不影响日常生活和工作	症状尚能忍受，部分影响日常生活和工作	症状明显，难以忍受,明显影响日常生活和工作

（2）总体疾病疗效评价：可采用7点Likert量表进行疾病总体疗效评价。每周临床研究者询问受试者以下问题："在过去的一周内，您的消化不良症状与治疗前相比缓解程度如何？"患者在①症状明显改善；②症状改善；③症状轻微改善；④没有变化；⑤症状轻微加重；⑥症状加重；⑦症状明显加重。在治疗周期的最后访视时点，选择①～②的患者定义为治疗有应答，选择③～⑦的患者定义为无应答。

2. 中医证候疗效评价　　中医证候疗效评价需考虑到不同证型的主症、次症特点及变化情况，制定合理的证候评价标准。根据症状轻重程度，每个症状采用4级分级标准进行计分，按无、轻、中、重，主症分别计为0、2、4、6分；次症分别计为0、1、2、3分。0级：无。证候疗效指数应采用尼莫地平法计算，计算公式：证候积分减少百分率（%）＝（治疗前积分－治疗后积分）/治疗前积分×100%。

3. 生活质量评价　　在生活质量方面可采用慢性胃肠疾病患者报告临床结局评价量表（PRO）及SF-36健康调查量表等进行测评。PRO从中医药治疗脾胃病的特点出发，分消化不良、反流、排便、社会、心理、一般状态6个维度对患者进行测评，其信度、效度已得到验证。

4. 焦虑抑郁评价　　对于焦虑抑郁状态测评，可以采用医院焦虑与抑郁量表（HAD）、焦虑自评量表（SAS）、抑郁自评量表（SDS）等工具。

（二）评价方法

1. 入院时的诊断与评价　　在入院1～2天完成。内容包括评价标准的各项内容。

2. 出院时的评价　　对所有患者进行"主要症状""证候疗效""量表评价"进行评价。

3. 出院后随访的评价　　停止治疗后4～8周复查幽门螺杆菌检测，根据需要和实际情况酌情进行"内镜下胃黏膜疗效"和"胃黏膜病理组织学"评价。

（1）停药后复查幽门螺杆菌。建议采用$^{13}C/^{14}C$呼气试验或粪便抗原检测的方法进行。一般在停用幽门螺杆菌治疗后4～8周；如果在此期间内继续使用相关西医治疗药物（主要包括PPI、抗生素、铋剂等），需续停用PPI制剂2周、停用铋剂、抗生素、中药4周复查。并建议每年随访复查1次。

（2）疾病相关评价：①难治性幽门螺杆菌相关性溃疡：对胃溃疡建议治疗后2～3个月进行复查，评价溃疡愈合情况。十二指肠溃疡一般不要求复查及评价；②难治性幽门螺杆菌相关性胃炎：建议治疗后3～6个月复查胃镜评价黏膜糜烂、萎缩、胃癌前病变情况；③难治性幽门螺杆相关性消化不良主要侧重于症状、焦虑抑郁及生活质量评价。

参考文献

[1]Napolitano L.Refractory peptic ulcer disease[J]. Gastroenterol ClinNorth Am，2009，38：267-288.

[2]中华医学会消化病学分会幽门螺杆菌和消化性溃疡学组.第五次全国幽门螺杆菌感染处理共识报告[J].中华消化杂志，2017，37（6）：364-378.

[3]中国医学会消化病学分会.中国慢性胃炎共识意见（2017年，上海）[J].胃肠病学，2017，22（11）：670-687.

[4]中华中医药学会脾胃病分会.慢性胃炎中医诊疗专家共识意见（2017）[J].中华中医药杂志，2017，32（7）：3060-3064.

[5]中华中医药学会脾胃病分会.消化性溃疡中医诊疗专家共识意见（2017）[J].中华中医药杂志，2017，32（9）：4089-4093.

[6]中华中医药学会脾胃病分会.功能性消化不良中医诊疗专家共识意见（2017）[J].中华中医药杂志，2017，32（6）：2595-2598.

牵头分会：中华中医药学会脾胃病分会

牵头人：唐旭东（中国中医科学院西苑医院）

主要完成人：

唐旭东（中国中医科学院西苑医院）

张丽颖（中国中医科学院西苑医院）

王　萍（中国中医科学院西苑医院）

卞立群（中国中医科学院西苑医院）

温艳东（中国中医科学院西苑医院）

难治性幽门螺杆菌相关性胃病中医临床路径（2018）

路径说明：本路径适用于西医诊断为难治性幽门螺杆菌相关性胃病（包括难治性消化性溃疡、难治性胃炎、难治性消化不良）的住院患者。

一、难治性幽门螺杆菌相关性胃病中医临床路径住院流程

（一）适用对象

西医诊断：难治性幽门螺杆菌相关性胃病应同时满足如下第一和第二诊断。

第一诊断为幽门螺杆菌感染（ICD-10编码：A49809）。

第二诊断为复合性溃疡（ICD-10编码：K27.902）或多发性复合性溃疡病（ICD-10编码：K27.901）或多发性溃疡伴出血（ICD-10编码：K27.401）或胃溃疡伴出血（ICD-10编码：K25.401）或十二指肠球部溃疡伴出血（ICD-10编码：K26.401）消化性溃疡（ICD-10编码：K27.901）或胃溃疡（ICD：K25）或十二指肠溃疡（ICD：K27）或慢性胃炎（ICD-10编码：K29.502）或慢性浅表性胃炎（ICD：K29.301）或慢性萎缩性胃炎（ICD：K29.401）或消化不良（ICD-10编码：K30.02）。

（二）诊断依据

1. 疾病诊断　西医诊断标准：参考国家中医药管理局印发的"难治性幽门螺杆菌相关性胃病中医诊疗方案（2017年版）"。

2. 证候诊断　参考国家中医药管理局引发的"难治性幽门螺杆菌相关性胃病中医诊疗方案（2017年版）"。

难治性幽门螺杆菌相关性胃病临床常见证候：

脾胃湿热证

肝胃气滞证

肝胃郁热证

胃中炽热证

胃络瘀阻证

脾胃虚弱（寒）证

胃阴不足证

（三）治疗方案的选择

参照国家中医药管理局印发的"难治性幽门螺杆菌相关性胃病中医诊疗方案（2017年版）"。

1. 诊断明确，符合难治性幽门螺杆菌相关性胃病诊断。

2. 患者适合并接受中医治疗。

（四）标准住院日为≤21天

（五）进入路径标准

1. 第一诊断必须符合难治性幽门螺杆菌相关性胃病诊断的患者。

2. 需要手术者，不进入本路径。

3. 患者同时患有其他疾病，但在治疗期间不需特殊处理，也不影响第一诊断的临床路径流程实施时，可进入本路径。

（六）中医证候学观察

通过采集主症、次症、舌、脉等信息，明确寒热、虚实、气血及脏腑归属，归纳总结中医证候。消化性溃疡急性期、慢性胃炎伴糜烂者肝胃郁热、脾胃湿热证多见；反复发作的慢性胃炎、消化性溃疡偏脾虚证或虚实夹杂证；功能性消化不良肝郁脾虚证型多见；慢性萎缩性胃炎伴肠化、异型增生者多兼有血瘀。

（七）入院检查项目

1. 必需的检查项目　血常规＋血型、尿常规、便常规＋潜血，感染性疾病筛查（乙肝、丙肝、艾滋病、梅毒），肝功能、肾功能、电解质、血糖，凝血四项，甲状腺功能，心电图，胸部X线，腹部超声，超声心动图，胃镜及病理组织学检查，幽门螺杆菌检测（快速尿素酶检测、13C或14C呼气试验、粪便抗原检测、血清抗体检测、病理学检测），医院焦虑与抑郁量表（HAD）、焦虑自评量表（SAS）、抑郁自评量表（SDS）。

2. 可选择的检查项目　根据病情需要而定，如胃泌素、胃壁细胞抗体、胃蛋白酶原，上消化道气钡双重造影，血清肿瘤标志物，血沉，缺铁贫血6项、血清叶酸＋维生

素 B_{12}，胃动力检查，胸部CT，心肌酶谱，肺功能等。

（八）治疗方法

1. 辨证选择口服中药汤剂或中成药

（1）脾胃湿热证：清热化湿，消痞止痛

（2）胃中炽热证：清胃泻热，制酸止痛

（3）肝胃气滞证：疏肝和胃，理气调中

（4）肝胃郁热证：疏肝和胃，清泻郁热

（5）胃络瘀阻证：理气活血，化瘀通络

（6）脾胃虚弱（寒）证：健脾益气，温中散寒

（7）胃阴不足证：养阴益胃

2. 其他中医特色疗法

（1）针刺治疗

（2）艾灸治疗

（3）腹部膏摩疗法

（4）穴位敷贴治疗

3. 西药治疗

4. 护理调摄

（九）出院标准

1. 胃脘痛、胃脘胀满等症状明显好转。

2. 没有需要继续住院治疗的并发症和（或）并发症。

（十）变异及原因分析

1. 病情变化，需要延长住院时间，增加住院费用。

2. 合并有其他系统疾病者，治疗期间病情加重，需要特殊处理，退出本路径。

3. 治疗过程中发生了病情变化，出现严重并发症或不良反应，退出本路径。

4. 因患者及其家属医院而影响本路径的执行，退出该路径。

二、难治性幽门螺杆菌相关性胃病中医临床路径标准住院表单

适用对象：第一诊断为难治性幽门螺杆菌相关性胃病（难治性幽门螺杆菌相关性溃疡、难治性幽门螺杆菌相关性胃炎、难治性幽门螺杆菌相关性消化不良）

患者姓名：_____ 性别：_____ 年龄：_____ 病历号：_____

住院时间：_____ 年 ___ 月 ___ 日 出院日期：_____ 年 ___ 月 ___ 日

标准住院日：≤21天 实际住院：_____ 天

时间	__年__月__日 （入院第 1 天）	__年__月__日 （第 2-3 天）	__年__月__日 （第 4-20 天）	__年__月__日 （出院日）
主要诊疗工作	□询问病史、体格检查 □采集中医四诊信息 □西医诊断 □中医诊断（证候） □病情评估及相应量表测评 □完成病历和病程记录 □签署检查知情同意书 □初步拟定诊疗方案 □向患者或家属交代病情及注意事项 □辅助检查项目 □中医治疗	□采集中医四诊信息 □进行中医证候判断 □上级医师查房 □根据病情调整治疗方案 □完成当日病程和查房记录	□采集中医四诊信息 □进行中医证候判断 □上级医师查房 □根据病情调整治疗方案 □完成当日病程和查房记录	□完成出院记录 □交代出院后注意事项，门诊随诊 □通知出院
重点医嘱	**长期医嘱** □内科护理常规 □分级护理 □饮食疗法 □口服中药汤剂 □中成药 □其他疗法 □西药 临时医嘱 □血常规+血型、尿常规、便常规+潜血 □感染性疾病筛查（乙肝、丙肝、艾滋病、梅毒） □肝功能、肾功能、电	**长期医嘱** □内科护理常规 □分级护理 □饮食疗法 □口服中药汤剂 □中成药 □针灸疗法 □其他疗法（ ） □西药（□原剂量□剂量减少□剂量增加） **临时医嘱** □继续完善入院检查 □对症处理	**长期医嘱** □内科护理常规 □分级护理 □饮食疗法 □口服中药汤剂 □中成药 □针灸疗法 □其他疗法（ ） □西药（□原剂量□剂量减少□剂量增加） **临时医嘱** □复查必要的检查项目 □对症处理	**出院医嘱** □停长期医嘱 □出院带药

	解质、血糖 □凝血四项 □心电图 □胸部 X 线 □腹部超声 □胃镜及病理组织检查 □幽门螺杆菌（HP）检测 □其他检查项目			
主要护理工作	□入院介绍、入院评估 □健康宣教 □指导进行相关检查 □饮食指导、心理护理 □护理常规 □完成护理记录	□观察病情变化 □指导胃镜检查前后饮食 □生活及心理护理 □护理常规 □完成护理记录	□观察检查后不适反应及体征 □生活及心理护理 □护理常规 □完成护理记录	□协助办理出院手续 □出院指导
病情变异记录	□无 □有，原因： 1. 2.	□无 □有，原因： 1. 2.	□无 □有，原因： 1. 2.	□无 □有，原因： 1. 2.
责任护士签名				
医师签名				

牵头分会：中华中医药学会脾胃病分会

牵头人：唐旭东（中国中医科学院西苑医院）

主要完成人：

唐旭东（中国中医科学院西苑医院）

张丽颖（中国中医科学院西苑医院）

王 萍（中国中医科学院西苑医院）

卞立群（中国中医科学院西苑医院）

温艳东（中国中医科学院西苑医院）

胃脘痛（慢性胃炎）中医诊疗方案（2017 年版）

一、诊断

（一）疾病诊断

1. 中医诊断标准　参考中华中医药学会脾胃病分会2016年发布的《慢性胃炎中医诊疗共识意见》及《中医内科学》（张伯礼主编，人民卫生出版社 2012 年出版）。

主要症状：不同程度和性质的胃脘部疼痛。

次要症状：可兼有胃脘部胀满、痞闷、嗳气、吐酸、纳呆、胁胀、腹胀等。

本病可见于任何年龄段，以中老年多见，常反复发作，难以根治。

2. 西医诊断标准　参考中华医学会消化病学分会 2012 年发布的《中国慢性胃炎共识意见（2012，上海）》及《幽门螺杆菌胃炎京都全球共识（2014，京都）》。

慢性胃炎常见上腹部疼痛，早饱，食欲下降，饮食减少，或伴有胃灼热泛酸等。症状缺乏特异性，确诊依赖于胃镜、病理及幽门螺杆菌检测。

（1）内镜诊断

非萎缩性胃炎：内镜下可见红斑（点状、条状、片状）、黏膜粗糙不平、出血点或出血斑、黏膜水肿或渗出。

萎缩性胃炎：内镜下可见黏膜红白相间、以白为主、黏膜皱襞变平甚至消失、黏膜血管显露、黏膜呈颗粒状或结节样。

如伴有胆汁反流、糜烂、黏膜内出血等，描述为萎缩性胃炎或非萎缩性胃炎伴胆汁反流、糜烂、黏膜内出血等。

（2）病理诊断：根据需要可取2～5块活检组织，内镜医师应向病理科提供取材的部位、内镜检查结果和简要病史。病理医师应报告每一块活检标本的组织学变化，对Hp、慢性炎症、活动性炎症、萎缩、肠上皮化生和异型增生应予以分级。

慢性胃炎活检显示有固有腺体的萎缩，即可诊断为萎缩性胃炎，不必考虑活检标本的萎缩块数与程度，临床医师可结合病理结果和内镜所见，做出病变范围与程度的判断。

（二）证候诊断

1. 肝胃气滞证：胃脘胀痛，或伴胀满不适，嗳气频作，胁肋胀痛，胸闷不舒，症状因情绪因素诱发或加重。舌苔薄白，脉弦。

2. 肝胃郁热证：胃脘灼痛或饥嘈不适，嘈杂反酸，心烦易怒，口干口苦，大便干燥。舌质红苔黄，脉弦或弦数。

3. 脾胃湿热证：胃脘闷痛或痞满，食少纳呆，恶心欲呕，口干口苦，身重困倦，小便短黄。舌质红，苔黄腻，脉滑或数。

4. 脾胃气虚证：胃脘隐痛或胀满，餐后明显，饮食不慎后易加重或发作，纳呆食少，疲倦乏力，少气懒言，四肢不温，大便溏薄。舌淡或有齿印，苔薄白，脉沉弱。

5. 脾胃虚寒证：胃痛隐隐，绵绵不休，喜温喜按，劳累或受凉后发作或加重，泛吐清水，纳呆食少，神疲倦怠，手足不温，大便溏薄。舌淡苔白，脉虚弱。

6. 胃阴不足证：胃脘灼热疼痛，胃中嘈杂，似饥而不欲食，口干舌燥，大便干结。舌红少津或有裂纹，苔少或无，脉细或数。

7. 瘀阻胃络证：胃脘疼痛，痛有定处，痛处拒按，面色暗滞，或有黑便。舌质暗红或有瘀点、瘀斑，脉弦涩。

二、治疗方法

（一）辨证论治

1. 肝胃气滞证

治法：疏肝理气

（1）推荐方药：柴胡疏肝散加味。柴胡、香附、枳壳、白芍、陈皮、川芎、佛手、百合、乌药、甘草等。或具有同类功效的中成药。

（2）针刺治疗

①体针（包括皮内针）

选穴：中脘、内关、合谷、太冲、期门等。

操作：毫针刺，平补平泻，1日1次，7次一个疗程；或用皮内针，每次埋针1～3天，每隔2～3小时按压一次，起针后间隔1日后可以复用。

②耳针（包括皮内针）

选穴：交感、神门、肝、胃等。

操作：每次选3～4穴，轻刺激。或用锨针皮内埋针，或王不留籽贴耳穴，每次保留1～3天，每隔2～3小时按压一次，间隔1日后可以复用。

（3）饮食疗法：饮食宜清淡，进食易消化食物。多选用具有疏肝理气的食物或饮品，如萝卜、莲藕、百合、佛手等，可用玫瑰花、代代花代茶饮。忌食南瓜、山芋、土豆等壅遏气机的食物。

2. 肝胃郁热证

治法：疏肝清热

（1）推荐方药：化肝煎合左金丸加减。柴胡、赤芍、青皮、陈皮、龙胆草、黄连、吴茱萸、乌贼骨、浙贝母、丹皮、栀子、甘草等。或具有同类功效的中成药。

（2）针刺治疗

①体针（包括皮内针）

选穴：中脘、内关、合谷、曲池、太冲、期门、阳陵泉等。

操作：毫针刺，用泻法，1日1次，7次一个疗程；或用皮内针，每次埋针1～3天，每隔2～3小时按压一次，起针后间隔1日后可以复用。

②耳针（包括皮内针）

选穴：交感、神门、肝、胃等。

操作：每次选3～4穴，轻刺激。或用锨针皮内埋针，或王不留籽贴耳穴，每次保留1～3天，每隔2～3小时按压一次，间隔1日后可以复用。

（3）饮食疗法

饮食宜清淡，易消化食物。多用具有疏肝理气，清火泄热的食物或饮品，如苦瓜、萝卜、莲藕、百合、佛手等，可用玫瑰花、莲子心等代茶饮。少食辛辣炙煿之物。

3. 脾胃湿热证

治法：清热化湿

（1）推荐方药：黄连温胆汤加味。黄连、半夏、陈皮、茯苓、枳实、竹茹、黄芩、滑石、大腹皮、白蔻仁等。或具有同类功效的中成药。

（2）针刺治疗

①体针（包括皮内针）

选穴：中脘、合谷、曲池、天枢、丰隆等。

操作：毫针刺，用泻法，1日1次，7次一个疗程；或用皮内针，每次埋针1～3天，每隔2～3小时按压一次，起针后间隔1日后可以复用。

②耳针（包括皮内针）

选穴：交感、神门、脾、胃等。

操作：每次选3～4穴，轻刺激。或用锨针皮内埋针，或王不留籽贴耳穴，每次保留1～3天，每隔2～3小时按压一次，间隔1日后可以复用。

（3）饮食疗法

饮食宜清淡，易消化，多食具有化湿清热作用的食品或饮品，如扁豆、红小豆、薏米等，可用荷叶代茶饮。少用辛辣作料，忌食助湿生热食品，如动物脂肪、内脏，咖啡、巧克力等。

4. 脾胃气虚证

治法：健脾益气

（1）推荐方药：香砂六君子汤加味。党参、炒白术、茯苓、陈皮、木香、砂仁、法半夏、陈皮、炙甘草等。或具有同类功效的中成药。

（2）针灸治疗

①体针（包括皮内针）

选穴：中脘、足三里、胃俞、脾俞、关元、气海等。

操作：毫针刺，用补法，1日1次，7次一个疗程；或用隔姜灸，每次每穴10分钟；或用皮内针，每次埋针1～3天，每隔2～3小时按压一次，起针后间隔1日后可以复用。

②耳针（包括皮内针）

选穴：交感、神门、脾、胃等。

操作：每次选3～4穴，轻刺激。或用锨针皮内埋针，或王不留籽贴耳穴，每次保留1～3天，每隔2～3小时按压一次，间隔1日后可以复用。

（3）饮食疗法

饮食宜温热，营养丰富，易消化。多食健脾益气食物，如牛奶、鸡蛋、黄鱼、鳗鱼、龙眼、大枣、土豆等。忌食生冷、寒凉及肥腻之品。

5. 脾胃虚寒证

治法：温中健脾

（1）推荐方药：黄芪建中汤合理中汤加味。黄芪、桂枝、白芍、干姜、大枣、白术、党参、炙甘草、元胡等。或具有同类功效的中成药。

（2）针灸治疗

①体针（包括皮内针）

选穴：中脘、足三里、胃俞、脾俞、关元、气海等。

操作：毫针刺，用补法，1日1次，7次一个疗程；或用隔姜灸，每次每穴10分钟；或用皮内针，每次埋针1～3天，每隔2～3小时按压一次，起针后间隔1日后可以复用。

②耳针（包括皮内针）

选穴：交感、神门、脾、胃等。

操作：每次选3～4穴，轻刺激。或用锨针皮内埋针，或王不留籽贴耳穴，每次保留1～3天，每隔2～3小时按压一次，间隔1日后可以复用。

（3）饮食疗法

饮食宜温热，营养丰富，易消化。多食健脾益气食物，如牛奶、鸡蛋、黄鱼、鳗鱼、龙眼、大枣、土豆等，可食用生姜粥、红枣粥，当归生姜羊肉汤等。忌食生冷、寒凉之品。

6. 胃阴不足证

治法：养阴益胃

（1）推荐方药：沙参麦冬汤加味。北沙参、麦冬、生地、玉竹、百合、乌药、佛手、川楝子、生甘草等。或具有同类功效的中成药。

（2）针刺治疗

①体针（包括皮内针）

选穴：中脘、足三里、三阴交、胃俞、脾俞、血海等。

操作：毫针刺，用补法，1日1次，7次一个疗程；或用皮内针，每次埋针1～3天，每隔2～3小时按压一次，起针后间隔1日后可以复用。

②耳针（包括皮内针）

选穴：交感、神门、脾、胃等。

操作：每次选3～4穴，轻刺激。或用锨针皮内埋针，或王不留籽贴耳穴，每次保留1～3天，每隔2～3小时按压一次，间隔1日后可以复用。

（3）饮食疗法

饮食宜清淡易消化，甘平温润为宜。可多用莲子、百合、山药、扁豆、银耳、枸杞煮粥食用。忌食生冷油腻，辛辣炙煿之品。

7．瘀阻胃络证

治法：活血通络

（1）推荐方药：丹参饮合失笑散加味。丹参、砂仁、降香、蒲黄、五灵脂、莪术、三七粉（冲服）、延胡索等。或具有同类功效的中成药。

（2）针刺治疗

①体针（包括皮内针）

选穴：中脘、内关、胃俞、肝俞、太冲、期门等。

操作：毫针刺，平补平泻，1日1次，7次一个疗程；或用皮内针，每次埋针1～3天，每隔2～3小时按压一次，起针后间隔1日后可以复用。

②耳针（包括皮内针）

选穴：交感、神门、肝、胃等。

操作：每次选3～4穴，轻刺激。或用锨针皮内埋针，或王不留籽贴耳穴，每次保留1～3天，每隔2～3小时按压一次，间隔1日后可以复用。

（3）饮食疗法

饮食宜清淡易消化。可多食具有理气活血作用的食品，如用山楂、红花代茶饮。忌食生冷油腻，辛辣炙煿之品。

（二）其他中医特色疗法

1．中药穴位贴敷

药物选择：选用具有温经通络、活血止痛的中药，如细辛、川芎、白芷、皂角刺、茜草、红花等。

穴位选择：局部取穴为主，选用中脘、神阙、关元、天枢等。

操作：将中药打碎磨细粉，加适量香油调制成膏，调匀后取适量用专用贴敷膜外敷穴位，每次选1～3穴，贴敷4～6小时，每日1次。适用于脾胃虚弱证、脾胃虚寒、肝胃气滞证及瘀阻胃络证。

2. 中药足浴疗法选用具有理气活血，通络止痛的中药，或与内服中药相同处方的中药（可用内服中药的药渣再煎一次），煎好后加适量水，用足浴器泡洗足腿部，每日1次，每次15～30分钟，水温宜小于42℃，水温不宜过高，以免烫伤皮肤。

3. 局部物理治疗可选用拔罐、中药TDP离子导入、胃肠动力治疗仪、红外线照射等疗法。

（三）西药治疗

幽门螺杆菌感染者，参照相关幽门螺杆菌共识意见，行幽门螺杆菌根除治疗。

（四）护理调摄要点

1. 生活调理 适当活动，避免劳累，生活规律，保证睡眠。

2. 饮食指导 原则上要求患者进食清淡易消化食物，做到定时定量，避免暴饮暴食。并根据患者的证候类型具体指导患者饮食宜忌。

3. 情志护理 向患者解释病情，进行健康教育，消除紧张、恐惧等不良情绪，帮助患者树立积极乐观的生活态度。

4. 随访指导 慢性胃炎需要定期随访，行幽门螺杆菌根除者需在停药4周后复查^{13}C或^{14}C呼气试验；内镜和病理随访时间视病情而定，不伴肠化者要求1～2年复查一次，有中重度萎缩伴肠化者要求1年复查一次。

三、疗效评价

参考《中药新药临床研究指导原则》（中国医药科技出版社，2002年）拟订。

（一）评价标准

1. 主要症状疗效评价标准

针对胃脘痛及痞满两个主要症状进行记录与评价。症状改善百分率＝（治疗前总积分－治疗后总积分）/治疗前总积分×100%。

（1）痊愈：症状消失。

（2）显效：症状改善百分率≥80%。

（3）进步：50%≤症状改善百分率＜80%。

（4）无效：症状改善百分率＜50%。

（5）恶化：症状改善百分率负值。

痊愈和显效病例数计算总有效率。

2. 证候疗效评价标准 采用尼莫地平法计算，疗效指数＝（治疗前积分－治疗后积分）/治疗前积分×100%。

（1）临床痊愈：症状、体征消失或基本消失，疗效指数≥95%。

（2）显效：症状、体征明显改善，70%≤疗效指数＜95%。

（3）有效：症状、体征明显好转，30%≤疗效指数＜70%。

（4）无效：症状，体征无明显改善，甚或加重，疗效指数＜30%。

3．内镜下胃黏膜疗效评价标准　分别对胃镜下红斑、糜烂、出血、胆汁反流，花斑、苍白、血管显露、黏膜结节等情况加以统计，计算各单个镜下表现的改善等级及总积分改善程度。

（1）痊愈：胃黏膜恢复正常。

（2）显效：胃黏膜病变积分减少2级以上。

（3）有效：胃黏膜病变积分减少1级。

（4）无效：胃黏膜病变无改变或加重。

4．胃黏膜组织学疗效评价标准　分别对病理状态下慢性炎症、活动性炎症、肠上皮化生、异型增生的情况加以统计，计算各单个病理表现的改善等级及总积分改善程度．

（1）痊愈：胃黏膜病理恢复正常。

（2）显效：胃黏膜病理积分减少2级。

（3）有效：胃黏膜病理积分减少1级。

（4）无效：胃黏膜炎症程度无改变或加重。

5．量表评价标准　以所采用量表（如SF-36、PRO量表）的总积分及各领域积分前后变化进行直接比较判定。

（二）评价方法

1．入院时的诊断与评价　在入院1～7天内完成。内容包括评价标准的各项内容。

2．治疗过程中的评价　对中医证候学内容进行定期评价，每周进行一次。

3．出院时的评价　对所有患者进行"主要症状""证候疗效""量表评价"进行评价，根据需要和实际情况酌情进行"内镜下胃黏膜疗效"和"胃黏膜组织学"评价。

（中国中医科学院西苑医院）

胃脘痛（慢性胃炎）中医临床路径（2017年版）

一、胃脘痛（慢性胃炎）中医临床路径标准住院流程

（一）适用对象

中医诊断：第一诊断为胃脘痛（TCD编码：BNP010）。

西医诊断：第一诊断为慢性胃炎（ICD-10编码：K29.502），

慢性萎缩性胃炎（ICD-10编码：K29.401）。

慢性浅表性胃炎（ICD-10编码：K29.301）。

（二）诊断依据

1. 疾病诊断

（1）中医诊断标准：参考中华中医药学会脾胃病分会2016年发布的《慢性胃炎中医诊疗共识意见》及《中医内科学》（张伯礼主编，人民卫生出版社2012年出版）。

（2）西医诊断标准：参考中华医学会消化病学分会2012年发布的《中国慢性胃炎共识意见（2012，上海）》及《幽门螺杆菌胃炎京都全球共识（2014，京都）》。

2. 证候诊断

参照国家中医药管理局印发的"胃脘痛（慢性胃炎）中医诊疗方案（2017年版）"。

胃脘痛（慢性胃炎）临床常见证候：

肝胃气滞证

肝胃郁热证

脾胃湿热证

脾胃气虚证

脾胃虚寒证

胃阴不足证

瘀阻胃络证

（三）治疗方案的选择

参照国家中医药管理局印发的"胃脘痛（慢性胃炎）中医诊疗方案（2017年版）"。

1. 诊断明确，第一诊断为胃脘痛（慢性胃炎）。

2. 患者适合并接受中医治疗。

（四）标准住院日为≤21天

（五）进入路径标准

1. 第一诊断为胃脘痛（慢性胃炎，包括萎缩性胃炎、非萎缩性胃炎）的患者。

2. 合并重度胃黏膜异型增生者，不进入本路径。

3. 伴有其他疾病，但住院期间既不需特殊处理，也不影响第一诊断的临床路径流程实施时，可以进入本路径。

（六）中医证候学观察

四诊合参，收集本病不同证候的主症、次症、舌、脉特点。注意证候的动态变化。

（七）入院检查项目

1. 必需的检查项目　血常规＋血型、尿常规、便常规＋潜血；感染性疾病筛查（乙肝、丙肝、艾滋病、梅毒）；肝功能、肾功能、电解质、血糖；凝血四项；心电图、胸部X线片；腹部超声；胃镜及病理组织学检查；幽门螺杆菌检测。

2. 可选择的检查项目 根据病情需要而定，如胃泌素、胃壁细胞抗体、胃蛋白酶原；上消化道气钡双重造影；血清肿瘤标志物、血沉；缺铁贫血6项、血清叶酸＋维生素B_{12}；胃动力检查；心肌酶谱；肺功能、超声心动图等。

（八）治疗方法

1. 辨证选择口服中药汤剂或中成药

（1）肝胃气滞证：疏肝理气。

（2）肝胃郁热证：疏肝清热。

（3）脾胃湿热证：清热化湿。

（4）脾胃气虚证：健脾益气。

（5）脾胃虚寒证：温中健脾。

（6）胃阴不足证：养阴益胃。

（7）瘀阻胃络证：活血通络。

2. 针灸治疗

3. 其他中医特色疗法

（1）中药穴位贴敷。

（2）中药足浴疗法。

（3）局部物理治疗。

4. 西药治疗

5. 饮食治疗

6. 护理调摄要点

（九）出院标准

1. 胃脘部疼痛、胀满等消化不良症状基本消失或明显改善。

2. 食欲改善，饮食基本恢复正常。

2. 伴有轻、中度焦虑或抑郁者，其焦虑或抑郁状态明显改善。

（十）变异及原因分析

1. 胃镜及活检病理检查发现上皮内瘤变（异型增生）者，退出本路径。

2. 住院期间病情加重，并发或合并出血、贫血、严重焦虑及抑郁时，需进行相应检查和治疗，导致住院时间延长和费用增加。

3. 合并有其他系统疾病者，住院期间病情加重，需要特殊处理，导致住院时间延长、费用增加。

4. 因患者及其家属意愿而影响本路径的执行时，退出本路径。

二、胃脘痛（慢性胃炎）中医临床路径住院表单

适用对象：第一诊断为胃脘痛（慢性胃炎）（包括浅表性胃炎和萎缩性胃炎）

患者姓名：_____ 性别：____ 年龄：____ 门诊号：_____ 住院号：_____

发病时间：__年__月__日__时__分 住院日期：__年__月__日 出院日期：__年__月__日

标准住院日：≤21天　　　实际住院日：___天

时间	__年__月__日 （第1天）	__年__月__日 （第2~5天）	__年__月__日 （第6~14天）
主要诊疗工作	□询问病史、体格检查 □采集中医四诊信息 □西医诊断 □中医诊断（病名和证型） □病情评估及相应量表测评 □完成病历和病程记录 □签署检查知情同意书 □初步拟定诊疗方案 □向患者或家属交代病情及注意事项 □辅助检查项目 □中医治疗	□采集中医四诊信息 □进行中医证候判断 □上级医师查房 □根据病情调整治疗方案 □完成当日病程和查房记录	□采集中医四诊信息 □进行中医证候判断 □上级医师查房 □根据病情调整治疗方案 □完成当日病程和查房记录
重点医嘱	长期医嘱 □内科护理常规 □分级护理 □饮食疗法 □口服中药汤剂 □中成药 □针灸疗法 □其他疗法（　　） □西药 临时医嘱 □血常规+血型、尿常规、便常规+潜血 □感染性疾病筛查（乙肝、丙肝、艾滋病、梅毒） □肝功能、肾功能、电解质、血糖 □凝血四项 □心电图、胸部X线片 □腹部超声 □胃镜及病理组织学检查 □幽门螺杆菌（HP）检测 □其他检查项目	长期医嘱 □内科护理常规 □分级护理 □饮食疗法 □口服中药汤剂 □中成药 □针灸疗法 □其他疗法（　　） □西药（□原剂量□剂量减少□剂量增加） 临时医嘱 □继续完善入院检查 □对症处理	长期医嘱 □内科护理常规 □分级护理 □饮食疗法 □口服中药汤剂 □中成药 □针灸疗法 □其他疗法（　　） □西药（□原剂量□剂量减少□剂量增加） 临时医嘱 □复查必要的检查项目 □对症处理
主要护理工作	□入院介绍、入院评估 □健康宣教 □指导进行相关检查 □饮食指导、心理护理 □护理常规 □完成护理记录	□观察病情变化 □指导胃镜检查前后饮食 □生活及心理护理 □护理常规 □完成护理记录	□观察检查后不适反应及体征 □生活及心理护理 □护理常规 □完成护理记录
病情变异记录	□无 □有，原因（　　） 1. 2.	□无 □有，原因（　　） 1. 2.	□无 □有，原因（　　） 1. 2.
责任护士签名			
医师签名			

时间	___年__月__日 （第15~20天）	___年__月__日 （出院日）
主要诊疗工作	□采集中医四诊信息 □进行中医证候判断 □上级医师查房 □根据病情调整治疗方案 □完成当日病程和查房记录	□完成出院记录 □交代出院后注意事项，门诊随诊 □通知出院
重点医嘱	长期医嘱 □内科护理常规 □分级护理 □饮食疗法 □口服中药汤剂 □中成药 □针灸疗法 □其他疗法（　　　　　　） □西药（□原剂量 □剂量减少 □剂量增加） 临时医嘱 □复查必要的检查项目 □对症处理	出院医嘱 □停长期医嘱 □出院带药
主要护理工作	□观察检查后不适反应及体征 □生活及心理护理 □护理常规 □完成护理记录	□协助办理出院手续 □出院指导
病情变异记录	□无 □有，原因： 1. 2.	□无 □有，原因： 1. 2.
责任护士签名		
医师签名		

（中国中医科学院西苑医院）

胃痞病（功能性消化不良）中医诊疗方案（2017年版）

一、诊断

（一）疾病诊断

1. 中医诊断标准　参考中华中医药学会脾胃病分会2016年制定的《消化不良中医诊疗共识意见》。

以胃脘痞胀、餐后饱胀不适、早饱为主症者，应属于中医"胃痞"的范畴。

2. 西医诊断标准　参考国际罗马委员会2016年在DDW上发布的"罗马Ⅳ标准"。FD罗马Ⅳ诊断标准：

（1）符合以下标准中的一项或多项：①餐后饱胀不适；②早饱感；③上腹痛；④上腹部烧灼感。

（2）无可以解释上述症状的结构性疾病的证据（包括胃镜检查等），必须满足餐后不适或上腹痛综合征的诊断标准。上腹痛综合征：必须满足以下至少一项：①上腹痛（严重到足以影响日常活动）；②上腹部烧灼感（严重到足以影响日常活动），症状发作至少每周1天。

餐后不适综合征：必须满足以下至少一项：①餐后饱胀不适（严重到足以影响日常活动）；②早饱感（严重到足以影响日常活动），症状发作至少每周3天。以上诊断前症状出现至少6个月，近3个月符合诊断标准。

（二）证候诊断

1. 脾虚气滞证　胃脘痞闷或胀痛，纳呆，嗳气，疲乏，便溏。舌淡苔薄白，脉细弦。

2. 肝胃不和证　胃脘胀满或疼痛，两胁胀满，每因情志不畅而发作或加重，心烦，嗳气频作，善叹息。舌淡红苔薄白，脉弦。

3. 脾胃湿热证　脘腹痞满或疼痛，口干或口苦，口干不欲饮，纳呆，恶心或呕吐，小便短黄。舌红苔黄厚腻，脉滑。

4. 脾胃虚寒证　胃脘隐痛或痞满，喜温喜按，泛吐清水，食少或纳呆，疲乏，手足不温，便溏。舌淡苔白，脉细弱。

5. 寒热错杂证　胃脘痞满或疼痛，遇冷加重，肢冷，便溏，口干或口苦，嘈杂泛酸。舌淡苔黄，脉弦细滑。

二、治疗方法

（一）辨证论治

1. 脾虚气滞证

治法：健脾和胃、理气消胀。

（1）推荐方药：香砂六君子汤加减。党参、白术、茯苓、半夏、陈皮、广木香、砂仁、炙甘草。饱胀不适明显者，酌加枳壳、大腹皮、厚朴等。或具有同类功效的中成药（包括中药注射剂）。

（2）针刺治疗：①体针。选穴：中脘、内关、足三里、膻中、膈俞、脾俞。操作：毫针刺，平补平泻。每日1次，7次一个疗程；②耳针：选穴。交感、神门、脾、肝、胃。方法：每次选4～5穴，轻刺激。或用锨针或王不留籽贴耳穴。每天按4～6次，以有酸胀感为度，每次3～5分钟，保留7～10天。

（3）灸法：直接灸、艾条灸合谷、足三里等。

（4）中药泡洗技术：根据患者证候特点选用健脾和胃、理气消胀中药或随证加减，煎煮后洗按足部，每日1～2次，每次15～30分钟，水温宜小于42°C，浸泡几分钟后，再逐渐加水至踝关节以上，水温不宜过高，以免烫伤皮肤。

（5）穴位贴敷：选穴：天突、上脘、中脘、下脘、神厥、天枢、关元、胃俞、脾俞、足三里等。选药：健脾和胃、理气消胀之品如生黄芪、党参、白术、木香、乌药等。操作：将中药打碎磨粉，加适量香油调制成膏，外敷穴位4～6小时。每次选1～3穴，每日1次，7次一个疗程。

（6）饮食疗法：脾虚气滞者应多食行气解郁之品，忌食南瓜、山芋、土豆等壅阻气机的食物。饮食要规律，少食多餐，避免暴饮暴食，避免辛辣及酸性、刺激性食物。

2. 肝胃不和证　治法：理气解郁、和胃降逆。

（1）推荐方药：柴胡疏肝散加减。柴胡、枳壳、川芎、制香附、苏梗、白芍、陈皮、法半夏、生甘草等。或具有同类功效的中成药（包括中药注射剂）。

（2）针刺治疗：①体针选穴。中脘、内关、足三里、膻中、膈俞、肝俞、脾俞、太冲。操作：毫针刺，平补平泻。每日1次，7次一个疗程；②耳针。选穴：交感、神门、脾、肝、胃。方法：每次选4～5穴，轻刺激。或用锨针或王不留籽贴耳穴。每天按4～6次，以有酸胀感为度，每次3～5分钟，保留7～10天。

（3）灸法：直接灸、艾条灸合谷、足三里等。

（4）中药泡洗技术：根据患者证候特点选用理气解郁、和胃降逆中药或随证加减，煎煮后洗按足部，每日1～2次，每次15～30分钟，水温宜小于42℃，浸泡几分钟后，再逐渐加水至踝关节以上，水温不宜过高，以免烫伤皮肤。

（5）穴位贴敷：选穴：天突、上脘、中脘、下脘、神厥、天枢、关元、胃俞、脾俞、足三里等。选药：理气解郁、和胃降逆之品如白芍、陈皮、元胡、丁香等。操作：将中药打碎磨粉，加适量香油调制成膏，外敷穴位4～6小时。每次选1～3穴，每日1次，7次一个疗程。

（6）饮食疗法：饮食宜清淡，易消化，多食行气解郁之品。忌食南瓜、山芋、土豆等壅阻气机的食物。

3. 脾胃湿热证　治法：清热化湿、理气和中。

（1）推荐方药连朴饮。制厚朴、川连、石菖蒲、制半夏、香豉、焦栀、芦根等。或具有同类功效的中成药（包括中药注射剂）。

（2）针刺治疗：①体针。选穴：上脘、中脘、下脘、内关、足三里、梁门、天枢。操作：毫针刺，泻法。每日1次，7次一个疗程；②耳针：选穴：交感、神门、脾、肝、胃、十二指肠。方法：每次选4～5穴，轻刺激。或用锨针或王不留籽贴耳穴。每天按4～6次，以有酸胀感为度，每次3～5分钟，保留7～10天。

（3）中药泡洗技术：根据患者证候特点选用化郁清胃中药或随证加减，煎煮后洗按足部，每日1~2次，每次15~30分钟，水温宜小于42℃，浸泡几分钟后，再逐渐加水至踝关节以上，水温不宜过高，以免烫伤皮肤。

（4）穴位贴敷：选穴：天突、上脘、中脘、下脘、神厥、天枢、关元、胃俞、脾俞、足三里等。选药：化瘀清胃之品如蒲公英、芍药、黄芩、陈皮、鸡内金等。操作：将中药打碎磨粉，加适量香油调制成膏，外敷穴位4~6小时。每次选1~3穴，每日1次，7次一个疗程。

（5）饮食疗法：饮食宜清淡，易消化，多食化湿清热食品，如扁豆、红小豆、薏米等。忌食助湿生热食品，如动物脂肪、内脏、咖啡、巧克力等。

4. 脾胃虚寒证　治法：健脾和胃、温中散寒。

（1）推荐方药：理中丸加减。党参、炒白术、干姜、炙甘草、苏梗、姜厚朴、炒神曲、荜茇、制香附等。或具有同类功效的中成药（包括中药注射剂）。

（2）针刺治疗：①体针。选穴：上脘、中脘、下脘、内关、足三里、神阙、气海、脾俞。操作：毫针刺，补法。每日1次，7次一个疗程；②耳针。选穴：交感、神门、脾、肝、胃。方法：每次选4~5穴，轻刺激。或用锨针或王不留籽贴耳穴。每天按4~6次，以有酸胀感为度，每次3~5分钟，保留7~10天。

（3）灸法：直接灸、艾条灸、热敏灸、雷火灸、隔姜灸合谷、足三里等。

（4）中药泡洗技术：根据患者证候特点选用健脾温肾，温中散寒中药或随证加减，煎煮后洗按足部，每日1~2次，每次15~30分钟，水温宜小于42℃，浸泡几分钟后，再逐渐加水至踝关节以上，水温不宜过高，以免烫伤皮肤。

（5）穴位贴敷：选穴：天突、上脘、中脘、下脘、神厥、天枢、关元、胃俞、脾俞、足三里等。选药：健脾温肾，温中散寒之品制如党参、肉桂、小茴香、白芍、五灵脂等。操作：将中药打碎磨粉，加适量香油调制成膏，外敷穴位4~6小时。每次选1~3穴，每日1次，7次一个疗程。

（6）饮食疗法：少吃生冷食物，汤剂宜热服。脾胃虚弱型：饮食宜温热，营养丰富，易消化，少食多餐。多食温中健脾，如牛奶、鸡蛋、黄鱼、鳗鱼、龙眼、大枣、土豆等。忌食生冷，寒凉及肥腻，甜腻、炙煿之品。虚寒性胃痛可食生姜粥、红枣粥。

5. 寒热错杂证　治法：辛开苦降、和胃开痞。

（1）推荐方药：半夏泻心汤加减。清半夏、黄芩、黄连、干姜、党参、生甘草、姜厚朴、炒神曲、煅瓦楞子等。或具有同类功效的中成药（包括中药注射剂）。

（2）针刺治疗：①体针。选穴：上脘、中脘、下脘、内关、足三里、三阴交、脾俞。操作：毫针刺，补法。每日1次，7次一个疗程。②耳针。选穴：交感、神门、脾、肝、胃、十二指肠。方法：每次选4~5穴，轻刺激。或用锨针或王不留籽贴耳穴。每天按4~6次，以有酸胀感为度，每次3~5分钟，保留7~10天。

（3）中药泡洗技术：根据患者证候特点选用辛开苦降、和胃开痞中药或随证加减，煎煮后洗按足部，每日1～2次，每次15～30分钟，水温宜小于42℃，浸泡几分钟后，再逐渐加水至踝关节以上，水温不宜过高，以免烫伤皮肤。

（4）穴位贴敷：选穴：天突、上脘、中脘、下脘、神厥、天枢、关元、胃俞、脾俞、足三里等。选药：辛开苦降，寒热并用之品如干姜、黄柏、枳实、厚朴、大黄等。操作：将中药打碎磨粉，加适量香油调制成膏，外敷穴位4～6小时。每次选1～3穴，每日1次，7次一个疗程。

（5）饮食疗法：宜食细软易消化的食物，禁食粗糙多纤维饮食。避免辛辣及酸性、刺激性食物。腹泻便溏者，可食茯苓糕、山药及薏苡仁粥以助健脾渗湿止泻。嘈杂反酸者禁食酸性及甜性食物，食后宜适当活动。

（二）其他中医特色疗法

以下中医医疗技术适用于所有证型：

1. 拔罐　具有通经活络、行气活血、消肿止痛、祛风散寒等作用，适用于胃脘部疼痛、呕吐、泄泻等。可以根据不同的病情，选用不同的拔罐法。如①留罐法：即将罐吸附在体表后，使管子拔留置于施术部位10～15分钟，然后将罐起下。此法可以单罐或多罐；②走罐法：即拔罐时先在所拔部位的皮肤或罐口上涂抹凡士林润滑，再将罐拔住，然后医生用右手握住罐子，向上、下、左、右需要拔罐的部位往返推动，至所拔部位的皮肤红润、充血、甚至瘀血时，将罐起下。此法适用于面积较大，肌肉丰隆的部位；③闪罐：即拔罐后，立即取下，如此反复多次。可以减轻疼痛、麻木，适用于小儿、年轻女性。

2. 推拿疗法　采用点、压、揉、搓的方法刺激人体的经络穴位。可选取穴：上脘、中脘、下脘、神厥、天枢、关元、胃俞、脾俞、足三里、太冲等。一日一次，七次一个疗程。

3. 中药熏治胃脘部　应用药物盐包加热至65℃，于胃脘部外敷20分钟，糖尿病患者或有皮肤破损的患者禁用。

4. 八段锦：一日一次，7次一个疗程。

（三）物理治疗

红外线照射、特高频、中频、中药离子导入等。

（四）西药治疗

必要时可选用西药治疗。根据罗马Ⅳ对于功能性消化不良的治疗，遵循综合治疗和个体化治疗的原则。药物选择抑制胃酸分泌药；促胃肠动力药；失眠、焦虑者可适当予以镇静药。注意根据患者不同特点进行心理治疗。

（五）护理调摄要点

1. 饮食护理　指导病人饮食要规律，少食多餐，避免暴饮暴食。宜食细软易消化的食物，禁食粗糙多纤维饮食。避免辛辣及酸性、刺激性食物。戒烟酒、浓茶、咖啡。

2. 情志护理　帮助患者消除紧张、恐惧等不良情绪影响，使其保持乐观情绪。平时多向患者讲解紧张、焦虑对病情的不良影响。指导患者掌握自我排解不良情绪的方法。

三、疗效评价

（一）评价标准

1. 中医证候疗效评定标准　参照2002年《中药新药临床研究指导原则》的疗效评定标准。

临床痊愈：主要症状、体征消失或基本消失，疗效指数≥95%。

显效：主要症状、体征明显改善，70%≤疗效指数<95%。

有效：主要症状、体征明显好转，30%≤疗效指数<70%。

无效：主要症状，体征无明显改善，甚或加重，疗效指数<30%。

2. 症状疗效评价标准　参照中华中医药学会脾胃病分会制定的《消化不良中医诊疗共识意见（2016）》。症状评价量表推荐Likert消化不良严重程度评价量表。包括单项症状疗效评定及总体症状疗效评定。单项症状及总体症状积分应分别计算，每周对患者进行询问"在过去的一周内，您的上腹痛（或其他单项及总体症状）症状有充分缓解吗？"，受试者回答为"是"或"否"，在整个疗程中如果患者回答"是"的次数≥50%，被定义为对治疗有应答者。

显效：原有症状消失。

有效：原有症状改善2级者。

进步：原有症状改善1级者。

无效：原有症状无改善或原症状加重。

（二）评价方法

1. 中医证候疗效评价　采用尼莫地平法计算。疗效指数=（治疗前积分－治疗后积分）/治疗前积分×100%。与基线水平比较，计算出证候积分及减少百分率（%），从而判断其有效性。证候结局一般以疗程结束时作为计算单元。

2. 症状疗效有效率　包括对上腹痛、上腹烧灼感、餐后饱胀不适、早饱感4项主要症状的记录和评价。症状分级记录：0级无症状：无症状，记0分；Ⅰ级轻度：症状轻微，只有关注时才能感觉到，不会影响日常生活、工作和学习，记1分；Ⅱ级中度：症状尚能够忍受，已经部分影响了日常生活、工作和学习，记2分；Ⅲ级重度：症状明显，难以忍受，明显影响了日常生活、工作和学习，记3分。计算公式：症状改善百分率=（治疗前总积分－治疗后总积分）/治疗前总积分×100%。

3. 胃动力学功能评价　可选用放射性核素显像胃排空法和不透X线标记物法。目前认为放射性核素显像胃排空法是胃动力检查的金标准，原理是将放射性核素标记的药物

（^{99m}Tc）与普通的食物混匀，用 γ 照相机在检查区域进行连续照相，根据胃内食物放射性核素的量来评价胃肠动力。Stotzer研究发现可利用不透X线标记物法（ROM，钡条胃排空法）测定胃排空，其服用不透X线标志物的试餐后，在X线下可监测到不同时间胃内存留的标志物数目，该方法简便易行，但是受各种因素影响，稳定度不高。

胃排空检查的指标主要有：①T50%：即指排出50%所需要的时间；②排出%：指在某一时间占排出的百分比。液体排空先于固体排空，核素法一般需要观察2 ~ 2.5小时，对不消化标志物排出的百分比，要延迟至餐后4 ~ 8小时。以上二项指标已普遍用于表达胃排空功能是否异常。

4. 生活质量评价　可选用由法国研究人员根据FD罗马诊断标准设计的专门测定 FD 患者生活质量的特异性中文版 FD生活质量量表（FDDQL）及生活质量量表（SF–36健康简表）评分进行评价。

5. 精神心理评价　可采用Hamilton焦虑他评量表（HAMA）及Hamilton抑郁他评量表（HAMD）。

（首都医科大学附属北京中医医院）

胃痞病（功能性消化不良）中医临床路径（2017年版）

一、胃痞病（功能性消化不良）中医临床路径标准住院流程

（一）适用对象

中医诊断：第一诊断为胃痞病（TCD 编码：BNP020）。

西医诊断：第一诊断为消化不良（ICD–10 编码：K30.02）中的功能性消化不良。

（二）诊断依据

1. 疾病诊断

（1）中医诊断标准：参考中华中医药学会脾胃病分会 2016 年制定的《消化不良中医诊疗共识意见》。

（2）西医诊断标准：参考国际罗马委员会 2016年在 DDW 上发布的 "罗马Ⅳ标准"。

2. 证候诊断　参照国家中医药管理局印发的 "胃痞病（功能性消化不良）中医诊疗方案（2017年版）"。

胃痞病（功能性消化不良）临床常见证候：

脾虚气滞证

肝胃不和证

脾胃湿热证

脾胃虚寒证

寒热错杂证

（三）治疗方案的选择

参照国家中医药管理局印发的"胃痞病（功能性消化不良）中医诊疗方案（2017年版）"。

1. 诊断明确，第一诊断为胃痞病（功能性消化不良）。

2. 患者适合并接受中医治疗。

（四）标准住院日为≤21天

（五）进入路径标准

1. 第一诊断必须符合胃痞病（功能性消化不良）的患者。

2. 患者同时具有其他疾病，但在住院期间不需特殊处理，也不影响第一诊断的临床路径流程实施时，可以进入本路径。

（六）中医证候学观察

四诊合参，收集该病种不同证候的主症、次症、舌、脉特点。注意证候的动态变化。

（七）入院检查项目

1. 必需的检查项目　电子胃镜及胃黏膜病理检查、腹部超声、幽门螺旋杆菌测定、消化系统肿瘤标志物；传染性疾病筛查、生化全套、血常规＋血型、尿常规、便常规＋潜血；心电图、胸部透视或胸部X线片。

2. 可选择的检查项目　根据病情需要而定，如腹部CT或MRI、钡条X线透视、上消化道造影、食道测压及PH动态监测、凝血功能检查、甲状腺激素等。

（八）治疗方法

1. 辨证选择口服中药汤剂、中成药

（1）脾虚气滞证：健脾理气。

（2）肝胃不和证：疏肝和胃。

（3）脾胃虚寒证：温中散寒。

（4）脾胃湿热证：清热祛湿。

（5）寒热错杂证：辛开苦降。

2. 辨证选择静脉滴注中药注射液

3. 其他特色中医治疗

（1）针灸治疗（体针、耳针）

（2）灸法

（3）中药泡洗

（4）穴位贴敷

（5）拔罐

（6）推拿

（7）中药熏治

（8）八段锦

（9）物理治疗

4. 饮食疗法

5. 西药治疗

6. 护理调摄要点

（九）出院标准

1. 病情稳定，胃脘痞胀等主要症状明显改善。

2. 无需继续住院治疗的并发症和（或）合并症。

（十）变异及其原因分析

1. 病情加重，需要延长住院时间，增加住院费用。

2. 合并有其他系统疾病者，住院期间病情加重，需要特殊处理，导致住院时间延长、费用增加。

3. 治疗过程中发生了病情变化，出现严重并发症时，退出本路径。

4. 因患者及其家属意愿而影响本路径的执行时，退出本路径。

二、胃痞病（功能性消化不良）中医临床路径住院表单

适用对象：第一诊断为胃痞病（功能性消化不良）（TCD 编码：BNP020、ICD-10 编码：K30.02）

患者姓名：_____ 性别：____ 年龄：____ 门诊号：_____ 住院号：_____
发病时间：___ 年___月___日___时___分 住院日期：___ 年___月___日 出院日期：___ 年___月___日
标准住院日≤21 天　　　　　实际住院日：____ 天

时间	___年___月___日 （第1天）	___年___月___日 （第2～7天）
目标	初步诊断，评估病情，选择治疗方案。	完善检查，明确原发病及诱因并予纠正，初步评估治疗效果，调整治疗方案。
主要诊疗工作	□询问病史与体格检查 □采集中医四诊信息 □进行中医证候判断 □完成病历书写和病程记录 □初步拟定诊疗方案 □进行辅助检查 □向患者或家属交代病情及注意事项	□采集中医四诊信息 □进行中医证候判断 □完成病历书写和病程记录 □上级医师查房：治疗效果评估和诊疗方案调整或补充 □完善入院检查
重点医嘱	长期医嘱 □分级护理 □普食（清淡软食） □中医辨证 □口服中药汤剂 □口服中成药 □针灸疗法 □灸法 □中药泡洗 □穴位贴敷 □拔罐 □推拿 □中药熏治 □八段锦 □物理治疗 □饮食疗法 临时医嘱 □完善入院检查 　□电子胃镜及胃黏膜病理检查 　□腹部超声 　□幽门螺旋杆菌测定 　□消化系统肿瘤标志物 　□传染性疾病筛查 　□生化全套 　□血常规+血型、尿常规、便常规+潜血 　□心电图 　□钡条 X 线透视 　□胸部透视或胸部 X 线片 　□其他检查	长期医嘱 □分级护理 □普食（清淡软食） □中医辨证 □口服中药汤剂 □口服中成药 □针灸疗法 □灸法 □中药泡洗 □穴位贴敷 □拔罐 □推拿 □中药熏治 □八段锦 □物理治疗 □饮食疗法 临时医嘱 □完善入院检查 □对症处理
主要护理工作	□做入院介绍、入院评估 □进行入院健康教育 □介绍各项检查前注意事项 □饮食、日常护理指导 □按照医嘱执行诊疗护理措施	□按照医嘱执行诊疗护理措施 □饮食指导 □心理疏导、健康教育
病情变异记录	□　无 □有，原因： 1. 2.	□　无 □有，原因： 1. 2.
责任护士签名		
医师签名		

时间	＿＿年＿月＿日 （第8～14天）	＿＿年＿月＿日 （第15～21天，出院日）
目标	巩固治疗效果	安排出院
主要诊疗工作	□采集中医四诊信息 □进行中医证候判断 □上级医师查房：治疗效果评估和诊疗方案调整或补充 □完成上级医师查房记录	□上级医师查房及诊疗评估，确定出院日期 □完成上级医师查房记录、出院记录、出院证明书和病历首页的填写 □通知出院 □出院宣教：向患者交代出院后注意事项及随诊方案 □开具出院带药
重点医嘱	长期医嘱 □分级护理 □普食（清淡软食） □中医辨证 □口服中药汤剂 □口服中成药 □针灸疗法 □灸法 □中药泡洗 □穴位贴敷 □拔罐 □推拿 □中药熏治 □八段锦 □物理治疗 □饮食疗法 □西药治疗 □抑制胃酸分泌药 　□原剂量□剂量减少□剂量增加 □促胃肠动力药 　□原剂量□剂量减少□剂量增加 　□原剂量□剂量减少□剂量增加 临时医嘱 □完善入院检查 □对症处理	长期医嘱 □分级护理 □普食（清淡软食） □中医辨证 □口服中药汤剂 □口服中成药 □针灸疗法 □灸法 □中药泡洗 □穴位贴敷 □拔罐 □推拿 □中药熏治 □八段锦 □物理治疗 □饮食疗法 临时医嘱 □复查异常检查 □对症处理 □开具出院医嘱 □出院带药 □门诊随访
主要护理工作	□按照医嘱执行诊疗护理措施 □饮食指导 □心理疏导、健康教育	□配合治疗 □完成护理记录 □生活与心理护理 □交代出院后注意事项 □进行卫生宣教、饮食指导 □指导患者坚持治疗和预防复发的措施 □指导出院带药的煎服法 □协助办理出院手续 □送病人出院
病情变异记录	□无　□有，原因： 1. 2.	□无　□有，原因： 1. 2.
责任护士签名		
医师签名		

（首都医科大学附属北京中医医院）